临床妇产科与儿科疾病诊疗学

主 编　周　琳　张　晶　曹丽琼　温海燕
　　　　庞英华　刘秀梅　梁　静　侯华萍

中国海洋大学出版社
·青岛·

图书在版编目(CIP)数据

临床妇产科与儿科疾病诊疗学／周琳等主编. —青岛：中国海洋大学出版社,2021.12

ISBN 978-7-5670-3085-5

Ⅰ.①临… Ⅱ.①周… Ⅲ.①妇产科病－诊疗②小儿疾病－诊疗 Ⅳ.①R71②R72

中国版本图书馆 CIP 数据核字(2022)第 012324 号

出版发行	中国海洋大学出版社
社　　址	青岛市香港东路23号　　　　　邮政编码　266071
出 版 人	杨立敏
网　　址	http://pub. ouc. edu. cn
电子信箱	369839221@ qq. com
订购电话	0532 –82032573(传真)
策划编辑	韩玉堂
责任编辑	韩玉堂　王　慧　　　　　电　话　0532 –85902349
印　　制	北京虎彩文化传播有限公司
版　　次	2022 年 8 月第 1 版
印　　次	2022 年 8 月第 1 次印刷
成品尺寸	185 mm×260 mm
印　　张	28.75
字　　数	715 千
印　　数	1～1000
定　　价	119.00 元

发现印装质量问题,请致电 18600843040,由印刷厂负责调换。

前　言

随着现代医学的飞速发展和医疗救治水平的不断提高,妇产科与儿科疾病的诊疗技术有了突飞猛进的发展,同时也推动了妇产科与儿科专业各个领域迈向新的高峰。为了满足临床医生对妇产科及儿科疾病新理论和新技术的渴求及临床实际工作的需要,我们特邀在妇产科与儿科领域具有丰富经验的医务人员,在繁忙工作之余编写了此书。

本书对妇产科及儿科常见疾病的诊断与治疗进行了全面系统的阐述。书中关于妇产科的章节包括妇科病史及检查、妇科疾病宫腹腔镜诊疗技术、女性生殖系统炎症、女性生殖内分泌疾病、女性生殖器官发育异常、女性盆底组织损伤性疾病、子宫内膜异位症和子宫腺肌病、女性生殖器官肿瘤、妊娠滋养细胞疾病、妊娠合并症、妊娠并发症、异常产褥、助产技术、产后康复治疗、孕产期保健;关于儿科的章节涵盖了新生儿呼吸重症、小儿神经系统疾病、小儿呼吸系统疾病、小儿消化系统疾病、小儿血液系统疾病、小儿营养障碍性疾病、小儿感染性疾病、小儿急危重症。本书内容具有一定的实用性,展现了妇产科及儿科疾病诊断与治疗的规范程序,可作为妇产科与儿科医师的参考用书。

本书编写设置:主编周琳编写了前言、第六章,共 42.39 千字;主编张晶编写了第十八章第六节至第八节、第十九章第一节至第二节,共 31.56 千字;主编曹丽琼编写了第十章,共 52.13 千字;主编温海燕编写了第十六章,共 51.34 千字;主编庞英华编写了第八章第一节、第八章第三节、第八章第七节至第八节,共 21.55 千字;主编刘秀梅编写了第四章第一节至第三节,共 21.98 千字;主编梁静编写了第三章第三节至第四节、第七章第一节,共 21.07 千字;主编侯华萍编写了第八章第二节、第十一章第一节至第二节,共

20.53千字;副主编朱艳婷编写了第十三章,共 20.35 千字;副主编张慧编写了第二章第六节至第七节,共 10.85 千字;副主编徐清骥编写了第三章第一节、第十二章,共 10.53 千字;副主编李彪编写了第十七章、第十八章第一节至第五节、第十九章第三节至第五节、第二十章、第二十一章、第二十二章、第二十三章第一节至第二节、第二十三章第五节至第六节,共 122.56 千字;副主编李俊利编写了第二十三章第七节至第九节、第二十三章第十一节至第十三节,共 51.25 千字;副主编黄芳编写了第四章第五节、第七章第二节,共 10.25 千字;副主编余梦楠编写了第二十三章第三节至第四节,共 10.16 千字;副主编张梅编写了第十五章,共 15.08 千字;副主编张礼英编写了第二章第一节至第五节、第四章第九节至第十节,共 30.15 千字;副主编哲靓月编写了第三章第二节,共 5.46 千字;副主编逯彩虹编写了第八章第四节至第五节,共 10.18 千字;副主编刘焕玲编写了第三章第六节、第五章第一节,共 5.36 千字;副主编金莉编写了第一章、第三章第五节、第四章第六节至第八节、第八章第六节、第八章第九节至第十四节、第九章,共 84.24 千字;副主编丁媛媛编写了第十四章,共 30.16 千字;编委杨秋花编写了第五章第二节,共 2.35 千字;编委于蓝编写了第十一章第三节,共 3.18 千字;编委徐晶编写了第四章第四节,共 3.06 千字;编委陈会娟编写了第十一章第四节,共 3.03 千字;编委孙加升编写了第二十三章第十节,共 3.08 千字。

　　在本书的编写过程中,由于我们水平有限且缺乏经验,书中不足之处在所难免,恳请读者批评指正,谨致谢忱!

编者

2021 年 10 月

目 录

第一章 妇科病史及检查

第一节 妇产科病史

一、病史采集方法

采集病史时,医师应诚恳、耐心和语言亲切,认真听取患者的陈述,同时要观察患者的情绪变化;采集病史应有目的性,不可遗漏关键性内容,但也要避免暗示和主观臆测。必要时可以启发或询问的方式调整、集中患者陈述的内容。切忌在采集病史时以指责或粗鲁的态度打断患者讲话。医师要使用通俗易懂的语言同患者交流,少用医学专业术语。要注意保护患者的隐私。如遇不能口述的危重患者,可询问其家属或朋友;对院外转诊患者要索要并阅览其病情介绍;对未婚患者行直肠-腹部诊和相应的化验检查,明确病情后再补充询问与性生活有关的问题。

二、妇科病史内容

1. 一般项目

一般项目包括患者的姓名、性别、年龄、籍贯、职业、民族、婚姻、住址、入院日期、病史记录日期、病史陈述者及其可靠程度。若非患者陈述,应注明陈述者与患者的关系。

2. 主诉

主诉指患者本次就诊的主要症状(或体征)及持续时间。要求通过主诉能初步估计疾病的大致范围。主诉应简明扼要,通常不超过 20 个字。妇科临床常见症状有外阴瘙痒、白带增多、阴道流血、闭经、下腹痛、下腹包块及不孕等。若患者有停经、阴道流血及腹痛 3 种主要症状,应按其发生时间的顺序书写为停经×日后,阴道流血×日,腹痛×日。若患者无任何自觉症状,仅系妇科普查时发现××,主诉应写为普查发现"××"×日。

3. 现病史

现病史指本次疾病的发生、演变、诊疗等方面的详细内容,是病史的主要组成部分,应以主要症状为核心,按时间顺序详细书写。除此以外,还要对伴随症状及其出现的时间、特点、演变过程、与主要症状之间的相互关系仔细叙述。

在现病史中也要包括与疾病有鉴别意义的主要阴性症状。对情绪、精神、食欲、体重变化及大小便等发病以来的一般情况另起一段记录。

4. 既往史

既往史是指患者过去的健康和疾病情况,内容包括以往一般健康状况、疾病史、传染病史、预防接种史、手术外伤史、输血史、药物过敏史。为防止遗漏,可按全身各系统依次询问。如患者曾患某疾病,要记录疾病名称、患病时间、诊疗及转归情况。

5. 月经史

月经史包括初潮年龄、月经周期及经期持续时间、经量、经期伴随症状。关于经量,可问经

— 1 —

期每日或每个经期使用卫生巾的数量,有无血块,经前和经期有无不适(如乳房胀痛、水肿、精神抑郁或易激动),有无痛经,若有痛经,询问疼痛部位、性质、程度以及痛经起始和消失时间。常规询问和记录末次月经日期、经量及持续时间。若其流血情况不同于以往正常月经,还应追问前次月经日期。对已绝经患者应询问绝经年龄,绝经后有无阴道流血、白带增多或其他不适。

6. 婚育史

询问婚次及每次结婚年龄,是否近亲结婚(直系血亲及三代旁系血亲),男方健康状况,有无性病史及双方同居情况等。生育史包括足月产、早产、流产次数及现存子女数量和健康状况。

记录分娩方式、有无难产史、新生儿出生情况、有无产后出血或产褥感染史。询问自然流产或人工流产情况,末次分娩或流产日期和经过,现采用何种计划生育措施及其效果。

7. 个人史

个人史包括生活和居住情况,出生地和曾居留地区,有无烟、酒嗜好。

三、产科病史内容

1. 询问年龄、职业、胎产次和配偶健康状态

年龄小于 18 岁的产妇容易发生难产。35 岁以上初孕妇容易并发妊娠期高血压疾病、产力异常、产道异常、遗传病儿或先天缺陷儿等。对接触有毒、有害或放射性物质的孕妇,应检测血常规和肝功能等。着重询问配偶健康状况和有无遗传性疾病等。

2. 本次妊娠过程

了解妊娠早期有无早孕反应,有无病毒感染,若有,了解用药情况;了解胎动开始时间;了解有无阴道流血、头晕、头痛、眼花、心悸、气短、气短、皮肤瘙痒等;了解饮食营养、运动(劳动)、睡眠及大小便情况。

3. 月经史、孕产史

月经史、孕产史可为此次妊娠可能发生的情况提供重要参考。月经周期的长短可影响预产期的推算和胎儿生长发育的监测。对月经周期延长、缩短或不规律者应及时根据 B 超检查结果重新核对孕周并推算预产期。应明确有无流产及难产史、死胎死产史、婴儿出生体重、产程长短、分娩方式、有无并发症等。

多次人工流产或孕中自然流产常提示宫颈功能不全的可能。妊娠期胆汁淤积症、子痫前期有复发可能。

4. 既往史

了解妊娠前有无高血压、心脏病、糖尿病、血液病、肝病、肾病、结核病等疾病;有无手术史,尤其是妇科手术史。患者有子宫手术史,怀疑有子宫破裂的可能,则可以剖宫产结束分娩。

5. 推算预产期

了解初潮年龄、月经周期、末次月经时间。按末次月经第 1 d 算起,月份减 3 或加 9,日数加 7。实际分娩日期与推算的预产期有可能相差 1～2 周。

若孕妇记不清末次月经日期或哺乳期尚未月经来潮而受孕,可根据早孕反应出现的时间,胎动开始时间,子宫底高度和 B 超检查的胎囊大小、头臀长度、胎头双顶径及股骨长度值推算出预产期。

6.家族史

询问家族中有无妊娠合并症、双胎妊娠及其他遗传性疾病等。对有遗传疾病家族史者,可以在妊娠早期行绒毛活检,或在妊娠中期做胎儿染色体核型分析;应由专科医师做遗传咨询,以减少遗传病儿的出生率。

（金　莉）

第二节　体格检查

体格检查在完成病史采集后进行,应包括全身检查、腹部检查和盆腔检查。除病情危急外,应按上述顺序进行检查。记录时要按次序准确记录各项具体内容,注意不能遗漏与疾病有关的重要体征及有鉴别意义的阴性体征。

一、全身检查

常规测量体温、脉搏、呼吸和血压,必要时测量体重和身高。其他检查内容包括患者的神志、精神状况、面容、体态、全身发育及毛发分布情况、皮肤、浅表淋巴结(特别是锁骨上和腹股沟浅淋巴结)、头、颈(注意甲状腺有无肿大)、乳房、心、肺、脊柱及四肢。

二、腹部检查

腹部检查是妇科体格检查的重要组成部分,在盆腔检查前进行。视诊了解腹部有无隆起,腹壁是否有瘢痕、静脉曲张、腹壁疝、腹直肌分离、妊娠纹等。扪诊腹壁厚度,肝、脾、肾有无增大及压痛,腹部有无压痛、反跳痛或肌紧张,是否扪及包块。对有包块者要描述包块的部位、大小(以 cm 为单位表示或相当于妊娠月份表示)、形状、质地、活动度、表面是否光滑,有无压痛。叩诊时注意鼓音或浊音分布范围,有无移动性浊音。听诊时应了解肠鸣音情况。若合并妊娠,应检查腹围、子宫底高度、胎位、胎心及胎儿大小等。

三、盆腔检查

盆腔检查通常又称为妇科检查,检查范围包括外阴、阴道、子宫颈、子宫体及双侧附件。

1.注意事项

(1)检查前应与患者适当沟通取得患者的信任、理解与配合;检查时动作轻柔、仔细。

(2)除尿失禁患者外,嘱其他患者检查前排空膀胱和大便,必要时导尿。

(3)为避免感染或交叉感染,置于臀部下面的垫单(纸或塑料纸)应一次性使用。

(4)取膀胱截石位检查。让患者把臀部置于台缘,头略抬高,两手平放于躯体旁。检查者面向患者,站在患者的两腿间。

(5)经期不宜做盆腔检查。若患者阴道异常流血,必须检查,检查前应先给外阴消毒,并使用无菌手套和器械,防止发生感染。

(6)对无性生活的女性只做直肠-腹部诊,禁止阴道窥器检查和双合诊检查。必须做这些检查时,应在患者及其监护人签订同意书后方可把食指放入阴道扪诊。

（7）对盆腔内病变的腹壁肥厚、高度紧张的患者，若盆腔检查不满意，可在麻醉下行盆腔检查，或改用超声检查。

2.检查方法及步骤

（1）外阴部检查：观察外阴发育、皮肤黏膜色泽，有无畸形、充血、皮炎、溃疡、萎缩、赘生物或肿块；观察阴毛多少和分布情况等。然后分开小阴唇，暴露前庭、尿道口、阴道口及处女膜。未婚者的处女膜多完整，有小孔；已婚者的阴道口能容两指通过；经产妇的处女膜仅余残痕或有会阴侧切瘢痕。检查时让患者用力向下屏气，了解有无阴道前后壁膨出、子宫脱垂或尿失禁等。

（2）阴道窥器检查：只适用于已婚患者。对未婚者未经本人同意，禁止阴道窥器检查。检查方法如下。

放置和取出：在阴道窥器的两叶表面涂润滑剂后将其轻柔地插入。若取阴道分泌物做细胞涂片或宫颈细胞学检查，不用润滑剂，改用生理盐水来润滑，以免影响涂片质量。放置阴道窥器时，先分开两侧小阴唇，显露阴道口，将准备好的阴道窥器斜行沿阴道侧后壁缓慢地插入阴道，然后向后向上推进，并逐渐转正、张开阴道窥器的两叶，直至完全、充分暴露子宫颈、阴道壁和穹隆部。若阴道壁松弛，无法暴露子宫颈，可调整阴道窥器中部螺丝，使其两叶可张开达最大限度。取出前旋转阴道窥器，仔细观察阴道各壁，合拢两叶后再取出。

视诊：①检查阴道：观察阴道前壁、后壁和侧壁黏膜颜色、皱襞多少及有无溃疡、赘生物或囊肿，是否有阴道纵隔或横隔等先天畸形等；观察阴道内分泌物的量、色泽、性状及气味。应给白带异常者做涂片或培养检查，查找滴虫、假丝酵母菌、淋病奈瑟球菌等。②检查子宫颈：观察子宫颈的大小、颜色、外口形状，有无撕裂、外翻、腺囊肿、息肉、柱状上皮异位和出血，子宫颈管内有无出血或分泌物。若需行宫颈脱落细胞学检查、HPV检测和子宫颈管分泌物涂片可于此时采集标本。

（3）双合诊：是全面了解并掌握阴道、子宫颈、子宫体、输卵管、卵巢、子宫韧带、宫旁结缔组织、盆腔内其他组织和器官、盆壁情况的常用手段，是盆腔检查中最重要的项目。检查者把一只手的两指或一指放入阴道，另一只手在腹部配合检查，称为双合诊。

检查方法：戴无菌手套，蘸取润滑剂后将两指轻轻插入阴道后壁，检查阴道的通畅度、弹性、深度，是否有畸形、瘢痕、肿块，检查阴道后穹隆情况。检查子宫颈的大小、形状、硬度及外口情况，有无接触性出血。扪触子宫颈后，将阴道内两指置于子宫颈后方，另一只手掌心朝下，将手指放在患者腹部平脐处，检查子宫体部。当阴道内的手指向上向前抬举子宫颈时，腹部的手指向下向后按压腹壁，并逐渐向耻骨联合部位移动，阴道内、外的手指协调抬举和按压，即能扪清子宫的位置、大小、形状、软硬度、活动度及了解有无压痛。随后将阴道内两指移至一侧穹隆部，向上扪触，尽可能到达盆腔深部；同时，腹部手指从同侧下腹壁髂棘水平开始，由上往下按压腹壁，与阴道内手指相互对合，以检查该侧附件区有无增厚、压痛或肿块。若扪及肿块，应查清其大小、位置、形状、软硬度、活动度、与子宫的关系以及有无压痛等。对于正常卵巢偶可扪及 3 cm×2 cm×1 cm 并可活动的包块，触之，患者稍有酸胀感，不能扪及正常输卵管。

大多数妇女子宫呈前倾略前屈位。"倾"是指子宫体纵轴与身体纵轴的关系。若子宫体朝向耻骨，称为前倾；朝向骶骨，即为后倾。"屈"是指子宫体与子宫颈间的关系。若两者形成的纵轴角度朝向前方，称为前屈；朝向后方，即为后屈。

（4）三合诊：是经腹部、阴道、直肠联合检查。检查者戴手套后把一只手的食指放入患者的阴道,把中指放入直肠,另一只手在腹部配合进行检查。通过三合诊可扪清后倾或后屈子宫的大小,发现子宫后壁、宫骶韧带或双侧盆腔后部的病变和直肠子宫陷凹,尤其是肿瘤与盆壁间的关系,扪诊直肠阴道隔、骶骨前方或直肠内有无异常等。因此,三合诊是对双合诊的不足的重要补充。

(5)直肠-腹部诊:检查者戴手套后把一只手的食指伸入患者的直肠,另一手在腹部配合检查,称为直肠-腹部诊。其用于无性生活、阴道闭锁或因其他原因不宜进行双合诊的患者。进行双合诊、三合诊或直肠-腹部诊时,除应按常规操作外,还应注意:①如把两指放入患者的阴道,患者感到疼痛不适,可用一根手指替代两指进行检查;②三合诊时,在将中指伸入肛门时,可嘱患者的同时用力向下屏气,使肛门括约肌自动放松,可减轻患者疼痛不适感;③若患者腹肌紧张,可边检查边与患者交谈,可嘱患者张嘴呼吸而使腹肌放松;④当检查者无法查明盆腔内解剖关系时,最好不强行扪诊,一般待下次重新检查,多能获得满意结果。

3.记录

完成盆腔检查后,应将检查结果按解剖部位的先后顺序记录。

(1)外阴:记录发育情况及婚产式(未婚、已婚或经产式)。有异常发现时应详细描述。

(2)阴道:记录是否通畅,黏膜情况,分泌物的量、色、性状,分泌物有无异味。

(3)子宫颈:记录大小、硬度,有无撕裂、柱状上皮异位、息肉、腺囊肿,有无接触性出血、举痛和摇摆痛等。

(4)子宫体:记录位置、大小、硬度、表面情况、活动度、有无压痛等。

(5)附件:记录有无包块、增厚及压痛。若有包块,记录其位置、大小、硬度、表面情况、活动度,有无压痛及其与子宫、盆壁的关系。对左、右两侧附件的情况分别记录。

(金　莉)

第三节　妇产科常用特殊检查

一、宫颈活组织检查

宫颈活组织检查是取宫颈病灶或可疑部位小部分组织做病理学检查,以明确病变性质。临床上常用于宫颈疾病的诊断。

1.适应证

(1)宫颈脱落细胞学检查结果为巴氏Ⅲ级或Ⅲ级以上;虽为巴氏Ⅱ级,但经抗感染治疗仍为Ⅱ级;TBS分类鳞状细胞异常。

(2)阴道镜检查反复呈可疑阳性或阳性。

(3)疑有子宫颈癌或慢性特异性炎症,需明确诊断。

2.方法

患者取膀胱截石位,用阴道窥器暴露子宫颈,揩净子宫颈黏液及分泌物,给子宫颈消毒。用活检钳在子宫颈口鳞状上皮和柱状上皮交界处或病变处取材。对可疑子宫颈癌患者可在3、6、9、12点多点取材。临床已明确为子宫颈癌,只为确定病理类型或浸润程度时可仅做单点取材。在阴道镜检指引下行定位取材,或在子宫颈阴道部涂以碘溶液,选择不着色区取材,可提高取材的准确性。取下的各组织块应含足够间质。宫颈局部压迫止血 24 h。

二、诊断性刮宫

诊断性刮宫以刮取子宫内膜或内膜病变组织,进行病理诊断为目的,是临床了解子宫内膜病变和判断卵巢功能较常用的辅助诊断方法。若同时疑有子宫颈管病变,需对子宫颈管及宫腔分别进行刮宫,简称分段诊刮。

1.适应证

(1)一般诊断性刮宫:①子宫异常出血或阴道排液;②月经异常;③疑有子宫内膜结核;④宫腔组织残留或子宫长时间出血量多。

(2)分段诊断性刮宫:分段诊断性刮宫多在出血时进行,适用于绝经后子宫出血或疑有子宫内膜癌,或了解子宫颈管是否同时被累及。

2.操作方法

(1)一般诊断性刮宫:一般不需要麻醉,对子宫颈内口较紧者,酌情给予镇痛剂、局部麻醉或静脉麻醉。患者排空膀胱后,取截石位。双合诊检查子宫大小及位置,常规给外阴、阴道消毒、铺孔巾。使用阴道窥器暴露子宫颈,再次给子宫颈及子宫颈外口消毒,持子宫颈钳夹持子宫颈前唇或后唇,慢慢进入探针并测量子宫颈管及子宫腔深度。使用专用活检钳,由内向外沿子宫腔四壁及两侧子宫角有次序地将内膜刮出,夹出组织,将其置于无菌纱布上。将纱布从阴道后穹隆取出,收集全部组织,将其固定于 10%甲醛溶液或 95%酒精中,送病理检查,在申请单上需标明末次月经时间。

(2)分段诊断性刮宫:先不探查子宫腔深度,以免将子宫颈管组织带入子宫腔而混淆诊断。用小刮匙自子宫颈内口至外口刮子宫颈管一周,将所刮取组织置于纱布上,然后用刮匙刮取子宫内膜。把刮出的子宫颈管黏膜及子宫腔内膜组织分别装瓶、固定,送病理检查。

3.注意事项

①刮宫的主要并发症有出血、子宫穿孔、感染等。有些疾病可能导致刮宫时大出血,应术前输液、配血并做好开腹准备;对哺乳期、绝经后及有子宫恶性肿瘤者,为防止穿孔,应提前查清子宫位置并谨慎操作;长期有阴道出血者的子宫腔内常有感染,刮宫能使感染扩散,应术前、术后给予抗生素;术中严格遵守无菌操作原则;刮宫术后 2 周内禁止性生活和盆浴,防止感染。②对不孕症行诊刮,应在月经前 1～2 d 或月经来潮 6 h 内进行,以判断其有无排卵。③如疑有子宫内膜增生症,应于月经前 1～2 d 或月经来潮 6 h 内刮宫;疑为子宫内膜剥脱不全,则应于月经第 5～7 d 刮宫;对不规则出血者随时可以刮宫。④疑子宫内膜结核者,应于经前 1 周或月经来潮 6 h 内诊刮。刮宫前先行抗结核治疗,刮宫时要特别注意刮子宫两角部。⑤对疑为内膜癌者随时可行诊刮,若肉眼检查刮出组织,高度疑为癌组织,只要已够病理检查,不必刮除全部组织,以防出血及癌扩散。⑥在操作过程中应避免来回反复刮取,否则易伤及子宫内膜基底层,造成子宫内膜炎或宫腔粘连,最终导致闭经。

三、输卵管通畅检查

输卵管通畅检查用于了解输卵管是否通畅,了解子宫腔和输卵管腔的形态及输卵管的阻塞部位。输卵管通液术、子宫输卵管造影术是常用方法。

还可采用腹腔镜直视下输卵管通液检查、宫腔镜下经输卵管口插管通液检查和宫腔镜与腹腔镜联合检查等方法。

1. 适应证

(1)输卵管通液术的适应证：①患者有不孕症，疑有输卵管阻塞；②评价输卵管绝育术、输卵管再通术或输卵管成形术的效果；③对输卵管黏膜轻度粘连的治疗。

(2)子宫输卵管造影的适应证：①了解输卵管是否通畅及其形态、阻塞部位；②了解子宫腔的形态和完整性，确定有无子宫畸形，若有，了解其类型，有无宫腔粘连、子宫黏膜下肌瘤、子宫内膜息肉及异物；③患者有不明原因的习惯性流产，了解子宫腔内口是否松弛；④患者处于内生殖器结核非活动期。

2. 禁忌证

(1)输卵管通液术的禁忌证：①患者有内、外生殖器炎症；②患者处于月经期或有阴道流血；③可疑妊娠；④患者有严重全身性疾病，不能耐受手术；⑤体温高于 37.5 ℃。

(2)子宫输卵管造影的禁忌证：碘过敏，有输卵管通液术禁忌。

3. 方法

术前准备：月经干净 3～7 d，术前 3 d 禁性生活；患者排空膀胱；酌情给予抗生素以预防感染，可在术前半小时肌内注射阿托品 0.5 mg 以解痉。术后 2 周禁盆浴及性生活。

(1)输卵管通液术：患者取膀胱截石位，经双合诊了解子宫位置及大小，给外阴、阴道消毒后铺无菌孔巾。暴露子宫颈，给阴道穹隆及子宫颈消毒，以子宫颈钳钳夹子宫颈前唇。沿子宫腔方向置入子宫颈导管，缓慢推注接近体温的无菌生理盐水，压力不超过 21.3 kPa (160 mmHg)。注入液体时必须是宫颈导管紧贴宫颈外口，以防止液体外漏。观察推注时注入的液体是否经子宫颈回流，患者的疼痛情况如何等。结果评定：①顺利推注 20 mL 生理盐水而无阻力，压力维持在 8.0～10.7 kPa（60～80 mmHg），或开始稍有阻力，随后阻力消失，无液体回流，患者无不适感，提示输卵管通畅；②若勉强注入不足 5 mL 即受阻，同时患者感到下腹胀痛，停注后液体又回流到注射器中，表示输卵管阻塞；③若再经加压注射，又能逐渐推进，表示输卵管原有轻度粘连且已被分离，患者感到轻微腹痛。

(2)子宫输卵管造影：术前做碘过敏试验，试验结果呈阴性者方可造影。患者取膀胱截石位，给其外阴、阴道消毒，铺无菌孔巾。双合诊检查子宫位置及大小。以阴道窥器扩张阴道，充分暴露子宫颈，再次给其阴道穹隆及子宫颈消毒，用宫颈钳钳夹宫颈前唇，探查子宫腔。将40%碘化油注入子宫腔，在X线透视下观察碘化油流经输卵管及子宫腔的情况并摄片。24 h后再摄盆腔平片，观察腹腔内碘化油弥散情况。注入碘化油后子宫角圆钝，输卵管不显影，考虑输卵管痉挛，肌内注射阿托品0.5 mg，20 min后再透视、摄片；或停止操作，下次摄片前先使用解痉药物。

(3)宫腔镜下输卵管插管通液术：以 5%葡萄糖溶液作为膨宫介质，宫腔镜直视下找准输卵管开口，将外径 1.4～1.6 mm 的医用塑料管插入输卵管开口2～3 mm。先试用酚红或亚甲蓝注入，观察有无染液向子宫腔回流，以判断输卵管的通畅度。

内镜手术对器械要求较高，并不推荐其作为常规检查方法。通常仅在对不孕、不育患者行内镜检查时例行通液检查。

四、常用穿刺检查

妇产科常用的穿刺检查有腹腔穿刺、羊膜腔穿刺。腹腔穿刺又分为经腹壁腹腔穿刺和经阴道后穹隆穿刺。

(一)经腹壁腹腔穿刺术

妇科病变主要位于盆腔及下腹部,经腹壁腹腔穿刺术抽出腹腔液体或组织,明确腹腔积液性质或查找肿瘤细胞,可达到诊断和治疗的作用。应观察抽出的液体的颜色、状态,了解其浓度、混浊度及黏稠度,并根据病史决定送检项目,包括常规化验检查、细胞学检查、细菌培养、药敏试验等。细针穿刺活检用于盆腔及下腹部肿块的组织学确诊,在超声引导下进行。

1.适应证

①用于协助诊断腹腔积液的性质;②鉴别靠近腹壁的盆腔及下腹部肿块性质;③穿刺放出部分腹腔积液,降低腹压,减轻腹胀,暂时缓解呼吸困难等症状,使腹壁松软,为腹部及盆腔检查做准备;④腹腔穿刺,同时注入化学药物行腹腔化疗;⑤气腹 X 线造影时,腹腔穿刺,注入二氧化碳气体,可使盆腔器官清晰显影。

2.禁忌证

①疑有腹腔内严重粘连,特别是晚期卵巢癌广泛盆腔、腹腔转移致肠梗阻;②疑有巨大卵巢囊肿;③患者有大量腹腔积液伴有严重电解质紊乱;④患者精神异常或不能配合;⑤中期、晚期妊娠;⑥弥散性血管内凝血。

3.方法

经腹 B 超引导下穿刺,常先充盈膀胱,确定肿块部位后排空膀胱,再进行穿刺。经阴道 B 超指引下穿刺,则在术前排空膀胱。腹腔积液较多及囊内穿刺时,患者取仰卧位;液量较少时取半卧位或侧斜卧位。穿刺点一般为脐与左髂前上棘连线中外 1/3 交界处,囊内穿刺点宜在囊性感明显部位。常规给穿刺区皮肤消毒,铺无菌孔巾,操作者需戴无菌手套。腹腔穿刺一般不需麻醉,对于精神过于紧张者,可 0.5％利多卡因行局部麻醉(达腹膜)。用 7 号穿刺针从选定点垂直进针,穿透腹膜时针头阻力消失,助手用消毒止血钳协助固定针头;操作者拔去针芯,见有液体流出,用注射器抽出适量液体并送检。腹腔积液细胞学检验需 100~200 mL,其他液体仅需 10~20 mL。若需放腹腔积液则接导管,导管另一端连接器皿。放液量及导管放置时间可根据患者的病情和诊治需要而定。若为查明盆腔内有无肿瘤,可放至腹壁松软、易于检查为止。细针穿刺活检时,常用特制的穿刺针在超声引导下穿入肿块,抽取少量组织,送组织学检查。操作结束,拔出穿刺针。再次局部消毒,覆盖无菌纱布,固定。若针眼处有腹腔积液溢出,可稍加压迫。

4.对穿刺液性质和结果的判断

(1)血液:①穿刺液为新鲜血液,放置后迅速凝固,应改变穿刺针的方向,或重新穿刺;②穿刺液为陈旧性暗红色血液,放置 10 min 以上不凝固表明有腹腔内出血,多见于异位妊娠、卵巢黄体破裂或其他脏器破裂(如脾破裂);③穿刺液为小血块或不凝固陈旧性血液,多见于陈旧性宫外孕;④穿刺液为巧克力色浓稠液体,镜下可见不成形碎片,多为卵巢子宫内膜异位症囊肿破裂。

(2)脓液:呈黄色、黄绿色、淡巧克力色,质稀薄或浓稠,有臭味,提示盆腔或腹腔内有化脓性病变或脓肿破裂。应行细胞学涂片、细菌培养、药物敏感试验。必要时行切开引流术。

(3)炎性渗出物:呈粉红色、淡黄色混浊液体,提示盆腔及腹腔内有炎症。应行细胞学涂片、细菌培养、药物敏感试验。

(4)腹腔积液:有血性、浆液性、黏液性等。应送常规化验,化验项目包括比重、总细胞数、红细胞数、白细胞数、蛋白定量及细胞学检查。必要时做抗酸杆菌、结核分枝杆菌培养。肉眼血性腹腔积液,多疑为恶性肿瘤,应行脱落细胞检查。

5.注意事项

(1)术前注意患者的生命体征,测量腹围,检查腹部体征。

(2)严格无菌操作,以免造成腹腔感染。

(3)控制针头进入的深度,以免刺伤血管及肠管。

(4)大量放液时,必须固定好针头,以免针头移动而损伤肠管;放液速度不宜过快,每小时放液量不应超过 1 000 mL,一次放液量不应超过 4 000 mL,并严密观察患者的血压、脉搏、呼吸等生命体征,随时控制放液量及放液速度。若出现休克征象,应立即停止放腹腔积液;放液过程中需用腹带束腹,并逐渐锁紧腹带,或压以沙袋,以防腹压骤降,内脏血管扩张而引起休克。

(5)向腹腔内注入药物应慎重,很多药物不宜腹腔内注入;当行腹腔化疗时,应注意过敏反应等毒副作用。

(6)术后让患者卧床休息 8~12 h,必要时给予抗生素以预防感染。

(二)经阴道后穹隆穿刺术

阴道后穹隆顶端与腹腔最低部位——直肠子宫陷凹贴接,腹腔内的积血、积液、积脓易积存于该处,故常选择经阴道后穹隆穿刺术,对抽出物进行肉眼观察、化验、病理检查。该方向是妇产科临床常用的辅助诊断方法。

1.适应证

①疑有腹腔内出血;②疑盆腔内有积液、积脓,或对盆腔脓肿穿刺引流及局部注射药物;③盆腔肿块位于直肠子宫陷凹内,怀疑恶性肿瘤需明确诊断;④B超引导下行卵巢子宫内膜异位症囊肿或输卵管妊娠部位注药治疗;⑤超声引导下经阴道后穹隆穿刺取卵。

2.禁忌证

①盆腔严重粘连,直肠子宫陷凹被粘连块状组织完全占据,并已凸向直肠;②疑有肠管与子宫后壁粘连,穿刺易损伤肠管或子宫;③对异位妊娠准备采用非手术治疗时应避免穿刺,以免引起感染。

3.方法

让患者排空膀胱,取截石位,给外阴、阴道常规消毒;用宫颈钳夹持宫颈后唇,向前牵引,暴露阴道后穹隆并消毒;用长针头接注射器,经阴道后穹隆穿刺,沿与子宫颈平行而稍向后的方向刺入 2~3 cm,有落空感时抽取,若抽出物为肿块,则于最突出或囊感最显著部位穿刺;吸取完毕,拔针,若有渗血,可压迫片刻,停止流血后取出阴道窥器。

4.对穿刺液性质和结果的判断

其基本与经腹壁腹腔穿刺术相同。

5.注意事项

(1)在阴道后穹隆中点进针,方向应与子宫颈管平行,深入至直肠子宫陷凹,不可过分向前或向后,以免针头刺入宫体或进入直肠。

(2)取适当的穿刺深度,一般为 2~3 cm。过深可刺入盆腔器官或穿入血管。若积液量较少,过深的针头可超过液平面,抽不出液体而延误诊断。

(3)若抽吸物为血液,应将其放置 5 min,若凝固,则其为血管内血液;或将其滴在纱布上,若出现红晕,则其为血管内血液。放置 6 min 后仍不凝固,可判定为腹腔内出血。

(4)有条件或病情允许时,可先行 B 超检查,以协助判断直肠子宫陷凹有无液体及液体量多少。

(5)阴道后穹隆穿刺未抽出血液,不能完全排除宫外孕和腹腔内出血;内出血量少、血肿位置高或与周围组织粘连时,均可造成假阴性。

(三)经腹壁羊膜腔穿刺术

经腹壁羊膜腔穿刺术是在妊娠中晚期用穿刺针经腹壁、子宫壁进入羊膜腔,抽取羊水,供临床分析诊断,或注入药物或生理盐水而用于治疗的一种方法。

1.适应证

(1)治疗:①胎儿异常或死胎,需做羊膜腔内注药(依沙吖啶等)引产来终止妊娠;②必须在短时间内终止妊娠,但胎儿未成熟,需行羊膜腔内注入地塞米松 10 mg 以促进胎儿肺成熟;③胎儿无畸形而羊水过多,需放出适量羊水以改善症状及延长孕期,提高胎儿存活率;④胎儿无畸形而羊水过少,需要间断向羊膜腔内注入适量 0.9％氯化钠注射液,以预防胎盘和脐带受压,减少胎儿肺发育不良或胎儿窘迫;⑤胎儿生长受限、发育迟缓,需要向羊膜腔内注入清蛋白、氨基酸等促进胎儿发育;⑥母儿血型不合,需要给胎儿输血。

(2)产前诊断:产前筛查怀疑有异常胎儿的高危孕妇需行经腹壁羊膜腔穿刺术,抽取羊水细胞,行染色体核型分析、染色质检查及生化测定等,以明确胎儿性别,确诊胎儿染色体及遗传病等。

2.禁忌证

(1)用于羊膜腔内注射药物引产时:①心、肝、肺、肾疾病在活动期或功能严重异常;②孕妇处于各种疾病的急性阶段;③孕妇有急性生殖道炎症;④术前 24 h 内两次体温在 37.5 ℃以上。

(2)用于产前诊断时:①孕妇有流产征兆;②术前 24 h 内两次体温在 37.5 ℃以上。

3.术前准备

(1)孕周选择:对胎儿异常而引产者,宜选择在妊娠 16～26 周;进行产前诊断,宜在妊娠16～22 周,此时子宫的轮廓清楚,羊水量相对较多,易于抽取,不易伤及胎儿,且羊水细胞易存活,培养成功率高。

(2)中期妊娠引产术前准备:①测血压、脉搏、体温,进行全身检查及妇科检查,注意有无盆腔肿瘤、子宫畸形及子宫颈发育情况;②测血常规、尿常规、出血时间、凝血时间、血小板计数和肝功能;③在会阴部备皮。

4.方法

孕妇排空膀胱后取仰卧位,为其常规消毒、铺巾。选择合适的穿刺部位,一般手法定位选择子宫底下 2～3 横指中线或两侧囊实性感明显部位,也可术前以 B 超定位标记,避开胎盘,或超声引导下直接穿刺。经选定的穿刺点行局部麻醉后,用 22 号或 20 号腰穿针垂直刺入腹壁,穿刺阻力第一次消失表示进入腹腔。继续进针又有阻力表示进入子宫壁,阻力再次消失表示已达羊膜腔,拔出针芯,有羊水溢出。抽取所需羊水或直接注药。将针芯插入穿刺针内,迅速拔针,敷以无菌干纱布,加压 5 min 后用胶布固定。

(金 莉)

第二章 妇科疾病宫腹腔镜诊疗技术

第一节 盆腔炎性疾病的腹腔镜手术

一、盆腔炎性疾病概述

盆腔炎性疾病(pelvic inflammatory disease,PID)是女性内生殖器及其周围结缔组织和盆腔腹膜炎症的总称。发病可局限于一个部位、多个部位或波及整个盆腔脏器。在 2006 年美国疾病预防控制中心的定义中,PID 主要包括子宫内膜炎、输卵管炎、输卵管卵巢脓肿和盆腔腹膜炎。其中最常见的是输卵管炎。急性 PID 的发病率为 1%～2%,即使应用现代的药物、手术治疗,输卵管卵巢脓肿破裂的病死率仍高达 5%～10%。其主要死因为严重感染后的成人呼吸窘迫综合征。

(一)PID 的分类

1.急性盆腔炎

其常于产后、剖宫产后、流产后或妇科手术后及不洁性交后发病,病情危急,症状严重,可因败血症危及生命。

2.慢性盆腔炎

其多由急性盆腔炎治疗不当或不彻底迁延而致,引起腹痛,反复发作,易致不孕,影响患者的工作和身心健康。

(二)PID 的诊断标准

1.最低标准

患者有宫颈举痛、子宫压痛或附件压痛。

2.附加标准

发热(口腔温度>38.3 ℃),子宫颈或阴道有异常黏液脓性分泌物,阴道分泌物的 0.9%氯化钠溶液涂片见到大量白细胞,红细胞沉降率升高,C 反应蛋白含量升高,实验室检查子宫颈有淋病奈瑟球菌或沙眼衣原体感染。

3.特异标准

子宫内膜活检证实有子宫内膜炎,阴道超声或磁共振检查显示输卵管增粗、输卵管积液,伴或不伴有盆腔积液。存在输卵管卵巢脓肿,腹腔镜检查发现盆腔炎性疾病征象。

单纯支原体感染可无明显临床症状,它所导致的输卵管炎被称为隐匿性 PID。而淋病双球菌或沙眼衣原体由血管、腹膜播散所致的肝周炎及粘连被称为菲科综合征,1%～10%的急性 PID 患者出现该综合征。

(三)PID 的后遗症

PID 的后遗症有异位妊娠、不孕症、慢性盆腔痛、输卵管积水、输卵管卵巢脓肿。

二、盆腔炎症的腹腔镜手术

(一)适应证与禁忌证

1.适应证

(1)急性盆腔炎抗感染治疗效果不佳(在 24～72 h 对治疗无反应或者仅有部分反应,表现体温持续不降,包块增大,中毒症状加重)或病情有反复。

(2)脓肿持续存在,经药物治疗后病情好转,继续抗感染治疗 2～3 周,包块局限但未消失。

(3)脓肿破裂,需在抗生素治疗的同时行手术治疗。

2.绝对禁忌证

(1)急性患者的炎症未行抗感染治疗。

(2)合并其他内科疾病,不宜手术。

3.相对禁忌证

患者处于月经期。

(二)手术准备

1.术前准备

(1)腹部皮肤、胃肠道、外阴和阴道准备与一般妇科腹腔镜手术相同。

(2)对盆腔粘连严重者行肠道准备 3 d,术前清洁灌肠。

(3)对急性感染者术前应用广谱、强效抗生素 2～3 d,术前 2 h 给抗生素。

2.术中准备

(1)麻醉:气管内插管静脉复合全麻。

(2)体位:膀胱截石位。

(3)腹壁穿刺点:包括脐部腹腔镜放置孔穿刺点、2～3 个器械操作孔穿刺点。

(4)必备的器械和材料:智能双极或超声刀、防粘连膜(interceed)。

3.术后处理

(1)根据药敏试验调整抗生素。

(2)术后 2 d 如体温仍高,应更换抗生素。

(3)通常引流量少于 10mL/24 h,可拔除引流管。

(三)手术操作与技巧

(1)人工气腹:对可疑广泛粘连者可行开放式气腹法进镜,先观察两侧下腹部拟穿刺部位有无组织粘连,若有,注意避让。

(2)探查:按左上腹-膈下-胃-肝-右腹部-阑尾的顺序观察,然后检查盆腔,观察盆腔器官表面情况、脓肿位置及粘连情况。

(3)收集炎性渗出液及脓液,送去做细菌培养和药敏试验,必要时行可疑病灶活检及快速病理检查以排除肿瘤、子宫内膜异位症(简称内异症)及结核等病变。

(4)分离、清除粘连带:分离时采用轻柔的钝性分离,如果粘连范围较大,应以锐性分离剪除粘连组织,尽量恢复盆腔正常解剖位置。可使用超声刀、双极电凝器等减少损伤、避免误伤。

(5)盆腔炎性病变的处理:①对输卵管或输卵管卵巢脓肿,分离、暴露脓肿;在脓肿表面做与脓肿长度相同的切口,开放脓腔,如脓肿分离过程中出现破裂,可扩大破口;吸净脓液;剥除脓肿壁,如患者坚决要求保留输卵管,行输卵管切开引流。对炎症严重者,行患侧输卵管或附件切除。②对输卵管积水,可于旧伞孔凹陷部行十字切口切开及伞端造口术或输卵管切除术。③对盆腔包裹积液,分离周围粘连组织后,选择壁薄、无血管处切开,吸净囊液,剪除多余囊壁或烧灼囊内壁,并充分冲洗囊腔。

（6）盆腔冲洗和引流:调整体位,使头高臀低,用大量生理盐水或林格液冲洗盆腔至液清,此时不宜应用加热的液体,否则会促进脓液吸收,使患者术后发热加重。术后在盆腔留置引流管。

（7）预防再次粘连:可用防粘连膜隔离或包裹分离粘连后的器官。

（张礼英）

第二节　输卵管妊娠的腹腔镜手术

一、异位妊娠的概述

异位妊娠(ectopic pregnancy,EP)是指受精卵在子宫腔以外着床,又称宫外孕。异位妊娠是妇产科常见的急腹症,发病率约为1%。异位妊娠依受精卵在子宫腔外种植部位不同而分为输卵管妊娠、卵巢妊娠、腹腔妊娠、阔韧带妊娠、宫颈妊娠、肌壁间妊娠、子宫瘢痕妊娠等;其中,输卵管妊娠占异位妊娠的95%左右。本节主要探讨输卵管妊娠的腹腔镜手术方法。

二、输卵管妊娠的腹腔镜手术

（一）适应证与禁忌证

1.适应证

（1）凡临床怀疑异位妊娠均可通过腹腔镜检查来明确或排除异位妊娠的诊断。

（2）输卵管妊娠的临床诊断基本明确和存在腹腔内出血。

2.禁忌证

（1）盆腔、腹腔严重粘连,影响人工气腹的形成和腹腔镜置入。

（2）腹腔内大量积血,患者处于严重休克状态,不能耐受麻醉。

（3）间质部妊娠或妊娠包块较大,或腹腔内积血较多或患者血流动力学欠稳定,但随手术操作技术的提高与熟练,目前其为相对禁忌证。

（4）患者有全身并发症,不能耐受腹腔镜手术。

（二）手术准备

1.术前准备

术前禁食。输卵管妊娠的手术多为急诊手术,即使为择期手术,为避免刺激,术前禁止灌肠。

2.术中准备

（1）麻醉:气管内插管静脉复合麻醉。

（2）体位:截石位。

（3）腹壁穿刺点:脐部为腹腔镜放置孔穿刺点,另外还有2个器械穿刺孔穿刺点。

(4)必备的器械和材料：双极钳或智能双极钳、垂体后叶素 1 支，可备用防粘连膜。

3.术后处理

根据手术方式选择是否放置盆腔引流管。应用预防性抗生素。

(三)术式的选择

输卵管妊娠手术治疗的方式因患者的生育愿望、血流动力学状况、妊娠部位、孕囊大小、输卵管是否破裂以及破损程度、对侧输卵管状况、原发病因以及合并病变等不同而存在较大的个体差异。

输卵管妊娠的腹腔镜手术包括输卵管线形切开取胚术、输卵管节段切除术、输卵管伞端胚胎组织挤出术、向输卵管妊娠部位注射药物、输卵管切除术。

三、腹腔镜输卵管线形切开取胚术

由于输卵管妊娠时，妊娠囊种植处输卵管的管壁薄，血运丰富，将妊娠组织物直接取出时，有时出血较多，且难以电凝止血，不得已将输卵管切除，这是妇科医师面临的棘手问题。有学者在多年工作中总结出，应用"水剥离"方法，不但将妊娠组织物完整取出，而且可保留患侧输卵管，手术几乎达到无出血。

(一)适应证

适应证为输卵管壶腹部妊娠未破裂型，或虽破裂但破口较小。

(二)手术操作与技巧

1.应用垂体后叶素

于输卵管妊娠部位的系膜处，注射稀释(1∶100)的垂体后叶素 3～5 mL，以减少手术中切口及妊娠组织物剥离面的出血。

2.切开输卵管管壁

(1)部位选择：选择输卵管系膜对侧壁最膨大处，此处为少血管区。

(2)输卵管管壁的切开：沿输卵管管壁纵轴做一条长度与包块相等或比包块略短的凝固带，以减少切开管壁时切缘出血。用单极电钩在凝固带，切开输卵管管壁，深达妊娠组织内。由于输卵管管腔内有一定的压力，输卵管切开时妊娠物会自动向切口外突出。

3.用"水剥离"方法取出妊娠组织物

切开输卵管管壁后，将冲洗吸引器轻柔置地于输卵管管壁与妊娠组织之间，自输卵管近端向远端，用带有压力(1.0 L/min)的冲洗液分离妊娠组织物，并联合应用冲洗器进行轻柔的钝性剥离，将妊娠组织物完整剥出。

在妊娠组织物与输卵管管壁之间进行"水剥离"及用吸引器轻柔地分离，既可完整地剥离妊娠组织物，又可避免输卵管妊娠囊种植面出血。

4.止血

"水剥离"后，出血较少，主要发生在输卵管切缘和输卵管剥离面。应用双极电凝器进行点状止血。避免过度电凝导致的输卵管管壁组织凝固破坏，造成输卵管功能丧失。

5.剥出妊娠黄体

为预防术后持续性异位妊娠，可在手术同时剥离出卵巢的妊娠黄体。

6.取出标本

取出标本，将其置于标本袋中，避免遗漏绒毛组织。

7.放置引流管

在直肠子宫陷凹放置引流管。

8.预防粘连

对输卵管周围粘连重、组织充血水肿明显者,分离粘连后,可用防粘连膜将输卵管包裹,预防粘连。

四、腹腔镜输卵管节段切除术

(一)适应证

适应证为输卵管峡部妊娠或壶腹部近侧端妊娠或破裂型切口不规则,患者要求保留输卵管功能。

(二)手术操作与技巧

(1)凝切输卵管系膜:助手钳夹并提起输卵管伞部系膜,操作者者用单极或双极钳从伞部方向向子宫方向凝切输卵管系膜,凝切范围从妊娠囊外侧至妊娠囊内侧 1 cm 处。

(2)切除病变的输卵管:用剪刀剪断病变处输卵管,给断端电凝止血。

(3)取出标本,放置引流管。

五、腹腔镜输卵管伞端胚胎组织挤出术

此术式优点:操作简单,术后输卵管通畅率高;缺点:易发生术中止血困难,不得已将输卵管切除;绒毛残留导致持续性异位妊娠。

(一)适应证

适应证为输卵管伞部妊娠及近伞部的壶腹部妊娠。

(二)手术操作与技巧

钳夹输卵管近端,用无损伤钳自妊娠包块近子宫侧 1 cm 处开始,缓慢、用力夹压输卵管,并顺次向伞部挤出,将妊娠物从伞部挤出。冲洗输卵管伞部,将凝血块清除。挤出妊娠物后要仔细观察伞端出血情况,如有出血,可行针状电凝止血。

六、向腹腔镜输卵管妊娠部位注射药物

输卵管妊娠腹腔镜下局部用药已被 B 超引导下局部注射甲氨蝶呤(MTX)取代,目前仅作为输卵管妊娠切开术或挤出术的辅助治疗。直接将 MTX 20～30 mg 加注射用水 2～3 mL,在输卵管近端妊娠囊外侧 0.5 cm 处注入,注射后要在注射部位保留针头数分钟,以免药液外渗,拔针后如漏液,稍加电凝。

七、腹腔镜输卵管切除术

(一)适应证

(1)患者不需要保留输卵管功能。

(2)输卵管妊娠破口大,出血量多。

(3)输卵管间质部妊娠。

(4)保守性手术无法止血。

(二)手术操作与技巧

(1)固定妊娠输卵管:助手将子宫举向患侧输卵管的对侧(非间质部妊娠,助手可夹闭子宫

角外侧输卵管峡部),操作者钳夹紧靠输卵管伞部下的输卵管系膜。

(2)切除输卵管:手术医师用双极或单极电凝,紧靠输卵管根部边凝边切输卵管系膜,切除输卵管。输卵管近端切断处尽量离开妊娠部位1 cm以上,以避免绒毛残留。

(3)如腹腔内出血有血凝块,可将血凝块吸出,将游离血留在腹腔内,由腹膜回吸收,减少患者的血液丢失。

(4)取出标本,不放置引流管。

八、腹腔镜下输卵管间质部及子宫角妊娠手术

(一)输卵管间质部及子宫角妊娠的诊断标准

1.输卵管间质部妊娠

(1)定义:是指异位妊娠的隆起部分靠近子宫角,位于圆韧带上方。

(2)超声学诊断标准:①子宫腔内无妊娠囊;②妊娠囊与子宫腔分离;③妊娠囊周围有薄的子宫肌层。

2.子宫角妊娠

(1)定义:是指妊娠囊种植在子宫角部,位于子宫与输卵管连接部与圆韧带之间。

(2)超声学诊断标准:①子宫底部可见到妊娠囊,妊娠囊上部子宫肌壁较薄;②横断面观察:子宫横径增大,一侧子宫角部较对侧子宫角膨隆,并可在膨隆的子宫角处探及妊娠囊;③子宫腔内可清晰显示部分内膜样回声。

(二)手术操作

子宫角妊娠严格讲属于宫内妊娠,可在腹腔镜监视下行吸宫术,一旦出现妊娠处穿孔或出血,可在腹腔镜下直接手术。在输卵管间质部行输卵管切除术。下面介绍腹腔镜下子宫角妊娠手术的方法。

(1)应用垂体后叶素:于子宫角妊娠的子宫壁注射稀释的垂体后叶素(1∶100)5~10 mL,减少局部出血。

(2)取出妊娠组织物:在距离病灶边缘1~2 cm处的组织表面,以单极或双极电凝器并切开囊壁,深达妊娠组织;"水剥离"并吸出妊娠囊及附属组织。

(3)止血和缝合创面:冲洗妊娠组织剥离面,可用双极电凝器止血。在子宫角处电凝止血困难时,可间断"8"字缝合止血;也可先于妊娠包块周围用1号可吸收线荷包缝合,并打结;或用套圈套扎妊娠包块底部,再取出妊娠组织物和切除部分输卵管或整条输卵管,但后两种方法有可能出现打结线松动,造成继发出血。

(4)取出标本,放置引流管。

九、并发症的防治

(一)术中出血

术中出血多见于保留患侧输卵管的手术及子宫角妊娠的手术。

(1)向输卵管系膜内注射稀释的垂体后叶素3~5 mL。

(2)术中切开输卵管后接上冲洗吸引器,利用水压将绒毛及血块自切口完整冲出。

(3)可采用双极止血,但对输卵管破坏程度大,应尽量减少电凝,必要时行腹腔镜下缝合止血。也可钳夹创面两侧,向中间挤压以止血,在创面放置止血纱布等。

(4)子宫角妊娠创面出血,以缝合止血为好。

(二)术后持续性异位妊娠

对异位妊娠行保守性手术时,未将组织完全去除,使得滋养细胞继续生长,导致持续性异位妊娠。Graczykouwski 等报道,输卵管妊娠的保守性手术治疗后,每隔 3 d 监测 β-HCG 水平,β-HCG 下降缓慢或上升提示有存活的滋养细胞。多数研究把 β-HCG 水平术后 1 个月未降至正常作为持续存活滋养细胞的指征。保守性手术治疗后是否会发生持续性异位妊娠,与孕龄、盆腔粘连,术前 HCG、黄体酮水平、滋养细胞活性及手术方式有关。减少持续性异位妊娠的关键在于手术方法。

1.术中预防

(1)"水剥离"方法:在进行保留输卵管手术时,可尽量选用"水剥离"方法,可将妊娠组织物完整剥离,避免此并发症发生。

(2)剥出妊娠黄体:为保留患侧输卵管,有时不能完整剥离妊娠组织物。可在手术同时剥出卵巢的妊娠黄体,消除了产生黄体酮的主要来源,术后残留在体内的滋养细胞失去妊娠黄体分泌激素的支持而凋亡,能有效防止持续性异位妊娠的发生。也可在输卵管妊娠局部或术后即刻补充药物治疗。

(3)切除范围:输卵管妊娠后的局部出血通常向伞端流出,因此,妊娠组织物位于输卵管的近端。在妊娠囊较小时,切开输卵管时切口应超过包块近端外缘,并在清除妊娠囊时给予特别的注意,以免仅清除血块而遗留妊娠组织。

(4)对无生育要求患者行输卵管切除术为宜。

2.术后早期发现

(1)术后监测 HCG 水平,每 3～7 d 监测血 β-HCG 直至正常。如术后血 β-HCG 升高或 3 d 下降不超过 20%,即可诊断持续性输卵管妊娠,及早肌内注射 MTX,50 mg/m²。

(2)腹腔镜保守性手术后可肌内注射 MTX,作为预防性治疗,减少持续性异位妊娠的发生。

(张礼英)

第三节　腹腔镜盆腹腔粘连松解术

一、概述

盆腹腔粘连是常见的病理现象,由于产生粘连的原因不同,粘连的部位、严重程度不同,患者可以表现出相关临床症状,如肠梗阻、慢性腹痛,不孕;但是,多数患者并无明显症状。现代女性盆腹腔粘连的发生率较高,与生殖道炎症疾病、子宫内膜异位症等的发生率升高有关,剖宫产也是造成盆腹腔粘连的常见因素。

粘连松解是较早介入的腹腔镜手术方式之一。在腹腔镜手术发展过程中,盆腹腔粘连或盆腹腔手术史患者一度被视为腹腔镜手术的禁忌证,主要因为受限于腹腔镜技术。目前,盆腹腔粘连已经从腹腔镜手术禁忌证中删除。分离粘连成为妇科腹腔镜手术的基本技巧之一。

妇科医师应该熟悉粘连的发生机制,使用最佳技术进行粘连松解,使用合适的方法和药物预防或减少粘连。

二、粘连的形成机制

手术损伤、创面渗出、炎症反应(包括子宫内膜异位症)是粘连形成的主要因素。发生组织损伤或炎性反应,机体纤维蛋白溶解系统被激活,使黏附延缓 72～96 h(纤维渗出),然后发生间皮修复。

研究发现,纤维蛋白沉积是术后粘连形成的第一步,是腹膜纤维蛋白形成与纤维蛋白溶解能力之间的平衡被打破的结果。导致粘连形成的主要原因不是纤维蛋白溶解活力下降,而是纤维蛋白形成能力增强。

三、粘连的分类

(一)根据粘连形成的原因分类

1.炎性粘连

多种原因导致的腹膜炎症是盆腹腔粘连的主要因素。炎性物质渗出,产生大量渗液。这些渗液含有大量纤维蛋白原和细胞成分。在愈合过程中,炎性物质吸收,结果产生粘连。导致盆腔粘连的最常见疾病是盆腔炎性疾病,常见病因是衣原体、支原体和淋病奈瑟球菌感染。这类粘连主要集中在盆腔,表现为输卵管周围粘连和直肠子宫陷凹的粘连。其次是在升结肠与腹壁、膈肌和肝脏之间形成琴弦样粘连。阑尾炎虽然也比较常见,但其所形成的粘连主要在腹腔的回盲部周围,而不是在盆腔。

2.手术后粘连

患者有腹部或盆腔手术史,术后粘连发生率达到 55％～100％。术后粘连最常见的是大网膜与腹壁切口粘连,这类粘连呈条索状或带状,也可以位于腹部切口之外。

剖宫产已经成为女性盆腹腔粘连的常见原因,多见子宫下段与腹壁切口粘连,此处也正是膀胱附着的位置,在松解粘连时,要特别注意避免膀胱损伤。

3.子宫内膜异位症性粘连

子宫内膜异位症所形成的粘连本质上是炎性粘连,但与急性炎症后形成的粘连有很大不同。主要表现为卵巢、输卵管和子宫后壁之间的粘连,严重者侵犯直肠、乙状结肠、膀胱、输尿管,更严重者导致直肠子宫陷凹或膀胱子宫陷凹封闭。子宫内膜异位症所致的粘连往往形成致密瘢痕,分离时容易引起出血,这是妇科腹腔镜手术的重点与难点。

4.癌症粘连

因癌症转移而引起脏器之间的粘连,癌症的类型、转移程度不同,其致密度也不相同。

(二)根据粘连形成的形状分类

1.带状或条索状粘连

盆腹腔手术后大网膜与腹壁之间的粘连、肠管与其他脏器或大网膜之间形成的粘连多为带状或条索状。这种粘连很容易分解,一般不引起出血。

2.致密粘连

子宫内膜异位症、弥散性腹膜炎、大型手术以及晚期癌症后的粘连多属于这种类型。分离时很容易引起出血和渗血。致密粘连是比较难以处理的粘连。

3.疏松粘连或膜状粘连

其包括急性和亚急性炎症期间形成的粘连术后不久形成的粘连以及慢性炎症后形成的膜状粘连。这种粘连很容易分离。

四、妇科腹腔镜手术常用的粘连松解术

除不孕症患者外,在妇科很少对患者单独进行粘连松解术。粘连松解多作为其他妇科手术的附加手术,不是手术的主要目的。适当粘连松解,可以帮助建立良好的腹腔镜手术视野。当然,对于盆腔炎粘连、子宫内膜异位症粘连或肿瘤粘连等进行粘连松解,其本身就是手术的组成部分。

粘连松解常用单极电刀、双极电凝器或超脉冲等离子电(PK 刀)结合剪刀、超声刀。

妇科腹腔镜手术常用的粘连松解术介绍如下。

(一)大网膜与腹壁切口粘连松解术

大网膜与腹壁切口粘连是盆腹腔手术史患者常见的粘连。粘连多分布切口下方,呈膜状或条索状。置入内镜即可发现,粘连往往干扰手术视野,需要必要的松解,方能进行手术操作。对简单、轻度的膜状粘连直接采用电凝分离即可。对面积广泛的粘连,可以转动内镜,寻找视窗,大致看清楚腹腔内结构,在直视下通过操作孔做辅助穿刺,然后进行粘连松解。大网膜粘连有时候可以附带肠管粘连,这种情况下,松解粘连要特别细心,找到肠管的界线,使用吸引器做钝性分离,在直视下,避开肠管用双极电凝器或 PK 刀离断粘连组织。怀疑有肠损伤,术中应该仔细观察,必要时做修补手术。此外,手术结束前,要检查大网膜残端和腹壁创面,观察有无活动性出血。

(二)盆腔膜状粘连松解术

盆腔膜状粘连常见于轻度子宫内膜异位症、慢性盆腔炎等疾病。多见附件、子宫与周边腹膜或肠管形成粘连。对于没有血管形成的膜状粘连,直接使用剪刀将其剪开,如输卵管与子宫粘连,或肠管与子宫后壁粘,连松解手术中,最好使剪刀紧贴子宫壁而不要贴着输卵管或肠管,以免误伤输卵管或肠管。

对含有血管的粘连,先使用电凝器或超声刀进行分离。松解卵巢周围粘连时,可以使用有齿钳抓取卵巢固有韧带,不要抓取卵巢皮质、输卵管系膜或输卵管。松解输卵管周围粘连时,尽量使用无损伤钳来抓取输卵管;提起圆韧带有助于暴露输卵管伞端的粘连,使用无损伤抓钳提起骨盆漏斗韧带可以帮助暴露术野。松解直肠粘连时,则要尽量将肠管向后推,使用举宫器将子宫向前推,以充分地暴露子宫与肠管间的粘连。在松解粘连过程中,术野出血,可用双极电凝器或 PK 刀来止血。

(三)腹壁切口与子宫下段粘连松解术

腹壁切口与子宫下段粘连多见于有剖宫产手术史或妇科盆腔手术史的患者。粘连往往为肌性,十分致密,需要钝性分离或钝性分离与锐性分离联合。可以用吸引器钝性分离,对肌性部分采用 PK 刀或双极龟凝,然后剪断,分离时要紧贴子宫面,尽量保证腹膜完整,避免膀胱损伤。

(四)盆腔广泛致密粘连松解术

盆腹腔广泛致密粘连多见于严重盆腔炎、重度子宫内膜异位症、子宫肌腺症患者。采用钝性分离与锐性分离结合的方法。吸引器是最好的分离工具,可以在分离同时冲洗、吸引,保持

术野干净;对需要离断的粘连最好使用双极电凝器或 PK 刀,先电凝后离断;分离直肠子宫后壁粘连要沿横行走向,沿盆壁腹膜向下推进,并尽量保证腹膜完整,让助手随时活动举宫器,作解剖指示,以子宫骶韧带为标记,达到盆底。该分离手法可以减少和避免肠管损伤。切忌直接从中间向下推粘连部分,否则十分容易发生肠管损伤。对卵巢窝致密粘连,分离要紧贴盆壁腹膜,牵引卵巢固有韧带或卵巢漏斗韧带,尽量避免夹持卵巢组织,分离时要尽量不撕破腹膜,遇到创面出血,止血需避免输尿管损伤。松解肠管、膀胱等重要脏器周围的致密粘连时,容易发生损伤。因此,对于有剖腹手术史、重度子宫内膜异位症或盆腔炎的患者,术前要行肠道准备,一旦发生肠道损伤,争取一期修复。对膀胱损伤也可在腹腔镜下进行一期修补,术后保留导尿管7~10 d。对于难以识别盆腔脏器界限,缺乏腹腔镜手术经验者建议放弃腹腔镜手术,转为剖腹手术。

五、预防术后粘连

与剖腹手术比较,腹腔镜手术后粘连相对较少,程度较轻。减少术后粘连可以提高手术质量。损伤、出血、炎症等是导致粘连的重要原因,所以早年的研究主要集中在术后抗感染、止血等方面;近年,针对创面渗出、渗血,或针对抑制纤维细胞生长、促进创面愈合,研发了大量的预防术后粘连产品并将其应用于手术,此类产品有羧酸甲基纤维素(减少创面渗血)、羧酸甲基壳聚糖(抑制成纤维细胞生长)、胶原蛋白(促进创面愈合)等。初步临床研究认为此类产品有明显的预防或减少术后粘连作用,但是确切效果缺乏必要的循证医学支持。

基于外科手术学原则,预防术后粘连最有效的方法是减少手术组织损伤、减少创面渗血、预防术后感染。

腹腔镜手术大量使用电凝止血操作,导致周边组织热损伤,增加术后创面炎性物质渗出,引起创面粘连;止血不彻底,少量创面渗血,形成盆腔积血、积液,进而引起纤维性包裹、包块;电凝烧灼止血过度,局部焦痂多,增加瘢痕粘连。因此,在腹腔镜手术中,仔细、合理地止血,减少手术创伤;手术结束前反复清洗盆腹腔;证实术野出血停止的最简单方法是在盆腔内留置大量清亮的生理盐水,让子宫、附件在清亮的液体中悬浮起来;若有活动性出血,可以见到"飘血"现象,这种方法有助于发现和寻找出血部位,然后再进行止血。如果手术创面较大,放置腹腔引流管对于预防术后粘连有一定的作用。

六、手术评价

生殖道感染、盆腔子宫内膜异位症是女性盆腹腔粘连发生率升高的主要原因,剖宫产也是造成盆腹腔粘连的常见因素。盆腹腔粘连已经不作为腹腔镜手术的绝对禁忌证,粘连松解术是腹腔镜手术的基本操作之一。手术医师掌握腹腔镜下粘连松解术可以使大部分手术在腹腔镜下顺利完成,减少中转剖腹的情况。

熟练掌握腹腔镜下松解粘连技巧,理解腹腔镜手术特点,可以减少术后粘连,避免盆腹腔脏器损伤并发症。预防术后粘连的主要手段是减少手术创伤,减少创面渗血、渗液,预防术后感染。术后留置腹腔引流管对预防术后严重粘连有一定作用。

(张礼英)

第四节　子宫黏膜下肌瘤宫腔镜电切术

一、子宫黏膜下肌瘤概述

子宫肌瘤是女性生殖器最常见的良性肿瘤,由平滑肌及结缔组织组成,常见于 30～50 岁妇女。根据肌瘤与子宫肌壁的关系,子宫肌瘤分为子宫肌壁间肌瘤、浆膜下肌瘤及黏膜下肌瘤。子宫黏膜下肌瘤向子宫腔方向生长,突出于子宫腔,表面仅为黏膜层覆盖;易形成蒂,在子宫腔内生长犹如异物,常引起子宫收缩,肌瘤可被挤出子宫颈外口而突入阴道。子宫黏膜下肌瘤因子宫内膜受压、易发生表面溃疡,局部坏死、出血或继发感染,临床症状出现得早,月经改变明显,甚至可能发生严重贫血等情况。

多数子宫腔内肌瘤部分在子宫壁内生长,部分在黏膜下,向子宫腔内突起,称为无蒂黏膜下肌瘤,肌瘤形成蒂后称为有蒂黏膜下肌瘤。肌瘤大小可小于 1 cm,亦可大于 9 cm,可单发,亦可多发。

二、子宫黏膜下肌瘤的子宫腔镜下图像特征

子宫黏膜下肌瘤的子宫腔镜下典型图像是突出于子宫腔的圆形包块,被覆内膜,常呈萎缩状,色泽略淡,表面可见扩张的血管网。

用物镜触及子宫黏膜下肌瘤时感到其质地坚韧,其能阻碍镜体通过。目前国际上广泛采用的子宫腔镜下子宫黏膜下肌瘤分类标准是荷兰 Haarlem 国际子宫腔镜培训学校标准,是按照肌瘤与子宫肌层的关系做出的,共分为 0 型、Ⅰ 型、Ⅱ 型三类。

0 型:为有蒂的黏膜下肌瘤,未向子宫肌层扩展。

Ⅰ 型:无蒂,向肌层扩展<50%,黏膜自子宫壁向肌瘤移行的角度为锐角。

Ⅱ 型:无蒂,向肌层扩展>50%,黏膜自子宫壁向肌瘤移行的角度为钝角。有时难以鉴别有蒂的黏膜下肌瘤与子宫内膜息肉,需依靠组织病理学来诊断。

三、适应证

手术医师应根据自身的经验及技术水平制定适应证,选择适宜的手术对象,才能保证手术的安全及治疗效果。适应证一般包括以下几个方面。

(1)月经过多或异常出血。

(2)子宫大小一般限于妊娠 10 周内,子宫腔深度<12 cm。

(3)子宫黏膜下肌瘤或内突壁间肌瘤大小<5 cm,对技术熟练者可放宽手术指征。

(4)子宫黏膜下肌瘤蒂的大小<5 cm。

(5)排除子宫恶变。

(6)对脱至阴道的子宫黏膜下肌瘤,不限其大小及蒂的粗细。

四、手术准备

(一)术前评估

了解黏膜下肌瘤或内突壁间肌瘤的大小、位置、数目,有无变性,评估子宫腔镜手术的可行性。

常用方法有 B 超结合子宫腔镜检查、子宫输卵管碘油造影、磁共振成像(MRI)等。B 超及子宫腔镜联合检查便于明确子宫黏膜下肌瘤的大小、形态、部位、蒂的粗细,其向子宫腔突出程度及其在肌壁内埋藏的深度,其与输卵管开口位置关系等,并为之分类,借以决定是否适合子宫腔镜手术,还可直视下定点活检,排除恶性病变。

(二)手术时间选择

月经周期前半期是理想的手术时间,视野清晰,术中出血少。如出血过多,则在分泌期必须手术。

(三)麻醉

可选择除局部麻醉外的其他麻醉方式,多选择硬膜外麻醉或腰硬联合麻醉。

(四)术后处理

对于有生育要求及创面较大的患者可用雌激素治疗,促进子宫内膜生长,加速上皮化,防止子宫腔粘连。

五、手术操作与技巧

(一)手术操作

1.对 0 型子宫黏膜下肌瘤的手术操作

(1)瘤体脱入子宫颈管或阴道内,而根蒂部仍位于子宫腔内或子宫颈管内,可先将瘤体用宫颈钳钳夹后向外牵拉,辨清根蒂部位置,再插入电切镜切断蒂部。切割时应注意牵拉肌瘤,使根蒂部下方正常组织突向子宫腔内,因此切割方向要与子宫壁平行,切除后断面回缩,一般不用追加切除。

(2)如瘤体未脱出子宫颈管,且根蒂部较粗,先将瘤蒂切割,使之变细,再将瘤体切削,缩小体积,最后用宫颈钳钳夹瘤体,边捻转边取出。

2.对 Ⅰ 型子宫黏膜下肌瘤的手术操作

术中应努力增加肌瘤的外突程度,在 B 超的监护下完成手术。①用环形电极将肌瘤的基底部被膜逐步切开,利用镜体前端钝性剥离肌瘤;②同时静脉滴注缩宫素,促进子宫肌层收缩,调节子宫腔压力,促使肌瘤进一步向子宫腔内突出,再用环形电极切削瘤体。切削瘤体时,沿瘤体两侧对切,使瘤体切割成蜂腰形凹陷;③最后以卵圆钳钳夹蜂腰形凹陷远端瘤体,在 B 超监护下边捻转边牵拉而取出,防止动作粗暴,以免造成子宫穿孔。

3.对 Ⅱ 型子宫黏膜下肌瘤的手术操作

完全切除此型肌瘤较困难,可切开包膜后,先切除突向子宫腔的瘤体部分,将瘤体缩小至一定程度,再静脉滴注缩宫素,即可将残留肌瘤完全突向子宫腔。可按对 Ⅰ 型子宫黏膜下肌瘤的操作方法,先将向外突出于子宫腔的瘤体及肌层 5 mm 内残留瘤体切除,术后 2~3 个月复查,可再次行子宫黏膜下肌瘤宫腔镜电切术,将残余瘤体完全切除。

(二)手术技巧

(1)手术前应先将瘤蒂部位粗大血管电凝,减少出血。

(2)用环形电极切割时在肌瘤游离最大径线的两端顺行或逆行切割,缩小瘤体,并切出蜂腰形凹陷,便于用卵圆钳钳夹,可用镜鞘带出肌瘤碎片,亦可用卵圆钳夹出。

(3)切除无蒂的黏膜下肌瘤切除后,残留的肌瘤包膜将自然消融,不必强制切除。

(4)术中避免切割过深而伤及子宫肌层血管。

(5)术后应降低膨宫压力,对于搏动性出血应彻底电凝止血。

(三)子宫黏膜下肌瘤宫腔镜电切术的常见并发症

常见并发症为出血、子宫穿孔,少见的有子宫内翻、子宫瘘管。另外子宫肌瘤有恶性变的可能,因此对切除的所有组织应做病理检查。

(张礼英)

第五节　子宫内膜息肉宫腔镜电切术

一、子宫内膜息肉概述

子宫内膜息肉为宫腔镜下的描述性诊断。它是异常子宫出血及不孕症的常见原因,可发生于青春期后任何年龄女性,尤其是 29～59 岁妇女。由于缺乏恒定症状,很难估计其确切发病率。Scoot 等报道子宫切除标本中子宫内膜息肉的发病率为 2%～8%,而 Speert 等报道通过给绝经 2 年以上女性尸检,知子宫内膜息肉发生率约为 15%。子宫内膜息肉可位于子宫颈管及子宫腔内任何位置。其成分为内膜、腺体及间质。其形态具有多样性,主要取决于产生息肉的部位及息肉组织对体内甾体激素的反应。但因其无典型、恒定的症状,临床上往往难以确诊。B超、输卵管碘油造影及诊断性刮宫均有局限性,假阴性率高。Angioni 报道宫腔镜诊断子宫内膜息肉敏感度 100%,特异性为 97%,准确率为 91%,与术后病理几乎完全一致。

二、子宫内膜息肉的病理特征

(一)功能性息肉的病理特征

功能性息肉源于成熟的子宫内膜,随卵巢周期而变化。其体积一般较小,月经期可部分或全部脱落。典型的息肉基底较宽,柔软,色泽、血管与周围内膜的相似,可能被误认为局限性增生的子宫内膜。

(二)非功能性息肉的病理特征

非功能性息肉源于未成熟的子宫内膜,对孕酮不敏感,但对雌激素仍有反应。雌激素支持其生长,可长得很大,蒂很长,并由于子宫腔挤压而变形。息肉多呈黄红色,远端可有呈紫红色的瘀斑。

(三)腺肌瘤型息肉的病理特征

腺肌瘤型息肉为罕见类型。其特征是息肉组织内有平滑肌成分,覆盖肌组织表面的内膜往往呈萎缩状。

(四)绝经后息肉的病理特征

绝经后息肉又称萎缩性息肉。绝经后增生性或功能性息肉退化,与周围的内膜呈现相似变化。组织学特征是腺上皮萎缩,腺管扩张,间质纤维化。

三、子宫内膜息肉的宫腔镜下图像特征

宫腔镜下见子宫内膜息肉形态多样,多为卵圆形,亦有三角形、圆锥形或不规则形。其较

柔软,富有光泽,色泽类似于周围内膜,或略鲜红。其表面光滑,有的可见微血管网纹。多数息肉有蒂,或细而长,或宽而短,较大息肉的顶端可伴有坏死,呈紫褐色。息肉可以从子宫壁的任何部位、以任何角度向子宫腔内突出生长,也可见于子宫颈管内,息肉大小不一(0.2~3 cm),可为单发,亦可为多发。息肉不像内膜碎片那样随膨宫液抖动,亦不像子宫黏膜下肌瘤那样坚实、固定。其形态不随膨宫压力增减而变化。

四、适应证

适应证为任何引起异常子宫出血的子宫内膜息肉。

五、手术准备

(一)术前评估

B超及宫腔镜联合检查明确息肉的大小、形态、部位、蒂部情况,并行诊刮活检,排除恶性病变。

(二)手术时间

子宫内膜息肉宫腔镜电切术的手术时间与子宫黏膜下肌瘤宫腔镜电切术的手术时间相同。

(三)麻醉

手术时间短,多选择静脉复合麻醉,亦可选用硬膜外麻醉。

六、手术操作与技巧

(一)手术操作

1.设计切割手法

首先在镜下观察息肉的形态、大小、根蒂位置,注意根蒂部与周围组织关系,设计切割手法。对于多发性息肉,如子宫腔内被息肉填满,视野不清,可先行吸宫术。

2.切割方法

用环形电极自息肉远端套住息肉根蒂部切割,电切深度达根蒂下方 2~3 mm 浅肌层组织。

(二)注意事项

(1)对于未生育患者,切割息肉时,应尽量减少对子宫内膜的损伤。

(2)对于子宫角部息肉,不可切割过深,尤其是老年患者,其子宫萎缩,肌层变薄,易发生穿孔。

(3)对于 40 岁以上妇女建议在选择性切除子宫内膜息肉后遍刮内膜,送检,防止遗漏子宫内膜癌的早期病变。

(三)手术并发症

因该类手术时间短,切割范围局限,宫腔粘连及宫腔积血的危险小,但有息肉恶性变问题,统计资料显示恶变率约 0.5%,故应将所有切除标本送病理科,做病理组织学检查。

(张礼英)

第六节 腹腔镜下子宫手术

子宫部位的手术根据手术范围以及切除部位,可分为子宫局部手术、子宫切除手术及与子宫周围组织相关的手术。近年来,随着腹腔镜器械的发展及技术的进步,子宫切除手术的途径由以往的腹式子宫次全切除术、腹式子宫切除术、阴式子宫切除术发展到腹腔镜子宫次全切除术、腹腔镜全子宫切除术、腹腔镜辅助阴式子宫全切术。子宫肌瘤剥除术也发展到腹腔镜下子宫肌瘤剥除术。

一、腹腔镜下子宫肌瘤剥除术

（一）适应证

(1)月经过多致继发贫血,药物治疗无效。

(2)有严重腹痛、性交痛或慢性腹痛、蒂肌瘤扭转引起的急性腹痛。

(3)子宫肌瘤体积大或引起膀胱、直肠等压迫症状。

(4)能确定子宫肌瘤是不孕或反复流产的唯一原因者。

(5)肌壁间肌瘤＜3 个或各肌瘤径线＜12 cm。

（二）禁忌证

(1)无任何症状,不具备子宫肌瘤手术指征。

(2)有肌壁间子宫肌瘤(相对禁忌证)。

(3)有宫颈肌瘤(相对禁忌证)。

(4)有子宫黏膜下肌瘤。

(5)高度怀疑子宫肌瘤恶变。

（三）手术步骤及技巧

(1)预处理(肌壁注射垂体后叶素或缩宫素):在子宫切口处肌层注入缩宫素 20 U 或垂体后叶素 12 U(加入 0.9％氯化钠注射液 50 mL 来稀释)直至瘤体发白。

(2)切开肌瘤表面的浆肌层和假包膜:用单极电凝钩切开肌瘤表面浆肌层和假包膜,深达瘤体,白色坚硬的肌瘤组织自动暴露。

(3)剔除肌瘤:以大号抓钳钳夹瘤体并向外牵拉,再以剪刀或电凝钩分离假包膜并电凝肌瘤血管,将肌瘤完整剥除。剥除肌瘤后,将其放置于直肠子宫陷凹。

(4)缝合子宫切口:瘤腔较浅,用可吸收线将切口两侧的浆肌层组织做间断的"8"字缝合,或连续内翻缝合。瘤腔较深,分两层或三层连续或间断缝合。

(5)取出肌瘤:扩大左或右下腹 trocar 切口,根据瘤体大小选择 15 mm、18 mm 或20 mm碎瘤器,将其旋切呈条状,再取出。

(6)冲洗盆腔,检查确定无出血点,取出器械,排空气腹。

（四）术中风险与防范

(1)手术预处理有效减少子宫下段和剥除子宫肌瘤时的出血,使术野清晰,解剖层次分明,缩短了手术时间。

(2)掌握微创的手术原则,只触及肌瘤,不触及器官,尤其进行电切时,器械绝不能触及器官和血管,否侧有可能出现大出血及器官损伤等并发症。

(3)必须单独剔除每个肌瘤。因腹腔镜下缝合难度大,故不能同开腹手术一样,经过一个子宫切口剥除尽可能多的肌瘤,以免留有无效腔。

(4)必须沿肌瘤的假包膜分离界面,减少出血,不易损伤周围正常肌层。

(5)为减少出血,应尽快缝合,尽可能少用电凝器,以减少电热损伤及瘘形成。

(6)子宫创面缝合:对带蒂的子宫浆膜下肌瘤可以用套扎的方法,注意蒂部不可留得太短,以免线圈滑脱导致术后出血。剔除肌瘤时如果瘤体较深,可分层缝合,缝合时应注意关闭无效腔,以防术后出血和血肿形成。剔除肌瘤如果穿破子宫腔,必须分层缝合,先缝合子宫内膜基底层,再缝合浆肌层,不可全层缝合,避免医源性子宫内膜异位症。

(7)预防术后组织粘连:术后在创面涂布医用透明质酸钠防粘连凝胶,或使用可吸收止血纱布,形成一层保护膜,可减少粘连。

(五)术后注意事项

(1)术后继续使用子宫收缩药物,加强子宫收缩,预防术后出血。

(2)术后 24 h 拔除导尿管,鼓励患者术后早期下床活动及自行排尿。

(3)术后一般预防性使用抗生素 24 h,对已有感染征象者应酌情选用强效、广谱抗生素并延长应用时间。

(4)肌瘤复发可能是肌瘤重新生长,也可能是遗漏的小肌瘤长大。术后 3~6 个月复查 B 超,不必过早复查。

(5)术后再次妊娠的时间需根据肌瘤的大小和深度、肌瘤是否穿破子宫腔而定。如肌瘤较小,位于浆膜下,术后不必避孕太长时间,一般 3 个月后即可妊娠;如肌瘤太大或剥除肌瘤时穿破子宫腔,则需术后 1 年再怀孕。

二、腹腔镜子宫次全切除术

(一)适应证

(1)患者有子宫肌瘤、功能性子宫出血、子宫腺肌瘤,子宫颈检查正常,患者要求保留子宫颈。

(2)需切除子宫,但切除子宫颈有困难。

(3)患者有严重的慢性感染(盆腔感染性性病)。

(4)患者有严重的子宫内膜感染。

(5)患者有严重的子宫出血(子宫破裂、产后大出血)。

(二)禁忌证

(1)患者年龄≤40 岁,需保留生育功能。

(2)患者年龄>40 岁或已生育,但患者坚决要求保留子宫。

(3)大于 12 周大小子宫。

(4)患者有宫颈肌瘤。

(5)患者合并阴道壁膨出和子宫脱垂。

(6)未排除子宫颈或子宫内膜恶性病变。

(三)手术步骤及技巧

(1)让患者取截石位,用举宫器将子宫上举。

(2)将子宫上举并摆向右侧,充分展平右侧宫旁组织,用血管速扎闭合系统(LigaSureTM)

钳夹并离断左侧子宫圆韧带、输卵管峡部及卵巢固有韧带,用相同的方法处理右侧。

(3)剪开膀胱腹膜返折,上举子宫并将子宫体压向后下方,充分暴露膀胱子宫陷凹及腹膜返折处。手术医师用左手钳夹起膀胱腹膜返折,用电凝钩分离腹膜返折处,推膀胱至子宫颈内口水平下约0.5 cm处。

(4)套扎子宫下段:分离宫旁组织,不离断子宫血管,把套管为 10 mm 的套扎线圈套入子宫下段,稍微拉紧线圈,退出子宫操纵器,再次拉紧线圈,待子宫体表面变成紫色,再打两个方便结。

(5)取出子宫体:手术医师用 15～18 mm 碎瘤器旋转切割子宫体,使之呈条状,再取出。切割时注意用左手应将碎瘤器的锯齿刀置于盆腔中央,以避免损伤膀胱、直肠等脏器。

(6)加固止血:电凝宫颈残端及宫颈管残腔,或再次套扎宫颈残端1～2 次。

(7)缝合盆腹膜:镜下连续缝合腹膜,包埋创面。

(8)冲洗盆腔,检查确定无出血,取出器械,排空气腹。

(四)术中风险与防范

(1)使用 LigaSureTM 切割组织时,要使刀头抓紧组织,使组织保持适当张力,由此可提高切割效率,缩短手术时间,而且不需要一次切割太多组织,以免钳夹闭合的组织脱落和出血。

(2)剪开膀胱腹膜返折时,要正确分离腹膜返折处与子宫颈和子宫峡部之间的间隙,不可因担心损伤膀胱而将切口过于上移或过于贴近子宫组织,否则不但操作困难,而且出血多,增加损伤机会。

(3)套扎子宫颈时,必须确认线圈内无其他组织嵌入、方可抽紧线圈,抽紧后线结最好位于子宫颈左侧 9 点处,这样符合用力的方向,容易把线圈拉紧,而且可防止推杆与线索成角度而把线拉断。套扎后如果子宫并未出现缺血,不要急于旋切,应重复套扎至子宫出现明显缺血改变,方可旋切子宫体,以避免引起出血。

(4)有腺肌病的子宫下段往往是十分坚硬的,难以保证套扎效果,旋切留下的残端稍少,线圈就容易脱落。子宫下段如果有肌瘤,旋切完肌瘤就会留下向下凹的空腔,也容易使线圈脱落,应在完全旋切肌瘤前及时在原线圈下再套一圈。

(5)必须在直视下使用碎瘤器,使之远离周围组织和器官在碎瘤器达到子宫峡部时需更加谨慎,以防切割过多导致套扎线滑脱,造成出血及膀胱损伤。

(6)电凝宫颈残端时尤其要注意电凝两侧宫旁血管残端和子宫内膜,以防术后出血或内膜残留引起周期性出血,形成血肿。

(五)术后注意事项

1.引流尿液

术后 48 h 拔除导尿管,鼓励患者术后早期下床活动及自行排尿。

2.预防感染

术后一般预防性应用抗生素 24 h,对已有感染征象者应酌情选用强效、广谱抗生素并延长应用时间。

3.随访

嘱患者术后 1 个月专门诊复查,了解术后恢复情况,根据检查结果指导患者恢复正常活动、工作和性生活的时间。

三、腹腔镜下辅助阴式子宫全切术

（一）适应证

（1）患者有多发性子宫肌瘤。

（2）患者有子宫腺肌病或腺肌瘤。

（3）患者有子宫内膜良性病变（难治性功能性子宫出血、黏膜下肌瘤）或不典型增生。

（4）患者有宫颈癌前病变或原位癌，不需保留生育功能并要求切除子宫。

（5）子宫大小不超过妊娠 12 周子宫大小。

（二）禁忌证

（1）年龄≤40 岁需保留生育功能。

（2）子宫大小超过妊娠 12 周子宫大小（相对禁忌）。

（3）合并严重盆腹腔粘连，无法置镜或镜下难以分离。

（4）合并宫颈浸润癌或临床 Ⅱ 期以上子宫内膜癌。

（5）患者全身状况不能耐受腹腔镜手术。

（6）耻骨弓和/或阴道狭窄。

（7）下肢畸形，无法取膀胱截石位。

（三）手术步骤及技巧

（1）患者取截石位。用金属导尿管导尿，排空膀胱，用举宫器将子宫上举。

（2）将子宫上举并摆向右侧，充分展平右侧宫旁组织，用 LigaSureTM 钳夹并离断左侧子宫圆韧带、输卵管峡部及卵巢固有韧带，用相同方法处理右侧。

（3）剪开膀胱腹膜返折：上举子宫并将子宫体压向后下方，充分暴露膀胱子宫陷凹及腹膜返折处。手术医师用左手钳夹起膀胱腹膜返折，用电凝钩分离腹膜返折处，推膀胱至子宫颈外口水平处。

（4）打开前穹隆，将阴道前穹隆顶起，在腹腔镜直视下用单极电凝器将阴道前壁切开，然后转为阴式手术。

（5）用环形切开子宫颈部阴道黏膜：撤除举宫器，用碘伏液再次给阴道、子宫颈消毒，用鼠齿钳钳夹并向下牵拉在子宫颈，沿阴道前穹隆的切口并以此为标志环形切开，绕子宫颈一周。

（6）分离子宫颈直肠间隙：将子宫颈拉向前上方，钳夹后壁阴道黏膜，暴露子宫颈后间隙，剪开后腹膜。

（7）处理子宫主骶韧带：向一侧牵拉子宫颈，充分伸展暴露主骶韧带，靠近子宫颈钳夹主骶韧带并切断，用 7 号丝线或可吸收线贯穿缝扎。

（8）处理子宫血管及宫旁组织：用固有韧带钩形钳伸入盆腔，紧靠子宫颈，牵出子宫血管及宫旁组织，将其切断，用 7 号丝线双重套扎缝合。

（9）取出子宫：确认子宫完全游离后，用两齿或四齿抓钳钳夹子宫颈，向下拉出子宫。

（10）缝合盆腔腹膜及阴道残端：钳夹盆底腹膜及阴道断端，用 2-0 可吸收线自阴道全层锁边缝合阴道残端。也可先将两侧角向中间连续锁边缝合，中间打结，这样容易暴露并方便操作。

（11）腹腔镜检查：腹腔镜下检查盆腹腔，特别要注意输尿管的蠕动，确定创面无出血后，冲洗盆腔，取出器械，排空气腹。

(四)术中风险与防范

(1)术中大出血大多数是由手术医师对解剖不清楚、操作不熟练,腹腔内粘连严重等造成的。术前应该充分估计手术的难度,备好血液,做好中转开腹的准备。

(2)术中损伤膀胱的原因主要有以下两点:①若不能辨清膀胱腹膜返折的确切部位,盲目提起并切开,易将膀胱误认作腹膜而切开;②腹腔镜下推膀胱,若层次不清或遇病理性粘连,易造成膀胱损伤。只有熟悉手术部位的解剖、熟练掌握腹腔镜手术技巧等才能有效避免上述并发症的发生。

(3)阴式手术一定要有良好的术野暴露,特别是在处理主韧带、骶韧带和子宫血管时,进行钳夹、凝切和缝扎等操作时需紧靠宫颈,以免损伤输尿管。

(4)子宫肌瘤过大或将子宫从阴道取出较困难,可先剥除肌瘤,或将子宫沿正中切开,或楔形分块切开,分次经阴道取出。

(5)缝合阴道残端之前应仔细检查各韧带和血管断端,确认无出血后方可进行缝合,并于手术结束前再次通过腹腔镜检查创面,彻底止血。

(五)术后注意事项

1.术后观察

术后应常规留置导尿管 3 d,如有阴道填塞纱条,不能超过 48 h,取出前应给外阴消毒。

2.预防感染

术后一般预防性应用抗生素 24～48 h,对已有感染征象者应酌情选用强效、广谱抗生素并延长应用时间。

3.随访

术后嘱患者禁性生活及盆浴 3 个月,术后 1 个月、3 个月去门诊定期复查,了解阴道残端及盆腔愈合情况。

(张　慧)

第七节　宫腔镜手术

宫腔镜手术主要包括宫腔镜下子宫肌瘤切除、子宫内膜息肉切除、子宫纵隔切除、宫腔粘连分离、子宫内膜切除、宫腔内异物取出和宫腔镜下输卵管手术(如宫腔镜下输卵管插管疏通或注药)。宫腔镜手术使得宫腔镜技术从早期的仅仅能够进行宫腔内病变的诊断发展到诊断和治疗一体化的阶段。宫腔镜手术是妇科微创手术的代表。

本节介绍了宫腔镜手术的简介、适应证、手术步骤、并发症的防范以及术前和术后的注意事项等。

一、宫腔镜子宫肌瘤切除术

(一)适应证

(1)有子宫黏膜下肌瘤,一般情况下要求肌瘤直径小于 5 cm。

(2)对于部分达到子宫内膜面的较小的肌壁间肌瘤可在超声定位下切除。

(二)手术步骤

(1)患者取膀胱截石位。常规消毒、铺巾,做妇科检查、了解子宫的位置、大小。暴露并夹持子宫颈,给子宫颈管消毒。

(2)用诊断性子宫腔镜检查子宫颈管及子宫腔,了解子宫肌瘤的位置、与子宫壁的关系(即何种类型的肌瘤)、大小以及子宫腔内有无其他合并的病变等。宫腔镜检查明确诊断后退出宫腔镜体。

(3)探宫及扩张子宫颈管(一般扩张至10号,视所用的电切镜外径大小而定)。

(4)直视下置入安装了环状电极的宫腔电切镜。

(5)在宫腔镜下用环状电极被动式从肌瘤的表面开始一块一块地切除肌瘤,直至肌瘤完全切除。切除时要注意在镜下分辨肌瘤与子宫壁的层次,不要切除过深而切除了肌层组织,甚至造成子宫穿孔;亦不能残留肌瘤。

(6)在宫腔镜下观察肌瘤已经切除完毕,没有喷射性的出血点,退出宫腔电切镜体。观察子宫出血情况,若没有明显出血,则结束手术;若有明显出血,要分析原因,对症处理。

(三)手术风险的防范

1.水中毒的防范要点

①控制膨宫压力,一般为$12.0\sim16.0$ kPa($90\sim120$ mmHg),理论上膨宫压力越小,水中毒的可能性越小;恰当的膨宫压力有利于部分凸向肌层的肌瘤向宫腔内突出而利于切除;②尽量采用等离子电切系统,因为采用生理盐水膨宫,一般不会导致低钠血症;③控制手术时间在1.5 h内;④记录术中膨宫液的出入量,当差值达到1 500 mL时一般停止手术;⑤术中动态检测血钾和血钠水平;⑥适当结合子宫腔内钳夹肌瘤的技术,以减少宫腔镜下操作的时间;⑦对于估计手术时间较长的病例,可预防性使用呋塞米$10\sim20$ mg,以排出体内的剩余液体;亦可采用手术一半时间后,在术中暂停10 min,再继续手术的方法降低水中毒的风险;⑧术中保持宫腔镜的出水孔持续适当开放,这样可以尽可能减低子宫腔内的实际压力,又能保持良好的视野,有效降低子宫腔内温度。

2.子宫穿孔的防范要点

①术中持续、良好地超声监护。②手术医师术前对肌瘤的位置、大小有充分的了解,并结合宫腔镜下所见分析术中肌瘤的位置、大小以及累及子宫壁的深度。③宫腔镜下良好的视野有利于手术医师正确地判断肌瘤和肌层的结构。一般肌瘤的切面是致密、偏白的,而肌层的结构是粉红的且有网格样结构和丰富的血管。④术中要结合双侧子宫角和输卵管口的位置判断肌瘤的位置。⑤对于视野不清、难以一次切除的肌瘤,不冒险在镜下操作,可待日后再次手术,以免导致子宫穿孔。

3.邻近器官损伤的防范要点

邻近器官损伤主要是由于子宫穿孔后没有及时发现,电切到子宫邻近的直肠、其他肠管、膀胱等。

防范的要点是及时发现子宫穿孔,发现子宫穿孔应立即停止手术;对于已经出现邻近器官损伤的子宫穿孔者应积极检查(如做腹腔镜检查),及时发现和处理,以免出现危及生命的并发症。

4.子宫大出血的防范要点

一般是由电切到子宫肌层的动脉血管或子宫收缩差所致。防范要点:①加强子宫收缩力;

②在镜下电凝出血明显,特别是喷射性出血的动脉血管;③必要时把福莱导尿管置入子宫腔压迫止血。其他风险如宫颈撕裂伤、子宫内膜过度损伤、电损伤。

(四)术前及术后注意事项

1.术前注意事项

①做充分的子宫颈准备,这不仅有利于顺利置入宫腔电切镜,对于那些需要配合子宫腔内钳夹、切除肌瘤的病例而言,松弛的子宫颈管使得卵圆钳在子宫腔的操作更加方便和安全;②对于子宫肌瘤较大、累及肌层较深的病例,术前谈话要强调分次宫腔镜下子宫肌瘤切除术的可能;③术前宫腔镜检查对明确子宫黏膜下肌瘤与宫壁的关系以及评估宫腔镜下子宫肌瘤切除术的可行性和风险是非常重要的;④术前做详细的超声检查,必要时做 MRI 检查,明确肌瘤的位置、数目、大小等,评估哪些肌瘤可以通过宫腔镜下子宫肌瘤切除术切除,哪些可能是无法切除的。

2.术后注意事项

①促进子宫收缩,减少术后子宫出血,如给予米索前列醇 400 μg,直肠上药,每天2～3 次;②对于前壁、后壁同时切除了肌瘤的病例或估计术后宫腔粘连的概率较大的病例,除了在手术后立即在子宫腔内留置 1～3 d 福莱导尿管和注射透明质酸钠外,必要时术后 2 次月经干净后复查宫腔镜,以早期发现可能的宫腔粘连;③对于需要二次宫腔镜下子宫肌瘤切除术的病例,建议在术后1～2 次月经干净后再次行宫腔镜下子宫肌瘤切除术,在二次宫腔镜下子宫肌瘤切除术前给予宫缩剂,以促进肌瘤向子宫腔内排出,利于手术切除。

二、宫腔镜下子宫纵隔切除术

(一)适应证

(1)患者有子宫纵隔,合并不孕。

(2)患者有子宫纵隔,合并 2 次或以上自然流产。

(3)患者要求切除子宫纵隔。

(二)手术步骤

(1)患者取膀胱截石位。常规消毒、铺巾。做妇科检查了解子宫的位置、大小。暴露并夹持子宫颈,给子宫颈管消毒。

(2)用诊断性子宫腔镜检查子宫颈管及子宫腔,了解子宫纵隔的类型、深度和宽度等。子宫腔镜检查明确诊断后退出子宫腔镜体。

(3)探宫及扩张子宫颈管(一般扩张至 10 号,视所用的电切镜外径大小而定)。

(4)直视下置入已经安装了针状电极的子宫腔电切镜。

(5)在子宫腔镜下用针状电极在输卵管口的连线上从右侧向左侧(亦可从左向右,根据手术医师的手术习惯和经验而定),从纵隔的下缘开始切除纵隔。逐渐向子宫底方向进一步切除纵隔,直至完全切除纵隔。

(6)在子宫腔镜下观察纵隔已经切除完毕,电凝明显的出血点,查看没有喷射性的出血点,退出子宫腔电切镜体,结束手术。

(三)手术风险的防范

1.水中毒防范要点

当大部分纵隔已经被切除,手术切除部位接近子宫底肌层时,由于切除纵隔产生了大面积的创面上的血管,可能会在短时间内吸收大量的膨宫液体(可能在 10 min 内吸收大于 500 mL 的膨宫液体),此时一定要尽快结束手术,因为这也是产生水中毒、非常危险的时期。

2.子宫穿孔的防范要点

在宫腔镜下子宫纵隔切除术中容易产生子宫穿孔的部位是子宫底部,主要是因为切除纵隔过度,导致子宫底的肌层亦被切开。一般情况下术中超声监护肌层厚度在 1～1.5 cm 时应停止进一步向子宫底方向的电切。在子宫腔镜下切除纵隔的标准是切除至双侧输卵管口水平向子宫腔内突 0.5 cm。

3.子宫大出血

宫腔镜下子宫纵隔切除术中子宫底的创面往往血管较明显,容易出血。防范要点:一般情况下在切除接近子宫底的纵隔时需要电切,而不是用锐性的剪刀,切除纵隔不可过度,不可切除至子宫底的肌层。处理的要点:①加强子宫收缩力;②在镜下电凝出血明显,特别是喷射性出血的动脉血管;③若宫腔镜下子宫纵隔切除术后出血且在子宫腔内留置了福莱导尿管,应立即拔出 Foley 导管,同时加强宫缩(除了应用缩宫素外,还可以应用稀释的垂体后叶素,直接宫颈注射)。

其他风险如宫颈撕裂伤、子宫内膜过度损伤、电损伤。

(四)术前及术后注意事项

1.术前注意事项

①做充分的宫颈准备;②术前进行三维超声(或 MRI)检查,结合子宫腔镜检查,明确子宫纵隔诊断,排除其他子宫畸形(如鞍状子宫、双角子宫、双子宫)至关重要,必要时术前计划术中采用腹腔镜以明确子宫底的外形、协助诊断;③对于合并不孕症者,术前计划需要包括寻找是否存在其他不孕的原因(如输卵管因素、卵巢因素)。

2.术后注意事项

①对于仅行纵隔切除的患者,术后立即上 T 形环(亦有文献报道采用宫形环),预防术后的创面粘连;②对于合并子宫腔粘连或术中同时行双侧子宫侧壁矫形者,除了手术后立即在子宫腔内留置 2～5 d 福莱导尿管和注射透明质酸钠外,一般在取出 Foley 导管后上宫形环;③术后酌情使用人工周期(雌孕激素序贯治疗)促进创面子宫内膜再生;④嘱患者术后 2～3 个月月经干净 2～7 d,复查子宫腔镜,了解子宫腔形态的恢复情况。

(张　慧)

第三章 女性生殖系统炎症

第一节 前庭大腺炎

前庭大腺位于两侧大阴唇下1/3深部,腺管开口于小阴唇内侧近处女膜处。外阴部的葡萄球菌、大肠杆菌、链球菌等病原体易于侵入前庭大腺而引起发炎,称前庭大腺炎。急性期前庭大腺混合感染并积脓,因腺管口肿胀或渗出物凝聚而阻塞,脓液不能外流,称前庭大腺脓肿。

一、病因

在分娩或其他情况污染外阴时,病原体易于侵入前庭大腺而引起炎症。病原体多为葡萄球菌、大肠杆菌、链球菌及肠球菌等,常为混合感染。

二、临床表现

(1)患侧外阴局部红、肿、热、痛,腺管开口处发红、肿胀,压之有波动感,并见脓液从腺管口流出。

(2)有发热等全身症状。

(3)有的脓肿自行破溃,流出脓液,或向脓肿后方组织中扩散。

(4)脓液流出不畅。炎症持续不退或反复急性发作。

(5)在前庭大腺开口处取分泌物,涂片及进行细菌培养,可查病原体。

三、鉴别诊断

要鉴别前庭大腺炎与前庭大腺囊肿,其共同特点是均可见前庭大腺处有肿块。前庭大腺炎表现有发热,检查可见肿块皮色发红,肿痛明显,有波动感,经加压于腺体开口处可见脓液溢出;前庭大腺囊肿皮色不变,肿块为囊性,无压痛,加压时无脓液溢出,且无发热等全身症状。

四、治疗

1.一般治疗

注意休息,保持外阴清洁。

2.药物治疗

根据病原体选择口服的抗生素,并可选用一种外用药以局部抗感染。甲硝唑 400 mg,每日3次,口服。头孢氨苄 0.5 g,每日 1 次,口服。

3.手术治疗

经保守治疗无效,行脓肿切开引流,同时做前庭大腺造口术,若无条件,也可穿刺抽脓。

(徐清骥)

第二节　阴道炎

老年性阴道炎常见于绝经后妇女。淋病(gonorrhea)是由淋病奈瑟球菌引起的以泌尿生殖系统化脓性感染为主要表现的性传播疾病,目前发病率在国内性传播疾病中占首位。

一、老年性阴道炎

1.白带增多、外阴瘙痒、灼热感

白带增多、外阴瘙痒、灼热感为老年性阴道炎的主要症状。阴道分泌物表现为稀薄,呈淡黄色,感染严重时可呈脓血性白带,有臭味,偶见点滴出血。

同时可伴尿频、尿痛、尿失禁等症状。评估患者白带的颜色、性状、量、气味,了解有无外阴瘙痒、灼热及膀胱刺激症状等。

2.妇科检查

阴道呈老年性改变,上皮萎缩、菲薄,皱襞消失。阴道黏膜潮红,有散在的点状出血和浅表性溃疡。炎症和溃疡可引起阴道粘连、闭锁。

二、淋菌性阴道炎

1.急性淋病

尿频、尿痛、排尿困难等急性尿道炎症状往往是首先出现的。表现为白带增多,呈脓性,有臭味,伴外阴瘙痒或烧灼感及下腹坠胀不适等;继而出现前庭大腺炎,表现为双侧大阴唇下部肿胀,可形成脓肿;也可伴有急性宫颈炎,可见子宫颈充血、水肿,有脓性分泌物从子宫口流出;10%～17%的下生殖道淋菌感染未经治疗的患者可发生急性淋菌性盆腔炎,主要表现为发热、打寒战、恶心、呕吐、下腹疼痛等。评估患者分泌物的情况及外阴瘙痒程度。评估患者有无急性尿道炎、前庭大腺炎、急性宫颈炎、急性淋菌性盆腔炎的症状。

2.慢性淋病

急性淋病未经治疗或治疗不彻底,可逐渐转为慢性淋病,可表现为慢性尿道炎、尿道旁腺炎、慢性输卵管炎、输卵管积水、前庭大腺炎等。淋病奈瑟球菌可长期潜伏在尿道旁腺、前庭大腺深处,反复急性发作。

3.孕妇感染淋病

经阴道分娩的新生儿可发生淋球菌性结膜炎、肺炎,甚至出现淋球菌性败血症,从而使围生儿病死率明显增加。但新生儿淋菌性外阴阴道炎少见。

4.妇科检查

注意评估患者的阴道前庭、尿道口、阴道口有无红肿、异常分泌物,注意前庭大腺及尿道旁腺有无异常,观察阴道壁有无红肿、充血,阴道内有无异常白带。

二、病因

(一)老年性阴道炎

老年性阴道炎常见于绝经后妇女。主要由于卵巢功能衰退,雌激素水平下降,阴道黏膜变薄,上皮细胞内所含糖原减少,阴道内酸性降低,导致局部抵抗力降低,致病菌易入侵、繁殖,而引起阴道炎症。一般为化脓菌感染。手术切除卵巢或盆腔放射治疗后,卵巢功能丧失,也可发生该病。

（二）淋菌性阴道炎

1.病原体

淋病奈瑟球菌主要侵袭生殖系统、泌尿系统黏膜的移行上皮与柱状上皮,因此,感染后可侵犯女性尿道、尿道旁腺、前庭大腺等处,导致相应部位的炎症。其中,以子宫颈管受感染最为多见。淋菌性阴道炎是淋病女性患者的表现之一。

2.传播途径

(1)直接传染:成人淋病大多为性传播,有 70%～80% 的患者感染后症状轻微或无症状,成为带菌者,为主要传染源。

(2)间接传染:幼女主要通过间接途径(衣物、毛巾、浴盆等物品)被传染。消毒不彻底的器械、坐便器也可传染。

3.潜伏期

淋病的潜伏期为 3～7 d,感染初期病变局限于下生殖道、泌尿道,随病情发展可累及上生殖道。按病理过程分为急性和慢性两种临床类型。

三、护理评估

1.健康史

询问患者有无不洁性生活史,了解月经后症状是否加重,注意病程的长短,是否复发,并了解既往的治疗过程。

2.身体状况评估

了解白带的量、性状特点,外阴瘙痒的部位、程度及伴随症状等;评估患者有无泌尿系统感染症状。

3.心理-社会支持状况

患者常羞于就医而延误治疗。炎症影响活动、性生活而导致焦虑。部分未能坚持疗程的患者因疾病反复发作而产生忧郁情绪。

4.辅助检查

(1)悬滴法:取阴道后穹隆的白带,将其混于生理盐水中,立即用低倍镜检查,找到病原体即可诊断。

(2)培养法:对多次悬滴法未能发现病原体的可疑患者,可行分泌物培养。分泌物的淋病奈瑟球菌培养是诊断淋病的金标准。

(3)对老年性阴道炎患者主要行白带常规检查,可见大量基底层细胞及白细胞而无滴虫及假丝酵母菌;如出现血性白带,需常规做宫颈刮片,必要时行分段诊刮术,以排除子宫恶性肿瘤。

(4)对淋菌性阴道炎可做分泌物涂片检查。急性期可见中性粒细胞内有革兰氏阴性双球菌,可做出初步诊断。

四、护理措施

（一）监护病情

观察患者白带的颜色、性状特点的变化,观察患者外阴瘙痒程度及伴随症状。对急性者要监测体温,对体温升高者可行物理降温,局部对症处理,减轻患者的痛苦,促进康复。

(二)一般护理

1.注意个人清洁卫生

患者应勤换内裤,穿棉质内裤,保持外阴部清洁、干燥,尽量避免搔抓外阴部,防止皮肤破损。

2.淋菌性阴道炎

让急性期患者卧床休息,严密隔离患者接触的物品和器具,对其用1‰的苯酚溶液浸泡。嘱患者保持外阴清洁,禁止性生活。

(三)心理护理

加强与患者的沟通,善于倾听,用通俗易懂的语言向患者解释发病原因、疾病的诱因及预防、治疗措施,增强患者的自我防护意识,减轻疾病带给患者的烦恼,消除确诊后患者的心理压力,增强患者治疗疾病的信心。

(哲靓月)

第三节　盆腔炎

盆腔炎症性疾病(pelvic inflammatory disease,PID)简称盆腔炎,是女性上生殖道感染引起的一组疾病,包括子宫内膜炎、输卵管炎、输卵管卵巢脓肿和盆腔腹膜炎。性传播感染(sexually transmitted infections,STI)的病原体(如淋病奈瑟球菌、沙眼衣原体)是PID主要的致病微生物。

一些需氧菌、厌氧菌、病毒和支原体等也参与PID的发生。引起PID的致病微生物多数是由阴道上行而来的,且多为混合感染。延误对PID的诊断和有效治疗都可能导致PID后遗症,如输卵管因素引起的不孕和异位妊娠。

一、诊断

PID的临床表现各异,因此其诊断通常依据临床症状、体征和实验室检查综合决定。

1.PID诊断的最低标准

对性活跃女性及其他存在STI风险者,如排除其他病因且满足子宫压痛、附件压痛、子宫颈举痛的条件之一,应诊断PID并给予PID经验性治疗。下腹疼痛同时伴有下生殖道感染征象时,诊断PID的可能性增加。

2.PID诊断的附加标准

①口腔温度≥38.3 ℃;②有子宫颈或阴道脓性分泌物;③阴道分泌物的显微镜检查(以下称镜检)显示白细胞增多;④红细胞沉降率升高;⑤C反应蛋白水平升高;⑥实验室检查证实有子宫颈淋病奈瑟球菌或沙眼衣原体感染。大多数PID患者有子宫颈脓性分泌物或阴道分泌物镜检显示白细胞增多。

如果子宫颈分泌物外观正常,并且阴道分泌物镜检无白细胞,则诊断PID的可能性不大,需要考虑其他可能引起下腹痛的病因。如果有条件,应积极寻找致病微生物,尤其是与STI

相关的病原微生物。

3.PID诊断的特异性标准

①子宫内膜活检显示有子宫内膜炎的组织病理学证据;②阴道超声检查或 MRI 检查显示输卵管管壁增厚、管腔积液,可伴有盆腔游离液体或输卵管卵巢包块;③腹腔镜检查见输卵管表面明显充血、输卵管水肿、输卵管伞端或浆膜层有脓性渗出物等。

二、治疗

(一)治疗原则

以抗菌药物治疗为主,必要时行手术治疗。根据经验选择广谱抗菌药物覆盖可能的病原体,包括淋病奈瑟球菌、沙眼衣原体、支原体、厌氧菌等。

1.所有的治疗方案

所有的治疗方案都必须对淋病奈瑟球菌和沙眼衣原体有效,子宫内膜和子宫颈的微生物检查无阳性发现并不能排除淋病奈瑟球菌和沙眼衣原体所致的上生殖道感染。

2.推荐的治疗方案

抗菌谱应覆盖厌氧菌。

3.诊断后

应立即开始治疗,及时、合理地应用抗菌药物与远期预后直接相关。

4.选择治疗

选择治疗方案时,应综合考虑安全性、有效性、经济性以及患者依从性等因素。

5.给药方法

根据疾病的严重程度决定静脉给药或非静脉给药以及是否需要住院治疗。

(二)抗菌药物治疗

1.静脉药物治疗

(1)静脉给药 A 方案:①单药治疗:静脉滴注二代头孢菌素或三代头孢菌素类抗菌药物,根据具体药物的半衰期决定给药间隔时间,例如,头孢替坦 2 g/12 h,静脉滴注;或头孢西丁 2 g/6 h,静脉滴注;或头孢曲松 1 g/24 h,静脉滴注;②联合用药:如所选药物不覆盖厌氧菌,需加用硝基咪唑类药物,例如,甲硝唑 0.5 g/12 h,静脉滴注。为覆盖非典型病原微生物,可加用多西环素 0.1 g/12 h,口服 14d;或米诺环素 0.1 g/12 h,口服 14d;或阿奇霉素 0.5 g/d,静脉滴注或口服,1～2 d 改为口服,0.25 g/d,服用 5～7 d。

(2)静脉给药 B 方案:氧氟沙星 0.4 g/12 h,静脉滴注;或左氧氟沙星 0.5 g/d,静脉滴注。为覆盖厌氧菌,可加用硝基咪唑类药物,例如,甲硝唑 0.5 g/12 h,静脉滴注。

(3)静脉给药 C 方案:氨苄西林钠舒巴坦钠 3 g/6 h,静脉滴注;或阿莫西林克拉维酸钾 (6～8)h 1.2 g,静脉滴注。为覆盖厌氧菌,可加用硝基咪唑类药物,例如,甲硝唑 0.5 g/12 h,静脉滴注。为覆盖非典型病原微生物,可加用多西环素 0.1 g/12 h,口服 14 d;或米诺环素 0.1 g/12 h,口服 14 d;或阿奇霉素 0.5 g/d,静脉滴注或口服,1～2 d 改为口服 0.25 g/d,服用 5～7 d。

(4)静脉给药 D 方案:林可霉素剂量 0.9 g/8h,静脉滴注;加用硫酸庆大霉素,首次负荷剂量为每千克体重 2 mg/8 h,静脉滴注或肌内注射,维持剂量为每千克体重 1.5 mg/8 h;对两种药物均可采用每日 1 次给药。

2.非静脉药物治疗

(1)非静脉给药 A 方案:头孢曲松 250 mg,肌内注射,单次给药;或头孢西丁 2 g,肌内注射,单次给药。单次肌内给药后改为其他二代或三代头孢菌素类药物,例如头孢唑肟、头孢噻肟,口服给药,共 14 d。如所选药物不覆盖厌氧菌,需加用硝基咪唑类药物,例如,甲硝唑 0.4 g/12 h,口服;为治疗非典型病原微生物,可加用多西环素 0.1 g/12 h,口服(或米诺环素 0.1 g/12 h,口服);或阿奇霉素 0.5 g/d,口服,1~2 d 改为 0.25 g/d,服用 5~7 d。

(2)非静脉给药 B 方案:氧氟沙星 0.4 g/12 h,口服;或左氧氟沙星 0.5 g/d,口服;为覆盖厌氧菌可加用甲硝唑 0.4 g/12 h,口服,共 14 d。

3.给药注意事项

(1)静脉给药者应在临床症状改善后继续静脉治疗至少 24 h,然后转为口服药物治疗,共持续 14 d。

(2)如确诊为淋病奈瑟球菌感染,首选静脉给药 A 方案或非静脉给药 A 方案,对于选择非三代头孢菌素类药物者应加用针对淋病奈瑟球菌的药物。对选择静脉给药 D 方案者应密切注意药物对耳、肾的毒副作用,此外,有报道发现林可霉素和庆大霉素联合应用偶尔出现严重神经系统不良事件。对药物治疗持续 72 h 症状无明显改善者应重新确认诊断并调整治疗方案。

(三)手术治疗

1.手术指征

(1)药物治疗无效:输卵管、卵巢脓肿或盆腔脓肿经药物治疗 48~72 h,体温持续不降、感染中毒症状未改善或包块增大,应及时手术。

(2)肿块持续存在:经药物治疗 2 周以上,肿块持续存在或增大,应手术治疗。

(3)脓肿破裂:患者腹痛突然加剧,打寒战、高热、恶心、呕吐、腹胀,检查腹部时拒按或有感染中毒性休克表现,应疑诊脓肿破裂。若脓肿破裂而未及时诊治,患者的病死率高。因此,一旦疑诊脓肿破裂,需立即在抗菌药物治疗的同时行手术探查。

2.手术方式

可根据情况选择经腹手术或腹腔镜手术。手术范围应根据病变范围、患者的年龄、一般状况等全面考虑。原则应以切除病灶为主。对年轻妇女应尽量保留卵巢;对年龄较大、双侧附件受累或附件脓肿屡次发作者,可行子宫全切除及双侧附件切除术;对极度衰弱或危重患者须按具体情况决定手术范围。若盆腔脓肿位置低、突向阴道后穹隆,可经阴道切开引流。

(四)妊娠期 PID 的治疗

由于妊娠期 PID 会增加孕产妇死亡、死胎、早产的风险,可疑 PID 的妊娠妇女应住院接受静脉抗菌药物治疗。对妊娠期和哺乳期妇女禁用四环素类及喹诺酮类药物。

(五)性伴侣的治疗

PID 患者出现症状前 60 d 内接触过的性伴侣很可能感染淋病奈瑟球菌及沙眼衣原体,应进行检查及相应治疗。如 PID 患者检测出 STI 相关病原微生物,性伴侣需要同时接受治疗。女性 PID 患者在治疗期间,必须避免无保护性交。

三、随访

对于进行药物治疗的 PID 患者,应在 72 h 内随诊,明确有无临床情况的改善,如退热、腹部压痛或反跳痛减轻、子宫及附件压痛减轻、子宫颈举痛减轻。如果未见好转,则建议进一步检查并调整治疗方案。

对于沙眼衣原体和淋病奈瑟球菌感染的 PID 患者,还应在治疗结束后4～6 周重新检查上述病原体。

四、预防

对高危女性的子宫颈分泌物进行沙眼衣原体感染筛查。

(梁　静)

第四节　宫颈炎

宫颈炎主要表现为两大特征性体征:①于宫颈管或宫颈管棉拭子标本上,肉眼见到脓性或黏脓分泌物(通常称为黏液脓性宫颈炎或宫颈炎);②用宫颈管棉拭子擦拭宫颈管容易诱发宫颈管内出血。宫颈炎患者通常具备以上一个体征或同时具备两个体征。宫颈炎通常没有症状,但一些妇女会主诉阴道分泌物异常及经间期出血(如性交后出血)。白带异常湿片镜检白细胞计数(WBC)＞10 个/高倍镜与宫颈衣原体及淋病奈瑟球菌密切相关。在排除阴道炎症后,白带异常被认为是宫颈炎的敏感指标,其阴性预测值极高(缺乏白带异常不太可能是宫颈炎)。一些专家认为将宫颈管分泌物涂片,进行革兰氏染色,见到多形核白细胞对诊断宫颈炎很有价值,但这个标准尚未标准化,最后,尽管宫颈管内中性粒细胞出现革兰氏阴性双球菌对淋病奈瑟球菌性宫颈炎的诊断具有特异性,但其敏感度很低。

一、病因学

宫颈炎的病原体通常为沙眼衣原体或淋病奈瑟球菌。宫颈炎也可伴有阴道毛滴虫病和生殖器疱疹,尤其是单纯疱疹病毒 2(HSV-2)感染。然而,对大多数宫颈炎患者分离不出任何病原体,尤其是在性传播疾病的低危人群中。少量资料表明生殖支原体感染、细菌性阴道病及频繁阴道冲洗可能导致宫颈炎。尽管重复给予抗生素治疗,但宫颈炎持续存在,其原因尚不清楚。因为大多数持续性宫颈炎患者的复发及再感染不是由沙眼衣原体或淋病奈瑟球菌感染引起的,所以应考虑其他因素,如阴道菌群持续异常、阴道冲洗(或暴露于其他化学刺激物中)和转化区原发感染。

二、诊断

宫颈炎可能是上生殖道感染(子宫内膜炎)的征兆,因此应对所有就诊的宫颈炎患者进行盆腔炎体征评估,并采用核酸扩增技术检测是否有沙眼衣原体和淋病奈瑟球菌。同时也应进行细菌性阴道病及阴道毛滴虫病的检查,如有这些疾病,要针对性治疗。显微镜检查阴道毛滴虫的敏感度相对较低(约50%),因此有宫颈炎症状而阴道毛滴虫镜检阴性的妇女应接受进一步检查,如使用培养法、核酸扩增技术或其他美国食品药品监督管理局(FDA)认证的方法。若阴道分泌物湿片白细胞＞10 个/高倍视野且排除阴道毛滴虫感染,则提示有宫颈炎症,尤其是沙眼衣原体和淋病奈瑟球菌所引起的炎症。尽管 HSV-2 感染与宫颈炎有关,但特异性检测方法(如核酸扩增技术、培养法和血清学检测)的实用性并不清楚。经 FDA 认证的检测生殖支原体的方法没有得到应用。

三、治疗

对于宫颈炎采用经验性治疗需要考虑几个影响因素,应对高危人群(如最近有新性伴侣或同时有其他性伴侣,或性伴侣有性传播疾病感染)进行淋菌和衣原体的经验性治疗,对合并阴道毛滴虫病或细菌性阴道病患者应针对性治疗。如果治疗被推迟,且核酸扩增检测出衣原体和淋病奈瑟球菌呈阴性,则考虑随访观察宫颈炎是否好转。经验性治疗评估推荐方案:阿霉素 1 g,单次顿服;或多西环素 100 mg,口服,每天 2 次,连服 7 d。如果评估人群中淋病患病率高,同时应用抗淋病奈瑟球菌感染药物。

四、性伴侣的管理

对于治疗宫颈炎的患者性伴侣的管理应符合具体的性传播疾病诊治标准。对于怀疑或确诊有衣原体、淋病奈瑟球菌、滴虫感染的宫颈炎患者的近 60 d 内的性伴侣应进行评估、检测和经验性治疗。对于有衣原体或淋病奈瑟球菌感染的妇女,可以选择加快性伴侣治疗或其他方案对其性伴进行管理。

五、其他考虑因素

为了减少传播和再感染,应该指导妇女治疗宫颈炎后禁止性生活,直到她们及其性伴侣被全面地治疗(顿服治疗后 7 d 或 7 d 治疗方案完成后)及症状消失。被诊断为宫颈炎的妇女应检测人类免疫缺陷病毒(HIV)和梅毒。

六、随访

接受治疗的妇女应该接受再次随访,通过随访,医师能判断宫颈炎是否治愈。对于未进行治疗的患者的随访能够为医师提供机会去交流获得的检测结果,有助于评估子宫颈炎。感染衣原体、淋病奈瑟球菌或滴虫的患者再感染率高。不论其性伴侣有没有接受治疗,都应指导患者治疗 3 个月后再次随访。如果症状持续或再发,则应指导患者前来进行再次评估。

(梁　静)

第五节　外阴阴道感染性疾病

一、非特异性外阴炎

外阴部的皮肤或黏膜发炎称为外阴炎,分急性和慢性两种。外阴及阴道炎症是妇科最常见疾病,各年龄组均可发病,外阴炎及阴道炎可单独存在,也可同时存在。

(一)临床表现

1.症状

症状包括外阴皮肤瘙痒、疼痛、有烧灼感等。

2.体征

体征包括急性外阴充血、肿胀、糜烂、常有抓痕,严重者形成溃疡或湿疹。严重者腹股沟淋巴结肿大、有压痛,体温可升高。慢性炎症可使皮肤增厚、粗糙、皲裂甚至发生苔藓样变。

3.辅助检查

分泌物检查确定有无特殊感染。

(二)鉴别诊断

1.外阴湿疹

外阴湿疹具有多形性、对称性、瘙痒和易反复发作等特点。

2.外阴银屑病

外阴银屑病病程较长,有易复发倾向,以长红斑、鳞屑为主,全身均可发病,常见于头皮、四肢伸侧,多在冬季加重。

3.外阴癌

外阴癌最常发生在大阴唇,其次是小阴唇、阴道前庭及阴蒂等处。首先出现局部结节或肿块,并逐渐增大、坏死、破溃及感染,分泌物增多,伴有瘙痒、疼痛感。

肿物可呈乳头状或菜花样,并可迅速扩大,累及肛门、直肠和膀胱等。活体组织病理切片检查可确诊。

(三)诊断要点

依据患者的病史、查体结果及辅助检查结果,诊断可明确。

(四)治疗

(1)积极寻找病因,若发现糖尿病,应及时治疗;若有尿瘘,粪瘘,应及时行修补术。

(2)药物治疗:①使用 0.1% 聚维酮碘或 1∶5 000 高锰酸钾溶液,坐浴,每天 2 次,每次 15～30 min,或外用有抗菌消炎作用的药物;②中药:内服或熏洗。

(五)注意事项

患者应注意个人卫生,穿纯棉内裤并经常更换,保持外阴清洁、干燥。

二、细菌性阴道病

该病是阴道内正常菌群失调所致的一种混合感染,乳酸杆菌减少,其他微生物大量繁殖而导致阴道炎症。

(一)临床表现

1.症状

10%～40%的患者无临床症状,有症状者的阴道分泌物增多,有鱼腥臭味,性交后加重,可伴轻度外阴瘙痒或灼热感。

2.体征

阴道黏膜无充血的表现。分泌物为灰白色,均匀一致,稀薄,常黏附于阴道壁,容易被从阴道壁上拭去。

(二)鉴别诊断

1.滴虫性阴道炎

滴虫性阴道炎患者有泡沫性、恶臭味的脓性黄绿色分泌物,有阴道红斑、"草莓样"宫颈,外阴有烧灼感和奇痒。采用阴道分泌物湿片法,镜下见阴道毛滴虫。

2. 念珠菌性阴道炎

念珠菌性阴道炎最常见的症状是白带多，外阴及阴道灼热瘙痒，波及尿道，也可有尿频、尿急、尿痛等症状。

(三)诊断要点

(1)阴道分泌物为均质、稀薄、白色，常黏附于阴道壁。

(2)线索细胞阳性并多于 20%。

(3)阴道分泌物 pH>4.5。

(4)胺臭味试验呈阳性。

上述 4 项中 3 项呈阳性，可临床诊断。

(四)治疗

治疗原则为选用抗厌氧菌药物。

1. 口服药物

首选甲硝唑 400 mg，一日两次，连用 7 d；替硝唑 1g，一天一次，连用 5 d；硝呋太尔 0.4g，每日 3 次，连用 7 d。

2. 局部药物治疗

甲硝唑栓剂 200 mg，每天一次，连用 7 d。

3. 性伴侣的治疗

性伴侣不需要常规治疗。

(五)注意事项

(1)细菌性阴道病是正常微生物群失调所致，细菌定性培养的意义不大。

(2)阴道分泌物涂片，根据各种细菌的相对浓度也可诊断。

(3)有症状的妊娠期细菌性阴道病患者均需筛查及治疗。用药方案：甲硝唑 400 mg，口服，一日两次，连用 7 d。

三、外阴阴道假丝酵母菌病

外阴阴道假丝酵母菌病的病原体为假丝酵母菌，属机会致病菌。该病为内源性传染，口腔、肠道、阴道三个部位的假丝酵母菌可互相传染。全身及阴道局部细胞免疫能力下降，假丝酵母菌大量繁殖并转化为菌丝相，才出现症状。

(一)临床表现

1. 症状

症状包括外阴瘙痒、灼痛，性交痛及尿痛。

2. 体征

阴道黏膜充血，分泌物增多，特征是白色、稠厚，呈凝乳或豆腐渣样。

3. 妇科检查

外阴有红斑、水肿，常伴有抓痕，严重者皮肤皲裂、表皮脱落。阴道黏膜红肿，小阴唇内侧及阴道黏膜附有白色块状物。

(二)鉴别诊断

1. 滴虫性阴道炎

滴虫性阴道炎患者有泡沫性、恶臭味的脓性黄绿色分泌物，有阴道红斑、"草莓样"宫颈，外阴有烧灼感和奇痒。采用阴道分泌物湿片法,镜下见阴道毛滴虫。

2.细菌性阴道炎

其主要表现为白带增多,为灰色或灰绿色,均质,可有许多气泡,易擦拭,有烂鱼样恶臭,妇女月经后或性交后恶臭加重,性伴侣的生殖器上也可发出同样的恶臭味。

(三)诊断要点

1.主要症状

主要症状为外阴瘙痒、灼痛,部分患者有豆腐渣样分泌物。

2.确诊依据

阴道分泌物检查发现假丝酵母菌的芽生孢子或假菌丝。

(四)治疗

消除诱因,选择局部或全身抗真菌药物治疗,根据疾病分类决定疗程的长短。

1.局部用药

局部用药可在阴道内放药:①咪康唑栓剂:每晚 1 粒(200 mg),连用 7 d;或每晚 1 粒(400 mg),连用 3 d;晚上 1 粒(1 200 mg),单次用药;②克霉唑栓剂:每晚 1 粒(150 mg),连用 7 d;或早、晚各 1 粒(150 mg),连用 3 d;晚上 1 粒(500 mg),单次用药;③制霉菌素栓剂:每晚 1 粒(10 万 U),连用 10～14 d。

2.全身用药

如果患者不能耐受局部用药,为未婚女性,处于月经期或不愿局部用药,可口服氟康唑 150 mg(顿服)。

(五)注意事项

(1)若外阴阴道假丝酵母菌病症状持续存在或诊断后 2 个月内复发,需再次复诊。

(2)患者长期口服抗真菌药物,应注意监测其肝、肾功能及其他有关毒副作用。

(3)妊娠合并假丝酵母菌阴道炎,应以局部治疗为主,禁止口服唑类药物。

(4)对重度外阴阴道假丝酵母菌病,局部或全身治疗均应延长治疗时间。

(5)单纯性外阴阴道假丝酵母菌病患者的性伴侣不需要常规治疗,复发性外阴阴道假丝酵母菌病患者的性伴侣或有症状的性伴侣需常规治疗。

(6)随访:在治疗结束后 7～14 d 和下次月经后随访,两次阴道分泌物真菌学检查结果为阴性,为治愈。

对重度外阴阴道假丝酵母菌病患者在治疗结束后 7～14 d、1 个月、3 个月、6 个月各随访一次。

四、滴虫性阴道炎

滴虫性阴道炎的病原体是阴道毛滴虫,以性接触为主要传播方式,也可间接传播。

(一)临床表现

1.症状

患者有稀薄、脓性、黄绿色、泡沫状有臭味的阴道分泌物;外阴瘙痒,伴或不伴灼热、疼痛、性交痛及尿路感染。

2.体征

阴道壁充血,有散在出血点,子宫颈有出血斑点,形成"草莓样"。

(二)鉴别诊断

(1)细菌性阴道炎病:有 10％～50％的患者无临床症状,有症状者多诉有鱼腥臭味的灰白色的白带,阴道有灼热感、瘙痒。

(2)念珠菌性阴道炎:最常见的症状是豆渣样白带,外阴及阴道灼热、奇痒无比,波及尿道,也可有尿频、尿急、尿痛等症状。

(三)诊断要点

(1)患者有黄绿色泡沫样分泌物。

(2)外阴瘙痒。

(3)最常用的诊断方法是阴道分泌物湿片法,显微镜下见到活动的阴道毛滴虫。

(四)治疗

1.全身用药

推荐方案:甲硝唑 2 g,单次口服,或替硝唑 2 g,单次口服。替代方案:甲硝唑 400 mg,一日两次,连用 7 d。

一旦发现不良反应应停药,换成局部用药。

2.阴道局部用药

使用甲硝唑阴道泡腾片或 0.75％甲硝唑凝胶。

3.性伴侣的治疗

性伴侣应同时进行治疗,治愈前应避免无保护性交。

(五)注意事项

(1)在用甲硝唑期间及停药 24 h 内,用替硝唑期间及停药 72 h 内禁止饮酒。哺乳期用药,不宜哺乳。

(2)取分泌物前 24～48 h 避免性交、阴道灌洗或局部用药;阴道窥器上不涂润滑剂,取样后及时送检。

(3)对妊娠合并滴虫性阴道炎的治方法疗同上,但需要得到患者及家属的知情同意。

五、萎缩性阴道炎

萎缩性阴道炎为雌激素水平降低、局部抵抗力下降引起的以需氧菌感染为主的炎症。

(一)临床表现

1.症状

外阴灼热、瘙痒。阴道分泌物增多、稀薄、呈淡黄色。感染严重者有脓血性白带,常伴有性交痛。

2.体征

阴道呈萎缩样改变,黏膜皱襞消失、萎缩、菲薄,有时可见散在出血点、出血斑或表浅溃疡。

(二)鉴别诊断

1.真菌性阴道炎

该病在非糖尿病妇女中较少见。真菌感染时白带呈豆腐渣或凝乳状,白带涂片找到真菌的菌丝及芽孢,方可确诊。

2.滴虫性阴道炎

因老年人阴道内 pH 升高,不利于滴虫生长,故患滴虫性阴道炎的老年妇女较少。因该病的症状与老年性阴道的炎症状相似,应借助白带涂片找到毛滴虫来鉴别。

3.淋菌性阴道炎

因性病蔓延,绝经后妇女也可患此病。

对可疑者取宫颈分泌物涂片,行革兰染色检查,还可做分泌物淋菌培养。目前聚合酶链反应是较敏感的检测方法。

4.外阴及阴道癌

对久治不愈的外阴、阴道溃疡应及时活检,以排除此病。

5.子宫颈癌、子宫内膜癌

老年性阴道炎伴血性白带时,应高度警惕是否有子宫颈癌及子宫内膜癌。应常规行宫颈刮片,进行阴道细胞学检查,必要时做宫颈活检及分段诊刮,进行病理学检查加以鉴别。

(三)诊断要点

(1)根据绝经、卵巢手术史、盆腔放疗史或药物性闭经史及临床表现,一般不难诊断。

(2)检查:阴道黏膜萎缩性改变,上皮皱襞消失、萎缩、菲薄。可见散在出血点、出血斑,散在、表浅溃疡。

(3)分泌物检查:见大量基底层细胞和白细胞。

(四)治疗

治疗原则为补充雌激素,增强阴道免疫力,抑制细菌生长。

1.雌激素制剂

局部给药,也可全身给药。局部涂擦雌三醇软膏,每天1~2次,连用14 d。全身用药,可雌孕激素连续、联合用药,也可用替勃龙2.5 mg,一天一次。

2.阴道局部应用抗生素

阴道局部应用抗生素,如诺氟沙星100 mg,每天一次,睡前服用,7~10 d为1个疗程。

(五)注意事项

(1)对血性白带,应与子宫恶性肿瘤鉴别,需常规做宫颈细胞学检查,必要时分段诊刮。

(2)对阴道壁的肉芽或溃疡,需与阴道癌鉴别,可行局部活组织检查。

六、婴幼儿外阴阴道炎

(一)临床表现

1.症状

阴道分泌物增多,呈脓性,外阴痛痒,患儿哭闹、烦躁不安或用手搔抓外阴。伴有下泌尿道感染,出现尿急、尿频、尿痛。若有小阴唇粘连,排尿时尿流变细、分道或尿不成线。

2.体征

外阴、阴蒂、尿道口、阴道口黏膜充血、水肿,有时可见脓性分泌物自阴道口流出。病变严重者的外阴可见溃疡,小阴唇可发生粘连,粘连的小阴唇有时遮盖阴道口及尿道口。

(二)鉴别诊断

(1)滴虫或霉菌性外阴炎:少见,分泌物的涂片及培养可明确诊断。

(2)蛲虫性外阴炎:由肠道蛲虫通过粪便传至外阴、阴道而引起的外阴的炎症。其特点为外阴及肛门处奇痒,分泌物量多,稀薄,呈黄色、脓性。可通过粪便虫卵检查及在肛门周围或外阴见到蛲虫以明确诊断。

（3）幼女急性淋病：以局部疼痛、排尿困难为其特征，检查时可见分泌物增多，前庭、尿道口、外阴部甚至肛周出现红肿、破溃，分泌物涂片可找到典型肾形的革兰阴性双球菌。

（三）诊断要点

采集病史常需要详细询问女孩的母亲，同时询问母亲有无阴道炎病史，结合症状及检查所见，通常可做出初步诊断。用细棉拭子或吸管取阴道分泌物，找阴道毛滴虫、假丝酵母菌或涂片，行革兰氏染色，做病原学检查，以明确病原体，必要时做细菌培养。

（四）治疗

治疗原则：①保持外阴清洁、干燥，减少摩擦；②针对病原体选择相应的口服抗生素，或用吸管将抗生素溶液滴入阴道；③对症处理：对有蛲虫者，给予驱虫治疗；若阴道有异物，应及时取出；对小阴唇粘连者外涂雌激素软膏后，粘连多可松解，对粘连严重者应分离粘连，并涂以抗生素软膏。

（五）注意事项

（1）在检查时还应做肛诊，排除阴道异物及肿瘤。对有小阴唇粘连者，应注意鉴别该病与外生殖器畸形。

（2）病原体常通过患儿母亲或保育员的手、衣物、毛巾、浴盆间接传染。

（金　莉）

第六节　输卵管积液

一、概述

输卵管积液是指输卵管受病原体感染以后，由于白细胞的浸润，内膜肿胀，间质水肿、渗出，输卵管黏膜上皮脱落。如果输卵管急性期炎症没得到及时、有效的治疗，可造成输卵管积脓。在炎症消退后，脓液逐渐被吸收，腔内积液由脓性变为浆液性，则成为输卵管积液。

二、病因

输卵管积液多由分娩、流产、不洁性交或平时不注意经期卫生以及妇科手术后发生炎症而引起，也可由邻近脏器的炎症引起，如阑尾炎。

三、发病机制

输卵管因炎症发生峡部及伞端粘连阻塞后，形成输卵管脓肿，当管腔内脓细胞及坏死组织被分解，被吞噬细胞清除后，即成为水样液体，形成输卵管积液；输卵管两端因粘连而阻塞后，输卵管黏膜细胞的分泌液不能排除，即积存于管腔内，形成输卵管积液，另外，盆腔手术后瘢痕粘连也是输卵管积液的原因之一。

四、临床表现

输卵管炎症急性期时患者常有腹痛，而一般输卵管积脓变为浆液性，即输卵管积液或积液被机体吸收后，炎症往往痊愈，所以输卵管积液患者平时多无腹痛症状。因输卵管积液时，输卵管扩张部和未扩张部的管腔仍可相通,故患者常有间断性阴道排液。不孕往往为输卵管积液的唯一表现。

五、辅助检查

1. 超声检查

一部分输卵管积液能在超声上表现出来,主要是在输卵管炎症的急性期,输卵管的炎症造成伞端阻塞,炎症的渗出液积在输卵管的管腔内,子宫一侧或双侧出现异常回声,输卵管增粗,有的呈腊肠样,管腔内呈低回声或点状回声。

2. 输卵管造影

输卵管造影是确诊输卵管积液最可靠的方法。输卵管积液的 X 线表现是输卵管全程显影,伞端会明显积液、扩张,或有部分造影剂自输卵管伞端弥散至盆腔。

3. 腹腔镜检查

在输卵管积脓阶段腹腔镜下可见输卵管增粗、肿胀,后期可见输卵管伞端闭锁。

六、治疗原则

对于确诊为双侧输卵管伞端梗阻,或只剩一侧输卵管且是伞端积液,或一侧输卵管壶腹部梗阻,另一侧输卵管伞端梗阻的患者,医师通过子宫输卵管造影检查及腹腔镜下观察输卵管伞端病变情况,来判断患者是否适合进行输卵管造口手术。

七、护理评估

从患者的家庭、社会情况等方面全面评估其既往史和现病史。询问患者有无妇科炎症,有无分娩、流产,有无邻近脏器的炎症病史,如阑尾炎。

八、护理要点及措施

(一)术前护理

告知患者有关输卵管积液和腹腔镜下输卵管造口术的相关知识,并介绍手术的大致过程及配合方法,通过真诚、有效的沟通、交流取得患者的信任,解除其顾虑,使其树立战胜疾病的信心,在良好的心理状态下接受手术。术前一天为患者进行腹部、会阴部备皮,彻底清洁脐部以免感染;用碘伏擦洗阴道 3 次;中午让患者口服泻药,下午行清洁灌肠;22:00 开始禁食、禁水,为了保证充足的睡眠,21:00 给予地西泮片(口服)。

给患者修剪指甲,更换病号服。遵医嘱做抗菌药物敏感性试验,皮试呈阴性后静脉滴注抗菌药物。

(二)术后护理

1. 生命体征观察

患者术后去枕平卧 6 h,头偏向一侧。注意观察生命体征的变化,低流量氧气吸入6~8 h。如患者恶心、呕吐,及时协助患者把头偏向一侧,避免误吸,并向患者解释此为麻醉药的不良反应,慢慢就会缓解,若呕吐严重,遵医嘱给予止吐药物。

2. 会阴部护理

术后留置导尿管 24 h,保持导尿管通畅。给予会阴冲洗,观察阴道出血情况,告知患者术后阴道少量出血为正常,若出血量较大,及时通知医师,给予处理。

3.腹部切口护理

腹腔镜术中打孔 3~4 个，一般直径不超过 1.5 cm，术后不需要特殊处理，1 周后打孔口结痂，可去除敷料，若打孔口处敷料有渗液，及时更换。

4.术后并发症的观察及护理

(1)腹胀：术后早期腹胀常是由胃肠道蠕动受抑制，肠腔内积气无法排出所致。腹腔镜术中由于应用二氧化碳气腹，使腹胀更为明显，随着胃肠功能恢复、肛门排气症状可缓解。

(2)肩部酸痛或不适：其为腹腔镜术后常见并发症。由于术中二氧化碳气体残留腹腔中，刺激膈肌，引起肩痛，可持续数小时或数天，常规吸氧 6~8 h，可自行缓解。肩痛发生时，患者可取膝胸卧位，气体上升，向盆腔聚集，以减少对膈肌的刺激。

(3)皮下气肿：其为腹腔镜手术的特有并发症，是腹腔压力增大，气体从气针处分散于皮下或气腹时直接灌入皮下所致。压之有捻发声，可给予被动运动，协助患者床上翻身、活动，增加血液循环。一般二氧化碳能够自行吸收，不需要特殊处理。

(4)直立性低血压：因女性患者体质较差，再加之术前禁食、禁水，容易造成术后首次下床时发生直立性低血压。应告知患者进食后再下床活动，下床前先在床边坐 20~30 min；若患者发生直立性低血压，立即取平卧位，及时通知医师并给予处理。

(三)健康教育

(1)指导患者注意经期卫生，每日清洗和更换内裤，在阳光下晾干洗净的内裤。

(2)指导夫妻双方注意个人卫生，防止不洁性交。

(3)指导患者加强营养，平衡膳食，增强体质。

(4)指导患者术后 3 个月可妊娠。对不孕患者可行辅助生育技术。

(刘焕玲)

第四章　女性生殖内分泌疾病

第一节　痛　经

痛经是指行经前后或月经期出现的下腹部疼痛、坠胀感，伴有腰酸或其他不适，症状严重，影响患者的生活质量。痛经分为原发性和继发性两类，原发性痛经指生殖器官无器质性病变的痛经，约占痛经的 90％ 以上；继发性痛经指盆腔器质性疾病引起的痛经，如子宫内膜异位症、子宫腺肌病、盆腔炎或宫颈狭窄引起的痛经。该病属于中医学"经行腹痛"范畴。此处主要指原发性痛经。

一、诊断要点

(1)有痛经史，于月经来潮前数小时即感疼痛，经时疼痛逐步或迅速加剧，历时数小时至 2～3 d。腹痛多发生在行经前 1～2 d，行经第一天达高峰，可呈阵发性或痉挛性，通常位于下腹部，严重者可放射至腰骶部、肛门、阴道、大腿内侧。严重者可见面色苍白、出冷汗、手足发凉等现象。一般妇科检查无异常发现，又可见于子宫发育不良、子宫过度前屈或后屈以及子宫内膜呈管状脱落的膜样痛经等情况。

(2)经基础体温测定证实，痛经发生在有排卵期月经周期，妇科检查排除器质性疾病，临床即可诊断。

二、病因、病机

痛经病位在子宫、冲任，以"不通则痛"和"不荣则痛"为主要病机。实者可由气滞血瘀、寒凝血瘀、湿热瘀阻导致子宫的气血运行不畅，不通而痛；虚者主要由气血虚弱、肾气亏损导致子宫失于濡养，不荣而痛。该病伴随月经周期而发，与经期及经期前后的特殊生理状态有关。未行经期间，因冲任气血平和，致病因素尚不足以引起冲任、子宫气血瘀滞或不足，故平时不发生疼痛。

经期前后，血海由满盈而泄溢，气血由盛实而骤虚，子宫、冲任气血变化较平时急骤，易受致病因素干扰，加之体质因素的影响，导致子宫、冲任气血运行不畅或失于濡养，不通或不荣而痛。经净后子宫、冲任血气逐渐恢复，则疼痛自止。如果病因未除，素体状况未改善，则下次月经来潮时疼痛复发。

三、辨证要点

1. 结合月经情况以审虚实寒热

痛在经前属实，痛在经后属虚；绞痛、灼痛、刺痛、拒按属实，隐痛、坠痛、喜揉喜按属虚；灼痛得热加剧属热，绞痛、冷痛得热减轻属寒。

2. 根据疼痛部位辨明

痛在一侧或双侧少腹属气滞，病位在肝；痛在小腹正中属血分，与子宫气血瘀滞有关；痛引腰骶属肾；痛甚于胀，持续作痛属血瘀；胀甚于痛，时痛时止属气滞。

四、治疗原则

以调理子宫、冲任气血为主。治法分两步：经期重在调血止痛以治标，及时控制与缓减疼痛；平时辨证求因而治本。

五、辨证论治

1. 气滞血瘀证

症状：经前或经期下腹胀痛，拒按，经量少，为暗紫色，有块，按下痛减，伴胸胁、乳房作胀，舌质暗或边有瘀点，脉弦或弦滑。

治法：理气行滞，逐瘀止痛。

方药：五灵脂、当归、川芎、桃仁、牡丹皮、赤芍、乌药、延胡索、甘草、香附、红花、枳壳。

加减举例：经血夹肉样块物，为膜样痛经，加莪术、山楂、血竭、益母草；伴恶心、呕吐，为冲脉之气夹肝气上逆犯胃，加黄连、吴茱萸、生姜；若小腹坠痛连及肛门，加姜黄、川楝子；小腹冷痛，加艾叶、小茴香；夹热，口渴，舌红，脉数，加栀子、连翘、黄檗。

中成药：以延胡止痛片理气、活血、止痛，或以调经止痛片补气活血、调经止痛，或以益母冲剂活血调经、行气止痛，或以痛经灵颗粒活血化瘀、理气止痛，或以化瘀舒经胶囊温经、行气、止痛。

2. 寒湿凝滞证

症状：经前或经期小腹冷痛，得热痛减，拒按，经量少，色暗，有块，畏寒，身痛，恶心，呕吐，舌暗淡，苔白腻，脉沉紧。

治法：温经祛寒，活血止痛。

方药：小茴香、干姜、延胡索、没药、当归、川芎、官桂、赤芍、蒲黄、五灵脂。

加减举例：痛甚，面色苍白，手足厥冷，冷汗淋漓，为寒凝胞宫，阳气不达，加炮附子，或改用温经汤加小茴香、艾叶；小腹冷痛，四肢不温，加熟附子、巴戟天；若为虚寒所致，加大营煎加小茴香、补骨脂。

中成药：痛经丸温经活血、调经止痛，或以温经养血合剂温经散寒、养血祛瘀，或以少腹逐瘀丸温经活血、散寒止痛，或以妇科万应膏温经散寒、活血化瘀、理气止痛，或以鹿胎颗粒补气养血、调经散寒。

3. 气血虚弱证

症状：经期或经净后小腹隐隐作痛，喜揉、喜按，月经量少，色淡，质薄，神疲乏力，面色萎黄，或食欲缺乏，舌淡，苔薄白。

治法：补益气血，活血止痛。

方药：党参、茯苓、白术、甘草、熟地黄、白芍、当归、川芎、益母草。

加减举例：脾气虚弱，加砂仁、佛手；痛甚，加当归、白芍、饴糖；伴寒凝，加桂枝、黄芪。

中成药：以十全大补膏温补气血，或以乌鸡白凤丸补气养血、调经止带，或以人参益母丸补养气血、化瘀调经，或以八珍鹿胎颗粒养血益气、补肾调经，或以当归养血丸养血调经，或以定坤丹滋补气血、调经解郁。

4. 肝肾亏虚证

症状：经后小腹隐痛，经来色淡，量少，腰膝酸软，头晕耳鸣，舌质淡红，苔薄，脉沉细。

治法：滋肾养肝。

方药：阿胶、巴戟天、白芍、甘草、山茱萸、山药、当归。

加减举例：神疲乏力，面色萎黄，加熟地黄、党参；腰骶疼痛，加杜仲、续断、狗脊；少腹痛兼胸胁胀痛，加川楝子、延胡索；夜尿多，加益智仁；经量少，加鹿角胶、熟地黄、枸杞子。

中成药：六味地黄丸、杞菊地黄丸与逍遥丸、丹栀逍遥丸交替服，以养肝、肾，疏肝气，或以归肾丸滋阴养血、填精益髓，或以复方虫草养血颗粒补益肝肾、滋阴养血，或以白凤饮补肝肾、益气血。

5. 湿热瘀阻证

症状：经前或经期小腹疼痛，有灼热感，或痛连腰骶，或平时小腹疼痛，经前加剧；经血量多或经期长，色暗红，质稠或夹较多黏液；平素带下量多，色黄、质稠、有臭味，或伴有低热起伏，小便黄赤，舌质红，苔黄腻，脉滑数。

治法：清热除湿，化瘀止痛。

方药：当归、川芎、白芍、生地、黄连、香附、桃仁、红花、延胡索、牡丹皮、莪术。

加减举例：经量多，去桃仁、红花、当归，加荆芥炭、地榆炭、仙鹤草；经期延长，加椿根皮、贯众炭；带下量多，加黄檗、椿根皮；湿热甚，加红藤、败酱草、薏苡仁。

中成药：调经止带丸补血调经、清热利湿，或以妇炎净胶囊清热祛湿、调经止带，或以康妇灵胶囊清热燥湿、活血化瘀、调经止带。

六、其他疗法

（一）单味中药

现代药理研究表明，多种单味中药具有治疗痛经的作用。

1. 降低子宫肌张力和收缩力

用香附、细辛、白术、白芍等。

2. 抑制中枢神经

用延胡索、郁金、肉桂、吴茱萸等。

3. 抗血小板聚集和抗血栓

用三棱、莪术、益母草、桃仁、红花、五灵脂、水蛭、山楂等。

（二）针灸疗法

1. 刺灸

针灸对原发性痛经有显著疗效。治疗宜从经前 3～5 d 开始，直到月经期末。连续治疗 2～3 个月经周期。一般连续治疗 2～4 个周期能基本痊愈。对继发性痛经，运用针灸疗法减轻症状后，应及时确诊原发病变，施以相应治疗。

治法：温经散寒，化瘀止痛；益气养血，调补冲任。以足太阴经腧穴为主。

针灸处方：关元穴、三阴交穴、地机穴、十七椎穴。

刺灸方法：对寒湿凝滞、气滞血瘀者针灸并用，用泻法；对气血不足者针灸并用补法。

随证配穴：对寒湿凝滞者，加灸水道穴；对气血瘀滞者，加合谷穴、太冲穴、次髎穴；对气血不足者，加血海穴、脾俞穴、足三里穴。

2. 耳针疗法

取内分泌穴、内生殖器穴、肝穴、肾穴、皮质下穴、神门穴。每次选 3～5 穴，用毫针以中度强度刺激,留针15~30 min;也可行埋针法、药丸贴压法。

3.皮肤针

叩刺腰骶部夹脊穴和下腹部相关腧穴,中度刺激,以皮肤潮红为度。

4.穴位注射

取肝俞穴、肾俞穴、脾俞穴、气海穴、关元穴、归来穴、足三里穴、三阴交穴。每次选2~3穴,用黄芪、当归、红花注射液等中药制剂或胎盘组织液、维生素 B_{12} 注射液,每穴注入药液1~2 mL。

5.扶阳罐疗法

患者取舒适仰卧体位,轻闭双眼,做深慢呼吸以入静。医者轻柔地按摩患者的腹部,以神阙为中心,顺时针和逆时针各推按 9 圈,然后用已预热的扶阳罐依次顺时针按压温灸神阙穴、气海穴、关元穴、子宫穴、三阴交穴、地机穴、十七椎穴、八髎穴,对每穴操作 2~3 min,各穴位均以皮肤微红为度。

每次总治疗时间约 30 min,于经期前 3 d 开始治疗,每日 1 次,连续治疗7 d。连续治疗3 个月经周期。

(三)推拿治疗

用摩法按顺时针方向在小腹部治疗,时间约 5 min;然后用一指禅推法或按揉法在气海穴、关元穴、中极穴操作,每穴约 2 min。用滚法在腰部脊柱两旁及低部治疗,时间约 5 min,然后用一指禅推法或按法在膈俞穴、肾俞穴、八髎穴操作,以酸胀为度,再在八髎穴用擦法治疗,以透热为度。

(四)其他疗法

1.贴敷疗法

取中极穴、关元穴、三阴交穴、肾俞穴、阿是穴。经前或经期用 1cm 见方的痛舒宁硬膏贴敷。每日换 1 次。

用药物配制散剂(熟地黄、益母草、当归、白芍、香附、丹参、延胡索、川芎、红花、五灵脂、木香、青皮、炮姜、肉桂)。月经前 2~3 d 开始敷于脐窝,每日换药 1 次,6 d 左右为 1 个疗程,连用 3 个月经周期,病程较长且病情较重者可用 4~6 个月经周期。此法适于气滞血瘀型和寒湿凝滞型痛经。

2.中药足浴

药物组成为当归 20 g,附子、茴香、吴茱萸、柴胡、牛膝、延胡索、鸡血藤各 15 g,花椒、细辛、香附、五灵脂各 10 g。煎煮后取汁 1 000 mL,足浴,连用 10 d。此法适用于所有痛经。

3.热敷疗法

炙甘草、炮姜各 5 g。将以上两味药共研为细末,炒热备用,趁热敷于小腹部。

4.耳穴

取子宫穴、皮质下穴、内分泌穴、交感穴、肝穴、脾穴、肾穴。每次取 3~4 穴,得气后留针 20 min,起针后再用王不留行在耳穴处压丸,于经前 1 周或痛经发作时施用,每日 1 次。

此法适用于各种类型痛经。

5.经典食疗

①乌豆蛋酒汤:乌豆 60 g,鸡蛋 2 个,黄酒或米酒 100 mL。将以上材料加水同煮。该汤具有调中、下气、止痛的功能,适用于气血虚弱型痛经。②姜枣花椒汤:生姜 25 g,大枣 30 g,花椒

100 g。将生姜去皮、洗净、切片,将大枣洗净、去核,与花椒一起装入瓦煲中,加 1 碗半水,用文火煎至剩大半碗,去渣留汤,饮用,每日 1 剂,该汤具有温中止痛的功效,适用于寒性痛经,并有光洁皮肤的作用。

(刘秀梅)

<h1 align="center">第二节　闭　经</h1>

闭经是妇科疾病中的常见症状,表现为无月经或月经停止。分为原发性闭经与继发性闭经。年逾 16 岁,第二性征已发育,月经尚未来潮,或年龄超过 14 岁而第二性征未发育,称原发性闭经;正常月经建立后,月经停止 6 个月以上,或按自身原有月经周期计算,停经 3 个周期以上,称为继发性闭经。该病的中西医病名相同。

一、诊断要点

1.病史

有月经初潮迟及月经后期病史或反复刮宫、产后出血、结核病、使用避孕药、精神心理创伤、情感应激、过强运动等病史。对原发性闭经者应了解青春期生长情况和第二性征的发育进程。

2.体格检查

体格检查包括检查智力、身高、体重,第二性征发育状况,有无体格发育畸形,甲状腺有无肿大,乳房有无溢乳,皮肤色泽及毛发分布。对原发性闭经性征幼稚者还应检查嗅觉有无缺失,对头痛或溢乳者还应行视野检查。

3.妇科检查

了解内、外生殖器发育情况及有无畸形;外阴色泽及阴毛生长情况;对已婚妇女可用阴道窥器暴露阴道和子宫颈,通过检查阴道壁皱襞多少及子宫颈黏液了解体内雌激素的水平。原发性闭经者可见子宫体小。

4.实验室检查

已婚妇女停经,必须首先排除妊娠,测定卵巢激素、甲状腺素、肾上腺素、促性腺激素和催乳素,这对丘脑下部-垂体-卵巢性腺轴功能失调性闭经的诊断有意义。

5.其他

通过 B 超检查了解子宫内膜及卵泡发育情况;诊断性刮宫,子宫碘油造影以及子宫腔镜、腹腔镜等检查,孕激素、雌激素试验,有助于子宫内膜结核或非特异性炎症导致闭经的诊断。

二、病因、病机

该病的发病机制主要是肾、天癸、冲任、胞宫功能失调。有虚、实两端。虚者多因肾气不足,冲任亏虚;或肝肾亏损,精血不足;或脾胃虚弱,气血乏源;或阴虚血燥,精血亏少,导致冲任血海空虚,无血可下。实者多因情志不舒,寒凝冲任,气血阻滞;或痰湿壅塞,阻隔冲任,血海阻隔,经血不得下行。

临床常见有气血虚弱、肾气亏虚、阴虚血燥、气滞血瘀、痰湿阻滞或虚实错杂的复合病机。

三、辨证要点

根据局部及全身症状,结合病史,辨其虚实,在此基础上再进行脏腑气血辨证。一般而论,已逾常人初潮年龄数年尚未行经;或月经周期逐渐延后,量少色淡,继而闭经,伴脾肾不足、阴虚内热或气血虚弱等,多属虚证;如平素月经正常,突然停闭,有明显的较突然的致病因素,伴痰湿阻滞、血寒凝滞或气滞血瘀等,多属实证。临证全实者少,虚实夹杂者多。

四、治疗原则

根据病证,对虚证以补肾滋肾、补脾益气为主,对实证以行气活血、温通经脉为主。因闭经病变涉及脏腑、气血、冲任等多方面,故治疗时又应兼顾各脏腑,理气血以调冲任。无论虚实,又当补中有通,泻中有养。治疗目的除使月经来潮外,还应恢复或建立规律性月经周期。

五、辨证论治

1.肾气亏损证

症状:年逾 16 岁尚未行经,或初潮较晚而又后期量少至停闭,或伴发育不良、体质虚弱,或伴腰膝酸软,头晕耳鸣,四肢不温,夜尿频多,带下量多、清冷,舌淡红,苔薄白,脉沉细。

治法:补肾益气,调理冲任。

方药:肉苁蓉、菟丝子、覆盆子、枸杞子、桑寄生、熟地黄、当归、焦艾叶。

加减举例:闭经日久,畏寒肢冷甚,加肉桂、淫羊藿、紫河车、巴戟天;夜尿频数,加金樱子、补骨脂;子宫发育不良或日渐萎缩,加紫河车、鹿茸、鹿角胶、阿胶等血肉有情之品,并适时配以桃仁、丹参、茺蔚子;性欲淡漠,加淫羊藿、仙茅、巴戟天。

中成药:以金匮肾气丸温补肾阳、化气行水,或以右归丸温补肾阳、填精益髓。

2.肝肾不足证

症状:月经初潮来迟,月经后期量少,渐至经闭;或多产、人流后月经量少,渐至闭经,或伴形体渐瘦,腰酸腿软,头晕耳鸣,心烦少寐,或阴部干涩,白带量少,舌淡红,脉沉弱或沉细。

治法:补肾养肝,调理冲任。

方药:熟地黄、山药、山茱萸、茯苓、当归、枸杞子、杜仲、菟丝子。

加减举例:阴虚火旺,加墨旱莲、女贞子、白芍、知母;潮热盗汗,加青蒿、鳖甲、地骨皮;人流后子宫内膜受损,加补骨脂、肉苁蓉、紫河车。

中成药:以六味地黄丸滋阴补肾,或以左归丸滋阴补肾、填精益髓,或以坤宝丸滋补肝肾、镇静安神、养血通络,或以复方益母养肾口服液滋养肝肾、理气养血。

3.气血虚弱证

症状:月经逐渐延后,渐至闭经;头昏眼花,失眠多梦,心悸气短,神疲肢倦,食欲缺乏,毛发不泽,面黄肌瘦,舌淡、少苔或苔白,脉沉缓或虚弱。

治法:益气养血,调补冲任。

方药:白芍、当归、陈皮、黄芪、桂心、人参、白术、炙甘草、熟地黄、五味子、远志、茯苓。

加减举例:产后大出血所致的经闭、席汉综合征者,除见上述症状外,更见神情淡漠、性欲减退、毛发脱落、生殖器官萎缩等精血亏败、肾气虚惫、冲任虚衰之证,加鹿茸、鹿角霜、紫河车等血肉有情之品,或用刘奉五的四二五合方:当归、川芎、熟地黄、白芍、淫羊藿、仙茅、枸杞子、菟丝子、覆盆子、车前子、牛膝、紫河车、鹿角霜、甘草;对营阴暗耗、心火偏亢、兼见失眠多梦者,用柏子仁、川牛膝、生卷柏、泽兰、续断、熟地黄。

中成药：以十全大补膏温补气血，或以乌鸡白凤丸补气养血、调经止带，或以人参益母丸补养气血、化瘀调经，或以八珍鹿胎颗粒养血益气、补肾调经，或以定坤丹滋补气血、调经解郁。

4.阴虚血燥证

症状：经血由少而渐至停闭；五心烦热，两颧潮红，盗汗，舌红少苔，脉细数。

治法：养阴清热，活血调经。

方药：生地黄、芍药、麦冬、丹参、熟地黄、牛膝、甘草。

加减举例：临证时加丹参、黄精、女贞子、制香附；对阴虚肺燥咳嗽者，加川贝母、麦冬、百合；对头痛、失眠、易怒者，加首乌藤、柏子仁、牛膝；对虚烦潮热甚者，加青蒿、鳖甲、牡丹皮；患者如有结核性内膜炎，应同时给以抗结核治疗。

中成药：以知柏地黄丸滋阴降火，或以阿胶颗粒补血滋阴、润燥、止血，或以大补阴丸滋阴降火、养阴调经。

5.气滞血瘀证

症状：突然月经停闭不行，伴情志抑郁或烦躁易怒，或伴小腹胀痛，舌质正常或紫或暗或有瘀斑，苔薄，脉弦。

治法：理气活血，祛瘀调经。

方药：当归、生地黄、桃仁、红花、枳壳、赤芍、柴胡、甘草、桔梗、川芎、牛膝。

加减举例：烦躁，加柴胡、郁金、栀子；夹有湿热，小腹灼热痛，带下量多色黄，加黄檗、牡丹皮、红藤、栀子、蒲公英；寒凝血瘀气滞，加艾叶、仙茅；有宫腔粘连，如为子宫内膜损伤，应加入一些补肾药，加菟丝子、补骨脂、肉苁蓉、杜仲；如炎性粘连，加牡丹皮、红藤、金银花、连翘。结合病因，采用子宫腔分离术，术后在宫腔置节育环，防止再次粘连。

中成药：以血府逐瘀胶囊活血化瘀、行气止痛，或以少腹逐瘀胶囊温经活血、散寒止痛，或以大黄蟅虫丸活血破瘀、通经消癥，或以复方益母胶囊活血行气、化瘀止痛。

6.痰湿阻滞证

症状：月经停闭，形体渐胖，胸胁满闷，呕恶，痰多，面浮足肿，带下量多，色白如涕，舌苔腻，脉滑。

治法：健脾燥湿，活血调经。

方药：人参、白术、茯苓、炙甘草、苍术、香附、陈皮、制南星、枳壳、半夏、川芎、滑石、神曲。

加减举例：痰湿化热、苔黄腻，加黄芩、黄连、麦芽；胸闷，呕恶，加厚朴、竹茹；多囊卵巢综合征并肥胖、闭经者多见此证，多以化痰、补肾、活血为主，经健脾、除湿、祛痰，后期宜加入温肾药以治其本，加菟丝子、巴戟天、淫羊藿、仙茅等药，配合桃仁、益母草、牛膝、泽兰等，使脾肾强健，痰去湿除而经通。

中成药：以二陈丸燥湿化痰、理气和胃，或以不换金正气散燥湿化痰、理气和中，或以香砂六君子丸益气健脾、化痰和胃。

六、其他疗法

1.单味中药

现代药理研究证明，补肾药具有促进或调整下丘脑-垂体-卵巢-子宫的功能。

（1）能增加正常雌性大鼠垂体、卵巢、子宫的重量，促进去势大鼠垂体的功能：菟丝子、巴戟天、肉苁蓉、仙茅、淫羊藿等。

(2)可使雄激素致无排卵的大鼠卵巢的间质腺增多,雌激素、孕激素受体增加:熟附子、肉桂、补骨脂、淫羊藿、菟丝子、黄精、熟地黄等。

(3)降低升高的泌乳素水平:白芍等。

(4)促进子宫收缩:大黄、土鳖虫等。

(5)阻碍血液凝固,扩张毛细血管,促进出血:水蛭、桃仁等。

(6)增强纤溶、改善盆腔血液流变学和微循环:当归、川芎、丹参、红花、赤芍等。

2.针灸疗法

(1)刺灸:针灸治疗闭经患者,对感受寒邪、气滞血瘀、气血不足和精神因素所致的闭经疗效较好,对严重营养不良、结核病、肾病、子宫发育不全等原因引起的闭经效果较差。

治法:补益肝肾,充养气血;活血化瘀,温经散寒。

针灸处方:长强穴、天枢穴、关元穴、合谷穴、三阴交穴、肾俞穴、八髎穴。

刺灸方法:针灸并用,对肝肾亏虚、气血不足者用补法,对气滞血瘀、寒湿凝滞者用泻法。

随证配穴:对肝肾亏虚者,加肝俞穴、太溪穴;对气血不足者,加气海穴、血海穴、脾俞穴、足三里穴;对气滞血瘀者,加太冲穴、期门穴、膈俞穴;对寒湿凝滞者,加命门穴、大椎穴。对气血不足、寒湿凝滞者,可在背部穴或腹部穴加灸;对气滞血瘀者,可配合刺络拔罐。

(2)耳针疗法:取内生殖器穴、内分泌穴、皮质下穴、肝穴、肾穴、心穴、脾穴。每次取3~5穴,用毫针以中度强度刺激,留针15~30 min。也可行埋针法或压丸法。

(3)穴位注射:取肝俞穴、脾俞穴、肾俞穴、气海穴、关元穴、归来穴、气冲穴、三阴交穴。每次选2~3穴,用黄芪、当归、红花注射液等中药制剂或胎盘组织液,维生素 B_{12} 注射液,每穴注入1~2 mL。

(4)皮肤针法:用皮肤针叩刺腰骶部相应背俞穴和夹脊穴及下腹部相关经穴。

(5)皮内针法:选肾俞穴、肝俞穴、气海穴、足三里穴、三阴交穴。针可保留1周左右,天热时隔日更换1次针。

3.推拿治疗

治法:理气活血。

推拿穴位:关元穴、气海穴、三阴交穴、足三里穴、肝俞穴、脾俞穴、肾俞穴。

操作方法:摩法、按法、揉法、一指禅推法、滚法。对每穴约操作2 min。

辨证加减:对肝肾不足、气血虚弱者横擦中府穴、云门穴、肾俞穴、命门穴、背部督脉穴,斜擦小腹两侧,透热为度;对肝气郁结者按揉章门穴、期门穴,按掐太冲穴、行间穴;对寒凝血瘀者直擦背部督脉穴,按揉八髎穴,以局部温热为度;对痰湿阻滞者按揉八髎穴,以酸胀为度,横擦左侧背部及腰骶部,以透热为度。

4.其他疗法

经典食疗:①鳖炖瘦猪肉汤:鳖1只,瘦猪肉100 g。将以上材料煮汤,调味后服食。每日1次,每月连服数次。此汤滋肾补血,适用于肾虚型闭经。②归芪羊肉汤:羊肉250 g,生姜60 g,黄芪和当归各30 g。将以上材料放入砂锅内炖烂,调味服食。每日1次,每月连服5~6次。此汤适用于气血两虚型闭经。③薏苡仁60 g,炒白扁豆、山楂各15 g,红糖适量。将以上材料同煮后服用,每日1次。每月连服7~8次。这种食疗方法适用于痰湿阻滞型闭经。

(刘秀梅)

第三节 经前期综合征

经前期综合征是月经前周期性发生的影响妇女日常生活和工作,涉及躯体、精神及行为的一组症候群,月经来潮后可自行消失。该病多见于25～45岁妇女。主要表现为周期性出现的易怒、抑郁和疲劳,或四肢水肿、乳房触痛等。中医根据其不同的主证,分别称为经行乳房胀痛、经行头痛、经行泄泻、经行发热、经行吐衄等,常将以上症状统称为月经前后诸证。

一、诊断要点

连续3次伴随月经周期反复出现头痛、乳房胀痛、腹部胀满、肢体浮肿、易怒、焦虑、抑郁及思想不集中等躯体、精神症状,经期后自行消失。需鉴别该病与轻度精神病及心、肝、肾等疾病引起的浮肿。

二、病因、病机

月经前后,经期的冲任、气血、子宫变化较平时急骤,如素体肝郁、脾虚、肾虚或气血虚弱、血瘀,易致机体平衡失常,而出现脏腑、气血功能暂时失调的诸证,经净后阴血渐渐恢复,气血调顺,脏腑、冲任、子宫功能渐渐恢复平衡,诸证随之消失。发病与患者的体质因素及阴阳气血的偏虚或偏旺有关,以肝郁最为多见。

三、辨证要点

临床可根据脉症表现选脏腑、气血、阴阳等方面进行辨证。一般来说脏腑辨证,多与肝、脾、肾、心关系密切,且以肝为主,肝郁气滞或阴虚肝旺多见经行头痛、经行眩晕、经行乳房胀痛,肝郁化热多见经行发热、经行口糜、经行吐衄,肝郁克脾多见经行呕吐、经行泻泄,心肝火炽、痰蒙清窍多见经行情志异常等。

总之,临证应抓住肝失条达、血不足、气偏盛的病变本质,根据各个经行前后病证的特点,结合月经的量、色、质兼证,舌,脉及患者的素体情况以辨寒热、虚实。

四、治疗原则

治疗以调理肝、脾、肾及冲任气血为主,尤以调肝为要。治疗分两步:经前、经期针对主症治其标;平时辨证求因,治其本。多以调肝为主,或养肝柔肝,或疏肝清肝,根据辨证配合健脾扶阳、滋阴清热、养心安神等法。

五、辨证论治

(一)经行乳房胀痛

1.肝气郁结证

症状:经前乳房、乳头胀痛,情志抑郁,易怒,或少腹胀痛,舌质红或紫暗,脉弦。

治法:疏肝理气,和胃通络。

方药:柴胡、当归、白芍、白术、茯苓、甘草、薄荷、生姜。

加减举例:对乳房胀硬结块者,加夏枯草、橘叶、橘核、王不留行;对忧郁、闷闷不乐者,加香附、合欢皮、郁金;对少腹胀痛者,加川楝子、延胡索、台乌药;对心烦易怒、头晕头痛、口苦口干者,加牡丹皮、栀子、莲子心、钩藤。

中成药:以逍遥丸疏肝健脾、养血调经,或以丹栀逍遥丸疏肝解郁、清热调经,或以红花逍遥胶囊疏肝理气、活血,或以柴胡疏肝丸疏肝理气、消胀止痛。

2.肝肾阴虚证

症状:经行或经后两乳胀痛,按之柔软、无块,月经量少、色淡,两目干涩,咽干口燥,五心烦热,舌淡或舌红、少苔,脉细数。

治法:滋肾养肝,疏肝理气。

方药:北沙参、麦冬、当归、生地黄、枸杞子、川楝子。

加减举例:对乳房胀痛明显者,加橘核、青皮、路路通、郁金;对咽干口燥、五心烦热者,加桑叶、菊花、莲子心、石斛;对两目干涩者,加菊花、密蒙花,重用枸杞子。

中成药:六味地黄丸、杞菊地黄丸与逍遥丸、丹栀逍遥丸交替服,以养肝肾、疏肝气,或以归肾丸滋阴养血、填精益髓,或以复方虫草养血颗粒补益肝肾、滋阴养血,或以白凤饮补肝肾、益气血。

(二)经行头痛

1.肝郁化火证

症状:经行头痛,头晕目眩,烦躁易怒,口苦咽干,舌质红,苔薄黄,脉弦细数。

治法:清热平肝。

方药:羚角片、钩藤、霜桑叶、菊花、生地黄、白芍、川贝母、竹茹、茯神、生甘草。

加减举例:对肝火旺、见头痛剧烈者,加龙胆、石决明;对胸胁胀满者,加香附、牡丹皮、栀子、柴胡;对头痛如锥刺者,加地龙、川芎、桃仁;对虚烦不眠者,加黄连、莲子心;对脘腹不舒、恶心、呕吐者,加陈皮、法半夏、竹茹;对头痛目赤、大便秘结者,加石决明、决明子、大黄;对经血量多不畅者,加丹参、益母草、香附;对颈项强硬者,加葛根。

中成药:以杞菊地黄丸滋肾养肝,或以丹栀逍遥片疏肝健脾、解郁清热、养血调经,或以龙胆泻肝丸清肝胆、利湿热。

2.气滞血瘀证

症状:经前、经期头痛剧烈,痛如椎刺,经色紫暗,月经有块,伴小腹疼痛、拒按,舌暗或尖边有瘀点,脉细涩或细弦。

治法:活血化瘀,通络止痛。

方药:当归、生地黄、桃仁、红花、枳壳、赤芍、柴胡、甘草、桔梗、川芎、牛膝。

加减举例:对伴下腹痛者,加延胡索;对口苦心烦者,加牡丹皮、栀子、钩藤;对月经有块者,加益母草、香附、泽兰、牛膝。

中成药:以正天丸疏风活血、养血平肝、通络止痛,或以越鞠丸理气解郁、宽中除满,或以调经止痛片补气活血、调经止痛,或以益母冲剂活血调经、行气止痛,或以痛经灵颗粒活血化瘀、理气止痛。

3.痰湿阻滞证

症状:经前、经期头痛、头重,胀闷不适,胸胁满闷,肢体肿胀,口淡纳呆,经色淡或夹有黏液,大便不实,舌胖,舌边有齿痕,苔白腻,脉弦数。

治法:化痰燥湿,降逆止痛。

方药:半夏、白术、天麻、茯苓、橘红、甘草、大枣、生姜。

加减举例：对痰热上扰、口苦目眩者，去生姜，加竹茹、菊花；对虚烦不眠者，加黄连、莲子心；对胸痞纳少者，加藿香、木香。

中成药：以香砂六君子丸益气健脾、化痰和胃，或以越鞠丸理气解郁、宽中除满，或以妇科止带片清热燥湿、收敛止带，或以妇炎净胶囊清热祛湿、调经止带。

4. 气血虚弱证

症状：经期或经后，头痛绵绵，月经量少，色淡，质稀，心悸少寐，神疲乏力，舌淡，苔薄，脉虚细。

治法：补气养血，益髓止痛。

方药：人参、白术、茯苓、当归、川芎、白芍、熟地黄、炙甘草。

加减举例：对目涩眼花者，加枸杞子、何首乌；对头晕眩甚者，加钩藤、夏枯草；对经量少者，加阿胶、鸡血藤；腹胀便溏者，加木香、砂仁。

中成药：以十全大补膏温补气血，或以乌鸡白凤丸补气养血、调经止带，或以人参益母丸补养气血、化瘀调经，或以八珍鹿胎颗粒养血益气、补肾调经，或以当归养血丸养血调经，或以定坤丹滋补气血、调经舒郁。

（三）经行口糜

1. 阴虚火旺证

症状：经期口舌糜烂，口燥咽干，月经量少，色红，五心烦热，尿少，色黄，舌红，苔少，脉细数。

治法：滋阴降火。

方药：熟地黄、山茱萸、山药、泽泻、茯苓、牡丹皮、知母、黄檗。

加减举例：对口干者，加麦冬、五味子、人参叶、桑叶；对月经量少者，加牛膝、当归、赤芍、牡丹皮；对失眠多梦者，加生地黄、麦冬、莲子心。

中成药：以知柏地黄丸滋阴降火，或以六味地黄丸滋阴补肾，或以杞菊地黄丸滋肾养肝。

2. 胃热熏蒸证

症状：经行口舌生疮，口臭，口干喜饮，月经量多，色深红，尿黄，便结，舌苔黄，脉滑数。

治法：清胃泻热。

方药：石膏、熟地黄、麦冬、知母、牛膝。

加减举例：对心烦不眠、夜卧多梦、小便黄赤者，用导赤散（地黄、竹叶、木通、甘草），再加黄连、莲子心、麦冬；对脾虚、湿热内盛，见口舌糜烂或口唇疱疹、脘腹胀满、大便臭秽者，用甘露消毒丹（滑石、黄芩、茵陈、藿香、连翘、石菖蒲、白豆蔻、薄荷、木通、射干、川贝母）。

中成药：以胃热清胶囊清热解郁、理气止痛、活血祛瘀，或以黄连清胃丸清胃泻火，或以栀子金花丸清热泻火、凉血解毒，或以冰硼散清热解毒、消肿止痛。

（四）经行泄泻

1. 脾胃虚弱证

症状：经前或经期，脘腹胀满，大便溏泄，神疲肢软，或面浮肢肿，经量多，色淡，质稀，舌淡红，苔白，脉濡缓。

治法：健脾渗湿，理气调经。

方药：莲子、薏苡仁、砂仁、桔梗、白扁豆、茯苓、人参、炙甘草、白术、山药。

加减举例：对脾虚肝旺，见经行腹痛泄泻、泻后痛止、胸胁痞闷、嗳气不舒者，加痛泻要方

（白术、白芍、陈皮、防风）；对中阳不振、脘腹冷痛、大便溏薄、手足不温、脉沉迟者，用理中汤（人参、干姜、炙甘草、白术）加吴茱萸。

中成药：以参苓白术片健脾止泻，或以香砂六君片益气健脾和胃，或以香砂养胃丸温中和胃，或以附子理中丸温中健脾。

2.肾虚不足证

症状：经前或经期，大便泄泻，或五更泄泻，腰膝酸软，头晕，畏寒肢冷，经色淡，质清稀，舌淡，苔白，脉沉迟。

治法：温阳补肾，健脾止血。

方药：人参，茯苓，白术，巴戟天，薏苡仁合四神丸（肉豆蔻、补骨脂、五味子、吴茱萸、大枣）。

加减举例：对腰酸、小便频数者，加杜仲、覆盆子；对胸闷烦躁、夜寐差者，加郁金、合欢皮、钩藤；对水肿者，加黄芪、防己、茯苓皮。

中成药：以肾宝合剂调和阴阳、温阳补肾、扶正固本，或以八珍鹿胎颗粒养血益气、补肾调经，或以乌鸡养血糖浆益气养血、健脾补肾、调经止带，或以白凤饮补肝肾、益气血。

（五）经行浮肿

1.脾肾阳虚证

症状：经前、经期面目、四肢水肿，按之没指，腹胀纳减，腰腿酸软，身倦无力，大便溏薄，苔白滑，脉沉。

治法：温肾化气，健脾利水。

方药：茯苓、桂枝、白术、炙甘草、干地黄、泽泻、山药、山茱萸、牡丹皮、附子。

加减举例：对月经色淡、质稀者，加当归、丹参、益母草、泽兰；对气虚乏力者，加党参、黄芪；对腹胀者，加大腹皮、陈皮；对腰酸甚者，加续断、桑寄生、杜仲。

中成药：以金匮肾气丸温补肾阳、化气行水，或以五苓胶囊温阳化气、利湿行水，或以附子理中丸温中健脾。

2.气滞血瘀证

症状：经前、经行肢体肿胀，按之随按随起，脘闷胁胀，月经量少，色暗红，或有小血块，舌质正常，苔白，脉弦滑。

治法：理气行滞，活血调经。

方药：人参、茯苓、白术、甘草、熟地黄、白芍、当归、川芎。

加减举例：对腹胀肠鸣者，加乌药、大腹皮；对乳房胀痛者，加荔核、路路通。

中成药：以逐瘀通脉胶囊破血逐瘀、通经活络，或以调经化瘀丸调经行血、理气化瘀，或以妇科通经丸破瘀通经、解郁止痛，或以痛经灵颗粒活血化瘀、理气止痛。

（六）经行情志异常

1.肝气郁结证

症状：经期抑郁不乐，情绪不宁，烦躁易怒，甚则发狂，月经提前、量多、色红，胸闷胁胀，不思饮食，彻夜不眠，舌苔薄腻，脉弦细。

治法：疏肝解郁，养血调经。

方药：柴胡、当归、白芍、白术、茯苓、甘草、薄荷、生姜。

加减举例：对肝郁化火，见心烦易怒、狂躁不安者，加牡丹皮、栀子，或用龙胆泻肝汤（龙胆草、黄芩、栀子、泽泻、木通、车前子、当归、生地黄、柴胡、生甘草）；对胸闷痰多者，加苍术、香附、陈皮、法半夏、枳壳、郁金;对经前或经期精神恍惚、心神不宁、抑郁失眠者,加炙甘草、浮小麦、大枣、茯神、柏子仁、远志、五味子、酸枣仁。

中成药:以丹栀逍遥片疏肝健脾、解郁清热、养血调经,以龙胆泻肝丸清肝胆、利湿热。

2.痰火上扰证

症状:经前、经期狂躁不安,头痛失眠,面红目赤,心胸烦闷,舌红,苔黄厚或腻,脉弦滑数。

治法:清热化痰,宁心安神。

方药:天冬、麦冬、贝母、胆南星、橘红、远志、石菖蒲、连翘、茯苓、茯神、玄参、钩藤、丹参、朱砂。

加减举例:临证加郁金、黄连;对大便秘结者,加生大黄、礞石;对痰多者,加天竺黄;对心烦失眠着,加莲子心、栀子。

中成药:以醒脑再造胶囊化痰醒脑、祛风活络,或以醒脑安神片清热解毒、清脑安神,或以龙胆泻肝丸清肝胆、利湿热。

六、其他疗法

1.单味中药

(1)镇痛:柴胡、香附等。

(2)解痉:枳壳、陈皮、白芍、甘草等。

(3)血管扩张:防己、黄芩、钩藤、益母草、赤芍等。

(4)镇静:炙远志、酸枣仁等。

2.针灸疗法

(1)刺灸:以针灸治疗经前期综合征,能从整体上调节神经内分泌。一般于经前5~7 d症状尚未出现时开始治疗,可收到更好的防治效果。

治法:益气养血,滋养肝肾,化痰通络,行气活血。

针灸处方:神门穴、百会穴、膻中穴、太冲穴、三阴交穴。

刺灸方法:以针刺为主。对气血不足者加灸,用补法;对肝肾阴虚者平补平泻;对痰浊上扰、气滞血瘀者采用泻法。

随证配穴:对气血不足者,加足三里穴、脾俞穴;对肝肾阴虚者,加太溪穴、肝俞穴;对痰浊上扰者,加脾俞穴、丰隆穴;对气滞血瘀者,加合谷穴、膈俞穴;对头痛、眩晕者,加印堂穴、太阳穴;对乳房胀痛者,加内关穴、期门穴;对情志异常,烦躁易怒者,加水沟穴、神庭穴。

(2)耳针疗法:取肝穴、肾穴、子宫穴、皮质下穴、内分泌穴。用毫针以中等强度刺激,留针15~30 min。

也可用埋针法或压丸法。

(3)皮肤针法:在下腹部任脉、脾经、肝经和腹股沟以及下肢足三里经循行线上轻轻叩刺,以局部皮肤潮红为度。

3.推拿治疗

以一指禅推法分别施治于膻中穴、中脘穴、气海穴、关元穴、中极穴,每穴2~3 min,接着用顺时针揉摩法施治于胃脘部及下腹部,分别为5 min。用一指禅推法或拇指按揉法施于厥阴俞穴、膈俞穴、肝俞穴、脾俞穴、肾俞穴、命门穴,每穴2 min。然后用小鱼际擦法擦背部督脉经和背部膀胱经第一侧线及肾俞穴、命门穴,以透热为度。

4.其他疗法

(1)穴位敷贴法:丁香、胡椒等量,将其共研成细末,以水调和成小饼,敷在肚脐上,每日1次,连续3～4日。此法用于脾虚、肾虚型经行泄泻。

(2)经典食疗:①橘皮粥:橘皮20 g,粳米100 g,煮粥后食用。此法用于经行乳胀、经行情志异常。②核桃山楂菊花茶:核桃仁120 g,山楂60 g,菊花15 g。煎汁1 000 mL,代茶频饮。此法用于经行头痛。③参枣米饭:党参30 g,大枣50 g,糯米250 g,蒸饭后服食。此法用于经行泄泻、经行浮肿。④郁金马蹄茅根饮:郁金12 g,荸荠60 g,茅根、冰糖各30 g,加水,煮30 min,频频饮用。此法用于经行情志异常。⑤淡竹叶石膏粥:淡竹叶15 g(或鲜淡竹叶30 g),生石膏30 g,加水煎汁,去渣,加粳米60 g,煮成粥,加入冰糖,适量服。此法用于胃热熏蒸证经行口糜。

(刘秀梅)

第四节 功能失调性子宫出血

功能失调性子宫出血简称功血。功血属于中医崩漏、月经先期、月经过多、经期延长、经间期出血范畴。排卵性功血和无排卵性功血均可伴不孕。

一、病因、病机

该病的病因较为复杂,但可概括为虚、热、瘀三个方面。三者或单独成因,或复合成因,或互为因果,最终导致冲任损伤。其主要发病机制是劳伤血气,脏腑损伤,血海蓄溢失常,冲任二脉不能约制经血,以致经血非时而下。常见有血热、肾虚、脾虚、血瘀等。

二、诊断要点

功血的诊断应采用排除法。主要依据病史、体格检查及辅助检查做出诊断。

(一)病史

详细询问患者的年龄、月经史、婚育史、避孕措施、激素类药物使用史,是否受环境和气候变化、精神紧张、劳累过度等因素的影响,或存在营养不良、代谢紊乱等因素。了解子宫出血的经过,如发病的时间,目前出血情况,出血前有无停经史及以往治疗经过(尤应注意以往内分泌治疗的情况),特别注意过去有无月经过多、月经频发、子宫不规则出血等病史。

(二)症状

1.无排卵性功血的月经表现

(1)月经过多:周期规则,但经量过多(>80 mL)或经期延长(>7 d)。

(2)月经过频:周期规则,但短于21 d。

(3)子宫不规则过多出血:周期不规则,经期延长,经量过多。

(4)子宫不规则出血:周期不规则,经期延长而经量正常。

2.排卵性功血的月经异常表现

排卵性功血的月经异常表现主要为月经周期缩短,有时月经周期虽在正常范围内,但卵泡期延长,黄体期缩短,以致患者不易受孕或在妊娠早期流产。或表现为月经周期正常,但经期延长,长达9~10 d,且出血量多。

三、治疗

(一)分型论治

1.无排卵性功血

(1)肾阳虚的证候特点:经血非时而下,淋漓不断,色淡质稀;面色晦暗,腰膝无力,畏寒肢冷,小便清长,水肿,眼眶暗,五更泄泻,精神萎靡,性欲减退;舌淡暗,苔白滑,脉沉迟、无力或弱。

治法:温肾固冲,止血调经。

推荐方剂:右归丸(《景岳全书》),止血加赤石脂、补骨脂、炮姜、艾叶。

基本处方:鹿角胶15 g(烊化),熟制附子9 g,肉桂6 g(冲服),杜仲15 g,枸杞子10 g,菟丝子15 g,熟地黄15 g,山茱萸12 g,山药10 g,当归10 g,赤石脂10 g,补骨脂10 g,炮姜9 g,艾叶10 g。水煎服,每日1剂。

加减法:对出血量多、色淡、无块者,加党参20 g、黄芪20 g、菟丝子15 g以温肾止血。

(2)肾阴虚的证候特点:经血非时而下,量少、淋漓或量多,色鲜红,质稍稠;头晕耳鸣,腰膝酸软,口干舌燥,尿黄便干,五心烦热,失眠健忘;舌质红,少苔,脉细数。

治法:滋肾益阴,固冲止血。

推荐方剂:左归丸(《景岳全书》)合二至丸(《医方集解》)。

基本处方:熟地黄15 g,鹿角胶10 g(烊化),龟甲胶10 g(烊化),枸杞子10 g,山茱萸10 g,菟丝子12 g,怀山药10 g,牛膝10 g,女贞子10 g,墨旱莲10 g。水煎服,每日1剂。

加减法:出血量多,加仙鹤草15 g、乌贼骨15 g以固涩止血;出血淋漓不断,加生蒲黄15 g(包煎)、生三七粉3 g(冲服)以化瘀止血。

(3)脾虚的证候特点:经血非时而下,量多,色淡,质清稀,暴崩之后,经血淋漓;面色苍白,精神萎靡,气短乏力,语音低微,小腹空坠,食欲缺乏;面浮肢肿,手足不温,便溏;舌淡体胖,边有齿痕,苔薄白,脉缓弱。

治法:补气健脾,摄血固冲。

推荐方剂:固本止崩汤(《傅青主女科》)去当归,加五倍子、海螵蛸、煅龙骨、煅牡蛎。

基本处方:党参15 g,白术15 g,黄芪15 g,熟地黄10 g,炮姜6 g,五倍子10 g,海螵蛸10 g,煅龙骨15 g(先煎),煅牡蛎15 g(先煎)。水煎服,每日1剂。

加减法:对兼血虚者,加制首乌20 g、白芍15 g以养血止血;对心悸失眠者,加酸枣仁15 g、五味子10 g以宁心安神。

2.排卵性功血

(1)肾气虚的证候特点:月经先期,经期延长,量少,色淡暗,质稀;伴面色晦暗,腰膝酸软,性欲减退,夜尿频数;舌淡暗,苔薄白,脉沉细无力。

治法:补肾益气,固冲止血。

推荐方剂:归肾丸(《景岳全书》)。

基本处方:熟地黄15 g,山药12 g,山茱萸12 g,枸杞子12 g,当归10 g,茯苓10 g,菟丝子15 g,杜仲15 g。水煎服,每日1剂。

加减法:出血量多,加党参 20 g、黄芪 20 g、白术 15 g,补后天以益先天,补益肾气。

(2)脾虚证候特点:月经先期,经期延长,淋漓不断,量多,色淡,质稀;面色苍白,精神萎靡,神疲肢倦,气短懒言,小腹空坠,食少纳呆,便溏;舌淡胖,边有齿痕,苔薄白,脉细弱或缓弱。

治法:补气健脾,摄血固冲。

推荐方剂:固本止崩汤(《傅青主女科》)去当归,加五倍子、海螵蛸、龙骨、牡蛎。

基本处方:党参 15 g,白术 15 g,黄芪 15 g,熟地黄 10 g,炮姜 6 g,五倍子 10 g,海螵蛸 10 g,煅龙骨 15 g(先煎),煅牡蛎 15 g(先煎)。水煎服,每日 1 剂。

加减法:出血量多、色淡、无块,加补骨脂 15 g、赤石脂 15 g、仙鹤草 15 g 以固涩止血。

(3)阴虚血热的证候特点:月经先期,经期延长,量少,色鲜红,质稠;面颊潮红,五心烦热,潮热盗汗,心烦失眠,咽干口燥,小便黄少,大便燥结;舌红有裂纹,少苔,脉细数。

治法:养阴清热,固冲止血。

推荐方剂:两地汤(《傅青主女科》)合二至丸(《医方集解》)。

基本处方:生地黄 15 g,地骨皮 12 g,玄参 12 g,麦冬 10 g,阿胶 10 g(烊化),白芍 10 g,女贞子 10 g,墨旱莲 10 g。水煎服,每日 1 剂。

加减法:兼有瘀血,小腹疼痛,经行不畅,色暗,有块,加炒蒲黄 15 g(包煎)、炒灵脂 10 g、丹参 10 g、赤芍 10 g 以活血化瘀、止血。

(二)外治法

(1)体针:取关元穴、隐白穴、足三里穴、三阴交穴。操作方法:用毫针针刺上述穴位,用平补平泻手法,留针 30 min;在隐白穴用温针灸,灸 2 壮。每日 1 次,10 次为 1 个疗程,疗程间休息 3 d。

(2)腹针:针刺冲脉配关元穴,取关元穴、气海穴旁开 5 分,左右各取一点。常规消毒后,取 0.4 mm×75 mm 毫针,垂直、快速地刺入皮肤后,缓缓进针,根据患者的胖瘦不同进针 1.5~2.5 寸,当患者出现强烈针感后停止进针,不提插,禁乱捣,可轻微、小幅度地捻转或弹针以加强刺激。

要求针感下传至整个下腹部,有时向会阴部放散,甚至双侧腰骶部出现酸麻、胀痛感。强烈时感觉整个下腹部、双侧腰部、骶和会阴部有明显抽搐感。出现此种现象后立即停止进针,留针 30~40 min,可获得最佳效果。每日 1 次,7 次为 1 个疗程。

(3)耳针:取子宫穴、卵巢穴、内分泌穴、肝穴、肾穴、神门穴。操作:每次选 3~4 个穴,每日或隔日操作 1 次,中等刺激,留针 30~60 min,也可耳穴埋针。

(徐 晶)

第五节 多囊卵巢综合征

多囊卵巢综合征(polycystic ovarian syndrome,PCOS)又称 Stein-Leventhal 综合征,是由遗传和环境因素共同导致的常见内分泌代谢疾病。在育龄妇女中,其患病率为 5%~10%,常见的临床表现为月经异常、不孕、高雄激素血征、卵巢多囊样表现等,可伴有肥胖、胰岛素抵抗、血脂紊乱等代谢异常,是 2 型糖尿病、心脑血管疾病和子宫内膜癌发病的高危因素。

一、诊断依据

1.病史询问

现病史包括患者的年龄,就诊的主要原因,月经情况(如有月经异常,应仔细询问异常的类型,月经情况有无变化,月经异常的始发年龄等),婚姻状况,有无不孕病史和目前是否有生育要求。一般情况包括体质量的改变(对超重或肥胖患者应详细询问体质量改变情况)和生活习惯。既往史包括既往就诊的情况、相关检查的结果、治疗措施及治疗效果。家族史包括家族中糖尿病、肥胖、高血压、体毛过多的病史,女性亲属的月经异常情况、生育状况、妇科肿瘤病史。

2.体格检查

全身体格检查:检查身高、体质量、腰围、臀围、血压、乳房发育情况、有无挤压溢乳、体毛多少与分布、有无黑棘皮症。妇科检查:检查阴毛分布及阴蒂大小。高雄激素的主要临床表现为多毛,特别是男性型黑粗毛,但需考虑种族差异,汉族人群的多毛情况常见于上唇、下腹部、大腿内侧等,乳晕、脐部周围可见粗毛也可诊断为多毛。相对于青春期痤疮,PCOS 患者的痤疮为炎症性皮损,主要累及面颊下部、颈部、前胸和上背部。

3.盆腔超声检查

多囊卵巢是超声检查对卵巢形态的一种描述。多囊卵巢超声相的定义为:一侧或双侧卵巢内直径为 2~9 mm 的卵泡数≥12 个,和/或卵巢体积≥10 mL(卵巢体积按 0.5×长径×横径×前后径计算)。

超声检查前应停用性激素类药物至少 1 个月。稀发排卵患者若有卵泡直径>10 mm 或有黄体出现,应在以后的月经周期进行复查。无性生活者可选择经直肠超声检查或腹部超声检查,其他患者应选择经阴道超声检查。

多囊卵巢并非 PCOS 患者所特有。正常育龄期妇女中 20%~30%可有多囊卵巢,多囊卵巢也可见于口服避孕药后、闭经时。

4.实验室检查

(1)高雄激素血症:血清总睾酮水平正常或轻度升高,通常不超过正常范围上限的 2 倍;可伴有雄烯二酮水平升高,脱氢表雄酮(dehydroepiandrosterone,DHEA)、硫酸脱氢表雄酮(dehydroepiandrosterone sulphate,DHEAS)水平正常或轻度升高。

(2)抗米勒管激素:PCOS 患者的血清抗米勒管激素水平较正常水平明显升高。

(3)其他生殖内分泌激素:非肥胖 PCOS 患者多伴有黄体生成素的水平与促卵泡激素的水平的比值不小于 2。20%~35%的 PCOS 患者可伴有血清催乳素(prolactin,PRL)水平轻度升高。

(4)代谢指标的评估:口服葡萄糖耐量试验,测定空腹血糖、服糖后 2 h 血糖水平;空腹血脂指标测定;肝功能检查。

(5)其他内分泌激素:酌情选择甲状腺功能检查、胰岛素释放试验、皮质醇的测定、促肾上腺皮质激素释放激素的测定、17α-羟孕酮的测定。

二、诊断标准

(一)育龄期及围绝经期 PCOS 的诊断

根据 2011 年中国 PCOS 的诊断标准,采用以下诊断名称。

(1)疑似 PCOS：月经稀发或闭经或不规则子宫出血是诊断的必需条件。另外再符合下列 2 项中的 1 项：①有高雄激素临床表现或高雄激素血症；②超声下检查有多囊卵巢的表现。

(2)确诊 PCOS：具备上述疑似 PCOS 诊断条件后，还必须逐一排除其他可能引起高雄激素的疾病和引起排卵异常的疾病，才能确定 PCOS 的诊断。

(二)青春期 PCOS 的诊断

对于青春期 PCOS 的诊断必须同时符合以下 3 个指标，包括：①初潮后月经稀发持续至少 2 年或闭经；②高雄激素临床表现或高雄激素血症；③超声下检查有多囊卵巢的表现。同时应排除其他疾病。

(三)排除诊断

排除其他类似的疾病是确诊 PCOS 的条件。

1.高雄激素血症或高雄激素症状的鉴别诊断

(1)库欣综合征：是由多种病因引起的以高皮质醇血症为特征的临床综合征。约 80% 的患者会出现月经周期紊乱，并常出现多毛体征。根据测定血皮质醇水平的昼夜节律、24 h 尿游离皮质醇、小剂量地塞米松抑制试验可确诊库欣综合征。

(2)非经典型先天性肾上腺皮质增生(NCCAH)：占高雄激素血症女性的 1‰～10‰。临床主要表现为血清雄激素水平和/或 17α-羟孕酮、孕酮水平升高，部分患者在超声检查中可见多囊卵巢，出现月经紊乱。

根据血基础 17α-羟孕酮水平≥6.06 nmol/L(即 2 ng/mL)和促肾上腺皮质激素(adrenocorticotropic hormone，ACTH)刺激 60 min 后 17α-羟孕酮反应≥30.3 nmol/L(即 10 ng/mL)可诊断 NCCAH。鉴于以上相关检查须具备特殊的检查条件，可转至上级医院内分泌科会诊以协助鉴别诊断。

(3)卵巢或肾上腺分泌雄激素的肿瘤：患者快速出现男性化体征，血清睾酮或脱氢表雄甾酮水平显著升高，例如，血清睾酮水平高于 6.94 nmol/L(即 200 ng/dL)或高于检测实验室上限的 2.5 倍。可通过超声、MRI 等影像学检查协助鉴别诊断。

(4)其他：诊断药物性高雄激素血症须有服药史。特发性多毛有阳性家族史，血睾酮水平及卵巢超声检查均正常。

2.排卵障碍的鉴别诊断

(1)功能性下丘脑性闭经：通常血清 FSH、LH 水平低或正常、FSH 水平高于 LH 水平，雌二醇水平相当于或低于早卵泡期水平，无高雄激素血症，在闭经前常有快速体质量减轻或精神心理障碍、压力大等诱因。

(2)甲状腺疾病：根据甲状腺功能测定和抗甲状腺抗体测定可诊断。建议疑似 PCOS 的患者常规检测血清促甲状腺素(thyroid stimulating hormone，TSH)水平及抗甲状腺抗体。

(3)高 PRL 血症：血清 PRL 水平升高较明显，而 LH、FSH 水平偏低，有雌激素水平下降或缺乏的表现，垂体 MRI 检查可能显示垂体占位性病变。

(4)早发性卵巢功能不全：主要表现为 40 岁之前出现月经异常(闭经或月经稀发)、促性腺激素水平升高(FSH>25 U/L)、雌激素缺乏。

三、治疗原则

PCOS 的病因不明，无有效的治愈方案，以对症治疗为主，且需要长期的健康管理。

（一）治疗目的

PCOS 患者的年龄和治疗需求不同,临床表现具有高度异质性,因此,临床处理应该根据患者主诉的治疗需求、代谢改变,采取个体化对症治疗措施,以达到缓解临床症状、解决生育问题、维护健康和提高生命质量的目的。

（二）治疗方法

1.生活方式干预

生活方式干预是 PCOS 患者首选的基础治疗。

生活方式干预应在药物治疗之前和/或伴随药物治疗而进行。生活方式干预包括饮食控制、运动和行为干预。生活方式干预可有效改善超重或肥胖 PCOS 患者健康相关的生命质量。

（1）饮食控制:饮食控制包括坚持低热量饮食、调整主要的营养成分、替代饮食等。监测热量的摄入和健康食物的选择是饮食控制的主要组成部分。长期限制热量摄入,选择低糖、高纤维饮食,以不饱和脂肪酸代替饱和脂肪酸。改变不良的饮食习惯,减少精神应激,戒烟,少饮酒,少喝咖啡。医师、社会、家庭应给予患者鼓励和支持,使其能够长期坚持而不使体质量反弹。

（2）运动:运动可有效减轻体质量和预防体质量增加。适量、规律的耗能体格锻炼（30 min/d,每周至少 5 次）及减少久坐的行为,是有效的减重方法。应给予个体化方案,根据个人意愿和考虑到个人体力的限度而制定。

（3）行为干预:生活方式干预应包含加强对低热量饮食计划和增加运动的措施依从性的行为干预。行为干预包括对肥胖的认知和行为方面的调整,是在临床医师、心理医师、护士、营养学家等组成的团队的指导和监督下,使患者逐步改变易于引起疾病的生活习惯（不运动、摄入酒精和吸烟等）和心理状态（如沮丧）。行为干预能使传统的饮食控制或运动的措施更有效。

2.调整月经周期

调整月经周期适用于青春期患者、处于育龄期而无生育要求的患者、排卵障碍引起月经紊乱的患者。对于月经稀发但有规律排卵的患者,如无生育或避孕要求,月经周期长度短于 2 个月,可观察随诊,无须用药。

（1）周期性使用孕激素:可以作为青春期、围绝经期 PCOS 患者的首选,也可用于育龄期有妊娠计划的 PCOS 患者。推荐使用天然孕激素或地屈孕酮,其优点是不抑制卵巢轴的功能或抑制较轻,更适合于青春期患者;对代谢影响小。缺点是无降低雄激素水平、治疗多毛及避孕的作用。用药时间一般为每周期 10～14 d。具体药物有地屈孕酮（10～20 mg/d）、微粒化黄体酮（100～200 mg/d）、醋酸甲羟孕酮（10 mg/d）、黄体酮（肌内注射,20 mg/d,每月 3～5 d）。推荐首选口服制剂。

（2）复方短效口服避孕药:复方短效口服避孕药不仅可调整月经周期、预防子宫内膜增生,还可使高雄激素症状减轻,可作为育龄期无生育要求的 PCOS 患者的首选;青春期患者酌情可用;可用于无血栓高危因素的围绝经期患者,但应慎用,不作为首选。用 3～6 个周期,可停药观察,症状复发后可再用药（如无生育要求,在育龄期推荐持续使用）。用药时需注意该类药的禁忌证。

（3）雌孕激素序贯治疗:极少数 PCOS 患者的胰岛素抵抗严重,雌激素水平较低,子宫内膜薄,单一孕激素治疗后子宫内膜无撤药出血反应,需要采取雌孕激素序贯治疗。此法也用于雌激素水平偏低,有生育要求或有围绝经期症状的 PCOS 患者。可口服雌二醇 1～2 mg/d

（每月 21～28 d），周期的后 10～14 d 加用孕激素，孕激素的选择和用法与上述的"周期性使用孕激素"相同。对伴有低雌激素症状的青春期、围绝经期 PCOS 患者此法可作为首选，既可控制月经紊乱，又可缓解低雌激素症状，具体方案参照绝经激素治疗的相关指南。

3.高雄激素的治疗

缓解高雄激素症状是治疗的主要目的。

（1）复方口服避孕药：建议复方口服避孕药作为青春期和育龄期 PCOS 患者高雄激素血症及多毛、痤疮的首选治疗药。对于有高雄激素临床表现的初潮前女孩，若青春期发育已进入晚期（如乳房发育≥TannerⅣ级），如有需求，也可选用复方口服避孕药。治疗痤疮，一般用药 3～6 个月可见效；如为治疗阴毛过多，服药至少需要 6 个月才显效，这是由于体毛的生长有固有的周期；停药后可能复发。有中度、重度痤疮或阴毛过多，要求治疗的患者也可到皮肤科就诊，配合相关的药物局部治疗或物理治疗。

（2）螺内酯：适用于复方口服避孕药治疗效果不佳、有复方口服避孕药禁忌或不能耐受复方口服避孕药的高雄激素患者。

每日剂量为 50～200 mg，推荐剂量为 100 mg/d，至少使用 6 个月才见效。但在大剂量使用时，需注意高钾血症，建议定期复查血钾。建议育龄期患者在服药期间采取避孕措施。

4.代谢调整

代谢调整适用于有代谢异常的 PCOS 患者。

（1）调整生活方式、减少体脂的治疗：调整生活方式、减少体脂的治疗是肥胖 PCOS 患者的基础治疗方案。基础治疗控制不好的肥胖患者可以选择口服奥利司他以减少脂肪吸收。

（2）二甲双胍：为胰岛素增敏剂，能抑制肠道葡萄糖的吸收、肝糖原异生和输出，增加组织对葡萄糖的摄取、利用，提高胰岛素敏感性，有降低高血糖的作用，但不降低正常血糖。适应证：①PCOS 伴胰岛素抵抗的患者；②对不孕的 PCOS 患者、枸橼酸氯米酚（clomifene citrate，CC）抵抗患者以促性腺激素促排卵前的预治疗。禁忌证：心、肝、肾功能不全，酗酒等。

（3）吡格列酮：吡格列酮为噻唑烷二酮类胰岛素增敏剂，不仅能提高胰岛素敏感性，还具有改善血脂代谢、抗感染、保护血管内皮细胞功能等作用，联合二甲双胍具有协同治疗效果。吡格列酮常作为双胍类药物疗效不佳时的联合用药，常用于无生育要求的患者。

（4）阿卡波糖：阿卡波糖是新型口服降糖药。在肠道内竞争性抑制葡萄糖苷水解酶。减少多糖及蔗糖分解成葡萄糖，使糖的吸收相应减缓，具有使餐后血糖降低的作用。一般单用或与其他口服降糖药或胰岛素合用。配合餐饮，治疗胰岛素依赖型或非依赖型糖尿病。

5.促进生育

（1）孕前咨询：对不孕的 PCOS 患者在进行促进生育治疗之前应先对夫妇双方进行检查，确认和尽量纠正可能引起生育失败的危险因素，如肥胖未控制的糖耐量异常糖尿病高血压。具体措施包括减轻体质量、戒烟、戒酒、控制血糖与血压等。对在代谢和健康问题改善后仍未排卵者，可给予药物以促进排卵。

（2）诱导排卵：适用于有生育要求但持续性无排卵或稀发排卵的 PCOS 患者。用药前应排除其他导致不孕的因素和不宜妊娠的疾病。

CC：为诱导 PCOS 患者排卵的传统一线药。从自然月经或撤退性出血的第 2～5 d 开始，50 mg/d，共 5 d；如无排卵，则每周期增加 50 mg，直至 150 mg/d。如卵泡期长或黄体期短，提示剂量可能过低，可适当增加剂量；如卵巢刺激过大可减量至 25 mg/d。单独使用 CC，建议不超过 6 个周期。

来曲唑(letrozole):可作为诱导 PCOS 患者排卵的一线药,并可用于 CC 抵抗或失败患者的治疗。从自然月经或撤退性出血的第 2~5 d 开始,2.5mg/d,共 5 d;如无排卵,则每周期增加 2.5 mg,直至 5.0~7.5 mg/d。

促性腺激素:常用的促性腺激素包括人绝经期促性腺激素、高纯度 FSH 和基因重组 FSH。其可作为 CC 或来曲唑的配合用药,也可作为二线治疗药,适用于 CC 抵抗和/或无排卵患者。用药条件:具备盆腔超声及雌激素监测的技术条件,具有治疗卵巢过度刺激综合征(ovarian hyperstimulation syndrome,OHSS)和减胎技术的医院。用法:①联合来曲唑或 CC 使用,增加卵巢对促性腺激素的敏感性,降低促性腺激素的用量;②以低剂量逐渐递增或从常规剂量逐渐递减。

(3)腹腔镜卵巢打孔术:腹腔镜卵巢打孔术,不常规推荐,主要适用于 CC 抵抗、来曲唑治疗无效、顽固性 LH 分泌过多、因其他疾病需要以腹腔镜检查盆腔、不能进行促性腺激素治疗监测者。建议选择体质指数(BMI)≤34 kg/m² 、基础 LH>10 U/L、游离睾酮水平高的患者作为腹腔镜卵巢打孔术的治疗对象。腹腔镜卵巢打孔术可能出现的问题包括治疗无效、盆腔粘连、卵巢功能不全等。

(4)体外受精-胚胎移植:体外受精-胚胎移植是 PCOS 不孕患者的三线治疗方案。PCOS 患者经上述治疗均无效或者合并其他不孕因素时需采用体外受精-胚胎移植。

促性腺激素释放激素(gonadotropin-releasing hormone,GnRH)拮抗剂方案:在卵泡期先添加外源性促性腺激素,促进卵泡的生长发育,当优势卵泡直径达到 12~14 mm 或血清雌二醇水平>1 830 pmol/L(灵活方案),或促性腺激素使用后的第 5 d 或第 6 d(固定方案)开始添加 GnRH 拮抗剂直至"触发(trigger)"日。为避免 PCOS 患者发生早发型和晚发型 OHSS,GnRH 拮抗剂方案联合促性腺激素释放激素激动剂(GnRH-a)触发,同时进行全胚冷冻或卵母细胞冷冻是有效的策略。

温和刺激方案:CC＋小剂量促性腺激素或来曲唑＋小剂量促性腺激素,也可添加 GnRH 拮抗剂,抑制内源性 LH 上升,降低周期取消率。这类方案也是 PCOS 患者可用的一种促排卵方案,适用于 OHSS 高危人群。

GnRH-a 长方案:在前一周期的黄体中期开始采用 GnRH-a 进行垂体降调节,在卵泡期添加外源性促性腺激素。多卵泡的发育和人绒毛膜促性腺激素触发会显著增加 PCOS 患者 OHSS 的发生率,建议适当降低促性腺激素用量,或小剂量人绒毛膜促性腺激素(3 000~5 000 U)触发以减少 OHSS 的发生。

全胚冷冻策略:全胚冷冻可以有效避免新鲜胚胎移植,妊娠后内源性人绒毛膜促性腺激素加重或诱发的晚发型 OHSS。因此,为了提高 PCOS 不孕患者的妊娠成功率和降低 OHSS 的发生率,全胚冷冻后行冻胚移植是一种安全、有效的策略。但值得注意的是,冻胚移植可能增加子痫前期的潜在风险。

(5)体外成熟培养:未成熟卵母细胞体外成熟技术在 PCOS 患者的辅助生殖治疗中的应用仍有争议。该技术在 PCOS 患者辅助生殖治疗中的主要适应证:①对促排卵药物不敏感,如对 CC 抵抗、对低剂量促性腺激素长时间不反应,而导致卵泡发育或生长时间过长;②既往在常规低剂量的促性腺激素作用下,发生过中重度 OHSS。

(6)胰岛素增敏剂在辅助生殖治疗中的应用:推荐在 PCOS 患者辅助生殖治疗过程中使用

二甲双胍。目前二甲双胍在治疗 PCOS 中的方案应用:①单独应用:适用于非肥胖的 PCOS 患者(BMI<30 kg/m²);②与 CC 联合应用:适用于肥胖的 PCOS 患者;③与促性腺激素联合应用;④与 CC 或促性腺激素联合应用:适用于 CC 抵抗患者。

6.远期并发症的预防与随访管理

对于 PCOS 患者的治疗不能仅局限于解决当前的生育或月经问题,还需要重视远期并发症的预防。应对患者建立起一套长期的健康管理策略,对一些与并发症密切相关的生理指标进行随访,如糖尿病、代谢综合征、心血管疾病,做到治疗疾病与预防并发症相结合。

年轻、长期不排卵的 PCOS 患者的子宫内膜增生或子宫内膜癌的发生率明显增加,应引起重视。进入围绝经期后,无排卵导致的孕激素缺乏会增加子宫内膜病变的发生风险,而雌激素的下降则会在已有的基础上加重代谢异常。

7.心理疏导

心理疏导是借助言语的沟通技巧进行心理泄压和引导,从而改善个体的自我认知水平、提高其行为能力、改善自我发展的方法。在 PCOS 患者的临床诊疗过程中,相关的医务人员应在尊重隐私和良好沟通的基础上,评估患者的心理状态并积极引导,调整、消除患者的心理障碍,并在必要时结合实际情况,通过咨询、指导或互助小组等形式给予患者(尤其是对于有暴饮暴食、自卑、有形体担忧的肥胖 PCOS 患者)合理的心理支持及干预。

(黄　芳)

第六节　绝经综合征

一、概述

绝经综合征指伴随卵巢功能下降乃至衰竭而出现的影响绝经相关健康的一组综合征。绝经指永久性无月经状态。绝经分为自然绝经和人工绝经,自然绝经指卵巢内卵泡生理性耗竭所致的绝经;人工绝经指双侧卵巢经手术切除或放射线照射等所致的绝经。人工绝经更易发生绝经综合征。

绝经前后最明显变化是卵巢功能衰退,随后表现为下丘脑-垂体功能退化。卵巢功能衰退的最早征象是卵泡对 FSH 的敏感性降低,FSH 水平升高。绝经过度早期雌激素水平并无明显下降,只有在卵泡完全停止生长发育后,雌激素水平才迅速下降。

二、临床表现

1.月经改变

月经改变是最早出现的临床症状。

(1)月经周期缩短,经量减少,绝经。

(2)月经周期和经期延长,经量增多,大出血或淋漓不尽,月经后逐渐减少而停止。

(3)月经突然停止。

2.血管舒缩症状

潮热、出汗为血管舒缩功能不稳定所致,是绝经综合征突出的特征性症状,可持续

1～2 年,有时长达 5 年。潮热严重可影响妇女的工作、生活和睡眠,是围绝经期女性需要性激素治疗的主要原因。

3.自主神经失调症状

其包括心悸、眩晕、头痛、失眠、耳鸣等。

4.精神神经症状

精神神经症状常表现为注意力不集中、情绪波动大、激动易怒或情绪低落、不能自我控制等情绪症状。记忆力减退也较常见。

5.泌尿生殖道症状

出现泌尿生殖道萎缩症状,外阴瘙痒,阴道干燥、疼痛,性交困难,反复阴道或尿路感染等。

6.代谢异常和心血管疾病

血压升高或血压波动,心悸,体重明显增加,糖脂代谢异常增加,冠心病发生率及心肌梗死病死率随年龄而增加。

7.骨质疏松

绝经后 9～13 年,约 1/4 的妇女有骨质疏松。

三、诊断要点

1.病史

病史包括月经改变、血管舒缩症状、精神神经症状、泌尿生殖道的症状、月经史、绝经年龄、是否切除子宫或卵巢。

2.体格检查

做全身及妇科检查,排除生殖道器质性病变。

3.辅助检查

(1)激素测定:测定 FSH,LH,雌激素(estrogen,E_2),了解卵巢的功能状态。FSH 水平＞40 U/L且E_2 水平＜10 pg/mL,提示卵巢功能衰竭。

(2)B 超:了解子宫内膜厚度,排除子宫、卵巢肿瘤。

(3)分段诊刮及子宫内膜病理检查可以了解内膜病变。有条件可行宫腔镜检查。

四、诊治流程

1.初步评估

判断有无激素补充的适应证、禁忌证和慎用情况。

(1)病史询问:包括症状、一般病史、妇科病史、家族史(尤其是乳腺癌及子宫内膜癌等恶性肿瘤史)、性生活史及绝经相关疾病的高危因素。

(2)身体检查:测量身高、体质量、腰围、血压,检查乳腺及做妇科检查。

(3)实验室检查:检查血常规、空腹血糖、血脂、肝功能、肾功能,做宫颈细胞学检查。

(4)辅助检查:以盆腔 B 超了解子宫内膜厚度及子宫、卵巢有无病变;乳腺 B 超或钼靶照相,了解乳腺情况;可行骨密度测定。

2.激素补充治疗(hormone replacement therapy,HRT)

根据不同情况选择相应的方案。

(1)单纯孕激素补充治疗:适用于月经过渡期,调整卵巢功能衰退过程中出现的月经问题。醋酸甲羟孕酮 4～6 mg/d,或地屈孕酮 10～20 mg/d,或微粒化黄体酮 200 mg/d。每月用10~14 d。

(2)雌孕激素周期用药:适用于有完整子宫、围绝经期或绝经后仍希望有月经样出血的妇女。戊酸雌二醇1~2 mg/d,或结合雌激素0.3~0.625 mg/d+孕激素10~14 d(后半期)。

(3)雌孕激素连续联合用药:适用于有完整子宫、绝经后期不希望有月经样出血的妇女。该法每天均联合应用雌孕激素,一般为连续性给药。戊酸雌二醇0.5~1.5 mg/d或结合雌激素0.3~0.45 mg/d+孕激素(醋酸甲羟孕酮1~3 mg/d,或地屈孕酮5 mg/d,或微粒化黄体酮100 mg/d)。

(4)连续应用替勃龙:适用于绝经后不希望来月经的妇女。推荐1.25~2.50 mg/d。

(5)单纯雌激素补充治疗:适用于已切除子宫的妇女。戊酸雌二醇0.5~2 mg/d,或结合雌激素0.3~0.625 mg/d,连续应用。

(6)阴道雌激素的应用:适用于阴道干燥、疼痛,性交困难,反复阴道或尿路感染的患者,局部用药能明显改善泌尿生殖道萎缩的相关症状。结合普罗雌烯乳膏,阴道用药,每天1次,连续使用2周,症状缓解后改为每周用药2~3次。

五、注意事项

(1)HRT的首要适应证为绝经及相关症状(如血管舒缩症状、泌尿生殖道萎缩症状、神经精神症状),HRT也是预防绝经后骨质疏松的有效方法。

(2)HRT的禁忌证:①已知或可疑妊娠,有原因不明的阴道流血;②已知或可疑患有乳腺癌,与性激素相关的恶性肿瘤或脑膜瘤(禁用孕激素)等;③最近6个月内患有活动性静脉或动脉血栓栓塞性疾病、严重肝功能障碍、严重肾功能障碍、血卟啉症、耳硬化症、系统性红斑狼疮。

(3)慎用HRT的情况:患者有子宫肌瘤、子宫内膜异位症、子宫内膜增生史、高催乳素血症、尚未控制的糖尿病及严重的高血压、血栓形成倾向、胆囊疾病、癫痫、偏头痛、哮喘、乳腺良性疾病、乳腺癌家族史。

(4)健康指导包括规律运动与运动建议,保持正常的体质量,健康饮食,补充钙和维生素D,戒烟,控制饮酒,增加社交和脑力活动等。

(5)围绝经期和绝经早期是HRT应用的重要"窗口期"。对年龄≥60岁者,原则上不推荐HRT。

(6)强调对于卵巢早衰和人工绝经的患者如无禁忌证应给予HRT,至少应用至正常自然绝经年龄。

(7)HRT应为个体化治疗,应在综合评估治疗目的和风险的前提下,采用最低有效剂量。

(8)必须定期随诊HRT患者,及时处理不良反应,定期对患者做必要的再评估。

(金 莉)

第七节 卵巢早衰

卵巢早衰(premature ovarian failure,POF)指女性在40岁之前发生卵巢功能衰竭,主要特征为连续4个月以上闭经、FSH水平升高和/或E_2水平降低。1950年,POF首先由Atria

描述。1967 年,Morraes-Ruehsen 和 Jones 将 POF 定义为青春期后至 40 岁之间非生理性的闭经,伴有高促性腺激素和低性腺激素水平的特征,其病理基础为卵巢组织内卵泡几乎消耗殆尽,可表现为原发性或继发性闭经。POF 广义上应该包括先天性卵巢发育不全、先天性性腺发育不全等疾病。

国内报道 POF 的发病率为 1%～3.8%,国外 POF 的发病率约为 1%,原发性闭经患者中有 10%～28%是 POF,继发性闭经患者中有 4%～18%为 POF;在不孕症临床患者中,POF 的发病率还会更高些。

Kinch 等学者将 POF 分成两种类型,即无卵泡型和有卵泡型,由此引出另一种临床综合征,即卵巢抵抗综合征(resistant ovary syndrome,ROS)。其病因尚不清楚,症状有闭经,但发育正常,促性腺激素水平升高。尽管组织学上发现卵巢内有大量原始卵泡,但对内源性或外源性的促性腺激素的刺激均无反应,雌激素刺激后可能恢复排卵甚至妊娠。因此卵巢早衰的临床征象是多样的、程度不同并可有波动。卵巢早衰的后果一是丧失生殖功能,二是长期低雌激素状态引起血管舒缩症状、心血管症状、精神神经症状、泌尿生殖道萎缩等症状。根据临床观察,不孕通常是 POF 患者的最早期的表现,后期则伴随着稀发排卵、月经不规律,最终发展为闭经,约 50%的 POF 患者出现间歇性排卵现象,其中 5%～10%的患者在确诊多年后自然受孕。

一、病因

近半个世纪以来,随着对卵泡发生、发育、成熟及凋亡的分子遗传学研究的深入,人们对 POF 的病因学有了更新的理解。已知 POF 可由多种原因引起,如遗传性、酶缺陷、医源性、免疫性以及感染因素,但还有很多奥秘有待进一步研究。临床上只有少数病例能查出确切的病因。

(一)遗传学因素

卵巢早衰的发生有家族倾向,有阳性家族史者约占 10%。已有研究证实有较多基因参与 POF 的发病,如 BMP15、FMR1、FMR2、LHR、FSHR、INHA、FOXL2、FOXO3、ERα、ERβ 及 CYP19A1 基因。如果能在 POF 发病前预知其可能发病,可在发病前完成生育。

(二)免疫学因素

5%～30%的 POF 患者合并其他自身免疫性疾病,以桥本甲状腺炎最常见,其次为艾迪生病、类风湿关节炎、系统性红斑狼疮、重症肌无力等疾病。POF 常被认为是全身多腺体综合征的一部分,自身免疫性疾病可能发生在 POF 症状出现之前。卵巢的自身免疫现象可能是无卵泡型、有卵泡型 POD 的原因之一。艾迪生病是一种罕见的肾上腺功能低下的自身免疫性疾病。双侧肾上腺皮质萎缩、结核等或肿瘤引起肾上腺皮质严重破坏,引起肾上腺皮质激素分泌不足。

(三)酶缺陷

17α-羟化酶及 17,20-碳裂解酶是性激素合成中非常重要的甾体激素合成关键酶,其缺乏会引起性激素合成障碍,性激素水平低下,或产生高促性腺激素血症。临床上多表现为原发性闭经,少数患者虽有正常月经,但第二性征发育不良,高血压,低血钾,血孕酮升高。有少数病例报告先天性芳香化酶基因的突变引起临床上原发性闭经和高促性腺激素血症,卵巢呈多囊性改变。

(四)化疗、放疗及环境因素

化学治疗制剂对卵巢功能的影响取决于它破坏细胞的速度和能力,最早损害的是生长卵泡的颗粒细胞和卵泡膜细胞。一些化疗剂,特别是烷基类可以通过损害 DNA 来杀伤细胞,还可损伤不处于增殖状态的原始卵泡。童年时接受化疗、放疗,POF 发生的风险约为 30%,21 岁后接受放、化疗,POF 的发生风险在 50% 以上。因有大量停止发育的原始卵泡,故停止使用化疗药物后 65%~70% 的患者可以恢复卵巢的正常功能,并恢复月经。在环磷酰胺治疗中,小于 40 岁的患者要接受两倍于年长患者的剂量,才发生 POF。青春期前患者的卵巢似乎对烷化剂不敏感,因此有人提出在化疗前先用避孕药抑制卵泡的发育,或用促性腺激素释放激素抑制化疗导致的卵泡破坏,阻止 POF 的发生。但在动物模型中,使用抑制卵泡的方法并不能保护卵巢功能不受损害。

放射引起的 POF 是由患者的年龄和放射剂量所决定的。研究发现,当卵巢受到的直接照射剂量低于 0.6 Gy 时,卵巢功能几乎不受影响;剂量为 0.6~1.5 Gy 时,对超过 40 岁妇女的卵巢功能有一定影响;剂量为 1.5~8.0 Gy 时,50%~70% 的 15~40 岁妇女出现卵巢功能衰竭;剂量超过 8.0 Gy 时,几乎所有年龄段女性的卵巢将发生不可逆的损害。放射线损害卵巢,主要变化是卵泡丧失、间质纤维化、玻璃样变、血管硬化和门细胞潴留等。年轻患者由于卵泡数量较多,卵巢血运丰富,抗放射线损害能力较强,同等剂量的放射线照射条件下,POF 发生率相对较低,即使闭经后,经过治疗,月经恢复率也较年长者高。同化疗一样,放疗引起的卵巢损害存在明显的个体差异。近年来,环境内分泌干扰物(environmental endocrine disruptors,EEDs)对人类生殖功能的影响,以及对生殖细胞的破坏已引起关注。虽然在人类中还没有找到 EEDs 直接或间接引起 POF 的证据,但大量的动物实验研究已经有所证实。此外,环境中的一些有毒物质(如镉、砷、汞)也可以引起卵巢功能衰竭。在化疗和放疗后妊娠,并不增加胎儿致畸的危险,但有研究结果显示放疗后流产率增加,可能与子宫内膜的破坏有关。手术直接切除双侧卵巢后并不属于 POF 定义范围,手术(如卵巢肿瘤切除术或卵巢子宫内膜异位症囊肿剔除术)后或其他医源性原因可影响卵巢的血运或引起炎症而引起卵巢功能损害和永久性的卵巢衰竭。有研究提示,切除一侧卵巢后,卵巢分泌的激素下降,使垂体分泌的 FSH 升高;另一侧卵巢发生 POF 的机会增加,且术后 1~5 年是卵巢功能减退的高发期。吸烟一直以来就被认为与 POF 有关,可能是烟草的烟雾中含有多环碳氢化合物,对生殖细胞有毒性而导致 POF。母亲的一般情况与 POF 发病有一定关系。实际上临床大多数 POF 患者都不能找到明确的病因,称为特发性 POF。

二、诊断与鉴别诊断

(一)诊断

POF 表现为 40 岁前闭经,伴有 FSH 水平 $>$ 40 U/L,和/或 E_2 水平 $<$ 73.2 pmol/L,第二性征及生殖器官发育正常,超声下可见卵巢较小或未探及,无卵泡;或行腹腔镜检查发现 POF 患者的卵巢多萎缩、质硬、呈条索状,病理检查卵巢皮质无卵泡或偶见少数始基卵泡,被淋巴细胞和浆细胞包绕,卵泡膜细胞层有淋巴细胞浸润。但目前仍缺乏标准的诊断标准,一般可根据以下几点诊断该病。

1.临床表现

40 岁以前的月经停止包括原发性闭经和继发性闭经,可能发生在青春期刚建立规则月经周期后,并可出现潮热、出汗、阴道干燥、性交痛等低雌激素的症状;许多患者因为不孕而就诊。部分患者出现较早骨量丢失(POF患者平均腰椎和髋骨的骨密度下降2%~3%)和性功能障碍(62%的POF患者有性功能障碍)。应采集完整的病史,包括月经史、放疗史、手术史、化疗史、自身免疫病史以及病毒性感染史。注意相关疾病的症状和体征,如体重减轻、皮肤色素沉着、食欲减退、乏力等肾上腺功能减退的表现。记录详细的家族史。

2.体格检查

一般体格、身材、体重、第二性征正常,但先天性卵巢发育不全患者表现为第二性征不发育、身材矮小、肘外翻、蹼颈、发际偏低等。妇科检查可发现外阴阴道呈低雌激素表现,黏膜菲薄,弹性差,皱襞减少,有的患者阴毛稀少。双合诊检查可扪及子宫较小,附件扪诊常无异常。

3.辅助检查

(1)功能试验:孕激素试验常为阴性。做雌孕激素试验,可用雌激素 $0.625\sim1.25$ mg/d,共用 28 d,在用药的第 $15\sim17$ d 加服醋酸甲羟孕酮 $8\sim10$ mg,与雌激素同时停药,观察撤药性出血。如果仍然无出血,则提示为子宫性闭经;如果有撤药性出血,应考虑为卵巢性闭经的诊断。

(2)血 FSH、LH、E_2、PRL 等检查:血 FSH 水平和 LH 水平高于 40 U/L,雌激素水平较低;PRL 水平正常。

(3)B超监测:显示子宫正常或偏小,子宫内膜菲薄;两侧卵巢很可能显示不清或卵巢较小为实体,不见储备的窦卵泡影像。

(4)染色体检查:由于POF患者中约20%有染色体核型改变,其中主要是X染色体的异常,因此应常规做染色体筛查,对复杂的染色体数目和结构的异常,可以采用原位荧光杂交技术来甄别。

(5)免疫学检查:POF患者中约20%伴发自身免疫性疾病,因此在诊断时要同时进行有关疾病的筛查,如进行甲状腺功能和免疫学测定。

(6)卵巢活检:对于鉴别POF和ROS,卵巢活检是有一定意义的,活检可以发现患者的卵巢呈萎缩状或条索状,皮质内无原始卵泡,髓质完全为纤维结缔组织所取代。如果组织学切片显示有多个原始卵泡存在,提示符合ROS的诊断。为减少手术的不良反应,卵巢活检一般在腹腔镜下进行,但由于ROS较少见,且卵泡位于皮质深部,取材不易,局部标本检查结果不能代表全部结果,故目前诊断价值已不大。

目前尚无充分的证据证明卵巢抗体与POF发病的关联性,因此关于抗卵巢抗体、抗核抗体等免疫抗体的诊断意义尚有争论。

(二)鉴别诊断

1.多囊卵巢综合征(PCOS)

主要鉴别点在于PCOS的血FSH值正常或偏低,睾酮和DHEA-S水平轻度升高,伴有不同程度的胰岛素抵抗,B超检查显示卵巢增大,多于12枚以上的小卵泡呈项链样排列于卵巢皮质,而且黄体酮试验有撤药性出血。

2.性发育异常

性发育异常(如21羟化酶缺乏症),可以出现外生殖器的异常和男性化表现,皮质醇水平降低,17-羟孕酮水平升高。睾丸不敏感综合征表现为女性外观,但内生殖器阙如,经染色体检查、SRY基因检查以及内分泌检查可以鉴别这类疾病。

3.卵巢抵抗综合征

患者的临床表现与 POF 极其相似,但病理学检查表现为卵巢大小正常,有多量原始卵泡;临床上应用雌孕激素序贯治疗后,有人可以恢复排卵并自然妊娠。

4.垂体促性腺激素腺瘤

当出现显著升高的 FSH 而正常或低值的 LH,伴垂体肿块,则应怀疑垂体促性腺激素腺瘤的存在,但其在临床上极罕见。

三、治疗

由于 POF 的发病机制尚不十分明了,到目前为止还没有确切有效的方法能恢复卵巢的功能。总的治疗原则为:对于青春期 POF 患者,主要治疗目的是促进性征发育,使月经来潮,保护生殖功能,改善性心理状况;对于生育期 POF 患者,维持女性正常的性生活,改善低雌激素引发的症状,预防骨质疏松,对有生育要求者可行赠卵的体外受精-胚胎移植。

1.一般处理

一般处理包括遗传咨询、心理疏导、钙剂和维生素 D 的补充及中医治疗。约有 10% 的 POF 患者有家族史,因此应该获得详细的家族史,为进行遗传咨询提供重要的信息。POF 患者多数较年轻,如出现闭经且伴有第二性征发育不良,在心理上产生很大压力,应及时给予心理上的疏导。口服钙尔奇 D 600 mg/d 或维生素 D 400~500 U/d,防治由雌激素水平低下导致的骨质疏松症及骨折。中医认为 POF 是以肾虚为主,肝郁、脾虚、气血失调也是发病的重要病因。中药有多系统、多环节的整体调节作用,通过对内分泌因素的调节,特别是能提高卵巢对性腺激素的反应性,进而恢复和改善患者的卵巢功能。

2.激素补充治疗

激素补充治疗为对 POF 患者经典的治疗方法,可纠正患者的低雌激素状态,促进第二性征发育,防止内生殖器、外生殖器萎缩,保持规则的月经及防治骨质疏松症。对要求生育的患者,在缺乏组织学诊断证据时,应尽量采用天然的性激素来治疗。治疗方法分为雌孕激素序贯疗法和雌孕激素连续联合疗法,前者在使用雌激素的基础上,于周期后半期加孕激素 10~14 d;后者合并应用雌激素、孕激素。激素的治疗剂量尽可能与生理剂量接近,且使用至少应持续至平均绝经年龄。有学者提出 POF 的雄激素治疗方法,认为 POF 患者的卵巢功能衰竭,不仅雌二醇和孕酮的分泌减少,睾酮的分泌也减少,长期雄激素缺乏易导致骨质疏松。有人认为更年期性欲下降以及容易疲劳也与雄激素缺乏有关。但到目前为止对睾酮在 POF 治疗中的应用尚有争议。

3.肾上腺皮质激素的应用

基于自身免疫性卵巢早衰的病因及 POF 伴随的自身免疫性疾病,有学者认为采用肾上腺皮质激素来治疗 POF 可取得一定疗效。一般可用泼尼松 10~30 mg/d,部分患者治疗后 FSH 水平降低,雌激素水平升高,但在缺乏卵巢炎诊断依据的情况下,肾上腺皮质激素应用时的不良反应应引起重视。

总之,POF 是妇科内分泌领域的常见病,病因复杂,治疗难度大,其给患者尤其是未生育的患者带来巨大痛苦,严重影响患者的生活质量。随着对 POF 发病机制、易感因素的深入研究和临床治疗的循证资料的积累,研究人员有针对性地预测其遗传度和可治愈性,早期诊断 POF、根据患者的具体情况选择合适的方案是治疗的关键。在诊治其他系统疾病时,要充分考虑如何保护女性患者的生殖功能,毕竟在目前,女性的生育能力是不可再生的。尽可能更有效地预防医源性的 POF,并对特异的基因异常患者提供遗传咨询服务和尽早生育的指导建议。

（金　莉）

第八节　高催乳素血症

一、概述

多种原因所致外周血 PRL 水平异常升高,一般认为血 PRL 浓度高于 25 ng/mL 或 530 mIU/L时应视为高催乳素血症。过高的 PRL 直接作用于乳腺细胞 PRL 的受体,可刺激乳汁生成及分泌。同时,过多的 PRL 经反馈作用于下丘脑相应受体,增加多巴胺(dopamine,DA)等的分泌,抑制垂体促性腺激素(gonadotropins,Gn)的分泌而引起不排卵及闭经。因此,该病也常称为闭经泌乳综合征。15％～25％的继发性闭经患者及部分原发性闭经的患者有高催乳素血症。多数情形下都能找到明显的病因,如垂体腺瘤、中枢神经系统疾病及药物。

二、引起高催乳素血症的病因

1. 下丘脑疾病

(1)下丘脑或邻近部位的肿瘤(如颅咽管瘤、神经胶质瘤),压迫第三脑室,切断了 PRL 抑制因子(主要是多巴胺)对 PRL 分泌的抑制作用,而促使 PRL 大量分泌。

(2)下丘脑炎症或破坏性病变(如脑膜炎、结核、组织细胞增多症),影响 PRL 抑制因子的分泌或运送,也引起 PRL 分泌增多。

(3)头部外伤引起垂体柄切断,同样由于中断了 PRL 抑制因子的传递而产生高催乳素血症。

(4)下丘脑功能失调(如假孕),PRL 分泌增多,可出现泌乳。

2. 垂体疾病

(1)垂体肿瘤:临床上垂体腺瘤发生率占颅内肿瘤的 10％左右。尸检时垂体腺瘤检出率为 8.4％～26.7％。垂体肿瘤大多数为良性,生长缓慢,仅少数为恶性。20％～30％的高催乳素血症患者被证实有垂体瘤。随着影像学诊断技术(如 CT、MRI)的进展,已能早期发现垂体微小腺瘤。约 75％患垂体肿瘤的女性存在高催乳素血症。

(2)空蝶鞍综合征:1951 年 Busch 提出"空蝶鞍"的概念。空蝶鞍是指蛛网膜下隙及脑脊液疝入蝶鞍内,致蝶鞍扩大,腺垂体受压而产生的一系列临床表现。Bargland 等统计了大量的尸体解剖资料,得出空泡蝶鞍症的发生率为 5.5％～23.5％。按其病因分为原发性和继发性两类。原发性是由鞍膈先天性解剖缺陷所致。鞍区炎性粘连使脑脊液引入不畅,也可疝入蝶鞍内。空蝶鞍可发生于任何年龄,但多见于多产妇和中年肥胖妇女。原发性者可无明显的临床症状及体征,偶可出现头痛和颅内高压症状。有的出现性功能减退、闭经、泌乳、视野缺损等,2/3 的患者内分泌检查是正常的。由于疝囊压迫垂体柄,可出现内分泌障碍,如高催乳素血症、不排卵。影像学检查可见蝶鞍均匀增大,鞍内密度减小。

(3)原发性甲状腺功能减退:Tyson 发现在原发性甲状腺功能减退时,下丘脑促甲状腺激素释放激素(thyrotropin-releasing hormone,TRH)大量分泌,垂体促甲状腺激素(thyroid stimulating hormone,TSH)的分泌也增加。TRH 作用于垂体 PRL 细胞,刺激垂体 PRL 的分泌。

TRH 也可通过抑制多巴胺的分泌而促使 PRL 水平升高。同时 PRL 细胞血管活性肠肽(vasoactive intestinal peptide,VIP)血管活性肠肽,增加,垂体 LH、FSH 的分泌量降低,出现泌乳、月经紊乱、闭经、不孕等。

(4)肾功能不全:慢性肾功能不全时,经肾代谢的激素(如 PRL)的代谢减慢。同时高氮质血症干扰多巴胺受体的功能,使 PRL 的分泌不能得到抑制。20%～30%患者出现高催乳素血症。

(5)异位 PRL 分泌:见于支气管癌及肾癌。

(6)肝硬化:酒精性与非酒精性肝硬化均可引起 PRL 升高,肝性脑病 PRL 升高的概率增加,与下丘脑多巴胺生成下降有关。

(7)肾上腺功能减退:糖皮质激素可抑制 PRL 的表达及分泌。肾上腺功能减退时糖皮质激素降低会引起 PRL 升高,给予纠正后 PRL 水平可恢复至正常。

(8)胸壁疾病或乳腺慢性刺激:胸壁创伤、带状疱疹、神经炎、乳腺手术、不合理的哺乳方式和长期吸吮乳头的刺激等通过神经反射而促进 PRL 的分泌。

(9)应激:生理性应激(如疾病、运动、低血糖)可引起 PRL 水平短暂、剧烈地升高。慢性疾病会引起 PRL 降低。心理性应激可引起 PRL 轻微升高,长期的精神病理状态(排除假妊娠)不会引起 PRL 水平的升高。

(10)其他:PCOS 患者中 6%～20%出现血 PRL 水平升高。这可能是继发于雌激素的刺激,提高了 PRL 分泌细胞的敏感性而过度分泌所致。在此类患者中,LH 水平可以正常或偏高,有月经紊乱、多毛等高雄激素血症的表现。B 超提示双卵巢多囊性变,蝶鞍检查应正常。

(11)特发性高催乳素血症:特发性高催乳素血症是指血清中 PRL 水平明显升高,但未发现确定的垂体或中枢神经系统疾病,也无任何增加血 PRL 水平的其他原因。它可能由下丘脑-垂体功能紊乱,引起 PRL 分泌细胞弥漫性增生及过度分泌所致。

(12)药物性原因:①多巴胺受体阻断剂:中枢神经系统的吩噻嗪类镇静剂,如氯丙嗪、奋乃静、舒必利。止吐剂如甲氧氯普胺,可直接与多巴胺受体结合,消耗多巴胺受体,阻断多巴胺的作用,促使 PRL 分泌及释放;②儿茶酚胺耗竭剂:利血平、甲基多巴等抗高血压的药物促使去甲肾上腺素合成及释放,耗竭多巴胺、造成 PRL 水平的升高;③雌激素及避孕药:长期使用口服避孕药,可影响下丘脑垂体 PRL 分泌细胞的增殖与分泌,而引起高催乳素血症;④鸦片类药物:可抑制多巴胺的转换,而促进 PRL 的释放;⑤抗胃酸药:组织胺 H2 受体拮抗剂——西咪替丁,可促进 PRL 分泌。

三、临床表现

(一)临床症状

高催乳素血症的临床症状因病因不同而不同。如为肿瘤所致,其症状可分为两大类:即激素分泌过度症状及肿瘤压迫,破坏正常垂体组织而引起的激素分泌减少以及压迫邻近脑区的神经症状。

1. 激素分泌过度的症状

(1)PRL 分泌过度。

月经紊乱及不育:85%以上的患者有月经紊乱,其类型因高催乳素血症发生的时间而不同。青春期前或青春期早期的妇女可出现原发性闭经。生育期后以继发性闭经最多见,也可表现为月经量少、稀发或无排卵性月经;月经频繁及功血较少见。卵巢功能改变以无排卵最多见,也可出现黄体期缩短、黄体功能不足,从而导致不孕及不育。

低雌激素状态:由于卵巢功能受抑制而出现生殖器萎缩、性欲降低、性生活困难。

异常泌乳:发生率为 70%~98%,是该病的特征之一。通常有浓的乳汁或稀乳水,显微镜下应见到脂肪小滴。泌乳量多少不等,很多患者自己并未察觉,仅在就诊时查体,挤压乳房后才发现。值得注意的是,血 PRL 水平的高低与泌乳量的多少不一定成正比,这与生物活性较低的大分子 PRL 所占比例及乳腺细胞对 PRL 的敏感性有关。换言之,有时临床有泌乳,但血 PRL 水平正常;或血 PRL 水平升高,但临床可无泌乳。

多毛:约 40%患者可有多毛。有研究认为由于 PRL 刺激肾上腺去氢表雄酮及其硫酸盐分泌增多所致。

(2)生长激素(growth hormone,GH)分泌过度,可同时表现为巨人症或肢端肥大症。ACTH 分泌过度可引起皮质醇增多症。TSH 分泌过度可引起甲亢。

2. 肿瘤压迫症状

(1)激素分泌减少:例如,GH 分泌减少,引起低血糖;促性腺激素分泌减少引起闭经;压迫垂体后叶,引起抗利尿素分泌减少,可引起尿崩症。

(2)神经压迫症状:肿瘤扩展,压迫周围脑组织,可引起头痛;压迫视交叉,引起双颞侧视野缺损或视力障碍;压迫脑神经,引起复视或斜视;压迫下丘脑,引起肥胖、嗜睡、食欲异常;肿瘤急性出血坏死,可出现剧烈头痛、恶心、呕吐、突然失明,甚至昏迷。

(二)实验室检查

1. 血 PRL 水平测定

确定高催乳素血症的标准为 PRL 水平>25 ng/mL 或>530 mIU/L。取血时避免过度给予穿刺压力。单次血 PRL 浓度高于正常值上限,可诊断为高泌乳素血症,不需要重复取血;取血时间可任意,如果对结果存有疑问,可改天复查。

血 PRL 水平>500 μg/L 时巨腺瘤发生的可能性增加;血 PRL 水平>250 μg/L,提示存在微腺瘤;无催乳素腺瘤存在,药物诱导的高 PRL 浓度可大于 200 μg/L。即使很低浓度的 PRL 也可能与微腺瘤的存在有关,但是不建议首先检查是否存在催乳素瘤。有微腺瘤也可能发生 PRL 的大幅度升高。对于无症状的高催乳素血症患者,建议检测是否存在大分子 PRL;如果垂体腺瘤的大小与血 PRL 水平不一致,应按 1:100 稀释血样后重新检查。

催乳素腺瘤患者因肿瘤的病理性分泌具有相对自主性,血清中 PRL 水平相对稳定,而正常人的 PRL 基础水平低,受各种因素的影响时波动更大。

2. 血 LH、FSH 水平测定

血 LH、FSH 水平测定可正常或偏低。LH 脉冲频率及振幅降低,促性腺激素释放激素(gonadotropin-releasing hormone,GnRH)兴奋试验反应正常或降低,有些患者会升高。

3. 其他内分泌腺功能检查

测定甲状腺功能以了解有无功能降低低。肾上腺功能检查以了解有无皮质醇增多症,可疑时也应查血 GH 水平。

4.功能试验

可利用兴奋或抑制试验了解下丘脑-垂体 PRL 的储备功能,以协助鉴别高 PRL 分泌是否为自主性分泌。

(1)兴奋试验:①TRH 试验:静脉注射 TRH 500 μg,正常妇女 15 min 后血 PRL 水平升高至基础值 1～2 倍。垂体催乳素瘤患者被 TRH 刺激后,PRL 释放反应低于正常;②氯丙嗪试验:肌内注射氯丙嗪 25～50 mg 后,正常情况下在 60～90 min 内血 PRL 水平为原来的 2 倍,并持续 3 h,垂体催乳素瘤患者的该水平较少出现波动。

(2)抑制试验:左旋多巴试验中,受试者服左旋多巴 500 mg,正常妇女 2～3 h 内血 PRL 水平明显下降至小于 4 ng/mL;血 PRL 水平无改变提示自主分泌存在,不能排除垂体肿瘤。

近年来影像学检查的准确性明显提高,上述功能试验已较少采用。

(三)影像学检查

颅脑部的影像学检查为确定蝶鞍区占位病变位置、大小的主要手段。既往常规行头颅侧位 X 线片,但不够敏感,不能检出微小肿瘤。随着 CT 及 MRI 的普遍采用,诊断垂体肿瘤位置及体积的准确性有显著提高。高分辨 CT 及 MRI 已经取代普通 X 线片检查和低分辨功能的断层摄影。

对于高催乳血症患者,首先排除其他引起催乳素升高的病因,若未发现明确导致高 PRL 的病因,建议行影像学检查确定是否存在催乳素腺瘤。CT 检查能更好地探测到蝶鞍床的骨组织侵犯。为增加器官间的对比度,需注射造影剂,有药物过敏史者难以采用。CT 对蝶鞍区的成像有一定的正常变异,尤其在诊断微腺瘤时要结合临床表现。

MRI 是利用组织内氢离子密度不同,在强磁场内产生的共振信号不同而成像。2.5～3.0 mm 厚的断层操作提供更大的软组织对比度。MRI 对视交叉与垂体瘤的关系以及病变是否侵犯海绵窦等的细微分辨的效果更好。MRI 检查不需造影剂、不接触放射线,妊娠期可采用。空泡蝶鞍的发现以 MRI 为最准确。

对垂体肿瘤的处理原则的确定及治疗、随访,很大程度上取决于正确判断垂体腺瘤的大小、位置,因而对病变的准确估计非常必要。

(四)视野检查

垂体腺瘤可能侵犯或(和)压迫视交叉。视野检查对确定垂体瘤的大小、扩展部位是简单、低廉、有价值的检查,对大腺瘤患者可作为常规筛查。

四、诊断

1.病史

应认真询问月经紊乱,泌乳发生的时间,泌乳量多少,有无不育及其年限,发病前有无手术史、应激史、分娩史、哺乳史,停止哺乳的时间,有无肥胖、头痛、视力改变等症状。有无长期服用升高血 PRL 的药物(如氯丙嗪、利血平、避孕药)史。有无甲状腺、肾、胸壁、乳房等的疾病,有无脑炎、脑外伤史。

2.查体

应注意生殖器萎缩的程度,泌乳量,有无面貌异常、肥胖、高血压、多毛等。诊断时应首先排除哺乳、应激、服药、胸壁刺激等因素引起的高催乳素血症。鉴别诊断的重点是判断有无垂体肿瘤。催乳素瘤的诊断主要根据临床表现,如月经紊乱、不孕、泌乳,结合血 PRL 水平异常持续升高及 CT 或 MRI 检查有占位性病变。应注意原发性甲状腺功能减退、肾功能衰竭、异位催乳素分泌瘤的可能性。生长激素瘤、促肾上腺皮质激素瘤也须根据特异的临床表现及激素测定诊断。空泡蝶鞍征的诊断须依靠 CT 或 MRI 检查。

有时血催乳素持续增高,为 $60\sim100$ ng/mL,并具有月经紊乱、不孕等,但各种检查皆未找到原因,可归为特发高催乳素血症。对此类患者应做长期随访。小部分患者有发展为垂体瘤的可能。Malarkey 证实当血催乳素水平<40 ng/mL,经一段时间后,常自动降至正常范围,血 PRL 水平>100 ng/mL,可能维持不变或发展为垂体微腺瘤。

高催乳素血症伴有正常月经及卵巢功能时,应考虑为大分子催乳素引起。

五、治疗

高催乳素血症的治疗需根据其病因决定,很多情况可引起催乳素中度升高,但小于 250 ng/mL。需详细询问病史及服用药物情况,行体格检查,排除甲状腺功能降低或妊娠等因素引起的 PRL 升高。对原发性甲状腺功能减退所致者应补充甲状腺素,对异位催乳素瘤应酌情手术,对药物引起者应酌情减量或停用,对空泡蝶鞍征则不必特殊处理。

如果经过常规的筛查,未找到明确的原因,需行放射性检查下丘脑-垂体是否有占位性病变,这些也包括 PRL 水平轻度升高的患者。如果是其他疾病或药物引起,需治疗原发性疾病,尽量改用其他不使 PRL 水平升高的药物。

垂体催乳素瘤治疗的目的是纠正紊乱的内分泌功能,缩小瘤体,解除肿瘤的压迫。

(一)药物治疗

降 PRL 水平药物的种类及疗效如下。

(1)溴隐亭:是一种半合成的麦角胺碱衍生物。非特异多巴胺促效剂可以兴奋多巴胺 D_2 受体,也作用于多巴胺 D_1 受体,能有效地抑制催乳素的合成、分泌。对特发性高催乳素血症或催乳素瘤所引起的催乳素水平升高,约 80% 患者经溴隐亭治疗可达正常水平。90% 以上的闭经患者可恢复月经并出现排卵。80% 的患者泌乳消失。妊娠率高达 80%。溴隐亭治疗还能使催乳素瘤体积缩小。目前认为用溴隐亭治疗与经蝶手术相比,具有并发症少、PRL 水平下降较满意及垂体功能恢复较好的优点,因此对于有垂体催乳素微腺瘤或催乳素大腺瘤而无视野缺损者应首选溴隐亭来治疗。剂量因血催乳素水平升高的程度而异,可为 $2.5\sim12.5$ mg/d,分 3 次服用。一般从小剂量开始,随餐服用,逐渐加至足量。治疗期间应定期复查血 PRL 浓度,以指导剂量的调整。常见的不良反应有暂时性的恶心、呕吐、轻微头痛、外周血管痉挛及直立性低血压,一般于用药几天后自行消失。新型的溴隐亭长效注射剂(Parlodel LAR)克服了口服造成的胃肠道功能紊乱。因 Parlodel LAR 的载体降解得较快(<3 个月),所以可以重复注射。这种制剂注射第一天即可使血催乳素水平迅速下降,并可使 PRL 的水平维持在低水平达 28 d。作用迅速及持久,适用于有明显胃肠道反应的患者及有较大腺瘤的患者。用法:每次 $50\sim100$ mg,每 28 d 注射一次。起始剂量为 50 mg。

(2)甲磺酸硫丙麦角林:即甲磺酸培高利特,是一种新的长效麦角类多巴胺能受体激动剂,选择性作用于 D_2 受体,对 D_1 受体无作用。其疗效及不良反应类似于溴隐亭。起始剂量 $25\sim50$ μg/d,每两周调整一次剂量,剂量为 150 μg/d。用药的不良反应、效果及肿瘤的缩小程度与溴隐亭相当。

（3）盐酸八氢苄喹啉：是一种非麦角类长效多巴胺激动剂。其对 D_1 受体作用弱，降 PRL 作用较溴隐亭强，75 μg/片相当于溴隐亭 2.5 mg/片。半衰期长达 17 h，效果维持长久，每日只需给药一次。剂量为每日 0.075~0.30 mg，睡前顿服。大多数高催乳素血症的患者在半月到数月内血 PRL 水平可降到正常。因此，该药适用于催乳素大腺瘤、对溴隐亭耐药或不能耐受的高催乳素血症患者。该药与溴隐亭相比不良反应少，可能是该药特异兴奋多巴胺 D_2 受体，而溴隐亭同时兴奋 D_2、D_1 受体、肾上腺素能及血清素受体系统。对不能耐受溴隐亭的患者可以改用该药。

（4）卡麦角林：卡麦角林是新型麦角类多巴胺受体激动剂，较溴隐亭作用强，0.6 mg 卡麦角林相当于溴隐亭 2.5 mg，半衰期长达 62~115 h，因在垂体组织内清除较慢、与垂体多巴胺受体亲和力高及肝肠循环广泛，每周只需给药 1~2 次。一些研究认为卡麦角林相对溴隐亭可更有效降低 PRL 水平及减少肿瘤体积，降低不良反应。

男性高催乳素血症患者使用卡麦角林可快速改善精子参数。与甲磺酸培高利特相似，大剂量的卡麦角林可引起心脏瓣膜的损害，因此，对于治疗剂量超出常规的患者，应定期行心脏超声检查以及时发现病变。

（二）手术治疗

手术治疗属于病因治疗。垂体腺瘤生长迅速，药物控制不理想，出现明显压迫症状和视野异常、头痛、呕吐等神经系统症状者考虑立即手术。多采用经额路及经蝶窦方法（Cushing 法）。手术治疗可有诸多并发症。Mehta 等报道有视力障碍、下丘脑损伤、脑脊液溢漏者高达 14%，且单纯手术的复发率为 50%~60%，半数患者术后再次出现高催乳素血症。且手术可损伤正常垂体组织，术后垂体功能低下的发生率也很高。

月经或生育障碍得不到纠正，目前对催乳素腺瘤一般不主张单纯手术治疗，而主张采用药物或药物、手术联合治疗。

（三）放射治疗

放疗仅能使很少一部分患者的催乳素水平降至正常，且显效慢，常需数月才能使催乳素水平降至正常。还能引起一定并发症，其中，垂体功能低下的发生率可达 93%，其他的并发症在放疗的数月至数年内发生，包括肿瘤继发性恶变、脑血管意外、视神经损伤、放射性脑组织坏死、神经功能失调及软组织反应。首次放射治疗后 15~20 年继发性肿瘤恶变的发生率最高；放射引起的视神经萎缩发生率为 2%~5%；放射引起的脑病较少见，仅发生在放射剂量高的情况下。

因此对催乳素腺瘤不主张单纯放疗。放疗适用于不能坚持或耐受药物治疗、不愿手术或因年老体弱及伴其他疾病不宜手术医师。总之，目前对于垂体催乳素瘤患者，特别是无并发症者，临床应首选多巴胺促效剂来达到治疗的目的，恢复月经、妊娠等。

（四）高催乳素血症的治疗

1.微腺瘤的治疗

如果催乳素微腺瘤患者月经规律、性欲正常，即使有泌乳，也可观察，无须治疗，连续监测血催乳素水平。对有闭经或排卵障碍，但有妊娠需要的患者，可行药物治疗。对无怀孕需求的患者，可选择卡麦角林为首选药物。对有怀孕需求的患者，考虑到对胎儿的影响应首选溴隐亭。

对体积逐渐增大的微腺瘤需行药物治疗以减小体积，以防止其发展成巨腺瘤。对于不能耐受药物不良反应或反应较差的患者,可行手术治疗,手术治疗的治愈率为 65%～85%,复发率为 20%。

2.巨腺瘤的治疗

巨腺瘤的生长速度较快,需积极治疗。因药物的作用显著及手术效果较差,多巴胺激动剂为首选治疗方式。手术治疗可用于对药物反应较差的患者,即使巨腺瘤需要手术切除,很少可通过手术痊愈,一般术后仍需要使用药物治疗。

停用多巴胺受体激动剂后,催乳素瘤会在数日至数周恢复至原来的大小。长期的随访发现小于 10%的患者的催乳素瘤的体积在停止使用药物后会大于原来的体积。停用溴隐亭后高催乳素血症的复发率为 80%～85%,停用卡麦角林后复发的概率较小。因此停用药物后仍需密切监测病情变化。当腺瘤的体积减至最小时可维持最低剂量,若体积维持最小后无明显变化,可考虑停药。

3.妊娠期高催乳素血症的治疗

排卵障碍由高催乳素血症引起,患者服用药物后排卵率可达 90%。对于高催乳素血症引起的不孕,有两点临床上比较关心:多巴胺受体激动剂对胎儿早期发育的影响,妊娠对泌乳素腺瘤的影响。

(1)多巴胺受体激动剂对胎儿的影响:使用药物诱发高催乳素血症患者排卵,发现妊娠后尽早停药。溴隐亭的安全性临床数据较多,未发现流产率、胎儿畸形率增加,可使用;卡麦角林的数据较少,胎儿的畸形率无增加;不建议将其他药物用于有妊娠需要的患者。

(2)妊娠对催乳素腺瘤的影响:雌激素可刺激催乳素的合成,孕期的内分泌改变可使泌乳细胞肥大。MRI 检查发现随着妊娠的进展,从第 2 个月开始垂体体积逐渐增大,至产后一周达到峰值。孕期的激素分泌可刺激催乳素腺瘤生长,另一方面,孕期停止使用药物也会引起催乳素腺瘤生长。孕期肿瘤体积增加的概率取决于肿瘤的大小。

(3)高催乳素血症孕期治疗建议:因溴隐亭的临床安全性资料完整,卡麦角林的临床数据较少,建议溴隐亭为治疗高催乳素血症合并不孕的首选药物。然而暂无证据表明孕期使用卡麦角林不安全。孕前服用药物治疗微腺瘤或蝶鞍内的巨腺瘤,孕期停药后需密切随访。有些垂体腺瘤患者孕期催乳素水平并不如同正常女性孕期一样升高,催乳素水平的升高也可能与肿瘤的增大无关。

因此,不建议孕期定期检查催乳素水平。因孕期催乳素微腺瘤增大的机会很少,不建议定期行视野检查。对于有肿瘤体积增大临床症状的患者,需行视野检查及 MRI 检查,继续口服药物治疗。如果对药物无反应,可行手术治疗。有巨腺瘤,仅使用药物治疗的患者,孕期肿瘤增大的概率为 30%。

对于最佳的治疗方式尚无定论,应行个体化治疗。第一种治疗措施为孕前行手术以切除腺瘤,可降低孕期肿瘤增大的风险。第二种治疗措施为使用溴隐亭或卡麦角林,确定妊娠后停药。第三种措施为整个孕期使用溴隐亭,但暂无胎儿安全性的资料。若患者出现肿瘤生长症状,如视野缺损、头痛,应及时做视野检查及 MRI 以发现肿瘤体积的增加。如果孕期肿瘤体积增加,可继续使用药物,可使肿瘤体积迅速减小,对胎儿无影响。妊娠早期、妊娠中期手术可引起流产率增加,因此只有对药物反应不佳的患者或视野缺损进展迅速的患者行手术治疗。暂无证据表明哺乳可刺激肿瘤增长,对有母乳喂养要求的患者,建议停止使用药物,除非肿瘤增长,需要治疗。

(五)定期随访

需要强调的是有小部分高催乳素血症患者的月经规律,生殖功能正常,不需要治疗。对特发性高催乳素血症患者要定期追踪随访。部分患者数年后可发展为垂体微腺瘤。对带瘤妊娠分娩后及垂体瘤手术、放射治疗后患者均需严密随访,定期检查血 PRL 水平及进行 CT 扫描,观察疗效,及早发现肿瘤复发并制定合理的二次治疗方案。

(六)促进卵巢功能的恢复

经降 PRL 治疗,血 PRL 水平正常化后,卵巢功能仍未见恢复,则应积极选用促进卵巢功能恢复的治疗方式。

1. 常规促排卵治疗

用氯米芬 50~150 mg/d,从月经或撤退性出血后 3~5 d 开始持续 5~7 d 以诱发排卵,使下丘脑及垂体卵巢功能恢复。也可使用他莫昔芬(三苯氧胺),20~40 mg/d,用法与氯米芬相同。

2. 促性腺激素治疗

大腺瘤破坏垂体组织较严重加用氯米芬无效时,可用外源 FSH 及 LH 替代治疗,促进卵泡发育成熟,并用人绒毛膜促性腺激素诱发排卵。

高催乳素血症引起的低雌激素状态及闭经,应在血催乳素水平正常后得到纠正。不必另外采用雌孕激素补充疗法。对于高催乳素血患者绝经后是否应用雌孕激素补充疗法,纠正及防止生殖器官萎缩,保持骨量,须全面衡量利弊后做出决定,该疗法要在严密监测下小心使用。垂体生长激素瘤、促肾上腺皮质激素瘤患者则大都转内分泌科治疗。

(金　莉)

第九节　性早熟

女性性早熟指在 8 岁以前出现女性青春期发育,表现为乳房过早发育、生长加速、阴毛初现和月经来潮等现象。

性早熟的症状和体征可为全身性或局部性,多数患儿为全身性过早发育,少数患儿表现为单纯性乳房过早发育或阴毛过早发育现象。

一、病因

人类青春期过早发育或性早熟是下丘脑-垂体-性腺轴(hypothalamic-pituitary-gonadal axis,HPGA)和下丘脑-垂体-肾上腺轴(hypothalamic-pituitary-adrenal axis,HPAA)功能过早发育的结果。另外,遗传、环境、代谢等多种因素也可引起性早熟。

1. 遗传学因素

①Kiss-1 基因多态性和 Kiss-1R 基因激活性突变通过促进 GnRH、LH、FSH 过早和过多分泌而引起中枢性性早熟;②FSH-R 基因激活性突变引起女性性早熟和多囊卵巢;③细胞色素 CYP-21 和 CYP-11B-1 基因突变分别引起 21-羟化酶和 11β-羟化酶缺陷,导致女性异性性早熟,即男性化型和失盐型先天性肾上腺皮质增生症;④3β-羟基类固醇脱氢酶-Ⅱ(3βHSD-2)

基因突变引起 3βHSD-2 功能缺陷和内源性雄激素增多而导致先天性肾上腺皮质增生症-Ⅱ型，表现为女性异性早熟征象；⑤ER-α 基因激活性突变可引起女性性早熟和异常性征发育；⑥性激素结合球蛋白(sex hormone-binding globulin，SHBG)基因突变引起 SHBG 生成减少，血浆游离型雄激素浓度增加，导致多囊卵巢和异性性早熟。

2.中枢性因素

(1)下丘脑-垂体轴功能过早发育：即真性性早熟、原发性早熟或特发性早熟，约占全部性早熟的 90%，是由下丘脑-垂体-卵巢轴 GnRH-Gn 脉冲性释放节律过早建立和分泌，引起卵巢卵泡发育、性激素分泌、月经初潮和第二性征过早发育。患者青春期发育按照正常程序和顺序进行，几乎全部为同性早熟。

(2)下丘脑-垂体系统疾病：包括脑炎、结核、脑膜炎、血管畸形、大脑发育不全、脑积水、间脑错构瘤、神经胶质细胞瘤、颅咽管瘤、畸胎瘤、松果体肿瘤、多发性骨纤维发育不良。以上疾病破坏下丘脑性中枢，阻断下丘脑对垂体的抑制性调节功能，引起垂体促性腺激素分泌和性早熟。

3.外周性因素

外周性因素约占 10%，多由卵巢和肾上腺肿瘤引起。卵巢颗粒细胞瘤、畸胎瘤、卵泡膜细胞瘤和原发性绒癌可引起同性性早熟，而支持-间质细胞瘤、门细胞瘤和黄体瘤则引起异性性早熟。先天性肾上腺皮质增生和腺瘤分泌过多雄激素引起异性性早熟，表现为多毛、喉结发育、阴蒂肥大等男性化征象。

4.其他因素

其他因素包括人文环境、社会因素、治疗内分泌的药物和被催熟激素污染的食物等。

二、分类

(1)真性性早熟为 GnRH 依赖性性早熟，即中枢性或体质性性早熟，是下丘脑-垂体-卵巢轴功能过早发育引起的同性性早熟。

(2)假性性早熟为非 GnRH 依赖性性早熟，即外周性早熟或假性性早熟，为非下丘脑-垂体-卵巢轴功能过早发育引起的同性性早熟，而是由外源性性激素引起的同性性早熟或异性性早熟。

(3)同性性早熟指第二性征发育与遗传学和解剖学性别表型相一致者，多为真性性早熟。

(4)异性性早熟指第二性征发育与遗传学和解剖学性别表型不一致者，多为外周性性早熟。

三、临床表现

1.初潮提前

性早熟幼女多于 7～8 岁出现月经初潮。性发育越早，初潮越早。初潮一般出现于第二性征发育前，同时生长加速，体质量增加，骨龄发育高于同龄儿。

2.乳房过早初现

乳房过早初现即单纯性乳房过早发育，多发生在 1～3 岁。乳房过早初现后部分患儿的乳房可停止发育，而多数患儿的乳房继续增大，甚至形成巨大乳房。

3.阴毛过早初现

阴毛过早初现即阴毛过早发育。患儿多于 4～8 岁出现阴毛和腋毛，其与 DHEA 和

DHEAS的分泌增加相关。

4.生长加速

性早熟幼女青春期前生长加速,身高和体质量明显高于同龄儿。青春期后,由于性激素促进骨骺中心关闭、长骨发育过早停止,则成年后身高反而低于同龄儿。

5.内、外生殖器官过早发育

性早熟,内、外生殖器也提前发育,患儿的精神性心理和性行为也出现早熟性变化,包括性敏感、早恋行为、过早性行为。

比较而言,真性早熟(中枢性)或同性早熟多见,躯体发育按照正常青春期发育程序和顺序进行。真性早熟也可表现为单纯性乳房过早发育、阴毛过早发育或过早生长加速。假性早熟或异性早熟多为外周器质性病变所引起,青春期过早发育并不按照正常青春期发育程序或顺序进行,病程进展和严重程度与原发性疾病相关。

四、诊断

1.病史

病史包括家族史、分娩史、哺乳、喂养史和婴幼儿期发育情况。

2.查体

查体包括全身检查和妇科检查。注意对乳房、阴毛、体态、精神和智力的检查。根据性征发育和 Tanner 分期确定发育分期和骨龄。做腹部和妇科检查时注意内生殖器结构和发育情况,并注意排查腹部和盆腔内肿瘤。神经系统检查应包括眼底、视野、视力和颅脑检查。

3.实验室检查

(1)下丘脑-垂体-卵巢功能检查:包括对 FSH、LH、E_2、P、T_0、催乳素和排卵功能的测定。LH 水平低于 0.1 U/L 提示尚未进入青春期发育,而 LH 水平为 3.0~5.0 U/L 多提示已开始青春期发育。

(2)促性腺激素释放激素(GnRH)兴奋试验:目的是检测下丘脑-垂体系统发育和成熟度。方法是皮下或静脉注射 GnRH 2.5~3.0 $\mu g/kg$(50~100 μg),于注射 0、30、60 和 90 min 分别测定血清 LH 和 FSH 的浓度。如注药后 30~60 min,LH 水平为 3.3~5.0 U/L 和 LH 水平与 FSH 水平之比超过 0.6,达到中枢性性早熟界断值。如仅 FSH 水平升高,而 LH 水平与 FSH 水平的比值降低,则为外周性性早熟,包括单纯性乳房早发育或阴毛发育,或为早期中枢性性早熟,必要时予以随访或定期复查。

(3)甲状腺轴功能检查:包括对 tT_3、tT_4、fT_3、fT_4、TSH 水平的测定。

(4)肾上腺轴功能检查:包括对皮质醇、ACTH、DHEA、DHEAS 水平的测定。

(5)骨龄检查:根据腕骨正位 X 线片判断骨龄。

(6)医学影像学检查:妇科超声检查,如子宫体≥4 cm、单侧卵巢容积≥3 mL 或出现多个直径≥4 mm 的卵泡,多提示卵巢开始发育。对拟诊为颅内肿瘤者进行颅脑磁共振检查。

(7)内镜检查:对拟诊为盆腔肿瘤或腹腔肿瘤者可进行腹腔镜检查。

(8)阴道细胞学涂片检查:包括排卵、性激素反应和癌细胞检查。

(9)细胞遗传学检查:包括染色体核型和带型分析。

(10)肿瘤标志物测定:对拟诊为盆腔肿瘤或腹腔肿瘤者,测定血浆肿瘤标志物 AFP、β-hCG、CEA 和 CA125。

五、治疗

治疗原则包括消除病因，控制第一性征、第二性征发育和躯体生长，以达到与同龄儿同步发育的目的。对中枢性性早熟以抑制下丘脑-垂体-卵巢-子宫轴功能和激素分泌为主，对外周性性早熟则应对因治疗（包括停用性激素和切除内分泌性肿瘤）。

1. 适应证

（1）适应证：①患儿的骨龄比同龄儿的骨龄至少大 2 岁，但女孩的骨龄≤11.5 岁，男孩的骨龄≤12.5 岁；②预测成年后身高：女孩＜150 cm，男孩＜160 cm；③以骨龄判断的身高 SD＜-2 SD（按正常人群参照值预测身高）；④发育进程迅速，骨龄增长/年龄增长＞1。

（2）暂缓治疗的指征：①性成熟发育进展速度缓慢（骨龄不超越年龄进展），估计对成年期身高影响不大；②骨龄提前，但身高生长速度也加快，预测成年期身高不受影响。

2. 中枢性性早熟的治疗

（1）促性腺激素释放激素激动剂（gonadotropin-releasing hormone agonist，GnRHa）：通过降低 GnRH 受体功能和垂体脱敏作用而抑制内源性 GnRH-Gn 分泌、第一性征及第二性征发育和体格生长，以达到与同龄儿同步性生长发育的目的。按照我国原卫生部制定的性早熟诊疗指南（2010，试行），治疗性早熟的 GnRHa 及其剂量如下。

亮丙瑞林，$20\sim50$ $\mu g/(kg \cdot d)$，皮下注射，或 $140\sim300$ $\mu g/kg$，肌内注射，每月 1 次。

布舍瑞林，$20\sim40$ $\mu g/(kg \cdot d)$，或 $1\,200\sim1\,800$ $\mu g/d$，为鼻腔喷雾。

曲普瑞林，$20\sim40$ $\mu g/(kg \cdot d)$或 60 $\mu g/kg$，每月 1 次，皮下注射。

组氨瑞林，$8\sim10$ $\mu g/(kg \cdot d)$，肌内注射。

GnRHa-重组人生长激素：联合治疗可改善生长速率或成年身高，但尚缺乏大样本、随机对照研究资料，因此不推荐常规应用，特别是对骨龄＞12 岁的女孩，骨龄＞14 岁者的男孩。

（2）GnRH 拮抗剂：例如，西曲瑞克已试用于治疗中枢性性早熟。

以 GnRHa 治疗期间应加强临床监测，包括①每 $3\sim6$ 个月测量身高、骨龄和生殖激素变化，观察性征；②首次注射 GnRHa 后 $3\sim6$ 个月复查 GnRH 兴奋试验，控制 LH 峰值，使其处于青春前期水平；③阴道细胞学检查，以维持雌激素影响，以其处于轻度和中度低落水平为宜；④以 GnRHa 治疗，应于 11 岁或骨龄 12 岁时停药。

需要指出的是，以大剂量长效 GnRHa 治疗应该慎重。对于已有月经来潮，体质量≥30 kg者，首次曲普瑞林的剂量为 $80\sim100$ $\mu g/kg$，最大剂量为 3.75 mg，肌内注射，每 4 周注射1次。GnRHa 的维持剂量应根据性腺轴功能抑制情况（包括第二性征、性激素水平和骨龄进展）而定，以上治疗应维持至正常青春期发育年龄。停止 GnRHa 治疗后 $6\sim12$ 个月月经恢复，身高增长速度在治疗 1 年内增加，而后逐渐降低，骨骼生长于治疗 18 个月内加速，之后稳定至正常年龄身高。

（3）孕激素：通过负反馈作用，抑制 GnRH-Gn 分泌。常用药物：①醋酸甲羟黄体酮，口服剂量为 $10\sim20$ mg/d，以维持阴道上皮雌激素影响为轻度至中度低落为度调整剂量。临床观察发现，甲羟黄体酮除通过负反馈作用抑制下丘脑-垂体 GnRH-Gn 分泌外，也抑制 3 β-羟基类固醇脱氢酶-Ⅱ（3 β-HSD-Ⅱ）的活性，减少卵巢性激素生成和延缓第二性征发育；②长效甲羟黄体酮 $100\sim150$ mg，$1\sim2$ 周肌内注射 1 次。

（4）芳香化酶抑制药：①睾内酯，用于治疗女性假性性早熟。睾内酯阻断雄激素向雌激素转化和生成,引起卵巢缩小和闭经,减缓生长和骨骼发育速度,但不影响乳房和阴毛发育。剂量为 20 mg/(kg·d),3 周后增加到 40 mg/(kg·d)。部分患者用药后 1~3 年可出现耐药现象、卵巢囊肿和频发月经;②来曲唑减少内源性雌激素生成,抑制雌激素促进骨骼生长作用,改善日后的骨骼生长和身高,但其安全性和有效性有待临床观察。常用剂量为 1.25~2.5 mg/d,口服。

(5)低剂量雌孕激素联合型口服避孕药:适用于围青春期多囊卵巢和月经失调患者。该类药具有抑制促性腺激素分泌、调节月经周期和避免意外妊娠的作用。该类药包括妈富隆、美欣乐、达英-35、优思明等,周期或连续服用。

(6)抗雄激素:适用于治疗女性男性化征象。包括醋酸环丙黄体酮、螺内酯(安体舒通)、非那雄胺和氟他胺等。

(7)抗催乳素:适用于治疗高催乳素血症引起的乳房过早发育和良性乳腺疾病。包括溴隐亭、卡麦角林和喹高利特等。

(8)甲状腺激素:适用于甲状腺功能减退者。

(9)肾上腺皮质激素:适用于治疗先天性肾上腺皮质增生伴有女性男性化征象者。

3.外周性性早熟的治疗

切除引起性早熟的卵巢肿瘤、肾上腺肿瘤和垂体肿瘤。停用引起性早熟的药物。

(张礼英)

第十节 性发育延迟

性发育延迟指 13 岁乳房仍未发育,16 岁仍未初潮,青春期年龄低于正常青春期年龄2.5标准差者。正常幼女于 9 岁左右乳房初现,于10~12 岁阴毛初现,于13~15 岁月经初潮。青春期发育指标出现年龄晚于正常青春期发育相应指标出现年龄2.5标准差即为性发育延迟。

一、病因

1.性腺功能正常型

性腺功能正常型约占 25%。临床特点是性腺功能正常。表型为女性,乳房不同程度地发育,12 岁以后阴毛初现,16 岁仍无月经,具有卵巢,内、外生殖器正常。原因如下所所述。

(1)副中肾管发育异常:包括先天性无子宫,无阴道,处女膜闭锁,宫颈发育不良,先天性宫颈未通,阴道发育不良等。

(2)睾丸女性化综合征:染色体核型为 46,XY,双侧性腺为睾丸,表型为女性,外阴为女性型,无子宫,阴道为盲端,无阴毛和腋毛,乳房发育良好,多以女性抚养。

(3)其他:包括高雄激素血症、多囊卵巢综合征和迟发型肾上腺增生症等。

2.性腺功能异常型

该类型约占 75%。临床表现为性腺功能减退,去女性化或男性化。

(1)下丘脑或垂体功能障碍:包特发性低促性腺激素性性腺功能减退、垂体微腺瘤、颅咽管瘤、神经性厌食等。

(2)卵巢功能早衰:包括先天性性腺发育不全、先天性卵巢发育不全和 XY 单纯性腺发育不全等。

3.肾上腺疾病

肾上腺疾病包括先天性肾上腺皮质增生、肾上腺肿瘤、库欣综合征。

4.甲状腺疾病

甲状腺疾病包括甲状腺功能亢进、甲状腺功能减退和甲状腺炎。

5.全身性疾病

全身性疾病包括结核、贫血和糖尿病等。

二、分类

(1)性腺功能正常型即低促性腺激素血症型青春期发育迟缓。

(2)性腺功能减退型即高促性腺激素血症性青春期发育迟缓。

三、临床表现

患儿处于正常青春期(≥16 岁),仍无月经初潮,乳房发育不良,无阴毛和生长发育迟缓。如为高促性腺激素血症性青春期发育迟缓,多为性腺发育不全或卵巢早衰。如为低促性腺激素血症性青春期发育迟缓,则为下丘脑-垂体病变所致。

四、诊断

1.病史

病史包括家族史、分娩史、哺乳史、婴幼儿期发育情况。

2.查体

查体包括全身和妇科检查。注意对乳房、阴毛、体态、精神和智力的检查。根据性征发育和 Tanner 分期确定发育分期和骨龄。做腹部和妇科检查时,注意内生殖器结构和发育情况。神经系统检查应包括眼底、视野和脑电图检查。

3.实验室检查

(1)下丘脑-垂体-卵巢轴检查:包括对 FSH、LH、E_2、催乳素和排卵功能的测定。

(2)甲状腺轴功能检查:包括对 tT3、tT4、fT3、fT4、TSH 的测定。

(3)肾上腺轴功能检查:包括对皮质醇、ACTH、DHEA、DHEAS 的测定。

(4)骨龄检查:根据手腕部正位 X 线片判断骨龄。

(5)医学影像学检查:包括颅部 X 线片、气脑/脑室造影、超声、CT 和 MRI 等。

(6)内镜检查:包括腹腔镜和陷凹镜检查。

(7)阴道细胞学检查:包括排卵、性激素反应和癌细胞检查。

(8)细胞遗传学检查:包括染色体核型和带型分析。

五、治疗

1.高促性腺激素血症性性发育延迟

(1)单一雌激素治疗:适用于先天性卵巢发育不全和 XY 单纯性腺发育不全患者。方法是炔雌醇 2 μg/d,连用 6 个月;然后加至 5 μg/d,共用 6 个月;以后每 6 个月分别增加 5 μg,即剂量为 10 μg/d,15 μg/d,20 μg/d,30 μg/d;当加至 15 μg/d 时,每周期加用甲羟孕酮 4 mg/d,连用 12～14 d。

(2)雌孕激素周期治疗:即倍美力 0.625 mg/d(或相应剂量的其他类型雌激素),连用 28 d;后 14 d 加服甲羟孕酮 4～6 mg/d(或相应剂量的其他类型孕激素)。

(3)性激素周期治疗药物:包括克龄蒙(climen)、芬吗通(femoston)。

(4)甲状腺激素补充治疗:适用于甲状腺功能减退者。

2.低促性腺激素血症性性发育延迟

(1)雌孕激素周期治疗:与高促性腺激素血症性性发育延迟的治疗方法相同。

(2)促排卵治疗:适用于下丘脑-垂体疾病引起的性腺功能减退,卵巢有卵泡存在者。

(3)甲状腺激素补充治疗:适用于甲状腺功能减退者。

3.生长激素治疗

其适用于生长发育迟缓和身材矮小者。

(张礼英)

第五章　女性生殖器官发育异常

第一节　处女膜闭锁

处女膜闭锁又称无孔处女膜,是尿生殖窦上皮未能贯穿前庭部所致。

一、护理评估

(一)临床症状的评估与观察

1.询问患者的病史

女性生殖道畸形很少在青春期前发现。患者常是在青春期因原发性闭经、周期性腹痛就医时才发现生殖道畸形。

2.评估患者的月经史

女性处女膜闭锁患者无月经来潮。

3.评估患者有无周期性腹痛

少女青春期来潮后经血无法排除,经血积在阴道内、子宫腔内,会发生周期性下腹痛,可有进行性加重。

(二)辅助检查评估

B超检查可发现宫腔积血。

(三)妇科检查评估

处女膜闭锁患者可见处女膜向外膨隆,表面呈蓝紫色,无阴道开口。

二、护理问题

(1)疼痛与经血不能排出有关。

(2)焦虑与不了解相关疾病知识有关。

三、护理措施

(一)缓解疼痛

未行手术治疗前可给予镇痛药物,但应尽早手术,方可彻底缓解疼痛。

(二)心理护理

该病患者均为青春期女性,对生殖系统的发育异常与其对以后生活的影响不是很了解,因此会产生紧张、焦虑的情绪。因此,护士要做好疾病相关知识的宣教工作,让患者了解手术治疗的最佳时期,讲解手术方法和术后注意事项,鼓励患者了解自己的疾病,消除紧张情绪,建立治疗信心,必要时取得家长的配合,使家长一同参与。

(三)手术护理

手术是治疗该病的最佳方法。处女膜闭锁患者应行处女膜切开术,充分引流,并切除多余的处女膜瓣。

1.术前准备

完善术前检查和化验、配血、备皮、肠道准备等。

2.术后护理

(1)术后护士应观察阴道引流是否通畅。

(2)为利于经血流出,防止引起逆行感染,术后应抬高床头,让患者取半卧位并及早下床活动。

(3)为防止伤口感染,术后留置导尿管 1～2 d,遵医嘱使用抗生素;每天会阴冲洗 2 次。

(4)嘱患者定期复查。

(刘焕玲)

第二节　先天性无阴道

先天性无阴道指全身生长及女性第二性征发育正常,外阴正常,阴道缺失。多见以正常女性染色体核型、子宫发育(或痕迹子宫)、卵巢发育及功能正常为特征的 Rokitansky-Kustner-Hauser综合征患者。

一、病因

该病由胚胎在发育期间引起的副中肾管发育异常所致。

二、诊断

1.临床表现

(1)原发性闭经,个别患者(有子宫者)表现为周期性下腹痛。

(2)性交困难。

(3)第二性征发育正常。

(4)妇检无阴道口或仅在阴道外口处见一个浅凹陷,未触及子宫。

2.辅助检查

(1)盆腔 B 超未发现子宫或为始基子宫,但双卵巢正常;有子宫者表现为宫腔积血。

(2)15%的患者合并泌尿道畸形。

(3)染色体检查正常。

三、鉴别诊断

1.因下丘脑-垂体-卵巢轴发育不成熟导致的原发性闭经

因下丘脑-垂体-卵巢轴发育不成熟导致的原发性闭经表现为生殖器官发育正常,但因下丘脑-垂体-卵巢轴发育不成熟,雌激素水平低下,有原发性闭经,女性第二性征不明显,子宫较小,但有功能层。人工周期治疗能使月经来潮。

2.先天性处女膜闭锁

处女膜闭锁者内生殖器的发育是完全正常的,所以青春期发育后,仍每月有 1 次月经产生,经血不能排出,积聚在阴道里,使子宫和输卵管腔内都积满血液,最后倒流入腹腔,经血倒流入腹腔中可引起子宫内膜异位症及腹腔粘连,并引起剧烈的痛经或腹痛。先天性无阴道者常常没有子宫,但卵巢是正常的,这类女子到了青春期,卵巢逐渐发育成熟,照常分泌女性激素,促使第二性征正常形成,无月经形成且无周期性下腹疼痛。

3.真两性畸形

性腺常为发育不全的卵巢、睾丸或卵睾。临床表现:社会性别常为女性,有原发性闭经,第二性征不明显,外生殖器常既有阴道也有隐睾,阴蒂肥大,子宫发育不良。需手术切除隐睾及肥大阴蒂,术后替代治疗常可以恢复月经。患者常合并其他畸形,如泌尿系畸形、先天性心脏病,常伴染色体异常。

4.雄激素不敏感综合征

雄激素靶器官上的雄激素受体障碍而导致对雄激素不反应或反应不足。分为完全型和不完全型。完全型社会性别为女性,染色体为 $46,XY$,有隐睾,睾丸支持细胞可分泌正常的米勒管抑制因子,米勒管被抵制而没有形成阴道上段、子宫颈、输卵管。泌尿生殖窦和外生殖器由于缺乏双氢睾酮而形成阴道下段与女性外阴。该病不完全型与完全型的区别主要在于不同程度的男性化。血睾酮及雄激素水平在青春期后处于正常高限或升高。

四、治疗

1.非手术治疗

模具顶压法采用压迫法形成阴道。对有少许阴道痕迹的患者,可尝试此方法。

2.对症治疗

患者一般无特殊不适,无体格发育异常,无须对症治疗。

3.对因治疗、手术治疗

(1)患者成年后,在准备结婚时,可行腹腔镜腹膜代阴道成形术。

(2)术后每晚放置阴道扩张棒以定期扩张阴道,直至有规律的性生活。

(3)宫腔积血者初潮时即应行手术治疗,必要时切除子宫。

4.预防

(1)孕妇须避免在妊娠早期使用雄激素、抗癌药、沙利度胺(反应停)等。

(2)孕妇须于妊娠早期增强体质,避免某些病毒或弓形虫感染。

五、常见并发症及处理

(1)伤口感染的主要原因是外阴处被粪便等污染。其主要预防方法是术后预防性使用抗生素,对外阴、人工阴道进行清洁护理。

(2)术中大出血、盆腔血肿:手术解剖结构要清晰,分离时要小心,及时结扎血管以止血。术后行止血治疗,一般经过非手术治疗患者均可治愈。

(3)直肠、膀胱损伤:常规术前肠道准备,术后常规膀胱镜检查,若发现损伤,及时行修补术。

(4)术后人工阴道狭窄:术后早期、长期佩戴模具,逐渐增大模具的尺寸,坚持使用,防止阴道回缩。

(5)盆腔脓肿、人工阴道积脓较少见,术后预防性使用抗生素,必要时行引流术。

(杨秋花)

第六章 女性盆底组织损伤性疾病

第一节 盆腔器官无症状性脱垂

一、病因

盆腔器官脱垂是因为存在支持结构的损伤,可能有真正的撕裂,或神经肌肉功能障碍,或二者兼而有之。

(1)分娩损伤:分娩过程中软产道及其周围的盆底组织极度扩张,肌纤维拉长或撕裂,特别是第二产程延长和助产手术所导致的损伤。若产后过早参加体力劳动,特别是重体力劳动,会影响盆底组织张力的恢复,导致未复旧的子宫有不同程度的下移,常伴发阴道前后壁膨出。

(2)支持组织疏松、薄弱:①绝经后雌激素水平降低,盆底组织萎缩、退化而薄弱;②盆底组织先天发育不良,在上述病因基础上,有慢性咳嗽、便秘,经常进行重体力劳动等造成长期腹内压增加,可加重或加速脱垂的进展。

二、临床表现

盆腔器官脱垂的患者会出现一些伴随症状。应该确定这些症状是否存在以及严重程度。临床医师应该特别询问一些与下尿道和胃肠道系统相关的症状,如尿失禁、大便失禁、尿急迫或频繁。此外,还应明确是否存在膀胱出口或直肠梗阻性症状(不能完全排空膀胱或直肠)。往往不能区分哪些是由脱垂所引起的特异性症状。许多轻度脱垂的妇女并没有症状,因此当把症状归结于轻度脱垂时应当谨慎。即使在一些严重脱垂的妇女中,有时也很难区分一些特殊症状的病因。

对于无症状或症状轻微的患者不需要积极治疗时,有必要进行全面检查,将结果作为基线,用于今后对比的参照。进行一般的体格检查后,应该重点进行盆腔检查,包括对脱垂程度和受累器官的全面评价。所有妇女都应行盆底肌肉功能的检查。评分对于临床来说并非是必须的,但能够帮助医师评价治疗前后的肌肉功能。双合诊检查后,患者仍取膀胱截石位,检查者能够在处女膜内沿骨盆侧壁4点和8点位置处触摸到肌肉。此时应该评价基础肌肉张力和自主收缩时增加的张力,还有肌肉收缩的强度、时程和对称性。肌肉张力和强度可分级评分为0~5分,5分为正常,0分完全没有张力和收缩。

对于所有脱垂患者都应该进行的辅助检查包括筛查泌尿系感染和测定残余尿量。对于残余尿增多(代表膀胱排空不全)者需要进一步的评价。目前,还没有辅助检查能够预测无症状性脱垂是否会发展为有症状性脱垂。

三、处理决策

在全面的病史和体格检查之后,对有严重症状需要治疗的妇女应该进行相应的治疗。对于那些没有脱垂所特有症状的妇女,没有证据支持对脱垂的早期治疗能够有更好的结果。对于无症状妇女给予外科修复是完全没有必要的。无症状妇女通常会询问脱垂是否会加重,如果加重,她们是否应该接受手术治疗来预防以后的进展。目前,医师尚不能预测哪些患者会加重或经历多长时间发展为症状性脱垂。因此,一般情况下对于无症状妇女不推荐手术干预。

尽管没有循证医学的临床试验,但对于无症状性脱垂妇女,一些建议可能减少其无症状性脱垂发展成症状性脱垂。

四、无症状性膨出的生活方式干预

1.保持足够的水分摄入并且在规律的间隔时间内排空膀胱

保证摄入足够的水分。尽管许多妇女由于工作需要养成了几个小时不排尿的习惯,并在年轻时尚能耐受,但随时间的推移很可能发展成尿急、尿频或尿失禁症状。无症状脱垂可能因此发展成有泌尿系统症状的脱垂。应该鼓励女性每天在规律的间隔时间内排尿;当液体摄入量足够时,通常间隔时间不应该超过 4 h。特别是对于膀胱排空不全者,规律的排尿可以减少泌尿系感染的发生。

2.建议排便费力者增加纤维的摄入

每日纤维摄入的标准量是 25～30g。

3.避免一过性或慢性的腹腔内压力增高

负重时应该采取正确的身体姿势(如举重物时弯曲膝盖、挺直背部)。通常建议那些有盆底功能障碍性疾病的妇女限制或避免负重或用力。尽管尚没有循证证据支持限制负重或用力能预防盆底功能障碍性疾病的发生,但经验表明:降低腹部负重、改善体育活动中机体的功能、治疗慢性便秘和咳嗽可能会有所裨益。

4.超重者减轻体重

超重是诱发盆底功能障碍性疾病的危险因素,并使业已存在的盆底功能障碍性疾病的症状进一步恶化。压力性尿失禁的症状可能随体重降低而改善或消失。

5.处理好伴发疾病

许多糖尿病妇女的尿急、尿频和急迫性尿失禁可能由血糖控制不满意(高血糖或尿糖)而诱发或加重。在这种情况下,泌尿系感染也会经常发生并加重排尿症状。糖尿病的改善和控制是针对排尿症状处理的第一步。另外,为限制咳嗽,也应很好地控制呼吸系统疾病,如哮喘或支气管炎。

(周　琳)

第二节　盆腔器官症状性脱垂

一、临床表现

1.症状

盆腔器官脱垂可出现伴随症状。治疗选择通常取决于症状的严重程度和脱垂的程度以及患者的全身健康状况和活动水平。因此,仔细评估下尿道症状非常重要。

盆腔器官脱垂的妇女常伴有泌尿系统症状,而发病机制可能各不相同。有些患者可能因尿道功能异常而出现压力性尿失禁。另一些患者则因脱垂出现尿道扭结和梗阻，导致尿道功能异常，但可以控尿，这种症状称为隐匿性的尿失禁。一项研究发现，Ⅲ度或Ⅳ度阴道前壁脱垂的患者发生尿道梗阻的概率为 58%，而Ⅰ度或Ⅱ度患者发生尿道梗阻的概率为 4%。仔细询问患者，就会发现既往有压力性尿失禁史的患者随脱垂严重程度的增加，尿失禁症状反而缓解了。尿道梗阻患者通常会合并膀胱排空困难，表现为排尿延迟、尿频或无法排空膀胱，有些患者可能需要通过回纳脱垂来帮助排空膀胱。

应该常规问及盆腔器官脱垂患者有关排便的症状。此外，大多数该病患者的性功能会受到不良影响，因此应将性功能的评估作为一项常规评估。了解治疗后性功能的好转或恶化，在盆底重建的手术中尤为重要。

2.体格检查

该病患者的体格检查重点在盆腔检查。当患者以膀胱截石位进行检查时，首先应看外阴和阴道，特别是看脱垂阴道的暴露上皮有无溃疡或糜烂。如溃疡可疑癌变，应立即行活检；对外观良性的溃疡应密切观察，如果经治疗不好转，则需活检。

评价盆腔器官脱垂的患者时，建议将盆腔分为不同的区域，分别代表不同的缺陷。评估前盆腔和后盆腔时最好用单叶窥具。即当检查前盆腔时，把窥具放在阴道后壁，向下牵拉；当检查后盆腔时，把窥具放在阴道前壁，向上牵拉。在评价后盆腔缺陷时三合诊检查也很有用，它可以用于区分阴道后壁缺损和肠疝。在评价不同区域缺陷时，应该鼓励患者做 Valsalva 以动作获得最大限度的膨出。

进行盆腔检查的同时应该评价盆底肌肉功能。让患者取膀胱截石位，行双合诊检查后，检查者可以触摸耻骨直肠肌，位于处女膜内沿骨盆侧壁大约 4 点和 8 点的位置。检查者可以感知基础肌张力，收缩时张力是否增加，还可以感知收缩强度、持续时间和对称性。还应该进行三合诊检查来评价肛门括约肌复合体的基础肌张力和收缩时的肌张力。

3.辅助检查

(1)尿道活动性的测定：许多该病患者也会有尿道高活动度(即静息情况下尿道角度大于 30°，或者用力最大时角度大于 30°)。在一些将要进行脱垂的外科治疗的患者中，尿道高活动度合并尿失禁的症状可以帮助决定是否应该行抗尿失禁的手术。尿道活动性的测定可以通过棉签试验或是超声检查。盆腔检查时，将利多卡因凝胶涂抹于尿道或棉签顶部。将棉签放在尿道膀胱交界处，应用测角器可以测量棉签与地面之间形成的角度，包括静息状态下的尿道角度和用力最大时的角度。应用阴道超声来测定时，将超声探头置于患者的会阴体，测定静息和 Valsalva 动作的尿道轴和耻骨联合的距离的改变。

(2)膀胱功能评估：盆底膨出的患者可以表现出程度不一的下尿路症状。尽管一些患者可能没有明显症状，但是获得膀胱和尿道功能的客观信息仍然很重要。对于严重盆腔器官脱垂患者，脱垂产生的尿道扭曲效应可能掩盖潜在的漏尿问题，因此应该将脱垂复位，行基础膀胱功能测定来模拟脱垂治疗后膀胱、尿道的功能状态。目前还没有对残余尿的异常数值达成共识，如果患者排出了 150 mL 尿或者更多，残余尿小于或等于 100 mL 是可接受的。

(3)尿流动力学检查：对于大多数该病患者，尤其是没有手术指征的患者，复杂的尿流动力学检查并不是必需的。但如果需要更多的有关逼尿肌功能的数据，或更多的有关尿道功能的定量数据，就需要进行尿流动力学检查。

(4)影像学检查：对于盆腔器官脱垂的患者并不常规行诊断性影像学检查。但是如果有临床指征,那么可做的检查包括测定膀胱功能的荧光透视检查,对怀疑有肠套叠或直肠黏膜脱垂的患者可以行排粪性造影检查。磁共振成像(magnetic resonance imaging,MRI)对于该病还没有广泛应用,主要用于科学研究。

二、盆腔组织缺陷的分类

现代解剖学对盆底结构的描述日趋细致,腔室理论是代表。它的特点是在垂直方向上将盆底分为前、中、后三个腔室,前腔室包括阴道前壁、膀胱、尿道;中腔室包括阴道顶部、子宫;后腔室包括阴道后壁、直肠;由此将脱垂量化到各个腔室。最常见的盆底支持结构异常包括直肠膨出、肠膨出、膀胱膨出和子宫脱垂,分别反映了直肠、小肠、膀胱和子宫的移位,是盆内结缔组织损伤、肛提肌损伤或者前两者共同所致。

直肠膨出是指由于保持直肠后位的直肠壁肌肉和阴道旁肌肉的结缔组织薄弱,使得直肠突向阴道。肠膨出是指小肠疝,是盆底支持结构障碍中唯一真正的疝。大多数肠疝向下突入宫骶韧带和直肠阴道间隙之间,也可能发生在阴道顶端。

膀胱膨出是指膀胱向阴道前壁的膨出。膀胱膨出通常发生在耻骨宫颈结缔组织中线薄弱或者与其侧方及上方结缔组织脱离的情况下。由于主韧带和宫骶韧带对阴道顶端的支持减弱,子宫颈和子宫向阴道口脱出。全盆底脱垂包括子宫和阴道膨出以及子宫切除术后阴道穹隆膨出,即全部阴道外翻。

这些术语有时不甚精确,容易使人误将思路集中在膀胱、直肠、小肠或者子宫上,而不是导致这些疾病的特定阴道支持结构的缺损方面。

1.前盆腔组织缺陷

其主要是指阴道前壁的膨出,同时合并或不合并尿道及膀胱膨出。阴道前壁松弛可发生在阴道下段,即膀胱输尿管间嵴的远端,叫前膀胱膨出,也可发生在阴道上段,即输尿管间嵴的近端,又叫后膀胱膨出。

临床上两种类型的膨出常同时存在。前膀胱膨出与压力性尿失禁密切相关,后膀胱膨出为真性膀胱膨出,与压力性尿失禁无关。重度膀胱膨出可出现排尿困难,有时需将膨出的膀胱复位来促进膀胱排空。重度膀胱膨出可以掩盖压力性尿失禁的症状,需要将膨出组织复位后再明确诊断。选择手术时一定要明确解剖缺陷的具体部位。

2.中盆腔组织缺陷

其以子宫或阴道穹隆脱垂以及肠膨出、道格拉斯陷凹疝形成为特征。

3.后盆腔组织缺陷

其主要指直肠膨出和会阴体组织的缺陷。近年来医师更关注对后盆腔解剖结构缺陷的手术恢复方法,并认识到了会阴体或直肠阴道隔缺陷可导致整个盆腔连接组织系统的退化。有学者提出因盆腔其他部位病变需行手术时,不论合并何种程度的会阴体松弛,最好能同时予以修补,这样有利于盆底的支持及恢复阴道的正常轴向。

三、非手术治疗

(一)子宫托治疗

1.子宫托治疗的适应证、禁忌证和优缺点

脱垂是子宫托最常见的适应证。它可作为脱垂的一线治疗方式,也可用于术后症状缓解不满意或复发、失败者。一些能顶起膀胱颈的子宫托可用于治疗尿失禁,尽管不能作为尿失禁的一线治疗方法。子宫托还可作为诊断性的工具,术前短期应用以观察脱垂与哪些症状有关,如是否伴尿失禁,以便决定适当的手术方式。有些子宫托还被用来治疗既往有妊娠期宫颈功能不全的孕妇,防止宫颈扩张、早产。子宫托的优点:它是现有唯一治疗脱垂的非手术方式,适于不宜手术的患者,风险低,还可用于症状较轻或间断出现症状的患者,或暂时用于需要推迟手术而需减轻症状、保留生育功能的患者。子宫托的缺点:需要持续护理,有阴道感染、发生炎症、溃疡、糜烂的风险,如被遗忘,还可能发生溃烂,溃烂入膀胱或直肠,故其禁忌证包括不能按要求随诊者、痴呆者和已有阴道溃疡者。

2.放置子宫托

不同类型的子宫托主要分为两类,即支持型和占位型。支持型托是那些可利用托的弹性机制使其停留在后穹隆,同时顶在耻骨后而起到支撑、提升阴道上段作用的托,如圆环形子宫托。占位型托是与阴道壁之间能产生吸力的,或比阴裂直径大的托,或两种机制都有的带柄形托,从而能使托维持在原位。最常用和研究最多的两种是圆环形托和带柄形托。带与不带隔膜的圆环形托适合Ⅰ~Ⅱ期脱垂,带有隔膜的圆环形托对同时伴膀胱膨出者尤其有效。带柄形托适于重度或完全的脱垂,它顶端的盘中凹面对着子宫颈或穹隆,柄在阴道入口的后方。有凹面的盘通过产生吸力可支撑子宫颈或穹隆,柄利于托的取出。

放置子宫托的原则是使用既能减轻脱垂又能保持在原位的最小子宫托。关于放置子宫托的技术,临床尚无可以依赖的循证标准。没有支撑(无隔膜)的环形子宫托适于有子宫的妇女,有支撑、带隔膜的环形子宫托更适于阴道穹隆脱垂的妇女。使用环形子宫托需要会阴体有一定的支持。卵圆形子宫托适于阴道狭窄的妇女。带柄子宫托适于环形托放不住的较重症脱垂者,通常也需要一定的会阴体支撑。带柄子宫托一般不适于性活跃者。拱形托是针对膀胱膨出而设计的,无柄的子宫托适于子宫脱垂而不伴膀胱、直肠膨出者。面包圈形托和立方形托属于占位型子宫托,应作为各种子宫托无效后的最后选择类型,它们对会阴体的支撑不像其他类型子宫托那么重要。

一般情况下,应每晚取出子宫托,第二天再重新放置。但目前的硅胶子宫托连放几个晚上,一般不会有不良后果,故可隔日取出一次或一周取出两次。实际上,硅胶子宫托可以一次在原位安全地放置几个星期甚至几个月。护理子宫托时不需要特殊的清洁,用温水清洗即可。多数情况下,子宫托可与阴道雌激素联合应用,也可联合使用带有缓释雌二醇的弹性环,将其放在阴道上段,再放子宫托。有阴道分泌物、炎症或出血症状时应复诊。

在适当补充了阴道雌激素后,子宫托的使用很少有并发症。如发生炎症,最常见的为细菌性阴道病,可通过增加换置频率及适当加用阴道抗生素而治愈。使用子宫托者如有阴道出血,必须像所有异常出血的妇女一样进行系统检查。停止使用子宫托最常见的原因是没有很好地缓解脱垂症状。

(二)盆底康复训练治疗

盆底康复可作为年轻、轻症脱垂患者的一线治疗方案,经济、无创、无不良反应。如在正确指导下锻炼,或辅以器械及电刺激,长期坚持者可在一定程度上预防脱垂的进展。盆底康复主要针对压力性尿失禁,现在也用于脱垂的非手术治疗。目前有关脱垂发生的理论提示,脱垂可能由盆底肌收缩力下降而不能支持盆腔内的器官造成,这既可能是因为机械性损伤,如阴裂撕裂后的延展或扩大,也可能是因为盆底肌肉的去神经化,进而肌肉萎缩。严格的讲,盆底康复训练治疗对脱垂无绝对禁忌证,对无症状及症状轻微或脱垂手术后的患者进行连续、有规律的盆底康复训练治疗,有较好的疗效。据报道统计,盆底康复训练治疗后的症状改善率大于50%。它包括自主的和用不同方法加以帮助的康复性训练,目前主要有以下几种。

1. 盆底肌肉锻炼

盆底肌肉锻炼是指患者有意识地对盆底的肛提肌进行自主性收缩以加强盆底肌的支撑力,又称凯格尔运动。因其简易、无创、无不良反应、经济,且不妨碍以后的治疗,故可作为轻症脱垂的一线治疗方案。有资料表明,盆底肌肉锻炼做好了,可使轻症患者的手术平均延迟5年。盆底肌肉锻炼主要锻炼的是肛提肌、尿道、肛门外括约肌。盆底肌肉主要由横纹肌组成,其中肛提肌由70%的Ⅰ型纤维(即慢反应纤维)和30%的Ⅱ型纤维(即快速反应纤维)组成。维持盆底正常功能需要两种类型肌肉均能正常收缩。肌肉的厚度与其收缩力明显相关,会阴部超声已显示脱垂患者盆底的肌肉要薄于无脱垂者。用牛津评分系统按照盆底肌静息时的张力和收缩时的强度分为5级。一般可用肌肉收缩的强度、持续时间、移动度和重复性来评价。盆底肌肉收缩时,闭孔内肌和其他使髋关节外转的肌肉也同时收缩,可利用这些机制设计锻炼方法,以达到最大限度地锻炼所有盆底肌。

盆底肌肉治疗的第一步是要提高患者对盆腔肌肉的认知和了解。在处女膜内侧按摩3点和9点位置的耻尾肌,嘱患者对抗检查的手指进行收缩,如检查者的指尖受到来自侧方的压力,则说明有效。同时,检查者将另一只手放于患者的腹部,感知腹部肌肉是否处于放松状态,要避免患者在收缩盆底肌肉时收缩腹肌和臀大肌,而专注于训练阴道、肛门周围的肌肉力量。然后让患者按照盆腔肌肉锻炼的时间表开始锻炼。已有数种时间表可供应用,但有关肌肉收缩的最佳强度还无定论。每次收缩肛门不少于3 s,然后放松,连续15～30 min,每日2～3次;或每天做150～200次,6～8周为一个疗程。

2. 实时超声

实时超声也可作为盆底肌肉锻炼的有用形式。可用超声图像来研究肌肉收缩的功能。通过超声图像可识别收缩、提升的那部分肌肉。患者可通过实时超声观察到盆底肌肉的收缩结果。研究表明在要求下无法正确收缩盆底的患者通过实时超声生物,反馈有57%的患者最后可做到正确收缩盆底。在患者行盆底肌收缩和Valsalva动作时,超声可提供有关膀胱尿道角、尿道活动性、直肠肛管角、肛提肌带角的客观评价。放置于坐骨粗隆近中侧的会阴探头可提供下尿路的矢状图像。腹部探头可提供腹部膀胱壁后下段的矢状旁或横断面。对于矢状旁切面,应把探头放置在耻骨联合上中线稍偏旁侧,打出上侧到中下方向的矢状面。理想的盆底肌肉收缩可使盆内筋膜紧张、肌肉收缩,由此导致一种膀胱后下壁的逐渐突起的、孤立的凹陷,同时伴有膀胱向头腹侧的移动。膀胱壁的这种移动在会阴部探头的矢状面和矢状旁面显示得很清楚。在腹压增大(如咳嗽)时,膀胱壁向头腹侧移动,对提供盆腔器官支持、维持膀胱颈在适当的位置都是至关重要的。经腹图像可使检查者能同时评价盆底肌肉的左右侧,以保证运动时盆底肌肉的对称性,因在盆底功能障碍患者中,盆底肌肉的收缩经常是非对称性的。膀胱向骶背侧移动或移动时,在膀胱后壁无凹陷被认为是异常的。膀胱壁上缺乏清晰可见的凹陷提示盆底筋膜张力和盆底肌肉的缺失,或者盆底肌肉神经的损害。膀胱向骶背侧的移动常发生在患者做Valsalva动作、向下用力时。

研究认为,目前还没有一种辅助方法的效果能超过单独的盆底肌肉锻炼。减少或减轻脱垂的因素(如减少腹压)也具有重要意义。子宫托对特定适应证的人效果肯定。在选择手术前,所有患者均可先尝试一下保守治疗方法。

四、前盆腔脱垂手术治疗

1.抗尿失禁手术

目前抗尿失禁手术有传统的尿道膀胱角缝合,适合轻度压力性尿失禁(stress urinary incontinence,SUI),对重度 SUI 效果差,且作用不持久。膀胱颈悬吊术一度为治疗尿失禁所推崇的手术,在抗 SUI 吊带手术逐渐普及后,应用逐渐减少。抗 SUI 吊带已成为临床一线主流术式。新近发明的抗 SUI 单切口小吊带创伤小,但尚无循证医学及长期随访资料。

2.阴道前壁修补术

关于此类手术,传统术式为 Kelly 的阴道前壁折叠缝合修补术。它由 Kelly 20 世纪初所倡导,沿用多年,现仍有其临床地位。其优点是手术操作相对容易,术中、术后并发症少,缓解临床症状好,但对重度膀胱膨出者,解剖学上的矫正效果差,且有一定的术后复发率。

3.阴道旁修补术(PVR)

早在 20 世纪初,White 就提出,膀胱膨出不仅仅是因为阴道壁及膀胱本身支持组织的过度伸展、变薄,还因为两侧固定膀胱的耻骨宫颈筋膜在盆筋膜腱弓处被撕裂,形成阴道前壁旁侧组织缺陷,并提出了相应的手术方式。但他的理论与手术方式一直到 20 世纪 70 年代后才重新被人们所认识。Richardson 等于 1976 年研究证实,85%~90%的膀胱膨出是由阴道旁缺陷所造成。Shull 等通过对尸体及在手术中的观察发现,阴道旁缺陷可以 3 种不同的方式发生。第 1 种,整个白线仍附着于骨盆侧壁,而耻骨宫颈筋膜从腱弓分离;第 2 种,整个白线从盆壁分离,但仍与耻骨宫颈筋膜相连,第 3 种,白线裂开,一部分与盆壁相连,而另一部分与耻骨宫颈筋膜相连。

五、后盆腔脱垂的治疗

1.补片材料加固的阴道后壁修补术

对自身组织薄弱或复发者,有不少关于直肠膨出修补时加用合成补片或同种、异种生物补片的报告,1 年效果优于或等于未加补片者,但多数报告随访时间不够长,且缺乏循证医学根据。最近的一篇文章报告了 23 例直肠膨出,使用猪真皮的异种生物补片进行加固修补,3 年的随访显示有高达 41%的复发率。Marks 等认为,传统阴道后壁修补的总体复发率仅 7.1%,无加用补片之必要。他们随机比较了 3 组用自体组织与合成补片修补阴道后壁的结果,其中 2 组未显示有差异,而阴道后壁补片的暴露率达到了 16.9%。目前资料表明,用自体组织修补与用补片修补相比有同样成功的结果,却没有使用网片的固有风险。故鉴于补片有破溃、感染、排异等潜在并发症,增加手术成本,且并未显著减少复发率,一些专家提出,在缺乏循证医学根据的情况下,补片的使用应权衡利弊,谨慎行之,其使用范围应严格限制在临床研究或有选择的特定病例中,并不支持将补片常规用于修补阴道后壁,在典型患者中传统阴道后壁修补术仍是标准方法。

2.肛提肌缝合加会阴体修补

若盆腔器官脱垂患者伴有阴裂增大,同时有会阴肌肉陈旧裂伤,应加行会阴体修补及肛提肌缝合,后者可加强修补效果,缩窄阴道的中、下段,加强肛提肌力量,前者可起到进一步关闭阴道口,是阻止脱垂发生的最后防线,尤其适合年老、无性活动者。扩大的或高位的会阴体修补术,仅可考虑用于年老、脱垂反复复发、无性生活要求者。对仅作为组成重度盆腔脏器脱垂一部分的轻度到中度、无症状的阴道后壁膨出,手术可能带来性交痛,关于年轻、性活跃者是否需要修补阴道后壁,学者们仍有争议。

(周　琳)

第三节　压力性尿失禁

压力性尿失禁是指腹压增大引起的尿液不自主流出。真性压力性尿失禁指在膀胱肌肉无收缩状态下,由膀胱内压大于尿道压而发生的不自主性尿流出,是由压力差导致的尿流出。压力性尿失禁患者的常见主诉是当腹压增大时(如咳嗽、打喷嚏),出现无法抑制的漏尿现象。急迫性尿失禁是由膀胱无抑制性收缩,使膀胱内压力增加,导致尿液自尿道口溢出。弄清这两种尿失禁区别的意义在于,对真性压力性尿失禁可以通过手术恢复尿道及其周围组织的正常解剖关系,达到治疗的目的。而急迫性尿失禁主要依靠药物和行为的治疗,使膀胱的自发性收缩得到抑制。如果这两种尿失禁同时存在,那么诊断和治疗起来就比较复杂。

一、病因学

压力性尿失禁的病因复杂,主要的有年龄因素、婚育因素和既往妇科手术史。其他可能的危险因素包括体重指数过高、类似的家族史、吸烟史、慢性便秘等。由于这些因素的复杂关系,很难预测出现尿失禁的概率。

二、控尿机制

真性压力性尿失禁是由腹部压力增加,这种压力又传递到膀胱所致。尽管此时膀胱无收缩,但突然升高的腹压传到膀胱,使膀胱内压升高超过膀胱颈和尿道括约肌产生的阻力而导致漏尿。尿道闭合压力的异常有多方面的原因,但主要是主动控尿机制缺陷、解剖损伤及尿道黏膜封闭不全。

(一)主动控尿功能

女性主动控尿功能由尿道括约肌和膀胱颈肌肉的主动收缩产生,这些肌肉的主动收缩提供了膀胱出口闭合的力量。这些收缩彼此独立并且和传递到近端尿道的力结合在一起,形成了尿道关闭压。正常情况下,尿道主动收缩发生在腹压内升高前 $250\,\mu s$,咳嗽或打喷嚏导致腹压升高,首先主动提前收缩膀胱,关闭膀胱出口,抵抗腹压压迫膀胱产生的排尿作用。分娩创伤和其他尿失禁的诱发因素可使支配相关肌肉的神经受到损伤或在肌肉本身受损伤后由瘢痕组织替代,这些可使盆底肌和括约肌的质量和数量发生变化,导致压力性尿失禁。

(二)维持控尿的解剖基础

女性尿道是膀胱闭合控制机制的功能部分,其本身并无真正的内括约肌。一般只要上端一半尿道是完整的,且有适当的功能,排尿即可自行节制。膀胱控制良好的决定性因素是尿道膀胱颈和膀胱周围的韧带筋膜等支持组织,如解剖上这些支持组织完整,则尿道中上段是作为腹腔内器官存在的。腹压增大时,在传递到膀胱表面时也以同样的程度和大小传递到腹内的尿道近端;同时支持膀胱颈和尿道的韧带筋膜的韧性对腹压产生反作用力,从而挤压尿道,使得膀胱出口关闭。相反,患有压力性尿失禁的女性的这些韧带较松弛和受到牵拉,造成膀胱颈下降,以致腹压不能传递到近端尿道和膀胱颈部。因此,这类患者的咳嗽和打喷嚏等增加的腹压仅作用于膀胱,不作用于膀胱颈部和尿道近端,产生较强的排尿力量。

(三)尿道黏膜与黏膜下

柔软的尿道上皮和尿道黏膜下血管丛产生的黏膜密封作用是参与控尿的第三个机制。女性尿道平滑肌与上皮内层之间有丰富的血液供应,大大增厚并加强了黏膜层,使得尿道壁自然关闭,提高了尿道静压。尿道上皮黏膜血管丛对雌激素敏感,雌激素的作用使其血流丰富、黏膜柔软且厚实。如果尿道失去了柔软性或者由于手术、放疗、雌激素缺乏,黏膜下血液供应不良,也会影响尿道严密闭合。

上述三种机制的同时作用维持控尿。这可以解释为什么一位年轻女性经过多次生产,并有韧带损伤(控尿的解剖机制丧失),却无压力性尿失禁,直到绝经期后,雌激素水平下降(尿道黏膜的封闭机制减弱)才出现压力性尿失禁。这也可以解释为什么不是所有患尿道过度移动的女性都发生压力性尿失禁,因为增加主动机制的作用和尿道黏膜保持完好可以代偿解剖机制的丧失。在深入了解控尿机制的相互作用后,可以理解为什么标准的膀胱悬吊术对有些女性效果不佳。

三、压力性尿失禁的临床评估

(一)压力性尿失禁病史

1.与压力性尿失禁相关的症状和病史

病史和体检是尿失禁诊断的基础。详尽的病史能提供有关尿失禁病因的相关信息,也能为选择进一步的检查而提供依据。引起尿失禁的病因很多,如泌尿系感染、萎缩性阴道炎、急性谵妄状态、运动受限、便秘。Resnick归纳了几种引起暂时性尿失禁的常见病因,创建了"DIAPPERS"记忆法。而女性压力性尿失禁与生育、肥胖、盆腔手术等因素有关,男性压力性尿失禁多为前列腺手术所致。

在病史采集中需对患者的主诉进行一定的分析。如主诉尿急,有可能指突然出现强烈的排尿感(常为急迫性尿失禁),或患者因担心尿液溢出而做出的过度反应(压力性尿失禁的表现),或患者憋尿时感觉下腹部严重不适或疼痛并无急迫排尿感或未出现过急迫性尿失禁(感觉型尿急或间质性膀胱炎表现)。尿频通常指每天排尿次数超过 7 次。尿频可为过多服用利尿剂或咖啡因等能刺激利尿的饮料。但这种尿频为尿量过多所致,表现为排尿次数增加而排尿量基本正常,又称多尿。而因泌尿系统疾病产生的尿频为排尿次数增加的同时每次排尿量明显减少(24 h 平均每次排尿量＜200 mL)。原因有泌尿系感染(感觉型尿急)、逼尿肌过度活动(运动型尿急)、膀胱排空障碍(残余尿增多或慢性尿潴留)等。其他膀胱内病理改变(如膀胱内结石、膀胱结核和膀胱癌)也会出现尿频症状。另外,泌尿系外疾病(如有盆腔肿物、妊娠、盆腔炎、前列腺炎)也是造成尿频的常见原因。需要询问以上所有疾病的病史才能做出准确的诊断。夜尿增多与多种因素有关,如逼尿肌过度活动,残余尿增多导致膀胱有效容量减少和夜间尿量过多,也有可能与睡眠方面的疾病有关。白天尿频而夜间正常常提示有精神因素作用,或与饮水过多、口服利尿药和饮食中有利尿成分(如咖啡因)等有关。

女性膀胱膨出者常因膀胱颈后尿道下移出现压力性尿失禁,而膨出严重者则因尿道扭曲反而出现排尿困难,甚至充盈性尿失禁。

各种各样可能影响到膀胱尿道功能的神经系统疾病均可导致尿失禁的发生。例如糖尿病早期可出现逼尿肌过度活动所致的急迫性尿失禁,而糖尿病性膀胱病变严重者因逼尿肌收缩无力而出现充盈性尿失禁。高位截瘫多因逼尿肌反射亢进而出现急迫性尿失禁,而骶髓损伤则常导致充盈性尿失禁。

2.反映压力性尿失禁的特征和严重程度的症状

女性压力性尿失禁为尿道功能障碍所致,根据其发病机制不同分为两型:解剖型压力性尿失禁,表现为膀胱颈后尿道明显下移;固有尿道括约肌缺陷型压力性尿失禁(intrinsic sphincter deficiency,ISD)。两种压力性尿失禁的鉴别极为重要,标准的膀胱颈悬吊术对 ISD 的疗效极差。根据定义,ISD 的产生与尿道固有括约肌机制下降有关,产生或提示尿道固有括约肌功能受损的因素很多,在询问病史时应加以考虑。一般来说,解剖型压力性尿失禁多为轻度或中度,而 ISD 患者尿失禁严重;此外还可以通过尿动力学检查(腹压型漏尿点压力低于 5.9 kPa)鉴别是否为 ISD。通过临床表现可以对压力性尿失禁的严重程度进行初步评估。有资料显示 Stamey 分级系统与 ISD 的严重程度成正相关,如患者压力性尿失禁症状严重时应考虑 ISD 的可能性。咳嗽、大笑或打喷嚏等出现轻度至中度压力性尿失禁者多与膀胱颈后尿道下移有关,因此需要了解患者有无膀胱膨出,若有,了解其严重程度。询问下蹲时有无阴道口肿物膨出感,或下蹲时是否有明显的排尿困难等,这些症状均提示可能存在膀胱后壁膨出(膀胱颈后尿道随之下移)。同时需要了解有无生育、难产、子宫切除等可能损害盆底肌功能、造成膀胱后壁膨出的因素。如平卧有咳嗽漏尿,但下蹲确有排尿困难常提示有严重的膀胱后壁膨出(或称阴道前壁膨出)。有时膀胱后壁膨出者常主诉排尿困难,并无明显压力性尿失禁症状,但并非无压力性尿失禁,一旦将膨出的阴道前壁复位后即可表现出典型的压力性尿失禁。

既往史应包括过去及现在的疾病史、手术史、妇产科病史和目前药物史。神经系统状态会影响膀胱和括约肌功能。应了解患者以前有否神经系统疾病,如肌肉萎缩、瘫痪、震颤、麻木。了解有否肌肉痛、瘫痪或不协调运动及双眼视力情况。前列腺手术、阴道手术或尿失禁手术可能导致括约肌损伤;直肠和根治性子宫切除术可能会造成神经系统损伤;放射治疗可以导致小容量低顺应性膀胱或放射性膀胱炎。

药物(如老年人常服用的利尿剂、α-受体激动剂和 α-受体阻滞剂)治疗可加重或导致尿失禁;抗胆碱能药物可通过阻断神经肌肉接头而抑制逼尿肌收缩,导致尿潴留,进而引起充溢性尿失禁。钙离子通道阻滞剂亦可抑制逼尿肌收缩。

在为绝经后期必须注意是否接受激素补充治疗,因为低雌激素导致的尿道黏膜萎缩对尿道结合部有不良影响。分娩史包括活产总数、最大胎儿体重、分娩方式及第二产程。胎儿高体重和第二产程延长可造成盆神经的损伤。应当询问患者尿失禁的出现与妊娠、分娩、绝经、手术的关系,为病理生理分析提供线索。

(二)体格检查

尿失禁患者的体格检查分为 3 个步骤:①腹部和背部检查;②盆底检查,对女性的检查内容包括有无器官膨出,对阴道疾病应行阴道双合诊了解子宫和附件;③进行神经系统的评估。

1.初步评估

初步评估包括望诊有无肥胖、先前手术瘢痕或有无腹部和腹股沟疝。有无神经系统疾病的体表征象,如骶部皮肤凹陷、皮下脂肪瘤、毛发、色素沉着和隆起。腹部触诊有无下腹部压痛和胀满等尿潴留体征。耻骨上叩诊可了解膀胱充盈程度。背部和脊柱检查了解有无骨骼畸形、外伤和手术瘢痕等。

2.女性盆底的检查

对病史及尿失禁严重程度的了解可初步判断尿失禁的类型和产生原因。但对女性尿失禁患者盆底的检查往往能提供有关的客观证据。如曾有膀胱颈悬吊术病史而症状复发,经阴道检查发现阴道前壁支撑良好,提示该患者压力性尿失禁的类型为 ISD。

女性盆底检查最主要的目的是了解女性患者有无膀胱后壁、直肠和子宫的膨出或下垂。如存在严重的膀胱前后壁膨出或子宫下垂,单纯进行压力性尿失禁手术不但会造成压力性尿失禁手术失败,还可因术后尿道扭曲造成排尿困难等,也会给日后进行生殖器官膨出或下垂的修补手术带来困难。

(1)阴道窥器检查:患者取截石位。先观察女性外生殖器有无异常,如小阴唇过度向后分开或肛门后移提示会阴体张力减退或去神经化。放入窥器之前应通过阴道口连接有无黏膜萎缩和阴道口狭窄。

放入阴道窥器后,应有次序地系统检查阴道前壁、阴道顶部、阴道后壁。

阴道前壁:采用阴道拉钩压住阴道后壁即可显示阴道前壁。观察有无尿道肉阜、尿道旁囊肿和尿道旁腺炎等。尿道硬结常提示有尿道炎症、憩室或肿瘤。如有尿道憩室,挤压之尿道口可见脓性分泌物。苍白、薄而发亮的阴道黏膜或黏膜皱襞消失则提示为缺乏雌激素所致的阴道炎。如曾有耻骨后阴道前壁悬吊术,阴道前壁留有瘢痕且固定,压力性尿失禁症状仍然严重提示为 ISD。

静止时阴道后壁平坦而前壁隆起则提示存在膀胱膨出,可根据患者屏气增加腹压来评估膀胱膨出的严重程度。目前临床上将膀胱膨出分为 4 级:对轻度或 Ⅰ 级膨出仅行膀胱颈悬吊术即可,对 Ⅱ 级膨出选择膀胱四角悬吊术,对 Ⅲ 级以上者应在行膀胱颈悬吊术的同时行膀胱膨出修补。

阴道顶部:再用一个阴道拉钩沿阴道前壁置入并向上提拉以暴露阴道顶部。观察子宫颈位置或子宫全切术后患者的阴道顶部位置。增加腹压时子宫颈下移提示子宫脱垂。如发现子宫颈位置异常或阴道黏膜病变,应进行详尽的妇科检查。

阴道后壁:子宫切除术后患者增加腹压时阴道顶部下移,提示可能存在肠道膨出或阴道穹隆脱垂。测量阴道后壁的长度可鉴别是否为肠道膨出或阴道穹隆脱垂,如为阴道穹隆脱垂,阴道后壁长度缩短;而阴道顶部膨出为肠道脱垂所致,则阴道后壁长度可无明显变化。如可疑肠道膨出,应同时进行直肠和阴道检查。患者取立位,检查者将拇指和示指分别置入患者的阴道和直肠内,嘱患者增加腹压,在两指间膨出疝囊处可感觉到因增加腹压所产生的脉冲波动。

用阴道拉钩固定后,如仍有阴道壁膨出(阴道前壁修补术后),则可能为直肠膨出(或称阴道后壁膨出)。阴道后壁膨出更接近阴道口。有时阴道后壁膨出严重或位置较高,则难与阴道穹隆部膨出区别,常在手术中才能区别。怀疑阴道后壁膨出,还应了解患者会阴体的完整性、会阴中心腱会阴肌的张力。

(2)其他检查

棉签试验:是判断膀胱颈后尿道有无下移的一个简便方法。患者取截石位。向患者的尿道内注入润滑剂,将一根消毒棉签经尿道插入膀胱,嘱患者增加腹压,如膀胱颈后尿道下移,则棉签抬高,加压前后夹角变化超过 30° 则提示膀胱颈后尿道有下移。

诱发试验和膀胱颈抬举试验:患者憋足尿并取截石位。检查者将示指和中指分别置于阴道两侧穹隆部,嘱患者增加腹压,如同时有尿液流出,即为诱发试验呈阳性。在做诱发试验时应注意观察漏尿的时间和伴随症状,压力性尿失禁者在腹压增大的同时出现漏尿,无明显的伴随症状;而急迫性尿失禁者常在腹压增大后出现漏尿,该现象与腹压增大等活动诱发逼尿肌无抑制性收缩有关,患者在漏尿的同时常伴有尿急症状。如诱发试验呈阳性,再次嘱患者增加腹压,出现漏尿后,再抬高两指,托起膀胱颈后尿道,如漏尿停止则膀胱颈抬举试验呈阳性。该结果提示压力性尿失禁与膀胱颈后尿道下移有关。注意在行膀胱颈抬举试验时阴道内的手指不能直接压迫尿道,否则可造成假阳性。如抬高膀胱颈后尿道后仍漏尿,则有两种可能:一种为膀胱颈位置抬高不够造成假阴性,另一种为患者尿道固有括约肌功能存在明显的缺陷。

3.神经系统的检查

详尽的神经系统检查应包括4个方面:①精神状态;②感觉功能;③运动功能;④反射的完整性。首先观察患者有无痴呆、麻痹性痴呆、瘫痪、震颤以及有无不同程度的运动障碍。通过检查患者的方向感、语言表达能力、认知水平、记忆和理解能力等评估其精神状态。排尿障碍性疾病可与痴呆、脑卒中、帕金森病或多发性硬化等所致的精神状态改变有关,也可为这类疾病所致的神经系统损伤所致。可根据不同皮区感觉的缺失了解神经损伤的水平。在检查某一特定皮区时应同时检查其位置感、震颤感、针刺感、轻触感和温度觉等。常用的脊髓水平皮区标志有乳头($T_4 \sim T_5$),脐(T_{10}),阴茎底部、阴囊上部和大阴唇(L_1),阴囊中部和小阴唇($L_1 \sim L_2$),膝前部(L_3),足底和足外侧面(S_1),会阴及肛周($S_1 \sim S_5$)。

进行运动系统评估时首先应检查有无肌肉萎缩,运动功能的不完全丧失定义为麻痹,而功能完全丧失则定义为瘫痪。下肢应检查的肌肉有胫前肌($L_4 \sim S_1$)、腓肠肌($L_5 \sim S_2$)、趾展肌($L_4 \sim S_1$)。可通过背屈、跖屈和趾展活动来了解以上这些肌肉的功能。

通常采用一定部位的皮肤感觉评估了解骶皮神经反射功能。骶神经根($S_2 \sim S_4$)主要分布于尿道外括约肌和肛门外括约肌,在临床上一般认为肛门外括约肌是会阴所有横纹肌的代表,因此通过肛门外括约肌来预测尿道外括约肌的功能。最常用的反射是皮肤肛门反射($S_2 \sim S_5$),即轻触肛门黏膜皮肤交界处可引起肛门外括约肌的收缩。该反射消失提示骶神经的损害,但有时正常老年人的此反射也不甚明显。还应行直肠指诊,除了解有关前列腺的情况外,怀疑有神经系统疾病应评估患者的肛门括约肌张力和肛门自主收缩的能力。肛门自主收缩能力正常则提示盆底肌肉神经支配功能和骶髓圆锥功能正常,如肛门括约肌张力和肛门自主收缩能力明显减弱或消失,则提示骶神经或外周神经受到损害,甚至圆锥功能完全丧失。而肛门括约肌张力存在,但不能自主收缩常提示存在骶上神经的损伤。

尽管球海绵体肌反射专指球海绵体的反射性收缩,但该反射可用于检查所有会阴横纹肌的神经系统。球海绵体肌反射为反映骶髓($S_2 \sim S_4$)活动的骶髓局部反射。男性的球海绵体肌反射检查与女性的不同。对男性患者,检查者预先将右手示指置入患者的肛门内(通常在直肠指诊时进行),然后用左手突然挤压患者的阴茎头,如肛门括约肌出现收缩,提示球海绵体肌反射存在。对女性患者则通常采用挤压阴蒂来进行球海绵体肌反射检查。对留置导尿管者可通过突然向外牵拉导尿管,刺激膀胱颈来诱发球海绵体肌反射。球海绵体肌反射消失通常提示骶神经受到损害,但大约20%的正常女性的球海绵体肌反射可缺失。

四、压力性尿失禁的治疗

当尿失禁的诊断、分类和严重程度被确定下来,就要选择治疗方法。以下是一些应用于压力性尿失禁的非手术和手术治疗方法。

(一)非手术治疗

一般认为,非手术治疗是 SUI 的第一线治疗方法,主要用于轻度、中度患者,同时还可以作为手术治疗前后的辅助治疗。

SUI 的非手术治疗方法主要包括生活方式干预、盆底肌肉锻炼、盆底电磁刺激、膀胱训练、佩戴止尿器、使用子宫托和药物治疗等。

1.生活方式干预

生活方式干预主要包括减轻体重、戒烟、禁止饮用含咖啡因饮料、生活起居规律、避免强体力劳动和避免参加增加腹压的体育活动等。

2.盆底肌肉锻炼

盆底肌肉锻炼又称凯格尔运动,由德国医师 Arnold Kegel 在 1948 年提出,半个多世纪以来一直在尿失禁的治疗中占据重要地位,目前仍然是对 SUI 最常用和效果最好的非手术治疗方法。其主要内容是通过持续收缩盆底肌(提肛运动)2～6 s,松弛休息 2～6 s,如此反复 10～15 次。每天训练 3～8 次,持续 6～8 周为一个疗程。

3.盆底电磁刺激

从 1998 年开始,电磁刺激被用来治疗尿失禁。目前用于临床的神经肌肉刺激设备有固定式和便携式,能产生脉冲式超低频磁场。便携式家庭装治疗仪的使用极为方便,可以穿戴于下腹部,无须脱去贴身衣服。盆底电磁刺激每次 20 min,一周 2 次,6 周为一个疗程。治疗 3 个月后,其有效率可达 50%,生活质量评分明显提高。有资料表明,盆底电磁刺激后盆底肌肉最大收缩压的改变程度高于盆底肌肉锻炼。盆底电磁刺激可能的不良反应主要为下腹部及下肢疼痛不适,但发生率很低。

4.射频治疗

利用射频电磁能的振荡发热使膀胱颈和尿道周围局部结缔组织变性,导致胶原沉淀、支撑尿道和膀胱颈的结缔组织挛缩,结果抬高了尿道周围阴道旁结缔组织,恢复并稳定尿道和膀胱颈的正常解剖位置,从而达到控尿的目的。该方法可靠、微创、无明显不良反应,但尚在探索应用阶段。

5.膀胱训练

(1)方法一:延迟排尿,逐渐使每次排尿量大于 300 mL。

治疗原理:重新学习和掌握控制排尿的技能,打断精神因素造成的恶性循环,降低膀胱的敏感性。

禁忌证:低顺应性膀胱,充盈期末逼尿肌压大于 3.92 kPa。

要求:切实按计划实施治疗。

配合措施:做充分的思想工作,写排尿日记,采取其他措施。

(2)方法二:定时排尿。

目的:减少尿失禁次数,提高生活质量。

适应证:尿失禁严重,且难以控制者。

禁忌证:伴有严重尿频。

6.佩戴止尿器

其作用原理是乳头产生的负压将尿道外口黏膜和远端尿道吸入,使之对合,同时对尿道远端组织起稳定及支托作用。外用止尿器对轻度、中度的 SUI 效果较好,对年轻患者,还具有使会阴肌肉张力恢复的效果,缺点是易引发尿路感染。另外,可以将止尿器置入尿道内,疗效优于外置止尿器,但其感染机会明显增加。使用阴道止尿器,可使得 24 h 失禁的尿液量明显减少,提高患者的生活质量评分。

7. 子宫托

其设计目的是为尿道和膀胱颈提供不同程度的支撑,以改善 SUI 的症状。对于配合盆底肌肉锻炼依从性较差的患者或治疗无效的患者,尤其是不适合手术治疗者,可考虑使用子宫托。

8. 药物治疗

药物治疗主要适用于轻度、中度女性压力性尿失禁患者。其主要作用原理在于增加尿道闭合压,提高尿道关闭功能,以达到控尿的目的,而对膀胱尿道解剖学异常无明显作用。目前主要用于 SUI 治疗的药物有 α_1-肾上腺素受体激动剂、三环抗抑郁药和雌激素。

(1)α_1-肾上腺素受体激动剂的使用。

原理:激活尿道平滑肌 α_1 受体以及躯体运动神经元,增加尿道阻力。

不良反应:高血压、心悸、头痛和肢端发冷,严重者可发作脑卒中。

常用药物:米多君、甲氧明。米多君的不良反应较甲氧明更小。

用法:每次 2.5 mg,每日两次。

疗效:有效,尤其合并使用雌激素或盆底肌肉训练等方法时疗效较好。

(2)三环抗抑郁药的使用。

原理:抑制肾上腺素能神经末梢的去甲肾上腺素和 5-羟色胺再吸收,增加尿道平滑肌的收缩力;并可以从脊髓水平影响尿道横纹肌的收缩功能;抑制膀胱平滑肌收缩,缓解急迫性尿失禁。

用法:50~150 mg/d。

疗效:尽管有数个开放性临床试验显示它可以缓解压力性尿失禁症状以及增加尿道闭合压,其疗效仍需随机对照临床试验(randomized controlled trial,RCT)研究加以证实。

不良反应:口干、视力模糊、便秘、尿潴留和直立性低血压等胆碱能受体阻断症状;镇静、昏迷等组胺受体-Ⅰ阻断症状;心律失常,心肌收缩力减弱;有成瘾性;过量可致死。目前此类药物中常用的有丙米嗪。更新型制剂的不良反应较小,但在中国未上市。

(3)雌激素

原理:促进尿道黏膜、黏膜下血管丛及结缔组织增生;增加 α 肾上腺素能受体的数量和敏感性。通过作用于上皮、血管、结缔组织和肌肉 4 层组织中的雌激素敏感受体来维持尿道的主动张力。

用法:口服或经阴道黏膜外用。

疗效:雌激素曾经广泛应用于压力性尿失禁的治疗,可以缓解尿频、尿急症状,但不能减少尿失禁,且有诱发和加重尿失禁的风险。

不良反应:最新研究对雌性激素特别是过去常用的单纯性雌激素在治疗女性压力性尿失禁中的作用提出了质疑,有资料显示这类激素在应用的早期阶段有一定疗效,但如果长期应用不仅有较多的不良反应(如增加子宫内膜癌、乳腺癌和心血管病的风险),还有加重压力性尿失禁症状的可能性。

（二）手术治疗

女性压力性尿失禁患者选择治疗方法时需要考虑下列几个重要问题：①SUI 是单纯解剖性、内在括约肌失功能，还是两者混合所致；②SUI 伴有尿频、尿急的患者，是否存在急迫性尿失禁的病因，在手术纠正解剖因素后，尿频、尿急、尿失禁是否仍然存在；③SUI 患者伴有膀胱膨出，在施行尿道悬吊术后是否会发生排尿困难、残余尿甚至尿潴留。

要解决上述问题，需进行全面检查。

做 Marshall 试验，用示指、中指在膀胱颈下、尿道两旁将阴道壁抬高后，用腹压时可阻止尿液外流；做棉签试验，方法如前文所述。上述两个试验提示尿道过度活动所致的解剖性 SUI。

测量尿道：尿道的长度若短于 3 cm，外阴、阴道及尿道呈老年性萎缩，或曾有医源性膀胱尿道神经损伤史，应考虑为内在尿道括约肌失功能所致的尿失禁。

做尿液常规检查及尿道按摩后首段尿液检查，注意有无泌尿生殖道感染或炎症，必要时做尿动力学检查，以排除膀胱过度活动症及急迫性尿失禁。

做妇科检查：注意有无膀胱膨出及子宫脱垂，必要时取站立抬高一侧股部，观察用腹压时阴道壁膨出及子宫脱垂的程度。

上述检查若证实合并膀胱过度活动症、泌尿生殖系统感染或炎症，或明显有膀胱膨出、子宫脱垂等情况，应分别予以处理。对伴有内在括约肌失功能的患者，尿道悬吊手术可能有效，对病情严重者需要施行尿道括约肌假体手术。伴有尿频、尿急的解剖性压力性患者，多种药物治疗、物理治疗及针灸治疗，若症状无改善，在取得患者的理解及同意后，可以施行尿道悬吊术。Schrepferman 通过临床观察，发现 SUI 伴低压运动性急迫症状者（尿动力学检查于膀胱内压 < 1.5 kPa 时产生逼尿肌不稳定收缩的振幅）中，术后 91% 患者的急迫症状缓解；而在伴有高压运动性急迫症状者中仅 28% 缓解，在感觉性急迫症状者中仅 39% 的术后急迫症状缓解。提示术前伴有低压运动性急迫症状的妇女在施行膀胱颈悬吊术后极少遗留尿急症状。

压力性尿失禁的手术有 150 多种术式，许多方法之间往往仅有很小的差异，而更多的是解剖学名词的不同和操作技巧的细微不同。

目前用于压力性尿失禁的手术主要有以下几类。①泌尿生殖膈成形术：阴道前壁修补术和 Kelly 折叠术。②耻骨后尿道悬吊术：Burch 手术。③悬吊带术：悬吊带术可用自身筋膜（腹直肌、侧筋膜、圆韧带）或合成材料医用材料带。④膀胱颈旁填充剂注射：明胶醛交叉连接牛胶原蛋白已被允许用于治疗 SUI。经过实践检验，耻骨后尿道悬吊术和悬吊带术是治疗女性 SUI 的有效方法。

SUI 手术治疗的主要适应证包括以下几方面：①非手术治疗效果不佳或不能坚持，不能耐受，预期效果不佳。②中重度压力性尿失禁，严重影响生活质量。③生活质量要求较高。④伴有盆腔脏器脱垂等盆底功能病变需行盆底重建，应同时行抗压力性尿失禁手术。

SUI 手术治疗的主要禁忌证包括以下几方面：①伴尿道原因的排空困难。②膀胱逼尿肌不稳定。③有严重的心、肝、肺、肾等疾病。

行手术治疗前应注意：①征询患者及家属的意愿，在充分沟通的基础上做出选择；②注意评估膀胱尿道功能，必要时应行尿动力学检查；③根据患者的具体情况选择术式，要考虑手术的疗效、并发症及手术费用，并尽量选择创伤小的术式；④尽量考虑到尿失禁的分类及分型；⑤对特殊病例应灵活处理，对多次手术或尿外渗导致的盆腔固定患者，在行抗尿失禁手术前应对膀胱颈和后尿道行充分松解;对尿道无显著移动的Ⅲ型ISD患者,首选术式为经尿道注射,其次为人工尿道括约肌及尿道中段吊带。

1.经阴道无张力尿道悬吊术

经阴道无张力尿道悬吊术(tension-free vaginal tape procedure,TVT)适用于有盆底肌承托功能障碍的女性真性压力性尿失禁患者。逼尿肌与外括约肌不协调性尿失禁、急迫性尿失禁及膀胱容量大于800 mL或小于300 mL的患者不宜做TVT。

(1)手术原理:TVT的手术原理是基于尿道的"吊床"假说,认为尿道的关闭是由耻尾肌前部分收缩形成所谓的"吊床"所致,"吊床"的形成是以耻骨尿道韧带后的部分阴道为传递媒介,而SUI患者的耻骨尿道韧带对尿道的支持力不够,因此,加强尿道中段的支托力,可使耻骨尿道韧带的功能完善。TVT手术正是加强了耻骨尿道韧带的功能,通过吊带将中段尿道正确地固定在耻骨上,使耻骨尿道韧带的功能恢复,同时加强尿道下阴道壁的"吊床"作用及其与耻骨肌的连接,这样就形成了新的"吊床",当增加腹压时,吊带对尿道形成强有力的支托,而放松时吊带则无张力地处于尿道下方,不影响尿道功能,而且尿道中段的稳定可使膀胱颈近端尿道得到稳定。TVT手术使患者的尿道阻力及尿道括约肌压力得到提高,而未改变近端尿道的活动度。

(2)手术步骤如下。

患者取截石位,大腿尽量外展。经尿道将F18福莱导尿管放入膀胱,排尽尿液。

切口:在耻骨上沿中线的外侧分别做一个长约0.5 cm的小切口,左、右切口旁间距约5 cm;然后在尿道中段的阴道壁用组织钳夹住中段尿道旁的阴道壁,离尿道外口1 cm处纵向切开阴道壁,切口长1.5 cm。于阴道黏膜下用组织薄剪向外钝性分离直至碰到耻骨下缘。

穿刺送吊带:拔除导尿管,将牵开器置入导尿管内并固定,将带有牵开器的导尿管经尿道插入膀胱,将牵开器远端摆向右侧大腿内侧,将固定于推进器的穿刺针置入阴道切口并向右上偏移,将左手示指置入阴道以引导穿刺针针尖于耻骨内缘,右手将穿刺针向耻骨上缘右侧切口方向推进,直到穿出右下腹部切口,推进时始终在左手示指的引导下使穿刺针贴近耻骨内侧。松开推进器并固定于另一根穿刺针,理顺吊带,使其不扭转,以同样方法将另一根穿刺针前端穿出左下腹部切口。

膀胱镜检查:退出导尿管,用膀胱镜观察膀胱,确认穿刺针没贯穿膀胱后,将两根穿刺针向上提出下腹部切口,向膀胱注入250 mL生理盐水,退出膀胱镜。

调整吊带的松紧度:于尿道与吊带之间置一把薄组织剪,牵拉带塑料鞘的吊带远端调节吊带,退出薄组织剪,使吊带刚好贴近尿道而没有压迫尿道为止。嘱患者咳嗽或用力向下屏气,观察尿道口无溢尿或溢出1~2滴为松紧适宜。再于尿道与吊带间置入一把薄组织剪,剪开并拉出塑料鞘,紧贴腹壁皮肤表面剪断多余的吊带。

关闭切口:用可吸收缝线缝合阴道切口,腹壁小切口可按具体情况缝合或不缝合。

(3)术后处理如下。

阴道内放置一块碘伏纱布,术后6 h后取出。

留置的导尿管在术后24~48 h拔除。

术中、术后应用抗生素预防感染。

2.经闭孔阴道尿道中段悬吊术(TVT-O)

(1)疗效:近期有效率为84%~90%,与TVT基本相当,但远期疗效仍有待进一步观察。

并发症:TVT-O 的手术原理与 TVT 相同,但穿刺路径为经闭孔而非经耻骨后,基本排除了损伤膀胱或髂血管的可能性,但有可能增加阴道损伤的风险。少见的严重并发症主要有吊带阴道侵蚀和闭孔血肿、脓肿形成等。

(2)手术步骤如下。

患者取截石位,臀部和床边齐。患者的大腿和腹部尽量保持垂直,术前排空膀胱。

标记大腿根部的出针点和阴道正中切口,沿尿道口画一条水平线,第 2 条线在第 1 条线上 2 cm,出针点在第 2 条线的大腿皱襞外 2 cm 处。可以先在出针点做皮肤切口。

用 Allis 钳牵夹阴道前壁;在尿道口下方 1 cm 处做一个 1 cm 长的切口,利用剪刀使用前推-撑开技术向耻骨和耻骨降支的联合处钝性分离。注意剪刀的方向为水平略向上,角度为 45°角。分离至闭孔膜并有突破感时,略微将剪刀撑大。

在剪刀的分离的路径中插入蝶形导引棒,放置好蝶形导引棒后,插入螺旋穿刺针,针尖贴着蝶形导引棒的凹槽。压住螺旋穿刺针,穿出闭孔膜,感到突破感,取走蝶形导引棒。如果蝶形导引棒没有突破闭孔膜,取出蝶形导引棒,用剪刀重新分离。

旋转穿刺针,使手柄部位同时移至中线位置,在达到中间位置前不要转动手柄以及将手柄在水平位置移动。因为这样容易使穿刺针误入耻骨后间隙。

螺旋穿刺针在靠近前面设定的出针点附近穿出,有时可能需要拉一下皮肤。如果手术开始时没有做皮肤切口,此刻做皮肤切口。

针尖穿出皮肤后,钳夹塑料管顶端,稳住尿道外的塑料管,将塑料管和网带完整拉出,使皮肤露出,而且塑料外套靠近阴道切口。

在另一侧完成上一个步骤,完成后,确保网带平放在尿道下无扭转,调整网带至网带与尿道后壁之间可以容纳一个平放剪刀的位置,抽出塑料套,缝合切口。

(3)术后处理:与 TVT 的术后处理相同。尿道中段吊带术的疗效稳定,并发症较少,高度推荐作为尿失禁初次和再次手术术式,其中,TVT-O 因创伤小,住院时间短,并发症少而优势更加明显。

(周　琳)

第四节　急迫性尿失禁

一、定义

有强烈的尿意后,尿液不能由意志控制而经尿道漏出,称为急迫性尿失禁(urgent urinary incontinence,UUI)。20～30 岁女性的 UUI 发病率为 15%,40～50 岁女性的 UUI 发病率为 16%,60～70 岁女性的 UUI 发病率为 20%。引起 UUI 的原因分为神经源性的和非神经源性。前者多由卒中、脊髓损伤和多发硬化症等疾病引起。后者由膀胱出口梗阻、SUI 等原因所致,另有些 UUI 原因不明。

二、病理生理学

UUI 的病理机制尚未完全明确。神经源性机制可能有以下几方面:中枢或外周抑制丧失,下尿路传入冲动增加,出现阻断中枢抑制作用的膀胱反射中兴奋传导通路激活等。发病的肌源学基础是逼尿肌特征性改变,导致过度兴奋性及兴奋在细胞间传递增多,产生协同的肌源性收缩。

此外,以下原因可导致短暂病理状态:谵妄、急性神经错乱、感染、萎缩性尿道炎或阴道炎、药物作用、心理问题、过量的尿液分泌、活动受限、便秘等。非神经源性急迫性尿失禁可分为感觉型和运动型。两种类型常常相互交叉,表现重叠,有时区分困难。多数学者认为,它们的发病机制相同。

(一)感觉型 UUI

该类型是由于尿道或膀胱过度敏感,在尿量较低的情况下就有很强烈的排尿愿望。有时这种感觉可能持续存在。在排尿后症状可能得到缓解或可能无明显缓解。以下几种情况可能造成膀胱感觉增强:急性膀胱炎、慢性膀胱炎、间质性膀胱炎、膀胱结石或肿瘤,但有时找不到任何原因。此类型目前尚缺乏有效的客观检查手段,故诊断主要依靠患者对症状的主观表达。放疗、慢性感染或长期插管患者的急迫感或疼痛则多由膀胱纤维化、膀胱壁变硬、膀胱顺应性降低、膀胱的压力不能适应逐渐增大的尿量而引起。

(二)运动型 UUI

该类型的症状与感觉型 UUI 相似,尿动力学检查漏尿由逼尿肌不自主收缩引起。没有神经系统病变的不自主逼尿肌收缩称为逼尿肌不稳定。膀胱出口梗阻、解剖型 SUI、与膀胱疾病无关的逼尿肌不稳定引起的尿失禁又称为特发性逼尿肌不稳定,常见于女性。发病机制是逼尿肌本身触发了收缩还是神经源性的问题尚不清楚。有时逼尿肌不稳定可伴有逼尿肌收缩性异常,后者又会进一步影响前者。

逼尿肌收缩有时可由尿道不稳定引起,此时尿道收缩和松弛的速度和力量异常。尿道肌松弛时,尿道闭合压降低,膀胱解除抑制,触发逼尿肌收缩,尿失禁发生。

三、临床表现

该病的特征是尿频、尿急和尿失禁,少数患者合并有梗阻和夜间遗尿。夜间膀胱敏感性增强的机制尚不完全清楚。临床上有时很难区分感觉型和运动型,两者常常并存。SUI 也常与UUI 并存,并且 SUI 是 UUI 的直接原因,单从病史很难区分,因为两者均可由身体紧张或突然运动而触发。耻骨弓上疼痛或不适可能意味着膀胱感染或间质性膀胱炎。膀胱的感觉主观性很强,患者对症状的描述不一定准确地反映疾病,不能根据某一个症状去诊断一个特定的膀胱疾病。

有时可能伴随一定的肠道不适,如肠道激惹综合征。有些患者的情绪不稳定,是继发于膀胱的不适还是原发性的,目前尚不清楚。

四、检查与诊断

(一)症状和病史

尿频、尿急、日间排尿次数增多和夜尿、尿急性失禁等症状为该病典型的表现,应详细询问上述症状发生的特点和程度、发病时间、有无泌尿系感染病史和服药史、神经系统疾病情况。

(二)检查

UUI 的检查包括泌尿系统、生殖系统和针对排尿功能的神经系统三方面。但应特别注意下列几方面的问题。

1. 排尿日记

排尿日记可客观地反映患者的排尿情况及尿失禁的频率和程度。最常用的是记录排尿时间、尿量和尿失禁伴随症状的简易表格。

2. 余尿的测定

其有助于证实疾病的性质和严重程度。通常采用耻骨上超声或导尿可获得准确的残余尿量。残余尿增加可导致急迫性和充溢性尿失禁，也反映了逼尿肌收缩性降低，原因可能是神经源性、特异性或继发于膀胱出口梗阻。实际工作中，残余尿量超过 100 mL 或超过 1/3 尿量为异常。

3. 漏尿试验

漏尿试验用于证实有无 SUI。方法：要求患者在膀胱充盈时站立，并咳嗽，如果可观察到尿漏则试验呈阳性。但 5%～10% 的患者看不到漏尿，原因可能是试验时括约肌张力异常升高。

该试验重要的是区分漏尿是由腹压升高引起的还是咳嗽诱导逼尿肌收缩而引起的；后者有漏尿延迟现象，往往在咳嗽几秒钟后发生，且咳嗽停止后也不会停止。存在 SUI，并不能凭此就排除 UUI。40% 的患者同时并存两种尿失禁。许多情况下 SUI 可导致 UUI 的发生。

4. 化验检查

应根据具体情况进行尿常规、尿液分析、尿细菌学检查及脱落细胞检查。

5. X 线检查

排泄性膀胱尿道造影可检测膀胱颈和尿道（外括约肌）在储尿期和排尿期的功能。它可检测膀胱颈的下降和与 SUI 有关的膀胱尿道夹角。这种方法也可检查是否有膀胱逼尿肌-括约肌功能协同失调。静脉肾盂造影（intravenous pyelogram，IVP）可了解上尿路有无损害。

6. 内镜检查

内镜检查对感觉型 UUI 的病因诊断十分重要。

（三）尿动力学检查

该检查是 UUI 诊断和鉴别诊断最可靠的检查。通过尿动力学检查区分 SUI、UUI 和混合性尿失禁以及 UUI 的类型。目前尚无证据表明侵入性尿动力检查能改善常规治疗的结果或影响治疗选择，但应该进行剩余尿量、尿流率等检查非侵入性尿动力学检查。

1. 尿流率的测定

尿流率的正常值＞20 mL/s。

2. 膀胱压力容积的测定

它可以确定确定膀胱压力与容量及其相互关系。运动型 UUI 可见自发或诱发的逼尿肌不稳定收缩、低顺应性膀胱等压力曲线。感觉型 UUI 可见膀胱容量下降，而对温胀等感觉敏感，达到一定容量时有强烈的排尿要求，不能忍耐，逼尿肌强烈收缩而出现尿失禁。

3. 尿道压力的测定

尿道压力的测定确定尿道关闭功能。发生 UUI 时，尿道压力一般正常，发生真性压力性尿失禁时尿道压力多有降低。

4. 外括约肌肌电图

肌电图（electromyogram，EMG）可记录横纹肌的活动，对诊断突发性的括约肌松弛综合征很有价值,此种情况下逼尿肌收缩前会出现 EMG 活动的突然下降。当疑有梗阻并发逼尿肌不稳定时,EMG 对确诊逼尿肌-括约肌协调不良有帮助。

5.尿道压力图

尿道压力图记录整个尿道的尿道内压。最常用的是最大尿道闭合压(maximum urethral closure pressure,MUCP)和功能长度。在 SUI 中该指标有变小的趋势,但该检查的特异性和敏感性较低。MUCP<2.0 kPa 可能是括约肌本身损伤的表现(Ⅲ型 SUI)。

6.漏尿点压

漏尿点压指尿液从尿道口溢出时的膀胱压力。漏尿点压的测定是尿失禁重要的尿动力学检查之一。UUI 漏尿点压为逼尿肌漏尿点压,或称膀胱漏尿点压。依据所测得的数据评价尿失禁的严重程度和对上尿路的损害。运动型 UUI 的漏尿点压检查可见在膀胱充盈至一定容量时,出现逼尿肌无抑制性收缩,同时尿道口溢出尿液。

五、治疗

UUI 的治疗首先应选择纠正病因的治疗,然后进行以下治疗。

(一)保守治疗

1.行为治疗

膀胱排尿训练可能是最有效的保守治疗方法,主要针对膀胱不稳定引起的尿频。方法是为患者设计排尿间隔时间,让患者尽量按规定的时间排尿,逐渐延长排尿间隔时间,直到间隔达 3~4 h 为止。对于膀胱容量大的不稳定患者 2~3 h 排尿 1 次可防止不自主逼尿肌收缩和尿失禁。远期疗效不足 50%。

2.生物反馈治疗

该治疗对患者的依从性要求很强。根据仪器所收集到的信号,嘱受检者抑制膀胱收缩。以教会患者在日常生活中掌握如何识别和抑制逼尿肌收缩。近期疗效好,远期复发率尚不确定。在欧洲,阴道电刺激使用很广,但北美较少用。治疗机制是刺激盆底肌肉,使其收缩后通过神经冲动抑制排尿反射,约 50% 的患者疗效可维持 1 年。也有人尝试过催眠疗法,有主观疗效,但实际使用的人较少。也可采用针灸治疗。

3.药物治疗

UUI 的主要原因是膀胱过度敏感,故首选药物是抗胆碱能药和解痉药。这两类药物禁止应用于梗阻性泌尿系疾病、肠梗阻、溃疡性结肠炎、青光眼、重症肌无力、严重的心血管疾病患者。常见的不良反应是口干,服用抗胆碱能药会降低患者的反应能力,对开车和操纵危险机器患者有潜在的威胁。

(1)托特罗定:为毒蕈碱受体拮抗剂,是治疗膀胱过度敏感的特异性药物,可有效抑制逼尿肌的收缩。用法:每次 2 mg,每日 2 次。不良反应发生率为 48%,主要不良反应为口干。疗效与盐酸奥昔布宁相当,而耐受性优于奥昔布宁。

(2)奥昔布宁:具有温和的抗胆碱能作用和较强的平滑肌解痉作用,直接作用于膀胱平滑肌,增加膀胱容量,使尿失禁得以缓解,临床上用于治疗尿急、尿频、尿失禁。用法为每次 2 mg,每日 2 次。不良反应发生率为 65%,常见不良反应为口干、消化不良、泪液减少及皮肤干燥等。

(3)溴丙胺太林(普鲁本辛):是胆碱能受体拮抗剂,常用剂量为每次 5 mg,每日 4 次。

（4）盐酸双环维林：具有亲肌肉性，对平滑肌有抗胆碱能作用。有缓释制剂，剂量每日达80 mg，可用 3～4 d。

（5）盐酸黄酮哌酯：是罂粟碱样解痉药，具有一定的抗胆碱能作用，常用剂量为 200 mg，每日 3 次，不良反应少，适用于老年患者和对其他药不耐受者。

（6）盐酸丙米嗪：是三环类抗抑郁药，具有解除忧虑、抗胆碱能作用，具有肾上腺素能活性和亲肌肉性，还有轻度的麻醉和抗组胺作用，能抑制突触前神经末梢对去甲肾上腺素的再摄取。适应证为脊椎以上损伤或功能失调引起的遗尿和排尿障碍，剂量应逐步递增至 25 mg，每日 3 次。丙米嗪不能和单胺氧化酶抑制剂同时使用。

（7）莨菪碱/阿片栓剂：具有镇痛、抗胆碱和解痉作用，有潜在的成瘾性，只能短期使用，根据需要可每隔 3～4 h 使用 1 次。其他可选药物还有钙拮抗剂（双苯丁胺、维拉帕米、硝苯地平等），前列腺素合成抑制剂（吲哚美辛、氟苯布洛芬等）及钾通道开放剂等。

（二）手术治疗

保守治疗无效者可接受手术治疗，但术前应权衡手术风险和治疗效果。膀胱和尿道扩张术作为早期的治疗手段使用很广但结果有差异，真正的效果尚不清楚。诊断性膀胱镜对间质性膀胱炎、尿道综合征及其他类似疾病有一定程度的短期缓解率。膀胱或尿道扩张，诱发逼尿肌肥大细胞降解可能是使症状改善的主要原因。

酒精注射疗法的成功率极有限。选择性骶神经冷冻疗法的成功率高，平均有效时间可达 5 个月，长期疗效不肯定。骶神经刺激法是治疗逼尿肌不稳定的新方法，成功率为 60%～70%，患者开始是通过皮下放置的电极暂时对骶神经进行刺激。如果效果良好，则将电极长期放置。

回肠膀胱形成术是治疗逼尿肌不稳定的有效手法之一，成功率达 60%。将膀胱切开后把切下的回肠（或结肠）片缝上，能增加膀胱容量，减轻不稳定性。该手术的长期效果还不清楚。许多患者膀胱上回肠片的黏液分泌会反复加重尿路感染，30%～40% 的患者需要每天至少一次的自我导尿。

最后的手术方法是尿道改道，对该法的利弊应仔细权衡。该法有多种术式：回肠分流、可控制的尿道分流或纠正性膀胱置换。

（周　琳）

第五节　粪失禁

大便失禁通常称为粪失禁，是指不能随意控制粪便的排出，粪便包括气体、稀便和成形便。粪失禁分为被动型（无意识的粪便外漏）、急迫型（有意识但主观无法控制）和漏粪（紧随 1 次正常排便后的粪便漏出）。

一、病因

能引起粪失禁的原因很多，产科创伤是粪失禁最常见的原因。分娩导致会阴部神经受损和盆底和/或肛门括约肌损伤变性所致。产钳分娩、第二产程过长、分娩高出生体重儿、胎儿枕后位等均为肛门括约肌损伤的危险因子。

医源性粪失禁可由肛门手术引起,特别是痔、瘘和肛裂手术。肛门扩张或肛门括约肌侧切除时肛门内括约肌损伤或断裂可引起粪失禁。痔切除术损害内括约肌,意外的会阴创伤或骨盆骨折均可直接导致肛门括约肌创伤而造成粪失禁。电离辐射,对前列腺肿瘤、子宫颈肿瘤或直肠肿瘤行放疗也可引起肛门内括约肌损伤,从而导致粪失禁。

肛门内括约肌功能障碍是粪失禁另一个较常见的病因,常见于原发性肠括约肌肌病或较少见的结缔组织疾病,如系统性硬皮病、原发性肛门内括约肌变性,以肛门内括约肌薄细和纤维性变为特征,有肛管静息压降低和发作性粪失禁。

此外,直肠的容积和顺应性降低也可引起粪失禁,直肠炎伴有直肠依从性降低和收缩增加,肠易激综合征可产生肠内压力增大。以上情况均可导致粪失禁。88%的直肠脱垂患者伴有粪失禁,这是因为直肠脱垂引起慢性肛门内括约肌松弛,肛管压降低。

大便节制是解剖、生理和心理多种因素作用的复杂功能。肛门括约肌控制排便,肛门内括约肌由平滑肌组成,受交感神经及副交感神经支配,维持一定的张力;肛门外括约肌由骨骼肌组成,受会阴部神经丛支配,其主要作用是增加肛管压力。因此当直肠对膨胀感的感知出现障碍或有肛门括约肌的功能异常,导致张力降低或肌收缩力降低,则可导致粪失禁。

二、诊断

1. 病史

详细询问病史有助于明确粪失禁的病因和病理机制,从而给予针对性的检查和治疗。

首先应了解患者有无粪失禁的危险因素。粪失禁的常见危险因素如下。

(1)先天性因素:肛门直肠畸形、脊柱裂、先天性巨结肠等。

(2)获得性因素:可见于①中枢神经系统疾病,如脑血管意外、帕金森病、多发性硬化、脊髓损伤;②自主神经系统疾病,如肠功能紊乱、肠易激综合征;③炎症性肠病;④医源性因素,如产伤、结肠切除术、肛门手术或妇科盆底非胃肠道手术、盆腔放疗;⑤直肠因素,如直肠排空障碍、直肠脱垂。

(3)全身状况:如糖尿病、老龄、肥胖、严重认知障碍。

对高危人群要仔细询问粪失禁的症状、严重程度和危险因素,包括粪失禁的类型、发作频率、持续时间、粪便性状、衬垫或止泻药的使用情况、粪失禁前的便意程度、生育史、手术史、外伤史、神经系统病变等。评估患者的应对能力、心理状况和生活质量。同时还应了解关于有无尿失禁症状,若有,了解其性质。因为粪失禁和尿失禁常常联合发生。可采用标准粪失禁记分和问卷调查获取详细的病史,这也有助于区别粪失禁类型。

粪失禁严重度评分的方法有等级量表和概述性量表。等级量表根据患者泄漏的直肠内容物确定其严重度。最常用的等级量表包括 Browing 和 Parks 量表,粪失禁的物质质地越稠,肛门括约肌结构的损伤越严重。但是等级量表没有考虑发生粪失禁的发生频率,也不能精确区分粪失禁严重程度的微小差别。概述性量表考虑了粪失禁的内容物性状及发生频率,目前临床常用的概述性量表包括 CCF-FIS、Vaizey 量表等。

2. 体格检查

详细的体格检查对准确诊断和研究是非常重要的。粪失禁患者的体格检查通常包括会阴部检查、肛门直肠指诊及神经学检查,尤其是对骶神经功能障碍的检查。

进行会阴部检查,患者取左侧卧位,双腿及膝盖放松,臀部稍微超出检查床边缘。检查之前需要观察患者的内裤是否有污粪及是否使用衬垫。首先进行视诊,严重粪失禁通常会引起肛周皮肤侵蚀、糜烂、破损等,也可表现为感染。需要检查会阴部有无瘘管、皮炎、瘢痕、皮肤抓痕、痔、肛裂等。此外,可指导患者做 Valsalva 动作(用力屏气排便动作),检查有无会阴过度下降、直肠脱垂以及气体或粪便泄漏等。同时检查阴道,观察阴道内是否有粪便来确定是否合并存在直肠阴道瘘或肛门阴道瘘。触诊可以帮助评估肛周区域的敏感性和肛周皮肤反射。轻刮肛周皮肤,检查肛门收缩反射,该反射缺失提示阴部神经损伤。

肛门直肠指诊可以评估静息和收缩状态下肛门括约肌的张力,分别在患者做排便和缩肛动作时进行。肛门直肠指诊也可以了解有无粪便潴留和肛门括约肌不协调性收缩,判断肛管的长度、耻骨直肠环的完整性。通常肛管内应无粪便,如指诊发现粪块提示充盈性粪失禁,其常见于老年患者或巨结肠患者。直肠阴道隔的双合诊可以帮助评估会阴体的厚度和完整性,会阴体薄弱通常与产伤相关,双合诊时让患者模拟用力排便和做 Valsalva 动作可以发现直肠内套叠、直肠前突、膀胱膨出和肠疝。但肛门直肠指诊的准确性与检查者手指的大小、技术,患者的配合程度等有关,因此仅能提供粗略评价。

3.辅助检查

(1)内镜检查:内镜检查可以评估直肠腔内、肠黏膜及远端结肠病变,排除器质性疾病,例如直肠炎、肿瘤、直肠溃疡或其他炎性疾病。粪失禁伴腹泻或近期排便习惯改变者通常需要进行内镜检查,必要时取活检行组织病理学检查。

(2)肛门直肠测压:对评估肛门直肠的生理反射、感觉功能、节制功能、内外括约肌功能等有重要价值,目前是检测肛门直肠动力和感觉功能的首选方法,包括水灌注肛门直肠测压和高分辨肛门直肠三维测压。主要检测指标:①肛管静息压,可反映肛门内括约肌功能,是静息状态下肛门自制的主要因素,尤其是对气体和液体的自制,粪失禁时常伴肛管静息压下降;②肛管最大缩榨压和肛管自主收缩持续时间,可反映肛门外括约肌的功能和肛门括约肌的抗疲劳能力;粪失禁时可伴最大缩榨压下降,收缩持续时间缩短;③肛门括约肌应激反应:可反映盆底肌应激时的自制能力。当腹压突然增大时,盆底肌和肛门外括约肌可反射性收缩,致肛管内压力升高超过直肠压,以保持其节制功能;粪失禁患者多存在该反射的延迟或损伤;④直肠感觉功能:包括初始排便感觉阈值、排便窘迫阈值和最大耐受容量,主要反映患者对直肠扩张的感觉。当粪便嵌塞或充溢时,直肠感觉阈值明显升高;⑤直肠肛门抑制反射:直肠扩张时,肛门内括约肌可反射性松弛,致肛管静息压下降。若直肠远端手术后该反射消失,常预示发生粪失禁的可能性较大;⑥直肠顺应性:粪失禁患者直肠顺应性明显下降,可能与直肠缺血致固有肌萎缩、纤维化有关。目前肛门直肠测压的操作方法和结果分析尚无统一标准,存在一些不足。

(3)肛管影像学检查:包括 MRI 和超声检查。MRI 可实时显示括约肌解剖结构和盆底运动情况,且无放射性损伤,对于括约肌萎缩以及肛门外括约肌的损伤诊断准确性较高,由于其价格高昂,其临床应用受到限制。

(4)排粪造影:可通过放射学造影技术观察排便时肛门、直肠的解剖学结构和盆底运动情况,通过肛门直肠角的改变,推测耻骨直肠肌的状态和损伤程度。排粪造影可记录直肠排空的过程,显示直肠前突的大小、直肠排空情况、肠疝和盆底痉挛以及诊断直肠内套叠,其临床应用价值有限。腔内超声适应于肛门括约肌损伤、直肠肛管肿瘤等疾病的诊断以及随访,也用于预测肛门失禁。腔内超声操作简单、价格低廉,可以使用特殊软件进行三维重建,对于肛门括约肌损伤的诊断准确性较高。

会阴超声可对盆底进行动态评估,经过静息状态检查后,让患者做 Valsalva 动作或模拟排便动作,动态观察肛提肌的形态及结构。三维会阴超声可用来测量肛门外括约肌的长度、厚度、面积,肛提肌裂孔的大小,从而显示肛门外括约肌缺损以及肛提肌萎缩或损伤。神经电生理检查包括阴部神经终末运动潜伏期测定、同心针肌电图和体表肌电图检查;通过记录肛门括约肌和盆底横纹肌的电活动,了解盆底肌肉和神经的损伤情况,预测肛门括约肌修补术的预后;因方法学受限,其临床应用价值尚存在争议。

三、治疗

粪失禁的治疗目的是恢复排便节制,提高患者的生活质量。粪失禁的严重程度及对患者生活质量的影响是选择治疗方案的依据。因此粪失禁患者的排便日记、失禁量表评分、体格检查以及各种辅助检查结果影响治疗的选择以及对疗效的评价。

1. 一般治疗

一般治疗包括饮食、皮肤护理、心理支持。适应证:①没有生理和形态改变的轻度粪失禁;②与粪质改变相关的排便自制功能障碍患者;③不能满足麻醉和/或手术条件的高龄患者;④精神异常或抑郁,依从性差而不能耐受复杂手术者;⑤不可控制症状的特殊肠道疾病(如炎性肠病、肠易激综合征);⑥危及生命的疾病(恶性肿瘤、进行性疾病等)。

指导患者调整生活方式:恢复正常的排便习惯是治疗粪失禁的关键,指导患者定时、规律排便,及时排空肠道,强调及时如厕的重要性,提供便利的如厕条件。指导患者排便时避免过度用力以降低阴部神经损伤的风险。指导患者记录饮食和排便情况,寻找与疾病有关的饮食因素,避免可诱发腹泻或粪失禁的食物。

皮肤护理:粪失禁患者多有会阴部、骶尾部、肛周皮肤炎症,因此需要做好皮肤护理。指导患者及其家属及时处理粪便并清洁皮肤,局部涂抹氧化锌软膏或凡士林等。肛周皮肤感染时,可局部使用抗生素。此外,可使用一次性尿垫、肛门控制塞、卫生棉条和自制引流袋等。

心理支持:粪失禁患者多存在心理障碍,导致社会适应能力下降。应给予患者心理支持治疗,强调粪失禁的可治愈性,鼓励患者主动交流,回归社会。

2. 药物治疗

(1)常用止泻药:①阿片受体激动剂可结合肠壁阿片受体,阻止乙酰胆碱和前列腺素的释放,延长肠内容物的停留时间,缓解腹泻。常用药物包括洛哌丁胺、地芬诺酯和磷酸可待因。洛哌丁胺的剂量为 0.5~16 mg/d,从小剂量开始逐渐加量至疗效满意;②吸附剂(如蒙脱石散剂)可吸附肠内液体。

(2)增加肛管静息压的药物:可治疗被动型粪失禁(此型主要由肛管静息压下降所致)。常用药物为去氧肾上腺素凝胶(α_1-肾上腺素受体激动剂)、L 型甲氧明凝胶、γ-酪氨酸转氨酶抑制剂、丙戊酸钠。该类药也可以用于被动型粪失禁,但目前尚无相关临床试验证据。此外,激素补充疗法对绝经后女性粪失禁患者可能有效。

(3)导泻药:用于治疗伴便秘或粪便嵌塞的粪失禁患者,主要包括容积性缓泻剂、粪便软化剂、渗透性缓泻剂、刺激性泻药。

3. 康复治疗

生物反馈和盆底肌肉训练是粪失禁饮食指导和药物治疗无效患者的一线疗法,其目的是增强肛门括约肌收缩力、提高直肠感觉阈值、纠正排便时肛门括约肌和盆底肌的不协调运动。但各种康复技术的应用尚未达成国际共识,因此难以明确何时、如何实施康复治疗,主要问题是缺乏标准和原则。患者可以进行与直肠扩张和排便感觉缺失相关的感觉训练,以及直肠扩张时括约肌快速收缩的力量和协调训练。目前临床常用的康复训练包括生物反馈、盆底会阴运动疗法、感觉再训练和电刺激疗法。

生物反馈是一种行为疗法,包括盆底加强训练和视觉反馈训练。在首次训练阶段,指导患者在直肠扩张缺失的情况下收缩肛门外括约肌和耻骨直肠肌,指导运用凯格尔运动加强肌肉力量,患者可以在门诊或家中进行训练。作用机制可能与通过调节大脑皮质重建排便反射相关。

盆底会阴运动疗法可以用来训练肛提肌,改善盆底脏器支撑和盆底肌的耐力、协调性,并增加腹部会阴应力反射,对于存在会阴下降或盆底松弛的粪失禁患者有效。训练包括指导患者调整呼吸方式的放松训练、本体感觉训练、盆底协调性和肛门收缩训练。感觉再训练的目的是提高粪失禁患者感知粪便或气体引起的直肠扩张(直肠感觉)。训练方法:①生物反馈训练用高于或低于排便感觉阈值的充气球囊引起直肠反复扩张,患者用力收缩肛门括约肌,可同时训练感觉功能和肛门括约肌的力量;②容量训练:用温水灌肠,采用肛门测压的最大耐受量作为灌肠的初始液体量,患者用最大力收缩肛门并尽可能长时间保留液体,随后逐渐增加或减少灌肠液体量,直到患者的直肠感觉阈值恢复正常。

电刺激疗法采用直接或间接刺激外周神经使肌肉收缩,从而增强肛门括约肌的耐疲劳性和肛门外括约肌的活力。

4. 外科手术

内科治疗无效或有明确适应证的患者,可行外科手术治疗。常用手术方式包括括约肌成形术、肛后盆底修复术、动力性股薄肌成形术、臀大肌成形术、结肠造口术等。括约肌成形术是治疗粪失禁的传统手术方式,适用于肛门外括约肌损伤者,例如有分娩损伤,需在分娩后立即实施修复,可通过肌肉端-端缝合或折叠缝合技术。如果分娩后不能即时修复,在没有并发症的情况下,可以推迟到产后24 h。创面未愈合、愈合不良或没有立即修复的损伤需要推迟到分娩后3～6个月,待会阴炎症和水肿完全消退后治疗。

肛后盆底修复术应用于腔内超声证实没有括约肌损伤的特发性粪失禁患者。当饮食疗法、药物治疗和康复治疗等保守治疗无效时可实施肛后修复,适用于有多次阴道分娩史的妇女。肛后修复使用不可吸收线缝合肛提肌、耻骨直肠肌、肛门外括约肌和肛门与直肠连接部,从而延长肛管,缩小肛直角。动力性股薄肌成形术、臀大肌成形术和人工肛门括约肌原理类似,利用手术形成新的括约肌,仅适用于粪失禁最严重的类型,仅用于经证实括约肌损伤且没有其他原因的粪失禁患者,但复发率较高、风险较大,不适宜推广。

骶神经刺激是新的方法,具有安全、有效、侵入性小等优点,适用于肛门内括约肌缺损、局部结构缺损和有肛门内括约肌和肛门外括约肌功能障碍的重症粪失禁患者。骶神经刺激对于双重失禁(尿失禁合并粪失禁)患者有效。以上方法均无效或无法应用时,可选择结肠造口术,它适用于脊髓损伤或限制卧床者。

(周　琳)

第七章 子宫内膜异位症和子宫腺肌病

第一节 子宫内膜异位症

子宫内膜异位症(内异症)是指子宫内膜组织(腺体和间质)在子宫腔被覆内膜及子宫以外的部位出现、生长、浸润,反复出血,继而引发疼痛、不孕及结节或包块等。内异症是生育年龄妇女的多发病、常见病。内异症病变广泛、形态多样,极具侵袭性和复发性,具有性激素依赖的特点。

一、发病机制

以 Sampson 经血逆流种植为主导理论,逆流至盆腔的子宫内膜需要经黏附、侵袭、血管性形成等过程得以种植、生长、发生病变;在位内膜的特质起决定作用,即"在位内膜决定论";其他发病机制包括体腔上皮化生、血管及淋巴转移学说以及干细胞理论等。

相关基因的表达和调控异常、免疫炎症反应以及性激素受体表达异常等与内异症的发生密切相关。

内异症有家族聚集性。一级亲属中有内异症患者的妇女发生内异症的风险高。

二、临床病理类型

1.病理类型

(1)腹膜型内异症或腹膜内异症:腹膜型内异症或腹膜内异症指盆腔腹膜的各种内异症种植病灶,主要包括红色病变(早期病变)、棕色病变(典型病变)以及白色病变(陈旧性病变)。

(2)卵巢型内异症或卵巢子宫内膜异位囊肿:卵巢型内异症或卵巢子宫内膜异位囊肿又根据子宫内膜异位囊肿的大小和粘连情况分为Ⅰ型和Ⅱ型。

Ⅰ型:囊肿直径多小于 2 cm,囊壁多有粘连,层次不清,手术不易剥离。

Ⅱ型:又分为 A、B、C 3 种。ⅡA:卵巢表面小的内异症种植病灶合并生理性囊肿,如黄体囊肿或滤泡囊肿,手术易剥离;ⅡB:卵巢囊肿壁有轻度浸润,层次较清楚,手术较易剥离;ⅡC:囊肿有明显浸润或多房,体积较大,手术不易剥离。

(3)深部浸润型内异症:深部浸润型内异症(deep infiltrating endometriosis,DIE)指病灶浸润深度≥5 mm,包括位于宫骶韧带、直肠子宫陷凹、阴道穹隆、阴道直肠隔、直肠或者结肠壁的内异症病灶,也可以侵犯至膀胱壁和输尿管。

(4)其他部位的内异症:其他部位的内异症包括瘢痕内异症以及其他少见的远处内异症,如肺、胸膜等部位的内异症。

2.内异症生育指数

内异症生育指数(endometriosis fertility index,EFI)主要用于预测内异症合并不孕患者腹腔镜手术分期后的自然妊娠情况,评分越高,妊娠概率越高。预测妊娠结局的前提是男方精液正常,女方卵巢储备功能良好且不合并子宫腺肌病。

EFI 的评分标准说明:LF 为最低功能评分,指对单侧(左侧或右侧)输卵管、输卵管伞端、卵巢 3 个部位各自进行评分,两侧均取单侧评分最低者,两者相加即为 LF 评分,以此纳入最后的统计。

根据 3 个部位的情况将评分分成 0～4 分。4 分:功能正常;3 分:轻度功能障碍;2 分:中度功能障碍;1 分:重度功能障碍;0 分:无功能或缺失。

LF 评分标准如下。

(1)输卵管的轻度功能障碍:输卵管浆膜层轻微受损。中度功能障碍:输卵管浆膜层或肌层中度受损,活动度中度受限。重度功能障碍:输卵管纤维化或有轻度、中度峡部结节性输卵管炎,活动度重度受限。无功能:输卵管完全阻塞,有广泛纤维化或峡部结节性输卵管炎。

(2)输卵管伞端的轻度功能障碍:伞端轻微损伤伴有轻微的瘢痕。中度功能障碍:伞端中度损伤伴有中度的瘢痕,伞端正常结构中度缺失伴轻度伞内纤维化。重度功能障碍:伞端重度损伤伴有重度的瘢痕,伞端正常结构大量缺失伴中度伞内纤维化。无功能:伞端重度损伤伴有广泛的瘢痕,伞端正常结构完全缺失伴输卵管完全性梗阻或积水。

(3)卵巢的轻度功能障碍:卵巢体积正常或大致正常,卵巢浆膜层极小或轻度受损。中度功能障碍:卵巢体积减小在 1/3～2/3,卵巢表面中度受损。重度功能障碍:卵巢体积减小 2/3 或更多,卵巢表面重度受损。无功能:卵巢缺失或完全被粘连所包裹。

三、临床表现

1.内异症的临床症状

内异症的临床症状具有多样性,最典型的临床症状是盆腔疼痛,70%～80%的患者有不同程度的盆腔疼痛,包括痛经、慢性盆腔痛、性交痛、肛门坠痛等。

痛经常是继发性的,进行性加重。临床表现中也可有月经异常。妇科检查典型的体征是宫骶韧带痛性结节以及附件粘连包块。

2.侵犯特殊器官的内异症

常伴有其他症状,肠道内异症常有消化道症状,如便频、便秘、便血、排便痛或肠痉挛,严重时可出现肠梗阻。膀胱内异症常出现尿频、尿急、尿痛甚至血尿。输尿管内异症常发病隐匿,患者多因输尿管扩张或肾积水就诊,甚至出现肾萎缩、肾功能丧失。如果双侧输尿管及肾受累,可有高血压症状。

3.不孕

40%～50%的患者合并不孕。

4.盆腔结节及包块

17%～44%的患者合并盆腔包块(子宫内膜异位囊肿)。

5.其他表现

肺及胸膜内异症可出现经期咯血及气胸。剖宫产术后腹壁切口、会阴切口内异症表现为瘢痕部位结节、与月经期密切相关的疼痛。

四、诊断

(1)了解临床症状和体征。

(2)影像学检查:彩超检查主要对卵巢子宫内膜异位囊肿的诊断有价值,典型的卵巢子宫内膜异位囊肿的超声影像为无回声区内有密集光点;经阴道或直肠超声、CT 及 MRI 检查对浸润直肠或阴道直肠隔的深部病变的诊断和评估有一定意义。

(3)腹腔镜检查:目前,内异症诊断的通用方法是腹腔镜下对病灶形态的观察,术中要仔细观察盆腔,特别是宫骶韧带、卵巢窝这些部位。

确诊需要病理检查,组织病理学结果是内异症确诊的基本证据(但临床上有一定病例的确诊未能找到组织病理学证据);病理诊断标准是病灶中可见子宫内膜腺体和间质,伴有炎症反应及纤维化。

(4)血清 CA125 水平检测:CA125 水平检测对早期内异症的诊断意义不大。CA125 水平升高更多地见于重度内异症、盆腔有明显炎症反应、合并子宫内膜异位囊肿破裂或子宫腺肌病者。

(5)可疑膀胱内异症或肠道内异症,术前应行膀胱镜或肠镜检查并行活检,以排除器官本身的病变(特别是恶性肿瘤)。活检诊断内异症的概率为 10%~15%。

五、治疗

(一)治疗总则

1.治疗目的

减少和消除病灶,减轻和消除疼痛,改善和促进生育,减少和避免复发。

2.治疗的基本考虑

治疗方案要基于以下因素:①年龄;②生育要求;③症状的严重性;④既往治疗史;⑤病变范围;⑥患者的意愿。治疗措施应个体化。对盆腔疼痛、不孕及盆腔包块的治疗要分别对待。

3.治疗方法

治疗方法可分为手术治疗、药物治疗、介入治疗、中药治疗及辅助治疗(如辅助生殖技术治疗)等。

(二)手术治疗

1.手术治疗的目的

手术治疗的目的:①切除病灶;②恢复解剖结构。

2.手术种类及选择原则

(1)保守性手术:即病灶切除术。保留患者的生育功能,手术尽量切除肉眼可见的病灶、剔除卵巢子宫内膜异位囊肿以及分离粘连。保守性手术适合于年轻或需要保留生育功能者。保守性手术以腹腔镜作为首选。

(2)子宫及双侧附件切除术:切除全子宫、双侧附件以及所有肉眼可见的病灶。它适合年龄较大、无生育要求、症状重或者复发后经保守性手术或药物治疗无效者。

(3)子宫切除术:切除全子宫,保留卵巢。子宫切除术主要适合无生育要求、症状重或者复发后经保守性手术或药物治疗无效,但年轻、希望保留卵巢内分泌功能者。

(4)神经阻断手术:如宫骶韧带切除术、骶前神经切除术。由于手术的治疗效果不够理想以及有风险,目前已经不再是治疗内异症相关疼痛的主要术式。

3.手术前准备

(1)做充分的术前准备及评估。

(2)让患者充分地理解、认识手术的风险、手术损伤(特别是泌尿系统以及肠道损伤的可能性),知情同意。

(3)对内异症患者,应做好充分的肠道准备。

(4)对阴道直肠隔内异症患者,术前应行影像学检查,必要时行肠镜检查及活检以排除肠道本身的病变。对有明显宫旁深部浸润病灶者,术前要常规检查输尿管、肾是否有积水,如果有输尿管积水、肾盂积水,要明确积水的部位及程度以及肾功能。

(5)必要时请泌尿外科及普通外科协助。

4.手术实施的要点

(1)充分暴露手术视野。如有盆腔粘连,应首先分离盆腔粘连,以恢复解剖结构。

(2)对腹膜型内异症尽量切除或破坏病灶,达到减少病灶的目的。可进行烧灼、汽化或切除。对卵巢子宫内膜异位囊肿首选囊肿剥除术,术中应先分离与周围的粘连,吸尽囊内巧克力样液体,并将囊内壁冲洗干净后剥除囊壁。对创面以低功率的电凝或缝合止血。手术时要注意组织的解剖层面,尽量保护正常的卵巢组织。

(3)对内异症的处理比较困难。病变未侵犯直肠或结肠壁,尽量切除病灶;如果有肠壁浸润,但无肠狭窄,一般不主张切除肠壁或肠段,以减少病灶为宜。

如果病灶大,造成肠狭窄甚至肠梗阻或者周期性便血,则酌情进行肠壁切除加肠壁缝合或者肠段切除加吻合术。

(4)输尿管内异症造成输尿管梗阻时,可根据病变情况及输尿管梗阻的程度施行粘连松解或部分输尿管切除及吻合术。术前输尿管内放置双J管作为指示。

(5)对膀胱内异症应以施行病灶切除为主。

(6)对合并不孕者可同时进行宫腔镜检查及输卵管通液术。

(7)手术完成后反复冲洗盆腹腔。在手术创面应用防粘连制剂。

(三)药物治疗

1.治疗的目的

抑制卵巢功能,阻止内异症的发展,减少内异症病灶的活性,减少粘连的形成。

2.选择原则

(1)应用于基本确诊的病例,不主张长期"试验性治疗"。

(2)各种方案疗效基本相同,但不良反应不同,所以,选择药物时要考虑药物的不良反应、患者的意愿及经济能力。

3.可供选择的药物

可供选择的药物主要分为非甾体抗炎药(nonsteroidal antiinflammatory drugs,NSAID)、口服避孕药、高效孕激素、雄激素衍生物以及促性腺激素释放激素激动剂(GnRH-a)。

4.常用的药物治疗方案、作用机制及不良反应

(1)NSAID:根据需要应用,间隔不少于6 h。

作用机制:抑制前列腺素的合成;抑制淋巴细胞活性和活化的T淋巴细胞的分化,减少对传入神经末梢的刺激;直接作用于伤害性感受器,阻止致痛物质的形成和释放。

不良反应:主要为胃肠道反应,偶有肝、肾功能异常。长期应用要警惕胃溃疡的可能。

(2)口服避孕药:连续或周期用药,至少持续6个月,可较长时间用药。

作用机制:抑制排卵。

不良反应:较少,偶有消化道症状或肝功能异常。40岁以上或有高危因素(如糖尿病、高血压、有血栓史及吸烟)的患者,要警惕血栓的风险。

(3)高效孕激素:连用 6 个月。

作用机制:合成的高效孕激素可引起子宫内膜蜕膜样改变,最终导致子宫内膜萎缩,同时,可负反馈抑制下丘脑-垂体-卵巢轴。

不良反应:主要是突破性出血、乳房胀痛、体质量增加、消化道症状及肝功能异常。

(4)孕三烯酮:每次 2.5 mg,2～3 次/周,共 6 个月。

作用机制:孕三烯酮是雄激素衍生物,是合成的 19-去甲睾酮衍生物,是一种抗孕激素的甾体激素。主要作用机制是减少雌激素受体、孕激素受体水平,降低血中雌激素水平,降低性激素结合球蛋白水平。

不良反应:雄激素样作用如毛发增多、情绪改变、声音变粗。此外,还可能影响脂蛋白代谢,可能有肝功能损害及体质量增加等。

(5)GnRH-a:依不同的制剂有皮下注射或肌内注射,每 28 d 1 次,共用 3～6 个月或更长时间。

作用机制:下调垂体功能,造成暂时性药物去势及体内低雌激素状态。也可在外周与 GnRH-a 受体结合抑制在位和异位内膜细胞的活性。

不良反应:主要是低雌激素血症引起的围绝经期症状,如潮热、阴道干燥、性欲下降、失眠及抑郁。长期应用则有骨质丢失的可能。

(6)GnRH-a＋反向添加方案:理论基础为"雌激素窗口剂量理论"学说,不同组织对雌激素的敏感性不一样,将体内雌激素的水平维持在不刺激异位内膜生长而又不引起围绝经期症状及骨质丢失的范围,雌二醇水平为 146～183 pmol/L(即 40～50 pg/mL),则既不影响治疗效果,又可减轻不良反应。反向添加(add-back)方案如下。

雌孕激素方案:连续联合应用雌孕激素。戊酸雌二醇 0.5～1.5 mg/d,或结合雌激素 0.3～0.45 mg/d,或每日释放 25～50 μg 的雌二醇贴片,或雌二醇凝胶 1.25 g/d,经皮涂抹;孕激素多采用地屈孕酮 5 mg/d 或醋酸甲羟孕酮 2～4 mg/d。也可采用复方制剂雌二醇屈螺酮片,每日 1 片。

单用孕激素方案:每日醋酸炔诺酮 1.25～2.5 mg。

连续应用替勃龙,推荐 1.25～2.5 mg/d。

反向添加的注意事项:何时开始反向添加尚无定论。应用反向添加可以延长 GnRH-a 的使用时间。治疗剂量应个体化,有条件者应监测雌激素水平。

(7)联合调节:3 个月内的 GnRH-a 应用,只为缓解症状。也可以采用植物药,如黑升麻异丙醇萃取物、升麻乙醇萃取物,每日 2 次,每次 1 片。

(四)痛经的治疗

1.治疗原则

(1)对合并不孕或附件包块者,首选手术治疗。

(2)对未合并不孕及无附件包块者,首选药物治疗。

(3)药物治疗无效,可考虑手术治疗。

2.经验性药物治疗

对无明显盆腔包块及不孕的痛经患者,可选择经验性药物治疗。一线药物包括 NSAID、口服避孕药及高效孕激素(如醋酸甲羟孕酮)。二线药物包括 GnRH-a、左炔诺孕酮宫内缓释系统(levonorgestrel-releasing intrauterine system,LNG-IUS)。一线药物治疗无效,改为二线药物,如依然无效,应考虑手术治疗。

所有的药物治疗都存在停药后疼痛的高复发率。痛经也可考虑中药治疗。

3.手术治疗

手术治疗指征:①卵巢子宫内膜异位囊肿直径≥4 cm;②合并不孕;③痛经药物治疗无效。手术以腹腔镜为首选。应有仔细的术前评估和准备、良好的手术设备、合理的手术方式、熟练的手术技术以及合适的术后处理方案。手术切除内异症病灶可有效缓解症状。手术后症状复发率较高,年复发率高达 10%。故手术后应辅助药物治疗并长期管理。

不建议术前药物治疗。但对病变较重、估计手术困难者,术前可短暂应用 GnRH-a 3 个月,可减少盆腔充血并减小病灶,从而在一定程度上减少手术难度,提高手术的安全性。

对卵巢子宫内膜异位囊肿患者,应首选囊肿剔除术。目前的循证医学证据显示,与囊肿穿刺术及囊内壁电凝术比较,囊肿剔除术的术后复发率更低,妊娠率更高。

对于内异症,病灶切除不彻底者的疼痛复发率高,但完全切净病灶可能增加手术的风险,如肠道及输尿管的损伤。侵犯至结直肠的手术方式包括病灶削切术、碟形切除术及肠段切除加吻合术。

4.术后药物治疗

可根据病情选择一线或二线药物。术后药物治疗及长期管理可有效减少卵巢子宫内膜异位囊肿和疼痛的复发。值得注意的是,药物治疗仅在治疗期间有效,停药后症状很快会再出现。

(五)不孕的治疗

1.治疗原则

(1)对于内异症合并不孕患者首先按照不孕的诊疗路径进行全面的不孕症检查,排除其他不孕因素。

(2)单纯药物治疗对自然妊娠无效。

(3)腹腔镜是首选的手术治疗方式。手术需要评估内异症的类型、分期及 EFI 评分,可评估内异症病变的严重程度并评估不孕的预后,根据 EFI 评分给予患者生育指导。

(4)年轻、有轻度和中度内异症、EFI 评分高者,术后可期待自然妊娠 6 个月,可给予其生育指导;对 EFI 评分低,有高危因素者(年龄超过 35 岁,不孕年限超过 3 年,有重度内异症、盆腔粘连、病灶切除不彻底者,输卵管不通者),应积极行辅助生殖技术以助孕。助孕前应使用 GnRH-a 预处理,通常应用 3~6 个月。

(5)对复发型内异症或卵巢储备功能下降者,首选辅助生殖技术。

2.治疗方法

对妊娠的影响以及考虑的因素。

(1)目前的研究显示,对于 ASRM 分期 I～II 期,手术能增加术后妊娠率;尚无循证医学证据表明,手术对 III～IV 期内异症患者术后生育的影响。

(2)卵巢子宫内膜异位囊肿剔除手术不可避免地造成卵巢组织的丢失,内异症本身对卵巢功能的破坏以及手术后卵巢创面的炎症反应等,都会造成术后卵巢储备功能降低。故对不孕患者腹腔镜手术前,应全面评估考虑手术对卵巢储备功能的影响。对于复发性囊肿,不建议反复手术;研究显示,再次手术后妊娠率仅为初治的 1/2,故建议首选囊肿穿刺术及辅助生殖技术。如果疼痛症状严重,囊肿逐渐增大、穿刺无效或无法穿刺或者辅助生殖技术治疗反复失败,应行手术治疗,但手术不能明显改善术后妊娠率。

(3)内异症的手术对妊娠率无明显影响,故对疼痛症状不明显的内异症合并不孕患者,首选体外受精-胚胎移植,手术作为体外受精-胚胎移植失败的二线治疗方法。

(4)术中可同时进行输卵管通液术,了解输卵管的通畅情况;也可同时行宫腔镜检查,了解宫腔情况。

(5)子宫腺肌病是影响术后妊娠的独立因素。对于弥散性子宫腺肌病,应首选药物治疗,以缩小子宫体积后自然妊娠或行辅助生殖技术治疗;药物治疗无效者,可行子宫楔形切除术。对局限性的子宫腺肌瘤,可行手术切除。子宫腺肌病楔形切除术、子宫腺肌瘤切除术不能完全切净病灶,术后复发率高,手术后妊娠有子宫破裂的风险。

3.辅助生殖技术治疗

辅助生殖技术治疗包括超促排卵-宫腔内人工授精、体外受精-胚胎移植,根据患者的具体情况选择。

(1)超促排卵-宫腔内人工授精的指征为轻度或中度内异症;轻度的男性因素不孕(轻度少弱精症等);子宫颈因素及原因不明的不孕,输卵管通畅。单周期妊娠率为15%。3～4个周期不成功,应调整辅助生殖技术治疗方式。

(2)体外受精-胚胎移植:重度内异症患者、高龄不孕患者及输卵管不通者,首选体外受精-胚胎移植。其他方法失败者(包括自然妊娠、诱导排卵、人工授精、手术治疗后)应考虑体外受精-胚胎移植。使用该方法前应使用GnRH-α预处理3～6个月,有助于提高妊娠成功率。依据患者内异症的严重程度、卵巢储备功能调整用药时间长短。

(六)内异症复发和未控

内异症复发和未控指内异症经手术和/或药物治疗症状缓解后,临床症状再次出现,且恢复至治疗前水平或加重或者再次出现子宫内膜异位囊肿。

(1)治疗原则:基本遵循初治的原则,但应个体化。

(2)子宫内膜异位囊肿的治疗:对年轻、需要保留生育功能者,可进行手术或超声引导下穿刺术,术后药物治疗或辅助生殖技术治疗。年龄较大或者影像学检查提示囊内有实性部分或有明显血流者,宜手术。

(3)痛经的治疗:手术治疗后复发,可先用药物治疗,仍无效,应考虑手术。如年龄较大、无生育要求而症状重,可考虑行子宫切除或子宫及双侧附件切除术。

(4)合并不孕的治疗:如合并子宫内膜异位囊肿,首选超声引导下穿刺术,给予 GnRH-a 3～6 个月,再进行体外受精-胚胎移植。反复手术可能进一步降低卵巢储备功能,有卵巢功能早衰的风险。复发者体外受精-胚胎移植的妊娠率是再次手术后妊娠率的 2 倍(分别为40%、20%)。对未合并子宫内膜异位囊肿者,给予 GnRH-a 3～6 个月,进行体外受精-胚胎移植。

(七)内异症恶变

内异症恶变率约为1%,主要恶变部位为卵巢,多称为内异症相关的卵巢恶性肿瘤,其他部位如阴道直肠隔、腹壁或会阴切口内异症恶变较少。目前的研究表明,内异症增加卵巢上皮性癌(如卵巢子宫内膜样癌和透明细胞癌)的风险,但不增加卵巢高级别浆液性癌及黏液性癌的风险。

(1)诊断:Sampson 于 1925 年提出了诊断标准:①癌组织与内异症组织并存于同一病变中;②两者有组织学的相关性,有类似于子宫内膜间质的组织围绕于特征性的内膜腺体,或有陈旧性出血；③排除其他原发性肿瘤的存在，或癌组织发生于内异症病灶而不是从其他部位浸润转移而来。1953 年，Scott 又补充了第 4 条诊断标准：有内异症向恶性移行的形态学证据，或良性内异症组织与恶性肿瘤组织相连接。

不典型内异症：属于组织病理学诊断，可能是癌前病变。不典型内异症指异位内膜腺上皮不典型或核异型性改变，但未突破基底膜。诊断标准：异位内膜腺上皮细胞核深染或淡染、苍白，伴有中度至重度异型性，核质比增大，细胞密集、复层或簇状突。

临床有以下情况应警惕内异症恶变：①绝经后内异症患者，疼痛节律改变；②卵巢囊肿过大，直径＞10 cm；③影像学检查发现卵巢囊肿内部实性或乳头状结构，彩超检查病灶血流丰富，阻力低；④血清 CA125 水平＞200 kU/L（排除感染或子宫腺肌病）。

（2）治疗：内异症相关卵巢癌的治疗应循卵巢癌的治疗原则。由于该病的发病年龄较轻，期别较早，预后较非内异症相关卵巢癌要好。

（3）预防：重视内异症的早期诊断和治疗是防止恶变的最好策略。

（八）青少年内异症

青少年内异症也是一种进展性疾病，影响青少年患者的生命质量而且影响以后的生育能力。青少年内异症患者要警惕合并生殖器官梗阻性畸形（如阴道闭锁或阴道斜隔综合征）。

（1）临床特点：痛经或周期性腹痛，可伴有胃肠道或膀胱症状，可出现卵巢子宫内膜异位囊肿，但深部内异症少见。

（2）治疗：青少年内异症主要是疼痛和卵巢囊肿，主要治疗目标是控制疼痛，保留生育功能，延缓复发。疼痛的控制以药物治疗为主，治疗的流程与生育年龄内异症患者相同。卵巢子宫内膜异位囊肿首选的手术治疗方式是腹腔镜，但要注意掌握手术指征，术后需要辅助药物治疗，以减少复发，保护生育功能，并根据青少年的特点进行心理治疗和健康教育。

对有梗阻性生殖道畸形的患者，应及时解除梗阻。口服避孕药是青少年内异症患者的一线治疗药物，对于小于 16 岁的内异症患者也是安全、有效的。孕激素治疗有效，但长期使用孕激素可能发生无法逆转的骨质丢失。因此，对青少年内异症患者应慎用单一的孕激素类药物。

GnRH-a＋反向添加治疗：GnRH-a 是目前公认的治疗成人内异症最有效的药物，也用于青少年内异症的治疗。但由于可引起骨质丢失，对于尚未达到骨密度峰值的青少年患者，应用此药对骨质的沉积有一定的影响，因此建议，对年龄不大于 16 岁的青少年内异症患者，连续或周期性口服避孕药作为药物治疗的一线方案，大于 16 岁的患者可考虑使用 GnRH-a。

（九）内异症患者的激素补充问题

内异症患者绝经后或子宫及双侧附件切除术后可以进行激素补充治疗，以改善生命质量。根据患者的症状，进行个体化治疗。即使子宫已经切除，如有残存的内异症病灶，进行雌激素补充治疗，同时应用孕激素。无残存病灶，也可只应用雌激素补充治疗。

有条件时，应检测血雌二醇水平，使雌激素水平符合"两高一低"的原则，即"高到不出现症状，高于不引起骨质丢失，低到内异症不复发"。

（十）盆腔外内异症

1.瘢痕内异症

发生在腹壁切口及会阴切口瘢痕处的内异症，称为瘢痕内异症。它是一种特殊类型的内异症。

（1）主要临床表现：腹壁切口或会阴切口瘢痕处有痛性结节，与月经伴发的周期性包块增大及疼痛加重。会阴部瘢痕内异症往往伴有肛门坠痛、排便时肛周不适或性交痛等。

（2）诊断：临床诊断主要依据如下。①手术等病史，包括剖宫产、会阴侧切或撕裂病史；②瘢痕部位结节、疼痛症状与月经周期相关；③辅助诊断方法包括超声、MRI 和 CT 检查等，确诊需要组织病理学结果。

（3）治疗：①手术是最主要的治疗方法。病情严重者术前可以短暂用药；②完全切除病灶：应彻底切净病灶，包括病灶周围陈旧的瘢痕；③正确的组织修补：对齐解剖层次，对于组织结构缺损明显予以修补；④正确的术后处理：预防感染，进行伤口管理。会阴部瘢痕内异症术后还需要饮食管理和排便管理。

2.其他少见的盆腹腔外内异症

内异症可侵犯胸膜、肺、腹股沟、头皮等身体的多个部位。

（1）主要临床表现：盆腹腔外内异症的临床表现常伴有周期性变化的相关部位症状。例如，肺内异症可表现为经期咯血；胸膜内异症可表现为经期出现气胸；腹股沟内异症表现为发生在圆韧带腹膜外部分不能还纳的腹股沟包块，易误诊为腹股沟疝或圆韧带囊肿。发生部位的超声、CT 或 MRI 等影像学检查对诊断和评估有一定意义。

（2）治疗：根据临床表现可采取手术治疗或药物治疗。胸膜内异症和肺内异症引起的气胸和咯血常发生在经期，肺部 X 线片或 CT 检查可有气胸和肺部阴影，通常在月经后消失；诊断应排除肺部的其他疾病，特别是肿瘤和结核。以药物治疗为主，一般应用 GnRH-a 3～6 个月，观察疗效，如果有效可继续用其他药物维持治疗。对有生育要求者建议妊娠。停药后有复发的可能。建议长期随诊。

（梁　静）

第二节　子宫腺肌病

子宫腺肌病是以痛经和月经过多为主要症状的一种妇科常见良性疾病。子宫肌层内存在子宫内膜腺体和间质，在激素的影响下发生出血、肌纤维结缔组织增生，形成弥散性病变或局限性病变，也可形成子宫腺肌瘤。病灶内部可以出现含咖啡色液体的囊腔，如果囊腔直径大于 5 mm 称为囊性子宫腺肌病，虽然较少见，但可以发生于年轻妇女，患者常有明显的痛经。有时需要鉴别该病与残角子宫积血。

传统的子宫切除为治疗子宫腺肌病的方法，目前大多不为患者所接受，而保守性手术切除子宫腺肌病病灶又常存在病灶残留与术后复发率高以及妊娠子宫破裂等风险。就目前子宫腺肌病的药物治疗而言，GnRHa 虽可有效控制患者的临床症状，但存在疗程短与药物严重不良反应的问题；曼月乐虽能有较高的临床症状改善率，但由于不规则阴道出血时间长和宫内节育器脱落等不良反应也常使患者难以接受。因此，如何选择合适的药物以及选择合适的保守性病灶切除术式来治疗子宫腺肌病伴痛经患者是目前临床妇科的紧迫任务。

随着影像学诊断技术的进展，核磁共振成像不仅能准确定位子宫腺肌病的病灶与范围，还能对子宫腺肌病进行分型。国外有学者按子宫腺肌病病灶的分布范围与位置将其分成 4 型，Ⅰ型为内在型，Ⅱ型为外在型，Ⅲ型为局灶型（包括腺肌瘤与囊性子宫腺肌病），Ⅳ型为混合型。

一、病因

目前对该病具体病因尚不清楚,当子宫内膜受到损伤,基底层内膜可直接侵入子宫肌层内而生长,可能与子宫内膜基底层损伤有关。一般认为妊娠、刮宫术、人工流产手术及分娩可能是损伤子宫内膜基底层的主要原因。子宫内膜-肌层结合带内环境的稳定性遭到破坏,基底层防御功能减退可能参与了发病。其他包括血管淋巴管播散、上皮化生、雌激素、孕激素和催乳素也参与了发病过程。

二、临床表现

临床表现包括以下几个方面。①痛经:半数以上患者有继发性痛经,渐进性加重;②月经异常:月经过多、经期延长或不规则出血;③不孕;④子宫增大:多为均匀性增大,呈球形,也可为突起不平,质硬。可合并子宫肌瘤和内异症。

三、诊断

根据症状、盆腔检查及以下的辅助检查可做出初步诊断。

(1)超声检查显示子宫增大,肌层增厚,后壁更明显,子宫内膜线前移。病变部位为等回声或回声增强,其间可见点状低回声,病灶与周围无明显界限。

(2)MRI 检查显示子宫内存在界限不清、信号强度低的病灶,T_2 加权像可有高信号强度的病灶,子宫内膜-肌层结合带变宽,大于 12 mm。

(3)血清 CA125 水平多数可升高。

(4)病理检查是诊断的"金标准"。

四、治疗

应根据疾病的严重程度、患者的年龄及有无生育要求而定治疗方法。

(1)期待疗法:用于无症状、无生育要求者。

(2)药物治疗:方法与内异症的药物治疗相同。对于年轻、希望保留子宫者使用口服避孕药或 LNG-IUS;对子宫增大明显或疼痛症状严重者,可应用 GnRH-a 治疗 3～6 个月后,再使用口服避孕药或 LNG-IUS。LNG-IUS 治疗初期部分患者会出现淋漓出血、LNG-IUS 下移甚至脱落等,需加强随诊。某些中药对痛经有明显的缓解作用,可以试用。

(3)手术治疗:对年轻、要求保留生育功能者可以进行病灶切除或子宫楔形切除术,也可合并使用子宫动脉阻断术;对无生育要求伴月经量增多者,可行子宫内膜去除术;对痛经明显者可以考虑子宫动脉栓塞术;对已经完成生育、年龄较大而症状明显者应行子宫切除术,可根治该病。

(4)合并不孕的治疗:对于有生育要求的子宫腺肌病患者,可选择药物治疗(GnRH-a)或保守性手术加药物治疗后积极行辅助生殖技术治疗。应注意保守性手术后妊娠子宫破裂的风险。对于无生育要求者,可选择药物治疗长期控制症状或保守性手术加药物治疗,也可切除子宫。

(黄 芳)

第八章 女性生殖器官肿瘤

第一节 输卵管良性肿瘤

一、输卵管腺瘤样瘤

输卵管腺瘤样瘤是输卵管良性肿瘤中相对多见的一种,可发生于不同年龄,但多见于生育期。

(一)病理

该瘤的组织来源有许多争论,有人认为该瘤来自米勒管上皮残迹,也有人认为该瘤来自间叶组织;还有人认为该瘤由炎症而来,依据为 80% 的患者同时伴有输卵管炎,不管是淋菌性还是结核性输卵管炎,在炎症愈合过程中输卵管组织纤维化而且腺上皮增生。

80% 以上的输卵管腺瘤样瘤与子宫多发性平滑肌瘤合并发生。子宫发生性平滑肌瘤是一种良性肿瘤,大体形态为实性,灰白或灰黄色,肿瘤体积小,直径为 1~3 cm,通常位于输卵管肌壁或浆膜下,肿瘤轮廓清楚,与周围组织界限分明,但无完整包膜。剖面呈均质的灰色或桃红色组织。显微镜下可见肿瘤由许多大小不等的腺管状腔隙所组成,内衬扁平,有立方形或低柱形上皮,细胞内常有空泡,空泡内含有黏液、黏多糖,PAS 染色呈阳性。间质为胶原或平滑肌。有时细胞形成实心条索或呈空泡状,腔隙间有纤维组织或肌组织相隔,极少核分裂。由于细胞呈腺管样排列,易与高分化腺瘤相混淆。

(二)诊断

临床表现多不典型,多以疾病(如不孕症、子宫肌瘤、慢性输卵管炎及输卵管周围炎)的症状而就诊。

妇科检查:子宫一侧可触及体积不大的肿块,多小于 3 cm,多为实性,活动度尚可。

特殊检查:B 超检查可见相应声像反应。CT 及 MRI 检查可明确肿瘤生长的部位、形状和大小。输卵管造影术对诊断有一定帮助,但不能判定良性还是恶性。

(三)鉴别诊断

(1)卵巢囊肿可出现月经紊乱、下腹痛。瘤体较大,可移动,肿块边界清晰。B 超、CT 及 MRI 检查可明确诊断。

(2)原发性输卵管癌好发于绝经期妇女,阵发性阴道排液为黄色浆液性或血性,常伴阴道不规则出血及下腹痛。手术及病理检查可确诊。

(四)治疗

切除患侧输卵管。

(五)预后

该病预后良好,偶有切除术后复发,但尚无恶变病例报道。

二、输卵管平滑肌瘤

输卵管平滑肌瘤较少见。其来源与子宫肌瘤相同,虽然两处均为米勒管的衍生物,但可能输卵管的肌层对各种激素因素的敏感性降低,导致输卵管平滑肌瘤远比子宫平滑肌瘤少见。输卵管平滑肌瘤常无症状,在手术或解剖时意外发现,然而在某些情况下,它与输卵管慢性炎症的产生有关。

(一)病理

输卵管平滑肌瘤常较小,偶尔见较大者。输卵管的任何部分均可为该瘤发生的部位。该瘤常为单发,也有多发者。目前尚未明确肿瘤是起源于输卵管肌层的外纵层,还是内环层。与子宫平滑肌瘤类似,输卵管平滑肌瘤亦可分为黏膜下、肌层内及浆膜下三种类型。

肿瘤表面光滑或突起,质地坚韧,切面呈白色,显示有典型的漩涡状结构。镜检发现肿瘤由具有梭形胞核的纤维构成,无核分裂象。肿瘤有时由等量肌原纤维及结缔组织间质构成,在这些病例中,肿瘤应被称为肌纤维瘤。在某些情况下输卵管平滑肌瘤可有与子宫肌瘤相同的退行性变,如玻璃样变、囊性变、红色变性、钙化。临床上亦有有蒂输卵管平滑肌瘤发生扭转的报告。

(二)诊断

小的输卵管平滑肌瘤多无临床症状,可压迫输卵管管腔,引起不孕及输卵管妊娠。若肌瘤较大或发生扭转,则产生腹痛等急腹症的症状。术前难以确诊,往往是在施行盆腹腔手术时发现。

(三)鉴别诊断

(1)卵巢囊肿可出现月经紊乱、下腹痛。瘤体较大,可移动,肿块边界清晰。B超、CT及MRI检查可明确诊断。

(2)子宫肌瘤单发或多发,常伴月经改变,白带过多,下腹部压迫症状等临床表现。B超、CT、MRI检查及手术可确诊。

(四)治疗

行肿瘤切除术或患侧输卵管切除即可。

(五)预后

该病预后良好。

三、输卵管乳头状瘤

输卵管乳头状瘤罕见,组织发生学仍然有些不明。多发生在生育年龄,常与输卵管炎及输卵管积水并存。

(一)病理

输卵管乳头状瘤来源于输卵管上皮,通常肿瘤较小,为 $1\sim2$ cm。患侧输卵管增粗、管腔扩大,剖面见肿瘤生长于输卵管黏膜,向管腔内发展,管腔内充满疣状或乳头状突起,有时呈菜花状,常为多发性。镜下可见乳头状结构,乳头表面被覆单层柱状上皮,间质为含有丰富血管的结缔组织,常有较大的血管并可见炎性细胞浸润,间质为富含血管的结缔组织。乳头状瘤可恶变为乳头状癌。输卵管乳头状瘤的诊断仅在镜检下才能做出。在同黏膜息肉做鉴别诊断时,应考虑后者缺少结缔组织中心柱。

（二）诊断

该病早期无症状，与输卵管积水并发的概率较高，偶尔亦与输卵管结核或淋病并存。因患者常常合并输卵管周围炎，故患者可主诉不孕、腹痛及月经过多等症状。随着疾病发展可有阴道排液，一般为浆液，无臭味，合并感染时呈脓性，当较大量液体通过部分梗阻的输卵管向阴道排出时，可出现腹部绞痛。如输卵管仍保持通畅，液体可流入腹腔而形成腹腔积液。妇科检查可触及一侧附件肿块，多呈实性，一般不超过 2 cm。术前确诊困难，常误认为输卵管炎症。该病往往在手术中被意外发现，经病理检查确诊。

特殊检查：常借助 B 超检查，必要时可行 CT、MRI 检查，有条件时行腹腔镜或后穹隆镜检查。有条件时，输卵管造影术虽然对诊断有一定帮助，由于乳头状瘤可恶变为乳头状癌，此时行这种检查有引起扩散的可能，因而宜慎用。

（三）治疗

对任何可疑的输卵管乳头状瘤均应行剖腹探查术。手术应切除患侧输卵管。手术中若疑为恶性，应行冷冻切片，做病理学检查。

（四）预后

该病无恶变者预后良好。

四、输卵管畸胎瘤

输卵管畸胎瘤是比较罕见的肿瘤，迄今世界各地报道不过数十例。该病常伴有不孕史。目前报道提示输卵管实性畸胎瘤仅见于生育年龄的妇女，多数病例发生于经产妇。

（一）病理

输卵管畸胎瘤的发生来源尚不十分清楚，大部分病理学者认为来自始基生殖细胞，在其移行至卵巢的过程中，在输卵管区被绊住而形成，偶尔可合并卵巢的原发性良性囊性畸胎瘤。该瘤基本上均为成熟性畸胎瘤，未成熟性畸胎瘤较为罕见。一般为单侧病变，双侧病变较少见，大部分畸瘤生长在输卵管峡部或壶腹部的腔内，少数外突并带蒂，偶尔有在肌层内者，呈囊性病变，亦有少数是实性病变。患侧输卵管肿胀，肿瘤大小不一，直径 1～20 cm。与卵巢畸胎瘤相似，内含毛发、骨、牙、皮肤、脑组织以及外胚叶、内胚叶或中胚叶起源的其他成分。显微镜下三个胚层的衍生物皆可见。

（二）诊断

该病无典型临床症状，多在手术时偶然被发现。常见症状为下腹部疼痛、痛经、月经不规则及绝经后出血。临床多将其误诊为卵巢囊肿。B 超、CT、MRI 检查和输卵管造影术对诊断有一定帮助，但难以区别该病与卵巢畸胎瘤，确诊需要经术后病理检查。

（三）治疗

手术切除肿瘤或患侧输卵管。若恶变或为未成熟性畸胎瘤，可按照卵巢恶性肿瘤的处理原则进行处理。

（四）预后

该病预后良好，但有报道称其存在恶变的可能。

（庞英华）

第二节 输卵管恶性肿瘤

输卵管恶性肿瘤远较良性肿瘤多见，但也仅占女性生殖器肿瘤的 0.5%～1%。其中，以输卵管癌最常见，绒毛膜癌、恶性中胚叶混合瘤、肉瘤等都极其罕见。输卵管恶性肿瘤分为原发性和继发性，后者远多于前者，后者约占 90%。继发性输卵管恶性肿瘤多由其他女性生殖道恶性肿瘤（如卵巢癌、子宫内膜癌）转移而来，而非生殖系统肿瘤转移到输卵管的极少见。本节将主要介绍原发于输卵管的恶性肿瘤。

一、原发性输卵管癌

原发性输卵管癌十分少见，约占全部妇科癌症的 0.3%～1.9%。然而如卵巢恶性肿瘤一样，由于部位隐匿，恶性度高，危害甚为严重。

（一）病理

1.巨检

输卵管肿大，类似输卵管积水、积脓或输卵管囊肿，多数肿瘤直径为 5～10 cm。伞端闭锁，浆膜面光滑，常与周围组织粘连。肿瘤多发生于输卵管壶腹部。晚期可侵犯整个输卵管，肿瘤可穿出浆膜层或从伞端突出。切面管壁稍厚，腔内充满灰白色乳头状或颗粒状癌组织。常合并有继发感染和坏死，腔内容物混浊或呈脓样液体。病变多为单侧，双侧者占 1/3。

2.镜下检查

组织学形态主要为乳头状腺癌。分化好的以乳头为主。分化差的癌组织主要形成实性片块，伴或不伴灶性腺管形成。分化中等的以乳头和腺样结构混合而成。多数输卵管癌为中分化或低分化癌。组织结构多类似于卵巢的乳头状浆液性腺癌，可找到砂粒体。此外，肿瘤的多种类型（如子宫内膜样癌、腺棘癌、腺鳞癌、鳞癌、透明细胞癌、移行细胞癌及黏液性乳头状癌）均有报道。癌细胞有明显异形性。核仁明显，核分裂活跃和癌性上皮细胞排列的极向紊乱，层次增多。

（二）分期

近年来大多数学者采用了国际妇产科联盟（FIGO）于 1991 年制定的输卵管癌分期方法。

（三）临床表现

1.发病年龄

在 18～88 岁之间均有患病者。该病常见于 40～65 岁，平均发病年龄为 55 岁。

2.不育史

有不育史的患者占 33%～60%。

3.症状

（1）阴道排液，阴道流水是输卵管癌患者最常见的症状，排出的液体为淡黄色或血水样稀液，量多少不一，排液一般无气味，但个别有恶臭。液体可能是由于输卵管上皮在癌组织的刺激下产生的渗液，由于输卵管伞端常常闭锁或被肿瘤阻塞而通过管腔自阴道流出。如肿瘤有坏死出血，则液体呈血性水样，文献报道有患者间歇性阴道大量排液后，痉挛性腹痛减轻，盆腔包块缩小，被称为外溢性输卵管积水。这是输卵管癌最具特征的症状，但只有 5% 的患者有此表现。

（2）阴道出血：阴道不规则出血亦是常见症状之一，出血与排液可解释为同一来源。当肿瘤坏死侵破血管，血液可流入子宫，经阴道排出。有阴道出血和排液的患者占 50%～60%。

（3）腹痛：有 30%～49% 的患者表现下腹部疼痛，一般不重，常表现为一侧下腹间断性钝痛或绞痛，钝痛可能与肿瘤发展，分泌物聚积，使输卵管壁承受压力有关，绞痛可能是由输卵管要排出其内容而增加蠕动所致。如出现剧烈腹痛，则多系并发症引起。

（4）下腹或盆腔包块：仅有部分患者自己能在下腹部触及包块，而以腹部包块为主诉者属于少数。肿块可以为肿瘤本身，亦可由并发输卵管积水或广泛盆腔脏器粘连而形成。

（5）其他：由于病情发展，肿块长大，压迫附近器官或广泛转移，可出现排尿不畅、部分肠梗阻的症状，以至恶病质。

4.体征

（1）盆腔检查：由于输卵管癌多合并炎症粘连，与附件炎性肿物相似。肿物可为实性、囊性或囊实性，位于子宫一侧或后方，有的深陷于直肠子宫陷凹内，多数活动受限或固定不动。

（2）腹腔积液：较少见。腹腔积液的发生率约为 10%。

（四）诊断与鉴别诊断

术前明确诊断十分困难，通常的术前诊断是卵巢癌或者盆腔炎性包块。

诊断要点需注意以下几方面。

1.临床特征

三联征：阴道排液、腹痛和盆腔包块。它们同时存在的病例较少。二联征：阴道排液和盆腔包块。

2.辅助诊断

（1）阴道细胞学检查：输卵管与子宫腔相通，从输卵管脱落的癌细胞理论上应比卵巢癌更容易经阴道排出，因此，涂片中找到癌细胞的机会也应较高。

（2）子宫内膜检查：对绝经后阴道出血或不规则阴道出血者、阴道排液者，经一次全面的分段诊刮，详细探查子宫腔，排除黏膜下肌瘤，如子宫颈及子宫内膜病理检查呈阴性，有助于输卵管癌的诊断。如病检发现癌，首先考虑子宫内膜癌，但不能排除输卵管癌向子宫腔转移。

（3）B超和CT扫描：有助于明确诊断和术前估计分期。

（4）血清 CA125 测定：有助于诊断，但无特异性。

（5）腹腔镜检查：为明确诊断。但晚期病变播撒到盆腹腔器官及卵巢，并有粘连，腹腔镜检查不易鉴别这种情况与卵巢癌。

3.鉴别诊断

（1）附件炎性肿物：原发性输卵管癌与附件炎性肿物均可表现为活动受限的附件囊肿，盆腔检查时很难区别，并且两者均可有长期不育的病史。但是如果患者有阴道排液，则应考虑为输卵管癌。有时两者在剖腹后仍难分辨。因此，当发现肿物壁厚或部分实性感时，应在取下标本后立即切开，如在输卵管腔内看到乳头状组织，应立即冰冻、送检，以利于诊断。

（2）卵巢肿瘤：与原发性输卵管癌症状相似，有不规则阴道出血，输卵管癌可有或无排液。盆腔检查：如为卵巢良性肿物，一般多活动，而输卵管癌所形成的肿块常较固定，表面有结节感，而且在病变尚未穿出管壁之前，表面较光滑。此外，如患者有腹腔积液征，则须多考虑为卵巢恶性肿瘤。当两者均进入晚期，伴有广泛的盆腹腔种植转移时，根据体检几乎无法鉴别。

（3）子宫内膜癌：其症状与原发性输卵管癌的症状易混淆。一般内膜癌没有子宫外的肿块,通过刮宫做病理检查即可确诊。当病变进入晚期,输卵管癌可侵及宫腔内膜并扩散至附件而无法鉴别。总之,原发性输卵管癌的诊断标准应非常严格,即在诊断原发性输卵管癌时,卵巢和子宫内膜的外观大致正常;当卵巢和子宫也存在恶性病灶时应通过它们的大小和分布来判断是转移灶还是原发灶。由于输卵管癌中卵巢和子宫癌直接扩散转移而来者占9/10,故当鉴别原发性输卵管癌时应参考下列诊断标准:如果卵巢、输卵管均有肿瘤,输卵管肿瘤大;如果输卵管黏膜受累,应该表现为乳头型;如果输卵管壁完全受累,显微镜下应该可以见到输卵管上皮从良性到恶性的转化区;此外,卵巢和子宫应该正常或者有比输卵管少的病变。

(五)治疗

1.手术治疗

手术治疗是最主要的治疗方法。对于盆腔内一切转移和种植的病变尽可能全部切除,使残存肿瘤小于1 cm。由于原发输卵管癌可直接转移到腹主动脉旁淋巴结,亦可由圆韧带转移到腹股沟淋巴结。因此,手术应同时行腹膜后淋巴结切除。

2.化学治疗

化学治疗简称化疗,多作为术后辅助治疗。输卵管癌和卵巢癌的形态学和生物学特征十分相似,在腹腔内扩散及通过腹膜后淋巴结转移。大多数学者应用的化疗药物与卵巢上皮性癌基本相同。化疗方案首选以紫杉醇联合卡铂为一线化疗药物。也可以选择以顺铂为主的多药剂联合化疗方案,可取得明显疗效。近年已有报道对铂类耐药的患者应用紫杉醇治疗有效,紫杉醇也可作为原发输卵管癌的一线化疗药物。

3.放射治疗

放射治疗简称放疗,主要用于术后的辅助治疗。近年来由于顺铂联合化疗的明显疗效,较少应用放疗。放疗多用于肠道并发症。至于腹腔内灌注放射性同位素,对体积较小的盆腹腔残存瘤或腹腔冲洗液细胞学呈阳性的患者可起到抑制效果。但对于腹腔内明显粘连时,同位素的应用可产生肠损伤,这限制了它的使用。

4.激素治疗

输卵管上皮在胚胎学和组织发生学上与子宫内膜相似,对卵巢的雌激素、孕激素有周期性的反应。有文献报道用长效孕激素治疗该病,但目前尚难评估孕激素的治疗作用。

(六)预后

1.症状

症状存在的就诊时间越长,预后越差。

2.临床分期

输卵管癌扩散的范围或临床分期是重要的因素。肿瘤扩散得越广,疗效必然越差。淋巴结转移呈阳性,预后较差。Ⅰ期的5年存活率高达95%,Ⅱ期5年存活率约为75%,Ⅲ期的5年存活率约为69%,Ⅳ期的5年存活率约为45%。

3.双侧输卵管病变

两侧输卵管均有病变时,预后很差。

4.初次手术后残存

癌灶与生存率之间的关系与卵巢癌相似,是重要的预后因素。

5.病理分级

病理分级和预后有密切关系,但对预后的意义远不如临床分期大。

6.其他

输卵管癌组织微血管计数、cerbB-2 和 p53 表达、DNA 倍体分析对预后的意义均在研究之中。

二、绒毛膜癌

原发性输卵管绒毛膜癌罕见,多由输卵管妊娠的滋养层细胞演变而来。

(一)病理

1.巨检

输卵管表面呈暗红色或紫红色。切面见充血、水肿、管腔扩张,腔内充满坏死组织及血块。

2.镜下检查

可见朗格汉斯细胞及合体细胞增生,失去绒毛形态,肿瘤所在处有广泛出血和坏死。

(二)临床表现

1.发病年龄

绒毛膜癌多见于生育年龄妇女,平均发病年龄约为 30 岁。

2.症状

该病能较早出现输卵管妊娠的症状。而来源于异位胚性残余者还可出现性早熟征,如生长过快、乳房增大、月经来潮。

3.特征

宫颈举痛明显,子宫大小正常或稍大,附件可触及不规则柔软之肿块、活动度差。

(三)诊断与鉴别诊断

血或尿人绒毛膜促性腺激素(human chorionic gonadotropin,HCG)测定可发现 HCG 滴度升高,有助于病情监测。肺部 X 线摄片有助于确定转移病灶。CT 有助于诊断。应鉴别原发性输卵管绒毛膜癌与子宫内膜癌、附件炎性肿块、卵巢肿瘤和异位妊娠。

(四)治疗

可参照子宫恶性滋养细胞肿瘤的治疗原则。但不同的是由于该病术前诊断困难,为明确诊断,多先经手术病理确诊,然后予以化疗或放疗。手术范围以明确诊断和消除病灶为度,不必过大,因该病对化疗十分敏感。

三、恶性中胚叶混合瘤

原发性输卵管恶性中胚叶混合瘤又称为恶性米勒管混合瘤,罕见。就其形态学与生物学性能而言,其与子宫的中胚叶混合性瘤相似。

(一)病理

肿瘤由多种中胚层成分构成,如腺上皮和鳞状上皮。也可见炎细胞灶。

(二)临床表现

该类瘤几乎都发生于绝经后妇女,平均年龄为 59 岁。临床表现与输卵管癌相似,可发生阴道排液或有血性分泌物。肿瘤于输卵管蔓延时出现胀满感。晚期可广泛转移至肝、肺等,并出现疼痛等转移症状。妇科检查时在附件区可触及实性肿块。

(三)诊断与鉴别诊断

应鉴别该病与子宫内膜癌、附件炎性肿块、卵巢肿瘤。

(四)治疗

手术为首选治疗方式,治疗原则与输卵管癌的治疗原则相同。术后可辅以化疗或放疗。

(侯华萍)

第三节 原发性输卵管癌

一、病因学

输卵管癌的病因尚不明确。以前一些学者认为输卵管慢性炎症刺激可能是诱因,但最近有研究显示衣原体或人乳头瘤病毒(human papilloma virus,HPV)感染并不增加发生输卵管癌的风险。肿瘤抑制基因 p53 和 BRCA 的变异可能与输卵管癌的发生有关。有报道称在输卵管上皮内癌病例中超过一半的病例可查到 p53 基因突变。p53 的过表达在输卵管癌或输卵管异型增生的上皮中常见,而在良性输卵管上皮中则罕见。在卵巢癌患者、乳腺癌患者或已知 BRCA 基因突变的高危人群中,不少病例的输卵管上皮都具有非典型的形态学改变(输卵管上皮异型增生)。有报道称研究 26 例因 BRCA1 和 BRCA 系变异而进行预防性卵巢输卵管切除的妇女,组织学证实卵巢没有癌变,而 22 个 BRCA1 突变的妇女中,2 个为输卵管上皮原位癌,2 个为不典型增生。输卵管癌可能是遗传性乳腺癌-卵巢癌综合征的一部分,有和卵巢癌相似的基因异常,如 c-erbB-2、p53 和 k-ras 基因突变。遗传因素可能在输卵管癌的病因中扮演着重要角色。

二、组织病理学

绝大多数原发性输卵管癌是浆液性乳头状腺癌(占 90% 以上),多为中分化或低分化。形态像卵巢浆液性癌时可找到砂粒体。其他还有透明细胞癌、子宫内膜样癌、黏液性癌、鳞癌、移形细胞癌等。少见的类型有肉瘤、生殖细胞肿瘤和淋巴瘤等。原发性输卵管癌的病理学诊断标准:①肿瘤来源于输卵管内膜;②组织学结构中可见输卵管黏膜上皮;③有良性上皮向恶性上皮转变的移行区;④卵巢和子宫内膜可以正常,也可以有肿瘤,但肿瘤的体积必须小于输卵管肿瘤的体积。

三、诊断

(一)临床症状

该病好发于 40～60 岁的妇女,文献报道年龄跨度为 17～88 岁,60% 以上的输卵管癌发生于绝经后的妇女。早期患者可无自觉症状或症状不典型,最常见的症状是异常阴道流血,有阴道水样分泌物或下腹部隐痛不适、腹胀等。癌组织在输卵管内生长,渗出较多,加上输卵管伞端又常常阻塞封闭,因此液体向子宫腔排溢,经阴道流出。这是输卵管癌的重要临床症状。约有 50% 以上的患者有阴道排液,排出的液体多为浆液性或浆液血性,量较多。Latzko 在 1915 年首先描述的外溢性输卵管积水,指患者在阵发性阴道排液后,痉挛性下腹疼痛减轻,或双合诊挤压盆腔包块时肿块缩小。此症状被认为是输卵管癌所特有的,但临床并不多见,仅占 5%～10%。阴道流血、阴道流液、腹痛、盆腔包块是该病常见的"四联症"。但临床患者就诊时,同时出现"四联症"的概率较低。绝经后妇女如有阴道液体流出,即便时有时无,也不要忽视,应及时就医。有时阴道流液是早期输卵管癌的报警信号。中晚期患者可出现排尿不畅、肠梗阻、消瘦、体重下降及恶病质表现等。

(二)体格检查

体检时应进行全身体检及妇科三合诊检查,着重检查附件肿块情况,了解肿块的性质、大小、活动度及与周边脏器的关系等,特别要注意直肠子宫陷凹有无结节。此外,注意腹部膨胀、移动性浊音、全身浅表淋巴结情况,特别是锁骨上淋巴结及腹股沟淋巴结是否肿大。

(三)辅助检查

1. 细胞学检查

由于输卵管腔与子宫腔相通,理论上输卵管的脱落细胞可以经阴道排出。阴道细胞学检查有时可能找到癌细胞,但阳性率很低,为10%~36%。Takeshima等报道20例患者中宫颈涂片的阳性率为25%(5例),而用聚乙烯吸管做宫腔吸片可使阳性率提高至50%。对细胞学阳性者应进行诊刮,以排除子宫内膜癌。若细胞学呈阳性而诊刮呈阴性,则要考虑为输卵管癌的可能。

后穹隆穿刺或腹腔穿刺找脱落细胞可以帮助诊断,尤其是对合并腹腔积液的患者。但应考虑穿刺可引起感染、穿破肿瘤囊壁而造成囊内液外溢以及穿刺部位的肿瘤种植等并发症。

2. 诊断性刮宫

诊断价值有限,诊刮呈阳性,一般考虑为子宫内膜癌或宫颈管癌,但若同时有附件包块,应想到输卵管癌的可能。Baekelandt等报道103例输卵管癌术前诊断性刮宫,32例(31%)提示腺癌,6例(6%)提示不典型增生。

3. 影像学检查

(1)超声检查:经阴道超声主要采用5.0~7.5MHz高频探头,直接接近盆腔的子宫颈及阴道部,图像更加清晰。输卵管癌的声像图特点为附件区"腊肠状"的包块,可有囊性、囊实混合性或实性回声;但无法分辨附件区炎性包块及肿瘤。彩色多普勒超声则较二维超声提供了更加丰富的输卵管癌形态学和血流动力学信息,可提示肿瘤乳头内血流阻力指数(RI)降低;有时可以显示附件区卵巢形态完整,从而排除卵巢癌。有学者报道14例输卵管癌,术前彩色多普勒超声RI为0.46 ± 0.12,6例(42.9%),诊断为输卵管癌。有学者报道22例,超声诊断符合率仅27.3%(6例)。而三维超声的精确度更高,尤其三维速度能量多普勒超声可重点描绘肿物的血管几何形态,有无动静脉瘘、微动脉瘤,血管有无盲端和分支等。三维超声可以精确描述输卵管壁的不规则性,如输卵管的突起和假分隔;可以确定输卵管多层面的"腊肠样"结构,有无局部癌扩散及被膜浸润等。

(2)CT检查及MRI检查:CT和MRI常常可以发现小的、实性的或分叶状的肿块。对判断肿瘤大小、性质、波及范围及提示盆腔或主动脉旁淋巴结是否增大有一定价值。俞琳玲等报道10例原发性输卵管癌,术前CT诊断为输卵管癌5例,误诊为卵巢癌4例,误诊为子宫内膜癌1例。CT可发现附件小的梭形、蛇形分叶状实性或管状、腊肠形囊实性肿块,这是输卵管癌较具特征的征象,特别是伴有输卵管积水和/或宫腔积液时。CT对晚期输卵管癌敏感性低。而输卵管癌在MRI上常表现为带有乳头状突起的囊实性复合物,在T_1加权像上显示低信号,在T_2加权像上则为均一的高信号,MRI较CT更好地显示肿瘤侵犯膀胱、阴道、盆侧壁、骨盆脂肪及直肠等的情况。

（3）肿瘤标志物 CA125：CA125 对诊断输卵管癌有一定参考价值，尤其是浆液性腺癌。关于原发性输卵管癌血清 CA125 升高的比例报道不一。有学者报道为 47.8％（11/23），Baekelandt 等报道为 65％（26/40），Takeshima 等报道为 70％（14/20）。在 Takeshima 等报道的病例中，Ⅰ、Ⅱ、Ⅲ和Ⅳ期患者的 CA125 升高者分别占 20％、75％、89％和 100％。CA125 还可以作为疗效评估及随访监测的重要指标。

四、治疗

（一）治疗方式

1.手术治疗

手术是治疗输卵管癌的主要手段。由于输卵管癌的病例甚少，缺乏前瞻性研究，其手术方式及范围多参照卵巢癌的手术方式及范围。根据患者的病变范围、分期、年龄及对生育的要求等因素综合考虑。对早期患者应进行全面的手术分期，具体步骤如下。

（1）采用足够长的腹正中切口。

（2）详细评估整个盆腔、腹腔以了解肿瘤波及的范围。

（3）进行腹盆腔冲洗并将脱落细胞送检。

（4）经腹切除全子宫、双侧输卵管和卵巢。

（5）切除横结肠下大网膜。

（6）在盆腔、主动脉旁淋巴结取样。

（7）对盆腔和腹腔腹膜可疑之处均应取活检。

对于年轻、渴望生育的妇女，需仔细评估并谨慎决定手术方式。对单侧的输卵管原位癌可以考虑保留生育功能，有人认为对高分化的ⅠA期患者也可采取保守性手术。

对晚期患者，应施行最大限度的肿瘤细胞减灭术，为术后辅助化疗创造条件。因术后残留灶大于 2 cm 的患者预后较差，故对首次手术不能达到理想减灭的患者，有人提出可以在 3～4 个疗程化疗之后，再次实施肿瘤细胞减灭术。有资料显示，输卵管癌的腹膜后淋巴结转移率比卵巢癌高。据报道在实施常规淋巴结切除的患者中，42％～59％发现有淋巴结转移，且腹主动脉旁与盆腔淋巴结的转移率几乎相等。因此在手术时，盆腔及腹主动脉旁淋巴结的取样、切除是必不可少的。也有人更倾向于实施系统性盆腔及腹主动脉旁淋巴结清扫术。Klein 等报道 158 例输卵管癌，实施了系统性盆腔及腹主动脉旁淋巴结清扫术的患者的中位生存期为 43 个月，明显高于未清扫组的 21 个月（$P=0.095$）。有学者报道 64 例病例中，腹膜后淋巴结阳性率为 40.4％，接受淋巴结清扫术患者的 3 年生存率（84.2％）和 5 年生存率（63.1％）均高于未清扫者（3 年生存率为 69.2％，5 年生存率为 53.8％），但统计学无差异。有学者回顾了 67 例输卵管癌病例，分析腹膜后淋巴结清扫术对预后的影响，结果早期（Ⅰ期和Ⅱ期）患者中行腹膜后淋巴结清扫者的总生存期和肿瘤无进展生存期均好于未行清扫者（$P=0.025$），而是否对晚期患者行腹膜后淋巴结清扫术并不影响患者的生存。

2.化疗

较早的文献报道输卵管癌的化疗药物有氮芥、苯丁酸氮芥、环磷酰胺、六甲蜜胺、氟尿嘧啶、6-硫嘌呤、甲氨蝶呤等，之后又有阿霉素、顺铂及异环磷酰胺等。近年来由于采用紫杉醇和铂类联合化疗来治疗卵巢癌取得成功，很多学者认为输卵管癌的化疗也应当采用卵巢癌的化疗方案。

3.放疗

尽管放疗可用于输卵管癌的术后辅助治疗,但其确切价值仍不明了。Klein 等对 95 例 Ⅰ、Ⅱ期输卵管癌术后采用辅助放疗或辅助化疗做了回顾比较,结果辅助化疗组中位生存期为 73 个月,高于辅助放疗组的 57 个月,但统计学无差异。由于放疗出现严重并发症的概率要高于化疗,多数学者不推荐采用放疗。但若患者有化疗禁忌证,放疗仍可用于那些肿瘤已穿破浆膜面的早期输卵管癌以及无残留灶或仅有微小残留灶的晚期输卵管癌。放疗包括全盆或全腹放疗、放射性核素^{32}P 腹腔灌注等。

4.内分泌治疗

输卵管上皮在胚胎学和组织发生学上与子宫内膜相似,在月经周期中会随着体内激素水平变化而改变。曾有用甲羟孕酮或醋酸甲地孕酮治疗输卵管癌的报道,但都是与化疗药物同时使用的,因而不能确定其中激素是否起到作用。

(二)治疗策略

1.原位癌、Ⅰ期输卵管癌的处理

应对患者进行全面的手术分期,若为原位癌、ⅠA 期 G1 或ⅠB 期 G1,术后无须辅助化疗;而对其他患者均应给予铂类为基础的化疗,一般为 3~6 个疗程。对既往未全面手术分期的早期输卵管癌,建议再次手术分期。若患者拒绝再次手术,则应给予以铂类为基础的化疗。

2.Ⅱ、Ⅲ、Ⅳ期输卵管癌的处理

实施肿瘤细胞减灭术并进行以铂类为基础的联合化疗,一般给予 6~8 个疗程。对于术后残留灶小于 1 cm 的患者也可采用腹腔化疗。若患者初次手术未达到理想减灭,可在 3 个化疗疗程后重新评估,估计残留灶可能切除,可考虑再次行肿瘤细胞减灭术,并在术后完成剩余疗程化疗。否则,继续完成剩余疗程化疗。

(庞英华)

第四节　卵巢非赘生性囊肿

非赘生性囊肿是青少年卵巢增大最常见的原因。在青少年与小儿的卵巢病变中,非赘生性囊肿的平均发病率为 35.9%。非赘生性囊肿常周期性发作,由于囊肿膨胀、出血或破裂,可引起腹痛。此外,还可出现月经紊乱、周期延迟或经期延长。

一、卵泡囊肿

由于卵泡不成熟或成熟后不排卵,致使卵泡内液体潴留而形成卵泡囊肿。一般为单房性,囊壁薄、透明,被一层颗粒细胞所覆盖,囊液清亮或微黄,含有一定量的雌激素。在正常情况下,婴幼儿的卵巢均有囊状卵泡。卵泡囊肿的发生在新生儿期与青春期前达高峰。新生儿期卵泡囊肿的发生原因不明,有的认为其与母体妊娠期高血压疾病、糖尿病有关;有的认为是受母体或胎盘激素的影响;也有的认为可能是对母体促性腺激素过度反应或反应异常所致。

1.临床表现

月经初潮前的卵泡囊肿可能并发性早熟,如乳房肥大、阴道周期性出血、小阴唇着色、阴毛生长及子宫增大。月经初潮后的卵泡囊肿直径为 2.5～10 cm，通常不超过 5 cm，可引起停经或经期延长。个别病例的囊肿破裂、扭转、出血及感染伴有腹膜刺激症状，甚至出现休克。

2.诊断

妇科检查时，在附件处可触及界限清楚、活动的包块，一般直径不超过 5 cm。需要鉴别卵泡囊肿与肾脏、胃肠道或胚胎性囊肿。

3.治疗

新生儿的卵泡囊肿直径<1 cm，无症状，在母体妊娠激素撤退后可自然消失，多数卵泡囊肿不需要治疗。由于液体被吸收或囊壁破裂，卵巢囊肿往往能自行消退。超声随访很重要，如囊肿持续增大，需行腹腔镜甚至剖腹探查术。如囊肿扭转伴有坏死，需行患侧卵巢或附件切除术，否则可行单纯囊肿剥除术。如为双侧性，则行囊肿剥出术，以维持月经及生育功能。

二、黄体囊肿

黄体囊肿较卵泡囊肿少见，往往为黄体持续存在所引起。主要是因为卵巢本身供应黄体的血管及淋巴系统发生紊乱，或黄体出血过多而形成黄体血肿。血液被吸收后变为清亮液体，形成囊肿。囊肿直径为 5 cm 左右，囊腔内有黄色积液。

1.病理

黄体囊肿多为单侧性，壁薄、半透明，表面光滑，呈琥珀色。腔内有黄色液体，囊内有一层黄色膜样物质。囊壁由黄素化的卵泡膜细胞及颗粒细胞构成，并有不同程度的玻璃样变性，腔内最内层往往有一薄层机化的纤维组织。

2.临床表现

黄体囊肿一般无激素活性，但偶尔也可引起不规则阴道出血。如果囊肿破裂液体流入盆腔、腹腔，则引起急腹症。囊肿破裂时可伴有内出血，此时症状与异位妊娠相似。

3.诊断

注意与异位妊娠区别。异位妊娠时有停经史及早孕反应，妊娠试验有时呈阳性；黄体破裂无停经史，多在月经中期发病。

4.治疗

囊肿扭转或破裂引起急腹症者需要急诊手术，如无坏死应尽量行囊肿剥除术，无并发症者一般不需要处理。

（逯彩虹）

第五节　卵巢赘生性肿瘤

一、良性肿瘤

青少年与小儿的卵巢上皮性肿瘤约占卵巢肿瘤的 1/4，幼女发病罕见。卵巢上皮性肿瘤多为单侧性，双侧性在小儿中仅占 0%～10%。小儿的该类肿瘤多为良性，恶性倾向较成人低，以浆液性及黏液性肿瘤为主，其他类型较少。

（一）浆液性囊腺瘤

1.病理变化

浆液性及黏液性囊腺瘤的组织发生系来自体腔上皮。浆液性囊腺瘤一般不如黏液性囊腺瘤大，平均直径约 10 cm，表面光滑，腔内乳头状物很少向囊外生长。囊腔为单房或多房，囊液清亮或呈淡黄色，如有陈旧性或新鲜出血才为血性。多房性囊腺瘤的上皮类似于输卵管黏膜，单房性囊腺瘤多为单层柱状或立方上皮，结节状突出物的间质常很疏松，并有水肿。电子显微镜观察显示这些细胞为类固醇分泌细胞。纤维结缔组织构成肿瘤囊壁的间质及房隔。

2.临床表现

腹部隆起或有包块，有反复发作的下腹疼痛及膀胱、直肠压迫感。疾病初期一般肿瘤活动，约 20% 并发蒂扭转，引起腹膜刺激症状，下腹及中腹胀痛、恶心及呕吐，严重者可出现休克。蒂扭转后，久之可引起囊壁坏死及破裂，如不及时处理易继发感染，并发腹膜炎，最后与周围组织器官粘连，出现大小便障碍。当卵巢间质黄素化时，因可产生雌激素而诱发阴道出血。

3.诊断

较小的囊肿不易察觉，多在疑为阑尾炎行外科手术时才发现；关于较大的囊肿，于双合诊或肛腹诊时，常触及圆形、活动、紧张、有弹性感的肿瘤，大者位于直肠子宫陷凹。超声检查见明显的液性暗区，如为多房性囊肿，则液性暗区内有分隔光带。囊肿内有乳头状物突起时，则液性暗区内有光点或光团。

4.治疗

术前或术时禁忌穿刺，以免乳头状组织或增生活跃的细胞以及黏性液体溢出，引起腹腔积液、粘连，甚至形成腹膜瘤。切除囊肿或附件时应扩大切口，以利于完整地取出肿瘤。术中应快速冷冻切片、检查，以排除恶变。

（二）黏液性囊腺瘤

1.病理变化

黏液性囊腺瘤常为单侧，较浆液性囊腺瘤大，一般直径为 15～30 cm，表面光滑，呈白色或蓝白色。肿瘤常呈圆凸形、多叶状，有大小不等的多房。内容物为稠厚或稀薄的黏液，呈草黄色，如有出血则呈褐色。囊腔内如有乳头状或实性区域，必须考虑有癌变可能。不论是单房还是多房，腔内是否有乳头，均有两种不同形态的上皮，一种为单层无纤毛细胞覆盖的高柱状上皮，与子宫颈管的柱状上皮相似，核位于细胞基底部；另一种为肠型上皮，但单纯的肠型上皮极为少见，约半数为混合型。

2.临床表现

黏液性囊腺瘤一般均有腹胀、腹痛、腹部包块及胃肠道症状。因表面光滑，与周围组织常无粘连，易并发扭转而引起急腹症。黏液性囊腺瘤常可自然破裂，发生腹膜种植，形成黏液性腹膜瘤，此时囊肿虽为良性，但由于肿瘤生长消耗蛋白质，患者通常极度衰弱。

3.诊断

肿瘤的体积较浆液性囊腺瘤大。双合诊常有囊性或紧张弹性感。多房区常呈结节状。

4.治疗

禁忌穿刺，应手术切除患侧肿瘤或附件。

（三）内膜样瘤

该类瘤是来自副中肾管上皮并向子宫内膜样上皮方向化生的肿瘤，也可来自身存在的子宫内膜异位症病灶。内膜样瘤的发生与生殖器畸形(如阴道闭锁、处女膜闭锁)有一定关系。由于这种生殖器畸形使经血流通不畅,发生倒流,可能形成子宫内膜异位症。

1.临床表现

部分患者表现为进行性周期性腹痛。卵巢内膜样瘤即使很小也有穿破倾向,经血逸出流入盆腔,引起种植或粘连。当肿瘤穿破时,可出现与异位妊娠破裂及急性阑尾炎相似的急腹症症状。

2.诊断

生殖器发育异常或严重子宫后倾伴周期性腹痛者,则可能有患子宫内膜样肿瘤。妇科检查在附件处可触及粘连性、质韧包块,其大小随月经周期而改变,在经期增大,压痛加剧。腹腔镜检查可观察盆腔内病变,还可分离轻度粘连,并可通过腹腔镜做活检,以明确诊断。在鉴别诊断方面,需要鉴别子宫内膜样瘤与卵巢恶性肿瘤及生殖器结核。

3.治疗

(1)保守性手术:为主要的治疗手段。可以采用开腹或腹腔镜手术,包括切除患侧卵巢或剥出内膜囊肿、分离输卵管周围粘连等。

(2)药物治疗:可以采用性激素疗法,因子宫内膜样瘤对卵巢激素有反应,长期服用性激素能抑制排卵或引起闭经,使肿瘤组织发生退行性变。常用孕激素(如炔诺酮),于月经周期第 $6\sim25$ d口服,5 mg/d,连服 $3\sim6$ 个周期;或用假孕疗法,可以收到一定效果。

(四)囊性或成熟性畸胎瘤

囊性或成熟性畸胎瘤又名皮样囊肿,该类瘤为青少年最常见的生殖细胞肿瘤,常由 2 个或 3 个胚层的多种成熟组织组成,以外胚层为主。囊性畸胎瘤占儿童卵巢肿瘤的 38.6%,占儿童生殖细胞肿瘤的 57.4%。发病年龄自 3 个月至 19 岁,平均 15 岁。儿童的囊性畸胎瘤多为单侧,直径为 $2\sim23$ cm,平均约 10 cm。

1.病理

囊肿为圆形,表面光滑或呈结节状,呈灰白色,触之有囊性或韧性感。切面多为单房,囊内含有毛发及皮脂物质。囊性畸胎瘤可能与囊腺瘤(尤其是黏液性囊腺瘤)同时存在,成为混合性肿瘤。

大部分囊壁由皮肤组织及其附件组成,上皮厚薄不等,一般无角化。在增厚的囊壁及坚实的结节处有多种组织成分,最多见者为皮肤及其附件,其次为脂肪组织、软骨、骨及神经组织,甲状腺组织在青少年与小儿的囊性畸胎瘤中罕见。一般外胚层及中胚层组织不同程度地存在,内胚层组织少见。

2.临床表现

$1/3\sim1/2$ 的患者症状不明显,在术中或 X 线片时才发现。除腹痛外常有腹胀。如发生蒂扭转,则引起急腹症。少数囊肿破裂可导致化学性腹膜炎及腹膜粘连。

3.诊断

(1)妇科检查:囊肿圆、光滑、有张力,常位于子宫前方,活动度大。

(2)腹部 X 线片检查:显示牙齿、骨组织或钙化点,放射透明阴影充满囊腔,围绕囊壁一圈放射密度增加。

(3)超声检查:囊性畸胎瘤的内容物介于液性与实质之间。B超图像呈液性暗区,边界明显,如有牙齿,则出现光团。

4.治疗

小儿的囊性畸胎瘤均为良性,其恶变率随年龄增长而增加。有人报道小儿的成熟畸胎瘤不发生恶变。治疗时行卵巢囊肿剜出术,并尽可能保留卵巢组织。仅于囊性畸胎瘤扭转或破裂时切除患侧卵巢或附件。

二、恶性肿瘤

生殖细胞肿瘤多发生于青少年及小儿,约占卵巢恶性肿瘤的60%,月经初潮前常见。肿瘤常为单侧,表面光滑,无粘连,腹膜种植较少,但往往转移至腹主动脉旁淋巴结,近1/3为恶性或有恶性倾向。

Smith等报道多数卵巢生殖细胞肿瘤在发现时已很大,而症状短暂,这些症状通常与肿瘤增大及发生并发症有关,例如,蒂扭转、出血、破裂以及粘连引起疼痛、不适,并压迫周围组织。肿瘤标志物检测对诊断和病情监测有重要意义。

在治疗方面,由于卵巢生殖细胞肿瘤对于化疗十分敏感,对于年轻、有生育需求的患者,无论肿瘤分期的早晚,只要存在正常卵巢组织,均可行保留生育功能的治疗,术后补充化疗;即使无正常卵巢组织,也可保留子宫,术后进行激素补充治疗及体外受精。是否实施全面分期手术对患者的预后无明显影响。但对恶性程度高、期别晚的患者进行保留生育功能手术时要严格选择对象且需密切随访。目前,保留生育功能的手术后补充化疗已成为卵巢恶性生殖细胞肿瘤的标准治疗模式。

(一)未成熟畸胎瘤

未成熟畸胎瘤为恶性实性肿瘤,来源于原始生殖细胞,由内胚层、中胚层、外胚层胚层组成。其多见于青少年及小儿,发生于20岁以内者占所有生殖细胞肿瘤患者的12%~15%。发病年龄为10~19岁,平均年龄14岁,较胚胎性癌的发生年龄稍晚。

1.病理变化

未成熟畸胎瘤多为单侧,呈圆形或卵圆形,呈分叶或结节状。由于肿瘤组织有穿破包膜的倾向,包膜常不完整,表面粗糙,与周围组织粘连。一般直径为10~30 cm,呈棕色或蓝灰色。切面由于组织的不同,而有不同的颜色及质地。肿瘤相对为实性,有部分囊性区域,囊内含有黏稠液体,但很少有毛发、脂肪或骨质等结构。在较软的、分化不良的区域,可能出现坏死及出血。显微镜下多为胚胎性组织及未成熟的三种胚层组织,多见未成熟的神经组织。腹膜种植物的组织学分级一般较原发肿瘤低。

2.临床表现

多数患者开始腹部增大,伴钝性腹痛。随着肿瘤迅速增长,出现相应的压迫症状。由于畸胎瘤组织软硬不均,而且肿瘤较重,韧带被拉长,较易发生蒂扭转。未成熟畸胎瘤可向周围浸润、播散,早期转移到腹主动脉旁淋巴结,晚期经血道广泛播散。20%~30%的患者剖腹探查时包膜已穿破及/或发生腹膜种植,有时出现血性腹腔积液。

3.诊断

肿瘤体积较大,某一区域的形态结构不能反映肿瘤的全貌,故需要在多处进行活检。诊断主要根据组织学检查有无未成熟组织。需要鉴别其与成熟畸胎瘤。

4.治疗

无论临床分期的早晚,应尽量做保留生育功能的手术。尤其是早期患儿,应切除患侧附件、大网膜及腹膜后淋巴结,保留子宫及对侧卵巢、生育功能。如对侧卵巢快速切片为恶性,则行全子宫及双侧附件切除术。残余肿瘤越小,化疗效果越好。

5.预后

过去该类瘤的预后较差,其5年生存率不超过20%,近年行保留生育功能的手术后采用BEP化疗方案,几乎可以达到治愈。96%的患者在化疗结束后能恢复正常月经和生育能力。影响生存率的主要因素:①FIGO分期;②甲胎蛋白(alpha fetoprotein,AFP)水平,AFP水平≥10 000 μg/L的患者生存率明显下降;③化疗方案。

(二)无性细胞瘤

多数学者认为,这类肿瘤来自胚胎发育时期的原始生殖细胞,故命名为无性细胞瘤。该类瘤无内分泌功能,多发生于青春期前及小儿,为此时期常见的生殖细胞肿瘤之一,伴性腺发育异常及性染色体或性染色质不正常者较常见。高发年龄段在20岁以下,约7%发生于10岁以下。多为单侧,仅5%～10%为双侧,右侧性腺分化及发育较左侧迟缓,因此右侧多于左侧。

1.病理变化

无性细胞瘤的大小不一,小的直径仅数厘米,大的可达50 cm,平均直径为10～15 cm。包膜完整,晚期病例可以穿破包膜。瘤体呈圆形或卵圆形,表面光滑或呈结节状。肿瘤约60%活动,40%有粘连。切面多为实性均匀的脑样组织。当肿瘤较大时色泽多样,呈淡红色、红色、棕黄色。如肿瘤内混合绒毛膜癌或胚胎性癌成分,则出血较明显。

瘤细胞排列成群,呈片状或条索状,并被纤维结缔组织分隔。瘤细胞大,呈圆形、卵圆形或多角形,边界清楚。胞浆丰富、浅染或透明,核为圆形、大而深染,核膜薄,核分裂象多见。瘤组织中常见出血、坏死症状。

2.临床表现

开始腹部增大,继而发现包块。患者随着肿块的增大渐感腹痛、腹胀,部分患者因肿瘤扭转、包膜破裂或肿瘤坏死而有急腹症表现。无性细胞瘤常并发性畸形,约10%的患者月经异常,10%～15%有性的改变,约半数为两性畸形,性染色体及性染色质均可能异常。生殖细胞肿瘤常合并XY性腺发育不全,表现为女性表型、发育不全的副中肾管、性腺发育不全或性腺缺乏,无月经初潮,染色体核型为46,XY。

3.诊断

根据症状及体征诊断。妇科检查肿块为实质性、结节状,约半数能推动。对合并性腺发育不良或两性畸形者,应检查性染色体及性染色质,如有异常,则无性细胞瘤的可能性大;合并胚胎性癌时,血清中AFP水平升高;合并绒毛膜癌时,HCG水平升高。

4.治疗

年轻妇女患无性细胞瘤,无论期别均应尽量保留子宫及对侧正常卵巢,切除患侧附件。对Ⅰa期肿瘤直径<10 cm、腹膜冲洗液及对侧卵巢快速切片呈阴性者,可切除患侧肿瘤或附件。术后化疗有很好的疗效。无性细胞瘤对放疗较敏感,对转移病灶可照射全腹加盆腔及(或)腹主动脉旁淋巴结。如腹主动脉旁淋巴结已有转移,则3～6周再照射纵隔及左侧锁骨上淋巴结。但因卵巢组织对放疗非常敏感,较小剂量的放疗足以破坏卵巢功能。因此,目前术后化疗已逐步取代放疗作为无性细胞瘤的首要辅助治疗。

5.预后

单纯型无性细胞瘤预后良好,5年生存率可达80%～90%,平均为70%～75%。混合型无性细胞瘤如合并未成熟畸胎瘤、内胚窦瘤、胚胎性癌、绒毛膜癌,则预后不良,5 年生存率仅为 25%～30%。该类瘤术后约半数复发,复发易见于下列情况:年龄小于 20 岁者,肿瘤破裂或为双侧者,肿瘤直径>15 cm 者,血管丰富及合并未成熟畸胎瘤者。

(三)内胚窦瘤

内胚窦瘤又称卵黄囊瘤。1959 年 Teilum 对该类瘤的组织发生、形态特点及生殖细胞肿瘤分类进行了深入研究,基本确立其为一类独立的特殊类型肿瘤。后来 Teilum 发现,该类瘤的组织结构与大鼠胎盘的内胚窦相似,故称内胚窦瘤。人的胎盘并无此种组织,其形态与人的卵黄囊相似,故又称卵黄囊瘤。它是一种由胚外结构发生的、高度恶性的生殖细胞肿瘤,多发生于幼女、少女,预后极差。

1.病理变化

肿瘤一般较大,直径为 3～30 cm,多超过 10 cm,呈圆形或卵圆形,表面光滑或呈结节状,常因瘤体较大、质软而脆,包膜易破裂或出血。通常腹腔内有血性液体,约半数患者在手术时即有转移。

切面以实性为主,如豆腐脑样或蜂窝状,呈灰色或灰黄色,有大小不等的囊腔或海绵状区,囊内含胶样液体,常有广泛出血及坏死。内胚窦瘤的镜下结构较复杂,其特征为细胞排列呈疏松空网状;有内胚窦结构(特殊的血管周围套状结构);有嗜酸性透明小球及基膜样物;有腺泡状、腺管状结构,多泡性卵黄囊样结构;未分化的肿瘤细胞(胚细胞)排列成片状或形成细胞巢。

2.临床表现

患者先有腹胀、腹痛。由于肿瘤生长迅速,常发生出血、坏死,可有发热现象;同时也常很早就穿出包膜外,浸润、种植于腹腔内,引起急腹痛,并产生血性腹腔积液。少数患者有胸腔积液,其发生机制可能与 Meigs 综合征中的胸腔积液相同。该类瘤无内分泌功能,如临床上出现内分泌症状,可能是肿瘤混有其他成分。

3.诊断

根据内胚窦瘤的发病年龄轻、肿瘤体积大、多产生腹腔积液、病程发展快、转移发生早的特点,一般不难诊断,但需要与结核性腹膜炎区别。测定血清中 AFP 水平,对内胚窦瘤的诊断有很大帮助。

AFP 主要由胎儿肝脏及卵黄囊产生,胎儿胃肠道也能分泌少量 AFP。新生儿血清 AFP 浓度极高(1 000 000 μg/L),之后急剧下降,但仍高于成人,至青少年期逐渐降至成人水平。正常成人血清中 AFP 水平<20 μg/L,而内胚窦瘤患者血清中 AFP 水平升高。

4.治疗

卵巢内胚窦瘤虽为高度恶性肿瘤,多很早发生转移,但近年来均主张采用保留生育功能的手术。尤其是对临床早期、局限于单侧卵巢者,可仅切除患侧卵巢,保留子宫及对侧附件。因内胚窦瘤绝大部分为单侧性,如复发,往往并非在对侧卵巢,而是在盆腔或腹腔的其他部位。内胚窦瘤的病死率很高,对放射治疗不敏感。术后均辅以化疗,以延长缓解时间、改善预后。目前多采用 BEP 化疗方案,疗效好。

也可用 VBP 化疗方案或 VAC 化疗方案。在治疗期间应监测 AFP 水平,其与肿瘤大小及治疗效果有密切关系。因其变化往往先于临床表现,故有助于观察病情及指导治疗。一般原发肿瘤切除后血清 AFP 水平在数天至 8 周降至正常,如 AFP 水平升高,则提示有复发或转移的可能。

5.预后

该类瘤发展快、病程短,病死率极高,一般多在术后半年内复发。肿瘤局限于卵巢或直径<10 cm者预后较好。混合型中,内胚窦瘤成分较少者预后略好。

(逯彩虹)

第六节 外阴上皮内非瘤样病变

外阴上皮内非瘤样病变是指女性外阴皮肤和黏膜组织发生变性及色素改变的一组慢性疾病,包括鳞状上皮增生、外阴硬化性苔藓和其他皮肤病,临床上把前二者统称为外阴白色病变。

一、外阴鳞状上皮增生

(一)概述

外阴鳞状上皮增生是以外阴瘙痒为主要症状的鳞状上皮细胞良性增生的外阴疾病。

(二)临床表现

该病多见于 50 岁以前的中年妇女,恶变率为 2%～5%,确诊靠组织学检查。

1.症状

外阴瘙痒,主要累及大阴唇、阴唇前庭、阴蒂包皮、阴唇后联合等处。病变可呈孤立、局灶性或多发、对称性。

2.体征

早期病变:皮肤呈暗红或粉色,角化过度部位呈白色。晚期病变:皮肤如皮革,色素增加,苔藓样变,重者可见搔抓痕、皲裂、溃疡。

(三)鉴别诊断

1.外阴白癜风

外阴皮肤出现界限分明的发白区,表面光滑润泽,质地完全正常。该病系黑色素细胞被破坏所引起的疾病。无自觉症状,在身体其他部位也可发现相同病变。

2.特异性外阴炎

假丝酵母菌外阴炎、滴虫外阴炎、糖尿病外阴炎等的分泌物及糖尿病长期刺激,均可导致外阴表皮角化过度、脱落而呈白色。假丝酵母菌外阴炎、滴虫外阴炎均有分泌物增多、瘙痒,分泌物检查可发现病原体。

若外阴皮肤对称发红、增厚,伴有严重瘙痒,但阴道分泌物不多,可能为糖尿病外阴炎。在原发疾病治愈后,特异性外阴炎的白色区随之消失。

3.外阴上皮内瘤变

老年女性多表现为外阴瘙痒、皮肤破损、烧灼感及溃疡,程度轻重不一,多为单发病灶。病理检查可明确诊断。

4.外阴癌

外阴病变反复治疗无效,且出现溃疡长期不愈,特别是结节隆起时,应警惕局部癌变的可能,局部活检确诊。

（四）诊断要点

病理检查可确诊，病理为表皮层角化过度和角化不全，棘细胞层增厚，但上皮细胞排列整齐，无异型性。

（五）治疗

局部治疗结合物理治疗。

1.一般治疗

保持外阴清洁干燥，严禁搔抓，提倡用温水洗外阴，穿纯棉内裤。忌吸烟、喝酒及食用辛辣食物。

2.药物治疗

糖皮质激素局部治疗，如用曲安奈德软膏、氟轻松软膏，每日涂擦 3～4 次；瘙痒缓解后改用氢化可的松软膏等。

3.物理治疗

用超声聚焦、二氧化碳激光或氦氖激光治疗、冷冻、波姆光治疗，破坏深达 2 mm 的皮肤层。

4.外科治疗

外科治疗仅适用于已有不典型增生者、恶变或有恶变可能者、反复药物或物理治疗无效者。

（六）注意事项

（1）若外阴病变反复治疗无效，且出现溃疡长期不愈，特别是结节隆起时，应警惕局部癌变的可能，及早行局部活检以确诊。

（2）活检取材应在皲裂、溃疡、隆起、硬结或粗糙处进行，并应选择不同部位多点取材。

二、外阴硬化性苔藓

（一）概述

外阴硬化性苔藓是一种以外阴及肛周皮肤萎缩、变薄、色素减退而变白为主要特征的疾病。

（二）临床表现

外阴硬化性苔藓可发生于任何年龄，最常见于绝经妇女，其次为幼女。

1.症状

外阴病损区有瘙痒及烧灼感。

2.体征

病损常位于大阴唇、小阴唇、阴蒂包皮、阴唇后联合及肛周，多呈对称性。皮肤黏膜变白、变薄，失去弹性，干燥、易皲裂。阴蒂常萎缩，与包皮粘连，小阴唇萎缩，阴道口挛缩、狭窄。

（三）鉴别诊断

1.老年外阴生理性萎缩

老年外阴生理性萎缩仅见于老年妇女，其外阴萎缩与身体其他部位皮肤相同，表现为外阴皮肤各层及皮下脂肪层均萎缩，且无任何症状。

2.外阴白癜风

外阴皮肤出现界限分明的发白区，大小不等，形态不一。表面光滑润泽，质地完全正常。

无自觉症状,都为后天发生,其病理改变主要为黑素细胞减少或消失,朗格罕细胞增多。

3.慢性非特异性皮炎

该病表现为外阴皮肤发白,多有外阴奇痒、烧灼感,以阴蒂较重,局部变白区呈花斑状,表皮增厚、干燥。而外阴白癜风则无此变化。局部病理活检可协助鉴别诊断。

(四)诊断要点

病理检查可确诊,病理为表皮萎缩、过度角化及黑素细胞减少,造成外阴苍白伴皮肤皱缩,极少发展为外阴癌。

(五)治疗

1.一般治疗

一般治疗与对外阴鳞状上皮细胞增生的治疗相同。

2.局部药物治疗

可用丙酸睾酮、黄体酮油膏、0.05%氯倍他索软膏、1%氢化可的松软膏(幼女硬化性苔藓变)。

3.物理治疗

物理治疗与对外阴鳞状上皮细胞增生的治疗相同。

4.手术治疗

手术方法与对外阴鳞状上皮细胞增生的手术方法相同。因恶变极少,故很少采用手术治疗。

(六)注意事项

(1)幼女硬化性苔藓至青春期时有可能自愈,现多主张用1%氢化可的松软膏涂擦局部,症状多可缓解,但仍应长期定时随访。

(2)硬化性苔藓应与老年生理性萎缩区别。

(3)活检取材应在皲裂、溃疡、隆起、硬结或粗糙处进行,并应选择不同部位多点取材。

(金　莉)

第七节　外阴肿瘤

青少年及小儿的外阴良性肿瘤包括加特纳囊肿、尿道旁腺囊肿、前庭大腺囊肿、血管瘤、尖锐湿疣等,恶性肿瘤主要为外阴腺癌以及外阴葡萄状肉瘤,均罕见。

一、囊肿

(一)加特纳囊肿

临床上即处女膜及阴蒂周围的囊肿,故亦称为处女膜囊肿,来源于中肾管终末部分的残余,常见于新生儿,发生在阴蒂、小阴唇或尿道口周围,其壁薄,为半透明的小囊肿。

1.诊断

新生儿外阴肿胀时应仔细检查,寻找处女膜开口,将一根探针缓慢地插入阴道,此时要区别加特纳囊肿与阴道积水形成的处女膜膨出。阴道积水是由处女膜无孔所致。因婴儿的子宫颈腺体在胚胎时期受母体雌激素刺激,出生后分泌物增加,积于阴道内,处女膜明显膨出,犹如囊肿。诊断时还需要直肠指检,轻轻地分开小阴唇,如找不到阴道开口而处女膜膨出,则为阴道积水。处女膜囊肿的囊壁被覆单层立方上皮或柱状上皮,偶尔为复层鳞状上皮,有时在囊壁的不同部位可见不同类型的上皮。

2.治疗

处女膜囊肿多于出生后几周内自行消退,不需要处理。如囊肿长大或引起疼痛而需要治疗时,应先用小针头穿刺,吸出液体,确诊后方可手术。对阴道积水者切开处女膜,即可达到治疗目的。

(二)潴留性囊肿

1.尿道旁腺囊肿

该类囊肿由尿道旁腺导管阻塞、分泌物潴留而形成,与处女膜囊肿极相似。尿道旁腺囊肿更靠近尿道开口,皆为小型囊肿,而处女膜囊肿往往较大,有时影响排尿。对小型囊肿不必急于处理。如囊肿较大、引起排尿不适或不畅时,则手术治疗。

2.前庭大腺囊肿

它是一种特殊类型的潴留性囊肿,主要在青春期后发生,可偶见于幼儿。青春期后多因感染引起前庭大腺输出管粘连阻塞,而形成囊肿。其病因及治疗均与成人的前庭大腺囊肿相同。

二、良性肿瘤

(一)色素痣

婴幼儿如出现外阴色素病变,应提高警惕,因有些外阴黑色素瘤是由外阴色素痣恶化而来的。

外阴黑色素瘤虽不多见,仅占外阴恶性肿瘤的3%,但为极度恶性,经血道广泛转移,常为致死的恶性肿瘤之一。

1.诊断

外阴色素痣出现于外阴皮肤或阴道黏膜浅层,为扁平、稍隆起、乳头形、圆柱状、棕色或石墨色的色素痣,大小不等。必须经组织学检查来确诊,以排除黑色素瘤。

2.治疗

对单纯性棕色色素痣每半年随访1次,石墨色色素痣每2个月随访1次,均持续2年以上,严密观察其生长情况。如有扩大或隆起,应行局部较广泛的切除,即除切除病灶外,还必须包括周围皮肤及皮下组织0.5～1 cm。

(二)血管瘤

血管瘤为常见的体表肿瘤之一,也可见于婴幼儿外阴部。

1.临床表现

患儿内裤上常有血斑。外阴较正常肿大,外阴皮肤可见界限清晰、暗红色或蓝紫色区域,压迫时褪色,放松后恢复原状。一般无症状,大的海绵状血管瘤会引起压迫症状及坠胀感。

2.诊断

外阴血管瘤有毛细血管瘤及海绵状血管瘤两种。前者为暗红色斑块或鲜红色隆起;后者呈紫蓝色,表面粗糙,质软如海绵。

需要鉴别外阴毛细血管瘤与外阴损伤及硬化性苔藓,经组织活检才能确诊。一般多位于大阴唇,小阴唇较少,位于阴蒂部的罕见。

3.治疗

新生儿毛细血管瘤常随年龄增长而消失,一般不需要任何治疗,但少数病例可能有形态上、功能上甚至威胁生命的并发症。曾有报道称外阴血管瘤患儿自发大出血危及生命,尤其是海绵状血管瘤由较大的血管构成,如损伤患处,容易引起严重大出血。因此,年龄稍大时,可行动脉栓塞治疗或结扎其供应血管或根治性切除,同时整形、修补。一般不主张照射或用激光来治疗。

(三)尖锐湿疣

尖锐湿疣是一种外阴病毒性疾病,系感染人乳头瘤病毒(HPV)所致。外生殖器卫生不良、出汗、穿紧身内裤、外阴过分潮湿或阴道子宫颈分泌物过多,造成温暖、潮湿的外阴环境,易于 HPV 的生长。HPV 有多种亚型,与生殖道尖锐湿疣有关的主要有 HPV6、11、16、18 型。

1.临床表现

潜伏期为 3 周至 8 个月,平均 3 个月。临床症状常不明显,部分患儿主诉外阴瘙痒、潮湿,有赘疣感。由于内裤摩擦及尿液浸渍,有时有剧痛。

2.诊断

外阴可见蕈状广泛生长或有明显界限的息肉样上皮增生,呈红色,群集于大阴唇、小阴唇、阴道口、会阴、肛门、尿道周围以及大腿内上侧,并常累及阴道下部。对典型病例肉眼可做出诊断,对体征不典型者需要进行辅助检查。主要的辅助检查有细胞学检查、病理组织学检查、聚合酶链反应(polymerase chain reaction,PCR)、核酸 DNA 探针杂交等。需与扁平湿疣区别。组织学检查镜下可见尖锐湿疣呈树枝样生长,被覆厚层鳞状上皮,其浅层有角化,上皮层下的结缔组织间有明显界限,结缔组织中常有炎性浸润,尤以浅层为著。在血管较丰富的结缔组织中,常出现鳞状上皮化生。

3.治疗

尚无根治 HPV 的方法。治疗原则为去除外生疣体,改善症状,并针对诱因进行治疗。注意外生殖器卫生,防止外阴皮肤过度潮湿,治疗白带增多。对病灶较小者,局部可涂 0.25% 的5-氟尿嘧啶冷霜;病灶较大者需要物理治疗或手术治疗,但要超过病变范围才能取得满意疗效,因病变较浅,一般较易进行。

手术时如有少量出血,压迫止血即可。此外,还可辅助应用干扰素进行抗病毒及调节免疫治疗。

4.预防

随着青少年性行为年龄的不断提前,近年来欧洲及北美等国家已经在儿童及青少年中推行接种 HPV 疫苗以预防 HPV 感染,但是其效果和安全性有待进一步评估。

除上述外阴良性肿瘤外,还有关于儿童及青春期纤维瘤、纤维腺瘤、先天性淋巴管瘤等的报道,治疗主要以切除病灶为主,部分患者术后可复发,也有部分学者主张激光疗法、电凝疗法、放射治疗或硬化治疗。

三、恶性肿瘤

(一)腺癌

发生于青少年及小儿者的腺癌极为罕见。小儿的外阴癌并非鳞状上皮型,而为腺癌,来源于中肾管及中肾旁管的胚胎组织。

1.诊断

外阴部如有原因不明而经治疗无效的疼痛,应考虑有恶性肿瘤的可能。腺癌往往发生在尿道旁腺或前庭大腺。外阴部如有经久不愈的溃疡或增生性结节,应做活体组织检查以确诊。

2.治疗

与成人相同,手术是首选的疗法。外阴癌的生长特点是局部侵犯较广泛,而且为多病灶,淋巴转移倾向性大,因此,外阴癌的常规性手术应包括外阴癌根治术及双侧区域性淋巴结清扫术。术后辅以放疗,可提高疗效。

(二)肉瘤

外阴肉瘤极为罕见,仅占外阴恶性肿瘤的 1.1%。婴幼儿发生的外阴肉瘤主要是葡萄状肉瘤,为极度恶性。葡萄状肉瘤有不同程度的分化及成熟度,分为胚胎性横纹肌肉瘤、多型性横纹肌肉瘤及小泡性横纹肌肉瘤。后两种类型主要发生于青少年,胚胎性横纹肌肉瘤多发生在 2 岁以前,5 岁后发生的罕见。外阴肉瘤容易出血、坏死。

1.临床表现

患者一般因出血、疼痛而就诊,排出髓样物质,晚期往往出现大小便功能障碍。

2.诊断

外阴部有葡萄状肿瘤,晚期病例可扩散至直肠、膀胱、阴道,盆腔充满大量瘤块。肿瘤在腹股沟、淋巴结可触及,有时如鸽蛋大小。文献报道晚期病例超过 5%,预后极差,5 年生存率低于 13%。

3.治疗

手术应尽可能彻底,术前必须详细检查,包括膀胱镜检、肠系检查、静脉肾盂造影、淋巴造影等,判断肿瘤的扩散程度。手术范围根据病变扩散程度而定,行外阴根治术或盆腔清扫术。该类瘤大部分对放射线不敏感,故一般术后不辅以放疗,可用长春新碱、阿霉素、达卡巴嗪化疗。除上述葡萄状肉瘤外,尚有儿童期外阴纤维肉瘤、肌肉瘤、圆形细胞肉瘤、梭形细胞肉瘤、多形细胞肉瘤以及淋巴肉瘤的个别报道。

(庞英华)

第八节　阴道肿瘤

一、囊肿

阴道囊肿主要为加特纳囊肿,少数病例在局部损伤后形成上皮包涵囊肿。

(一)临床表现

青少年及小儿的阴道囊肿在下列情况时才出现症状:①囊肿较大,引起异物感或囊肿压迫邻近器官;②囊肿破裂,自阴道流出清亮或血性黏液。

(二)诊断

阴道排出极少量液体或黏液分泌物。对个别病例肛查时,触及阴道部有紧张弹性抵抗感。

阴道窥镜检查常有珍珠串样连续排列的或单个囊肿,为豌豆至扁豆大小,甚至超过胡桃大小,自然破裂时,有液体或黏液流出。

(三)治疗

穿刺囊肿,取囊内液体,离心后行细胞学检查。对小囊肿行摘除术,对大囊肿行造口术。

二、良性肿瘤

(一)纤维瘤、平滑肌瘤、血管瘤

三者在小儿中均罕见,其中,血管瘤可引起出血,有时大出血危及生命。由于小儿的阴道狭小,还在发育中,一般不行外科手术。如手术切除,必须注意避免瘢痕形成,之后根据需要再做阴道成形术。如发生危及生命的大出血,则可对整个病灶做冷冻治疗。

(二)阴道腺病

阴道壁表面或黏膜下结缔组织内出现副中肾管系统的腺体组织或腺囊肿,又称为阴道腺瘤病。近年来对阴道腺病有进一步的认识,多数学者认为这是一种良性疾病。Poskkanzer曾对母亲怀孕接触过己烯雌酚的青少年进行阴道涂片检查,发现阴道、宫颈腺病的发生率为 $35\% \sim 90\%$,其中,妊娠 8 周前母亲接触过己烯雌酚者,阴道、宫颈腺病的发生率为 70%;妊娠 18 周后接触己烯雌酚者,其后代幼女阴道、宫颈腺病的发生率为 0%。说明此病的发生与母亲在妊娠期接触己烯雌酚的时间有关,妊娠期接触越早,发生率越高。另外,Kufman 等人对外祖母有宫内接触己烯雌酚史的 28 位第三代女性进行详细的盆腔检查,包括阴道镜检查、阴道和宫颈碘染色及巴氏涂片等,发现这些女性的下生殖道没有类似于己烯雌酚暴露后的改变,说明第三代不会后续己烯雌酚暴露后效应。但是近年来国内外有报道多例自发性或获得性阴道腺病,发病率为 $1\% \sim 10\%$,由于患者无母体接受己烯雌酚病史,其发病机制与有己烯雌酚暴露史患者不同:①可能与先天异常有关,有报道阴道腺病合并处女膜闭锁、阴道下段发育不良等多种下生殖道发育异常;②性激素可能在阴道腺病的发生、发展中具有促进和刺激作用;③可能与正常的阴道上皮被化疗药物、激光、产伤等破坏后导致阴道表面的复层鳞状上皮为柱状上皮替代,并形成腺体有关。有研究报道局部应用化疗药物 5-氟尿嘧啶或激光治疗后继发阴道腺病,应用磺胺类药物引起 Stevens-Johnson 综合征后发生阴道腺病。

1.病理变化

典型的阴道腺病发生于阴道壁表面,通常由子宫颈直接延伸而来。腺上皮位于固有层或被覆于阴道表面,常伴有慢性炎症和不同程度的鳞状上皮化生,可被误认为阴道上皮内瘤变甚或误诊为鳞癌。

Hart 对 268 例其母亲于怀孕早期接触过雌激素的少女进行阴道涂片检查,发现柱状上皮细胞与鳞状上皮化生同时存在者占 37%。多数涂片中,可见腺上皮在不同程度上转化为未成熟的鳞状上皮。

2.临床表现

主要表现为出现一种特殊黏稠的黏液性白带,有时混有血液。阴道有灼热感,但也可无任何症状。

3.诊断

阴道内有天鹅绒样的红色区域,触之易出血。阴道涂片检查柱状上皮细胞与鳞状上皮化生同时存在。通过活体组织可确诊。

4.治疗

无自觉症状的隐性阴道腺病不需要特殊治疗。对有症状阴道腺病的治疗目标是破坏表面的柱状上皮,促进鳞状上皮化生。可用电凝疗法,治疗前需要做组织学检查以排除恶变。用硝酸银烧灼无效。对个别病例可先行手术切除,之后再行阴道成形术。

三、恶性肿瘤

（一）腺癌

1.概述

近年来文献报道,21岁以下妇儿阴道腺癌的发生率为0.14‰～1.4‰。

2.治疗

经阴道镜、膀胱镜、淋巴造影等检查,了解肿瘤扩散情况,再行阴道切除术。手术范围根据术中快速切片决定,个别病例需行盆腔淋巴清扫术。有人认为晚期病例术后再辅以放疗,但疗效不确切。术后5年可考虑阴道成形术。

（二）肉瘤原发性阴道恶性肿瘤

肉瘤原发性阴道恶性肿瘤不常见,约占妇科恶性肿瘤的1％,阴道肉瘤占阴道恶性肿瘤的2％。文献报道胚胎性横纹肌肉瘤（葡萄状肉瘤）在阴道肉瘤中最常见,多发生于婴幼儿。胚胎性横纹肌肉瘤是中胚层混合瘤中的一个亚型,多数研究者认为其来源于中肾管中胚层组织,具有胚胎未成熟性,故名胚胎性横纹肌肉瘤。

1.发病年龄

阴道肉瘤多发生于5岁以下的婴幼儿。

2.病变部位

胚胎性横纹肌肉瘤多发生于阴道前壁,有时不能确定病变的准确部位。肿瘤初期呈小乳头状突起,直径为2～3 mm,或在阴道皱襞内呈小结节状增生,继续发展成有蒂或无蒂的葡萄状肿物,有时直径增至3 cm。

肿瘤开始从上皮下生长,起于一个中心或多个中心,继续增长扩大,使阴道黏膜膨胀,形成空腔。葡萄状组织突起后穿透阴道黏膜突向阴道,从而使阴道逐渐扩大,以至肿瘤充满整个阴道而突出于阴道口外。少数病例肿块突出后覆盖于外生殖器外。

3.病理变化

（1）肉眼观察:胚胎性横纹肌肉瘤似息肉样、水肿状、半透明肿块,形成串珠,如葡萄样结构。肉瘤的类型颇多,而葡萄状肉瘤多发生于阴道,从黏膜下开始呈葡萄样生长。

（2）镜下观察:阴道内胚胎性横纹肌肉瘤与阴道外胚胎性横纹肌肉瘤相似,大体标本均为多发性息肉样结构。Hilgers报道27例阴道内和阴道外肉瘤,均为显示胚胎性横纹肌细胞的特征。典型病例具有未成熟肿瘤细胞的特点:①有完整上皮覆盖;②上皮下有新生层;③有未分化的圆形、梭形、多形细胞;④中央有混合性间质瘤（主要见于中胚层混合瘤）。未成熟的圆形、梭形或多形细胞由上皮下的细胞构成,胞浆内有嗜酸性颗粒,边缘不整齐,胞核浓染,核异质、核大小不一,但巨核、畸形核不多见。

4.临床表现

主要症状是阴道突出肿物及阴道出血。有时在给婴儿洗澡或换尿布时偶尔发现,有时患儿咳嗽、哭闹时由于腹压增加而将肿物逐出于阴道外。在肿物出现时,一般无疼痛。如阴道前壁病灶继续向盆腔器官浸润,则累及尿道、膀胱,而出现尿频、尿潴留等症状。肿瘤发展到晚期时,出现食欲缺乏、体重减轻、恶心、呕吐、脱水、低热等现象,患者最后常因恶病质、呼吸衰竭或尿毒症而死亡。如肿块向上扩展至盆腔,则在盆腔内可触及包块,有时腹部增大,伴腹腔积液。如肿瘤转移至淋巴结,常在两侧腹股沟触及增大的淋巴结,或出现肺部转移症状。

5.诊断及鉴别诊断

根据临床表现及病理特征一般不难诊断,但在临床实践中不易早期确诊。当发现患儿阴道内有肿块时,往往肿块已相当大,甚至已有破坏性浸润或转移。有时病理组织学检查颇似良性,常易误诊为良性肿瘤。学者们认为,在嗜酸性胞浆中存在着纵横交叉的条纹状肌纤维,是确诊横纹肌肉瘤的主要依据,但在实践中很难发现这种条纹状结构,主要因为肿瘤细胞少而结构稀疏。电子显微镜检查有助于证实条纹肌结构的出现,组织切片中未成熟细胞的存在对诊断更为重要。临床上需要鉴别该类肿瘤与阴道息肉样腺癌、良性中肾管乳头状腺瘤、中肾管腺癌以及阴道血肿等。

6.转移

阴道胚胎性横纹肌肉瘤以局部转移为主,同时也可经血行转移至肺,个别转移至脊椎及颅顶骨。肿瘤的发生起始于阴道前壁,逐渐向邻近器官或周围组织浸润,尤其以尿道、膀胱后壁、膀胱阴道隔等处较多见。膀胱阴道隔组织疏松,对肿瘤穿透无抵抗力。文献报道 15 例尸检结果,半数患者肿瘤仅限于盆腔生长,Mayo 医院报道 7 例广泛转移死亡的患者,尸检证实均有急性或慢性肾盂积水,其中,远处转移至腹股沟淋巴结 3 例,肺转移 3 例,骨转移 3 例。肿瘤由阴道壁向后方转移者不多见,因直肠阴道隔较坚实,对晚期肿瘤的浸润有保护性屏蔽作用,直肠转移不是由阴道壁直接侵犯所致,而是先侵及直肠阴道侧窝,再达直肠。直肠转移偶见。

7.治疗

(1)手术治疗:应强调初次手术的准确性及彻底性,尽可能避免或减少复发。手术范围根据病情决定:①子宫阴道联合切除适用于病变局限于阴道、子宫颈者;②子宫阴道联合切除及膀胱切除适用于病变已侵及膀胱后壁或膀胱者;③子宫、阴道、膀胱切除及盆腔淋巴清扫适用于病变已侵及一侧或两侧腹股沟淋巴结者;④全盆腔内脏切除适用于病变已转移至整个盆腔者。在进行盆腔内脏切除术的同时,行双侧输尿管乙状结肠吻合术或回肠造口术。除全盆腔内脏切除外,一般根治性手术均保留一侧或两侧卵巢,复发病例再次手术时则不宜保留卵巢。

这种广泛性手术虽取得了一定疗效,但手术并发症的发生率及手术病死率均高。此后,美国横纹肌肉瘤研究协作组对该病做了一系列研究,对于化疗有完全反应者,不行局部的手术和放疗。

Ⅰ期研究(1972—1978 年):1975 年后不再立即行子宫及阴道切除术,而是先做化疗或化疗加放疗,再行子宫及阴道切除。

Ⅱ期研究(1978—1984 年):发现用阿霉素化疗的疗效显著。

Ⅲ期研究(1984—1988 年):认为阿霉素和顺铂联合化疗不但可使患者的生存率提高,而且可减少手术并保留生育功能,生存率可达 83.3%。因此,建议对儿童的阴道横纹肌肉瘤先行化疗,再根据情况行保守性手术,必要时再考虑放疗。

Ⅳ期研究(1991—1997 年):得出的结论是,VAC(长春新碱、放线菌素-D、环磷酰胺),VAE(长春新碱、放线菌素-D、异环磷酰胺),VAE(长春新碱、异环磷酰胺、依托泊苷)化疗方案对局部或区域性横纹肌肉瘤有同等效果,尤其是对胚胎性横纹肌肉瘤更为有效。

（2）化疗治疗：以 VAC 化疗方案为例，对于复发性或难治性儿童横纹肌肉瘤，还可用环磷酰胺 250 mg/(m² · d)和拓扑替康 0.75 mg/(m² · d)，各静脉滴注 30 min，5 d 为一疗程。

（3）放射治疗：放疗的指征为子宫阴道联合切除术后，加强根治性治疗；首次切除的标本边缘组织可见肿瘤细胞；病变已至晚期，患者不能耐受手术或复发病例无法根治性切除。以上病例均可行姑息性放射治疗，放疗剂量依年龄、病变部位及范围而定。

（三）透明细胞癌

近几十年来，青少年中患透明细胞癌的患者日益增多，14～24 岁是青少年透明细胞癌的高危时期。

1. 病因

青少年阴道或宫颈透明细胞癌的发生，与其母在妊娠期（该青少年为胚胎时）有无接受过雌激素治疗有关。20 世纪 40 年代，己烯雌酚被广泛用于预防妊娠期不良反应，1971 年美国食品药品监督管理局报道了其有导致女性后代阴道透明细胞癌的不良反应。事隔 50 年，它的这种不良反应仍引起广泛重视。Robboy 认为患者母亲在妊娠期前 3 个月内接受雌激素治疗，虽仅持续 1～2 个月，但其后代就有发生癌的可能，因致癌因子的潜伏期可长达 10～20 年。Paskanz 研究 110 例母亲在妊娠期用过雌激素的青少年，对进行阴道活体组织检查，证实 35% 发生阴道腺病，而未用雌激素组仅 1% 发生阴道腺病。

2. 发病部位

发病部位多为阴道上部，其次为子宫颈。肿瘤通常局限于阴道上 1/3，前壁较后壁多见，偶尔也出现于侧壁或阴道下 1/3。

3. 病理变化

肿瘤呈囊性结构或管状排列，有的则为实性或乳头状。镜下多见鞋针样细胞，为典型的中肾管上皮细胞。球状核突出于囊内或管腔内，其胞浆内含有丰富的糖原。透明细胞型腺癌与分泌型腺癌不同，在电镜下透明细胞癌的细胞中，线粒体不增大，无核仁，是糖原合成增加的表现。

4. 临床表现

阴道排液、血性白带、阴道不规则出血为其主要症状。有些患者无明显症状，妇科检查时才发现该病。青少年阴道异常出血易被误诊为月经失调。因此，在透明细胞癌的高危年龄如有阴道异常排液或出血，应提高警惕。病变直径小至 3 mm 时，临床上摸不到。有些病变直径可大至 10 cm，呈结节状或息肉样，触之有颗粒样感，质硬而突起。有的肿瘤扁平，稍突出于阴道壁，有的穿透较深。

5. 诊断及鉴别诊断

母亲在妊娠期（该青少年为胚胎时）用过雌激素的青少年无论有无症状，均为阴道或宫颈透明细胞癌的高危对象，应每 6 个月进行阴道细胞学涂片检查及妇科检查。必要时在碘试验下做多点活体组织检查；或在阴道窥镜直视下，于可疑处取活体组织并检查，才能最后确诊。

6. 治疗

（1）手术治疗：根治手术包括子宫、阴道切除及盆腔淋巴结清扫，早期病例手术治疗的疗效较好。手术治疗可避免大剂量放疗破坏卵巢功能造成的人工绝经，同时可重建阴道，保持性功能。但如手术不彻底，则易发生转移。Herbs 认为如肿瘤较大，手术切除时只能紧靠肿瘤边缘，术后易复发，并指出即使是 I 期患者，也有 16% 发生盆腔转移。

（2）放射治疗：①对小的局限性肿瘤，建议行腔内或经阴道放疗，以便保留患者的卵巢和阴道功能；②对多数播散性病变则需外照射，有时需要内照射与外照射结合；③复发病例常发生肺转移，如为播散性转移，则无法手术，可行肺部大面积照射，有一定疗效。

（庞英华）

第九节　子宫颈上皮内瘤变

一、概述

子宫颈上皮内瘤变（cervical intraepithelial neoplasia，CIN）是与子宫颈浸润癌密切相关的一组癌前病变，反映子宫颈癌发生、发展中的连续过程。美国国立癌症研究所提出 TBS 诊断系统，从细胞学角度将鳞状细胞异常分为 3 类：不典型鳞状上皮（atypical squamous cells，ASC）、低级别鳞状上皮内病变（low-grade squamous intraepithelial lesion，LSIL）和高级别鳞状上皮内病变（high-grade squamous intraepithelial lesion，HSIL）。LSIL 相当于 CIN 1 级，较少发展为浸润癌；HSIL 则相当于 CIN 2/3 级，可能发展为浸润癌。

二、临床表现

CIN 多无特殊症状，偶有阴道排液增多，伴或不伴异味，也可有接触性出血、子宫颈光滑或呈糜烂状外观。

三、诊断要点

诊断要点是三阶梯诊断。

1. 宫颈细胞学筛查

对 21 岁以上有性生活的妇女需行筛查，首选细胞学筛查，间隔时间不超过 3 年；对 30～65 岁妇女推荐联合细胞学筛查和高危型 HPV 筛查，间隔不超过 5 年；65 岁以上者既往筛查结果正常，且无 CIN 病史者，可不必常规宫颈筛查，有临床症状或体征者除外。

2. 阴道镜检查

筛查结果异常者需行阴道镜检查。阴道镜检查可全面观察鳞柱细胞交界处和移行带，观察子宫颈转化区、上皮及异常血管，于可疑部位进行组织活检。

3. 组织病理学检查

组织病理学检查是确诊 CIN 的"金标准"。

（1）子宫颈活检：选取阴道镜下可疑病变部位活检可提高确诊率。

（2）子宫颈管搔刮术（endocerival curettage，ECC）：能帮助确定隐匿性子宫颈病变甚至子宫颈浸润癌。下述情况下可选择 ECC：①细胞学检查异常，阴道镜图像不满意；②细胞学检查发现异常腺细胞；③阴道镜活检结果为低级别 CIN，患者希望采用保守治疗；④在宫颈锥形切除术后，病理学检查发现子宫颈管切缘呈阳性，术后随访宫颈细胞学和阴道镜的同时实施；⑤原位腺癌宫颈锥形切除术后随访，宫颈细胞学和阴道镜检查的同时，应进行 ECC。妊娠期妇女不宜行子宫颈管搔刮。

(3)诊断性宫颈锥形切除术适合以下临床情况:①宫颈活检不排除早期浸润癌,需要明确诊断和确定手术范围;②细胞学检查结果为异常腺细胞,但阴道镜检查及子宫颈管搔刮术呈阴性;③异常腺细胞可疑来源于子宫内膜,可行诊刮术排除子宫内膜病变。

四、治疗原则

对 CIN 采取科学、合理的处理是预防子宫颈癌的关键组成部分,强调个体化治疗原则。不适当的 CIN 处理可能增加子宫颈癌的发病风险,过度处理可导致并发症的发生。治疗依据:①CIN 的级别;②病变部位与范围;③年龄和生育要求;④细胞学检查结果;⑤高危 HPV 检测结果;⑥医疗资源、技术水平、医师经验;⑦随访条件;⑧特殊人群。

1.CIN1 级的处理

(1)观察:阴道镜检查满意。

(2)治疗:对有糜烂病灶者可行物理治疗,治疗前需做 ECC。

(3)CIN1 级病灶累及腺体的处理要点:按照 CIN 2/3 级处理,不建议单纯随访。

(4)随访及注意:6 个月后做细胞学检查,如无异常 1 年以后做细胞学检查和 HPV,如果两次结果为阴性,HPV 呈阴性,转为常规筛查随访;①随访中如果细胞学检查结果为意义不明确的非鳞状上皮细胞或高危型 HPV 呈阳性,需行阴道镜检查;②年轻女性(21～24 岁):采用细胞学随诊,不宜通过 HPV 检测随访。对细胞学结果异常者,需行阴道镜检查;连续两次细胞学检查结果为阴性,转入常规筛查随访。

2.CIN2/3 级的处理

(1)以宫颈锥切术切除整个移行带,得到所切除标本的病理诊断,减少隐匿性浸润癌漏诊的风险。对 CIN 2/3 级禁忌首选全子宫切除术。

(2)存在下述情况者可考虑全子宫切除术:①无生育要求、恐惧疾病进展;②锥切切缘仍存在高度病变,再次切除困难;③复发性或持续存在的 CIN 2/3 级;④无随诊条件。

(3)随访及注意事项如下。

术后采用细胞学或细胞学联合阴道镜随访,间隔 4～6 个月,治疗后 6 个月及 12 个月需要各行一次阴道镜＋ECC 评估,如结果为阴性,转入常规细胞学或细胞学＋阴道镜随访。

对于宫颈锥切切缘呈阳性的病例,最好采用阴道镜检查同时行 ECC 的方法随访,间隔 4～6 个月。对于年轻患者可重复锥切,对不宜再次切除者可选择全子宫切除术。

妊娠期 CIN 2/3 级:极少发展为浸润癌,产后自然消退率较高。对妊娠期 CIN 以随诊观察为主,应该每 2 个月进行一次阴道镜检查,产后 6～8 周再次进行评估处理。妊娠期 CIN 的手术并发症发生率较高。值得注意的是,妊娠期宫颈锥切的唯一指征是高度怀疑子宫颈浸润癌。

年轻女性(21～24 岁)CIN 2/3 级:对确诊为 CIN 2 级,阴道镜图像满意者,首选随访观察;CIN 2/3 级阴道镜图像不满意,首选宫颈锥切。定期随访者建议间隔 6 个月行细胞学联合阴道镜检查,2 次结果正常,1 年后行细胞学＋HPV 联合筛查。若阴道镜活检组织病理学诊断仍为 CIN 3 级,建议宫颈锥切术。

3.宫颈原位腺癌的处理

宫颈原位腺癌病灶多向子宫颈管深处延伸,且常为多灶性起源或呈跳跃性,阴道镜检查的作用有限。

(1)宫颈原位腺癌的诊断必须经宫颈锥切病理组织学检查证实。

(2)无生育要求者可选择筋膜外全子宫切除术。

(3)有生育要求者可行保守性手术,如冷刀锥切术。对切缘呈阴性者长期随访;对锥切后切缘呈阳性者,推荐再次宫颈锥切。

(4)随访:术后应采用细胞学检查、HPV 检查及阴道镜随访,间隔为 3～6 个月,治疗后6 个月和 12 个月内需各行一次阴道镜＋ECC 评估,如无异常,转入常规细胞学或细胞学＋阴道镜随访。

五、宫颈病变诊断注意事项

1.警惕宫颈病变发生的高危因素

(1)病毒感染:HPV 有 100 多种亚型,其中高危型和低危型备受关注,与宫颈病变有关,主要通过性行为、皮肤接触等传播。

(2)性生活及婚育相关高危人群包括性生活过早者、有多个性伴侣者、性生活活跃者、性生活不洁者、早产者、多产者、密产者、配偶有性病史者、有婚外性伴侣者、HPV 感染的妇女,宫颈病变发病率明显升高。

(3)慢性子宫颈炎、宫颈裂伤者局部屏障作用减弱,潜在危险增加。

(4)其他因素如内分泌紊乱、吸烟、经济状况差、肿瘤家族史等,也与宫颈病变发生有关。

2.重视宫颈病变的筛查

宫颈病变的筛查方法较多,细胞学筛查已普遍应用,缺点有是不可避免的假阴性,这与取材方法、固定、涂片制作、染色方法以及检测人员的阅片水平等有关,值得关注的是,细胞学对宫颈腺癌不敏感;HPV 检测是基于病因学的分子水平检测方法,能更加客观地评估宫颈病变的风险,应用 HPV 和细胞学联合筛查,HSIL 检测的灵敏度可达 100%,而单独检测时,HPV检测的灵敏度为 94.6%,细胞学检查的灵敏度仅为 55.4%,远远低于 HPV 检测或联合检测方法。目前推荐采用 HPV 检测联合细胞学筛查,无条件者也可以采用单独做细胞学筛查。

(金　莉)

第十节　子宫颈癌

一、概述

全世界范围内,子宫颈癌的发病率和病死率高,仅次于乳腺癌、结直肠癌和肺癌。我国每年新发病例约 130 000 例,大约占全世界的 1/5。发病年龄分布呈双峰状(35～39 岁和60～64 岁),平均年龄为 52.2 岁。HPV 是导致子宫颈癌的病因,其型别有 100 多种,世界卫生组织确认的与子宫颈癌相关的高危型 HPV 有 14 种:HPV16、18、31、33、35、39、45、51、52、56、58、59、66、68。另有一些高危因素与子宫颈癌有关:性生活过早(<16 岁)、早婚、早产、多产、多性伴侣及性混乱、吸烟、口服避孕药和免疫抑制等。

二、临床症状

早期子宫颈癌可能无任何不适,仅在体检及普查时发现,所以,凡是有性生活的妇女,每年应进行妇科检查,采用细胞学联合 HPV 筛查,有助于发现早期患者。症状的出现与病变的早晚、肿瘤的生长方式、组织病理学类型及患者的全身状况等有一定关系。

1.阴道流血

80%～85%的子宫颈癌患者可表现为不规则阴道出血。年轻患者常主诉接触性出血,外生菜花型肿瘤出现流血较早、量多,严重者可导致贫血。老年妇女常表现为绝经后阴道流血,量时多时少,时有时无。

2.阴道分泌物增多

约 82.3%的患者可有不同程度的白带增多,多发生在阴道出血以前,呈稀薄水样或米泔水样。白带最初可无异味,随着肿瘤的生长,癌组织继发感染、坏死,分泌物量增多,呈血性或脓血性,伴腥臭、恶臭。肿瘤向上蔓延,累及子宫内膜时,子宫颈管为癌组织阻塞,分泌物不能排出,可形成宫腔积液或宫腔积脓,患者可出现下腹不适、疼痛、腰骶酸痛及发热等症状。

3.疼痛

肿瘤沿宫旁组织延伸,侵犯骨盆壁,压迫周围神经,表现为坐骨神经痛或一侧骶部、髂部持续性疼痛。肿瘤压迫(侵犯)输尿管时可出现肾盂积水及肾功能异常,静脉及淋巴管回流受阻时可出现下肢水肿和疼痛等。

4.其他症状

肿瘤侵犯膀胱可出现尿频、尿急、排尿困难及血尿,严重者形成膀胱-阴道瘘;侵犯直肠可出现排便困难、里急后重、便血等,严重者可出现阴道-直肠瘘;长期消耗者可伴有恶病质,远处转移较常见的是锁骨上淋巴结转移,亦可通过血液或淋巴扩散到远处器官而出现相应该部位的转移灶。

三、临床体征

早期子宫颈癌局部可无明显病灶,随着病变的发展,外生型见子宫颈赘生物向外生长,呈息肉状或乳头状突起,继而形成菜花状肿物,合并感染时表面覆有灰白色渗出物,触之出血。内生型则见子宫颈肥大、质硬,子宫颈管膨大如桶状,晚期由于癌组织坏死脱落,形成凹陷性溃疡,被覆灰褐色坏死组织,伴有恶臭味;向宫旁侵犯时骶主韧带呈结节增粗、缩短,有时可达盆壁并形成冰冻骨盆。

四、辅助检查

1.子宫颈脱落细胞学检查

子宫颈脱落细胞学检查是子宫颈癌筛查的首选方法,但并非子宫颈病变的最终诊断。

2.HPV 病原学检测

几乎所有的子宫颈癌标本中可检及 HPV-DNA,HPV 对子宫颈高度病变筛查的敏感性可达 80%～100%,特异性达 98%,阴性预测值几乎是 100%。

3.阴道镜

阴道镜可全面观察鳞状上皮细胞和柱状细胞交界处和移行带,有无异型上皮或早期癌变,选择病变部位进行活组织检查,可提高诊断的正确率。阴道镜检查的敏感性高达 87%,特异性偏低,为 15%,容易过度诊断,且难以观察子宫颈管内的病变。

4.肉眼醋酸试验

将 3%～5%的冰醋酸溶液涂于子宫颈,直接观察子宫颈上皮对醋酸的反应,病变区域变成白色。该方法适用于筛查,灵敏度和特异度均相对较低。

5.碘试验

将碘溶液涂于子宫颈和阴道壁上,不染色为阳性。碘试验主要用于识别宫颈病变的危险区,以确定活检取材部位。

6.子宫颈和子宫颈管活组织检查

子宫颈和子宫颈管活组织检查(简称活检)是确诊子宫颈癌及其癌前病变的"金标准"。选择子宫颈鳞状上皮细胞和柱状上皮细胞交界处多点取材并活检,或在碘试验、阴道镜检查的引导下,在可疑部位活检。所取组织既要有上皮组织,又要有间质组织。若宫颈刮片异常,宫颈活检呈阴性,可搔刮子宫颈管,送病理学检查。

7.宫颈锥切术

宫颈活检不排除早期浸润癌,或疑诊病变来自子宫颈管时,可行宫颈锥切术,进行组织病理学检查以确诊。

五、病理学特点

子宫颈癌包括子宫颈鳞癌与腺癌,在外观上两者无特殊差异,均发生在子宫颈阴道部或子宫颈管内。

1.鳞状细胞癌

鳞状细胞癌占 80%～85%。早期仅表现为子宫颈糜烂,随着病变逐步发展分为外生型、内生型、溃疡型、颈管型。

2.腺癌

腺癌占 15%～20%。依据组织学类型又分为黏液腺癌、宫颈恶性腺瘤、鳞腺癌、其他少见病理类型。

六、临床分期

1.分期原则

目前子宫颈癌仍采用临床分期。当分期存在疑问时,必须归于较早的分期。准确地分期是确定子宫颈癌治疗方案的先决条件,是判断治疗效果及预后的重要因素,统一的国际分期标准有利于国际间资料的比较。

2.子宫颈癌的 FIGO 分期

子宫颈癌的分期为临床分期,最新的 FIGO 分期在 2014 年修订。为准确地分期,必须进行全面的盆腔检查。注意几个特殊问题:ⅠA 期诊断仅为镜下诊断;ⅡB 期确诊:盆腔三合诊检查宫旁增厚、有弹性、光滑、无结节感,为炎症;宫旁增厚、无弹性、结节感为癌浸润,必要时参考 CT、MRI 或盆腔穿刺活检结果来确诊;Ⅲ期:输尿管梗阻及无功能肾未发现其他原因。

七、转移途径

转移途径主要为直接蔓延及淋巴转移,血行转移少见。

1.直接蔓延

直接蔓延最常见,癌组织局部浸润,向邻近器官及组织扩散。外生型常向阴道壁蔓延,向上可侵及子宫颈管及子宫体下段,向两侧蔓延至主韧带、阴道旁组织,甚至达盆壁,向前后蔓延可侵及膀胱或直肠。

2.淋巴转移

当子宫颈癌局部扩散侵入淋巴管,形成瘤栓,子宫颈癌随淋巴液引流到达区域淋巴结。子宫颈癌淋巴结转移具有规律性,一级淋巴结包括宫旁、宫颈旁或输尿管旁、闭孔、髂内、髂外淋巴结,二级淋巴结包括髂总、腹股沟深、浅及腹主动脉旁淋巴结。

3.血行转移

血行转移少见,可转移至肺、肾或脊柱等。

八、诊断要点

1.临床表现

重视症状及病史的询问,有性接触性出血、白带增多或混有血丝常为子宫颈癌的早期表现之一。晚期可表现为异常阴道排液或不规则出血,下腹或腰骶部疼痛,病情加重者可伴尿频、尿急、尿痛等泌尿系统症状。

2.体征及辅助检查

(1)妇科检查可见子宫颈呈糜烂状、溃疡型或菜花样,组织硬而脆,触之易出血。强调妇科检查的重要性,尤其重视三合诊检查,以利于正确评估宫旁情况,指导正确的临床分期。

(2)子宫颈活检是确诊子宫颈癌的"金标准"。对于临床检查高度可疑为子宫颈癌者,可直接行子宫颈多点活检术,对疑似病例可做阴道镜检查,并于镜下可疑部位多点活检,以提高诊断的准确性。

(3)一旦病理确诊子宫颈癌,不计其临床分期,均应进行影像学评估,包括盆腹腔 CT 检查、胸部平片或 CT 以及鳞状细胞癌抗原检查,切忌仅仅依据一项病理学诊断而盲目决定治疗原则。值得注意的是,如果患者有泌尿系统或肠道症状,推荐进行膀胱镜或直肠镜检查。

九、鉴别诊断

1.慢性宫颈炎

早期子宫颈癌与慢性宫颈炎有相似的症状及体征。

2.宫颈结核

宫颈结核表现为不规则阴道流血和白带增多,局部见多个溃疡,甚至菜花样赘生物。

3.宫颈乳头状瘤

宫颈乳头状瘤为良性病变,多见于妊娠期,表现为接触性出血和白带增多,外观为乳头状或菜花状。

4.子宫内膜异位症

子宫颈有多个息肉样病变,甚至累及穹隆。最可靠的诊断方法是做子宫颈和子宫颈管的活检,经病理确诊。

十、治疗原则

子宫颈癌主要的治疗方法有手术和放疗,近年来化疗日益受到重视。对早期患者一般采用单一治疗,而对中期、晚期患者强调综合治疗。

1.ⅠA1 期的治疗

针对患者的特点及要求采用不同的治疗策略,对于年轻、有生育要求者,宫颈锥切是该期的一个治疗选择。对已完成生育者,推荐经腹、经阴道或腹腔镜下筋膜外全子宫切除术。对选择宫颈锥切手术者,术后 3 个月、6 个月随访追踪细胞学和阴道镜检查,并行宫颈管搔刮术,如果两次检查呈阴性,之后每年检查一次。

2. ⅠA2 期的治疗

对要求保留生育功能者,可选择宫颈锥切/宫颈广泛切除+盆腔淋巴清扫术;对无须保留生育功能者可行次广泛子宫切除+盆腔淋巴清扫术。选择宫颈锥型切除手术者,术后 3～6 个月一次细胞学检查和阴道镜检查,2 年后每半年一次。

3. ⅠB1～ⅡA1 期的治疗

采用手术加或不加辅助治疗,或者初始就采用放疗,疗效相当,但放疗患者的远期并发症偏高。标准的术式是经腹、腹腔镜或阴道广泛性子宫切除术和盆腹腔淋巴结切除术。

4. ⅡA2～ⅡB、ⅢB 和ⅣA 期的治疗

该期子宫颈癌的标准治疗方案是同期放化疗。标准的同期放疗包括盆腔外照射+腔内近距离照射。

5. ⅣB 期/远处转移的治疗

远处转移的病例约占 2%。目前尚没有随机试验对比化疗和最好的支持治疗对ⅣB 期患者的疗效,有一些证据表明同期放化疗优于单纯化疗。远处转移患者的中位生存期约为 7 个月。

十一、诊疗注意事项

早期子宫颈癌预后较好,ⅠA 期患者的 5 年生存率超过 95%,ⅠB 期患者的 5 年生存率为 80%～85%,Ⅱ期患者的 5 年生存率为 60%～70%,Ⅲ期以上患者的 5 年生存率仅为 14%～35%。因此,早发现、早诊断、早治疗是改善子宫颈癌预后的主要措施。

第一,要加强宣教,提高防治意识,使广大妇女自觉、主动地定期接受宫颈病变的筛查,做到及时发现和早期诊断;第二,恰当地处理宫颈病变,对Ⅱ/Ⅲ期的处理要合乎规范,不可直接行子宫切除术;第三,重视妇科检查(尤其是强调三合诊),正确评估宫旁是否受累,做到准确分期以指导治疗方式的合理选择;第四,严格掌握不同期别子宫颈癌的治疗原则,做到规范化、个体化、个性化治疗,如果不具备诊治条件或医师不具备诊疗技术,尽量请患者到有条件的医院进行规范诊治。

(金　莉)

第十一节　子宫肌瘤

一、概述

子宫肌瘤是女性生殖器最常见的良性肿瘤,由平滑肌及结缔组织组成。子宫肌瘤常见于 30～50 岁妇女,20 岁以下少见。因肌瘤多无症状或很少有症状,临床报道的发病率远低于肌瘤真实的发病率。

子宫肌瘤的确切病因尚未明了,可能与女性的性激素有关。按肌瘤的生长部位分为宫体肌瘤(90%)及宫颈肌瘤(10%)。按肌瘤与子宫肌壁的关系可分为以下几种:①肌壁间肌瘤:占

60%～70%。②浆膜下肌瘤：约占 20%，肌瘤向子宫浆膜面生长，并突出于子宫表面。若肌瘤位于宫体侧壁，向宫旁生长，突出于阔韧带两叶之间，称为阔韧带肌瘤。③黏膜下肌瘤：占 10%～15%，肌瘤向宫腔方向生长，突出于宫腔，表面仅为黏膜层覆盖。根据 FIGO 子宫肌瘤的分类系统的定义，肌瘤的类型为 0～8，越低的数字表示越接近子宫内膜。子宫肌瘤变性如下。

1. 玻璃样变

玻璃样变又称透明变性，常见，肌瘤剖面漩涡状结构消失，由均匀透明样物质取代。

2. 囊性变

玻璃样变继续发展，肌细胞坏死、液化即可发生囊性变。数个囊腔也可融合成大囊腔，腔内含清亮无色液体，也可凝固成胶冻状。

3. 红色样变

红色样变多见于妊娠期或产褥期，为肌瘤的一种特殊坏死类型。肌瘤的剖面为暗红色，如半熟的牛肉，有腥臭味，质软，漩涡状结构消失。

4. 肉瘤样变

子宫肌瘤恶变为肉瘤少见，仅为 0.4%～0.8%，多见于绝经后伴疼痛和出血的患者。

5. 钙化

钙化多见于蒂部细小、血供不足的浆膜下肌瘤及绝经后妇女的肌瘤，局部脂肪变性后进一步分解成甘油三酯，再与钙盐结合，沉积在肌瘤内。

二、症状

1. 经量增多及经期延长

经量增多及经期延长是该病最常见的症状，多见于大的肌壁间肌瘤及黏膜下肌瘤。肌瘤使宫腔增大，子宫内膜面积增加并影响子宫收缩。此外，肌瘤可能使肿瘤附近的静脉受挤压，导致子宫内膜静脉丛充血扩张，从而引起经量增多、经期延长。

黏膜下肌瘤伴有坏死感染时，可有不规则阴道流血或血样脓性排液。长期经量增多可继发贫血，出现乏力、心悸等症状。

2. 下腹包块

当肌瘤逐渐增大，使子宫超过妊娠 3 个月大小时可从腹部触及。巨大的黏膜下肌瘤可脱出于阴道外，患者可因外阴脱出肿物而就医。

3. 白带增多

肌壁间肌瘤使宫腔面积增大，内膜腺体分泌增多，并伴有盆腔充血致使白带增多。子宫黏膜下肌瘤一旦感染，可有大量脓样白带。若有溃烂、坏死、出血，可有血性或脓血性、有恶臭的阴道溢液。

4. 压迫症状

压迫膀胱可导致尿频、尿急、排尿困难、尿潴留等。压迫直肠可出现下腹部坠胀不适、便秘等症状。压迫输尿管可出现输尿管扩张甚至发生肾盂积水。

5. 其他症状

其他症状有腹痛、腹胀、腰酸背痛，在经期加重。

三、体征

(1)体征与肌瘤的大小、位置、数目及有无变性相关。有大肌瘤,可在下腹部扪及实质性不规则肿块。

(2)妇科检查扪及增大的子宫、表面不规则的单个或多个结节状突起。有浆膜下肌瘤,可扪及单个实质性球状肿块与子宫相连等。

四、诊断要点

(1)对于出现子宫增大、盆腔肿块或月经量增多的患者首选超声检查,并进行血常规和甲状腺功能的检查。

(2)磁共振成像可以向子宫内膜和浆膜表面提供退化肌瘤、肌瘤与子宫内膜和浆膜表面的信息,并决定是否应该保留子宫。

(3)在月经量多的女性中,生理盐水输入子宫内膜腔后的超声检查可识别出腔内肌瘤的范围。

(4)如果患者出现不规则阴道流血或有子宫内膜增生的危险因素(肥胖、持续性无排卵或长期使用无孕激素的雌激素治疗),可选择性进行凝血功能的检查和子宫内膜活检。必要时行宫腔镜检查以明确子宫内膜的情况。

五、治疗要点

治疗时应根据患者的症状、年龄和生育要求以及肌瘤的类型、大小、数目全面考虑。

1. 观察

无症状子宫肌瘤患者(特别是近绝经期女性)一般不需要治疗。绝经后肌瘤多可萎缩。每3~6个月随访一次,若出现症状,可考虑进一步治疗。

2. 药物治疗

药物治疗适应于症状轻、近绝经年龄或全身情况不宜手术者。

(1)促性腺激素释放激素类似物(gonadotropin-releasing hormone agonist,GnRH-a):目前主要是在择期手术前或绝经早期短期应用(3~6个月)。适应证:①缩小肌瘤以利于妊娠;②术前控制症状、纠正贫血;③术前应用缩小肌瘤,降低手术难度,或使经阴道或腹腔镜手术成为可能;④对近绝经妇女,提前过渡到自然绝经,避免手术。

(2)米非司酮:可作为术前用药或用于提前绝经,每次10 mg,每天一次,口服,连用3~6个月。不宜长期使用,因其拮抗孕激素后,子宫内膜长期受雌激素刺激,增加子宫内膜增生的风险。

3. 手术治疗

手术治疗适应证:①月经过多致继发贫血,药物治疗无效;②有严重腹痛、性交痛、慢性腹痛、有蒂肌瘤扭转引起的急性腹痛;③子宫肌瘤的体积大,压迫膀胱、直肠、输尿管等并引起相关症状;④能确定肌瘤是不孕或反复流产的唯一原因者;⑤疑有肉瘤变。手术方式如下。

(1)肌瘤切除术:适用于希望保留生育功能的患者。注意事项:对0型和Ⅰ型子宫肌瘤可行宫腔镜切除,突入阴道的0型子宫肌瘤可经阴道摘除。术后有50%的复发机会,约1/3的患者需要再次手术。

(2)子宫切除术:对无生育要求或疑有恶性变的,患者可行子宫切除术。注意术前应排除宫颈及子宫内膜恶性病变。

4.其他治疗

(1)子宫动脉栓塞术:可阻断子宫动脉及其分支,减少肌瘤的血供,延缓肌瘤生长,缓解症状。注意事项:该方法可能引起卵巢功能减退并增加潜在妊娠并发症的风险,对有生育要求的妇女一般不建议采用。

(2)子宫内膜去除术:适用于月经量多、没生育要求、但希望保留子宫或不能耐受子宫切除术的患者。注意术前应排除宫颈及子宫内膜恶性病变。

(3)射频消融术:是采用超声热消融治疗子宫肌瘤。优点是不良反应较小、出血少、恢复快。缺点是对一部分患者的效果不理想,且无病理支持,可能出现皮肤灼伤和可逆的骨盆神经病。

六、注意事项

(1)有条件的情况下,对合并异常子宫出血的子宫肌瘤患者,尽量行宫腔镜检查术以排除子宫内膜病变。

(2)行腹腔镜子宫切除或子宫肌瘤切除术时,用肌瘤粉碎装置要慎重,放入袋内粉碎,以降低子宫肉瘤盆腔内种植的风险。

(金　莉)

第十二节　子宫肉瘤

一、概述

子宫肉瘤来源于子宫肌层、肌层内结缔组织和内膜间质,也可继发于子宫平滑肌瘤,恶性程度高,占子宫恶性肿瘤的 $2\%\sim4\%$,占女性生殖道恶性肿瘤的 1% ,多见于 $40\sim60$ 岁妇女。组织学分类及病理特征如下。

1.子宫平滑肌肉瘤

子宫平滑肌肉瘤分为原发性和继发性两种。原发性子宫平滑肌肉瘤指由平滑肌分化的细胞组成的恶性肿瘤,是最常见的子宫恶性间叶性肿瘤。

继发性子宫平滑肌肉瘤指原已存在的平滑肌瘤恶变。继发性子宫平滑肌肉瘤的预后较原发性子宫平滑肌肉瘤好。

2.子宫内膜间质肉瘤

子宫内膜间质肉瘤来自子宫内膜间质细胞,按核分裂象、血管侵袭和预后情况分为三类:子宫内膜间质结节、子宫内膜间质肉瘤、高度或未分化子宫内膜肉瘤。

3.上皮和间叶混合性肉瘤

上皮和间叶混合性肉瘤指具有上皮和间叶两种成分的恶性肿瘤,分为腺肉瘤和癌肉瘤。①腺肉瘤:含有良性腺上皮成分及肉瘤样间叶成分的双向分化的肿瘤,多见于绝经后妇女;②癌肉瘤:由恶性上皮和恶性间叶成分混合组成的子宫恶性肿瘤,又称恶性中胚叶混合瘤,多见于绝经后妇女。

二、症状

1.阴道不规则流血

阴道不规则流血常见,量多少不等。

2.腹痛

肉瘤生长快,子宫迅速增大或瘤内出血、坏死,子宫肌壁破裂引起急性腹痛。

3.腹部包块

因生长快,患者可自诉扪及迅速增大的下腹部包块。

4.压迫症状及其他

可压迫膀胱或直肠,出现尿频、尿急、尿潴留、大便困难等症状。晚期患者全身消瘦,贫血,低热或出现肺脑转移相应症状。

三、体征

(1)子宫增大,外形不规则,宫颈口有息肉或肌瘤样肿物,呈紫红色,极易出血。

(2)继发感染后有坏死及脓性分泌物。

(3)晚期肉瘤可累及骨盆侧壁,子宫固定,可转移至肠管及腹腔,但腹腔积液少见。

四、诊断要点

(1)因子宫肉瘤的临床表现与子宫肌瘤及其他恶性肿瘤相似,术前诊断较困难。

(2)对绝经后妇女及幼女的宫颈赘生物、迅速增大伴疼痛的子宫肌瘤,应考虑子宫肉瘤的可能。

(3)辅助诊断可选用彩超、MRI、诊刮,必要时行宫腔镜检查术。确诊依据为组织病理学检查。

五、治疗要点

(1)治疗原则:以手术为主,放疗、化疗为辅。主要根据肉瘤的组织学类型来选择手术方式。

(2)子宫平滑肌肉瘤的手术范围包括全子宫＋双附件切除。对早期绝经前的患者可以保留卵巢,发现子宫外病变则需行肿瘤细胞减灭术。

(3)低度恶性的子宫内膜间质肉瘤和腺肉瘤:全子宫＋双附件切除术;高度恶性的子宫内膜间质肉瘤和癌肉瘤:全子宫＋双附件切除术＋盆腔及腹主动脉旁淋巴结切除术＋大网膜切除术。

(4)根据期别和病理类型,术后放疗、化疗有可能提高疗效。低度恶性子宫内膜间质肉瘤因含雌激素受体和孕激素受体,孕激素治疗有一定效果。

六、注意事项

(1)对于术前有变性的子宫肌瘤、迅速增大伴疼痛的子宫肌瘤应提高警惕,充分考虑到子宫肉瘤的可能。必要时行 MRI 检查,慎重选择手术路径。

(2)行腹腔镜子宫切除或子宫肌瘤切除术时,慎重使用肌瘤粉碎装置,以降低子宫肉瘤盆腔内种植的风险。

(3)术中快速病理检查不能确诊子宫肉瘤及其级别,但肉眼观察可疑时,仍应送快速病理检查,并与患者家属沟通是否扩大手术范围。

（金　莉）

第十三节　子宫内膜病变

子宫内膜病变为一组疾病的统称,通常可以分为子宫内膜增生性病变、子宫内膜息肉、子宫内膜癌。

一、子宫内膜增生性病变

(一)概述

子宫内膜受雌激素持续作用,而无孕激素拮抗,可发生不同程度的增生性改变,少数可呈萎缩性改变。

(二)临床表现

临床上子宫内膜增生症最主要的症状是子宫不规则出血,表现为月经周期紊乱,经期长短不一,经量不定或增多,甚至大量出血。出血期间一般无腹痛或其他不适。

(三)辅助检查

1.妊娠试验

有性生活史者应行妊娠试验,以排除妊娠及妊娠相关疾病。

2.超声检查

超声检查可了解子宫的大小、形状,子宫腔内有无赘生物,子宫内膜厚度等。

3.子宫内膜取样

(1)诊断性刮宫:简称诊刮。其目的包括止血和取材后做病理学检查。凡怀疑有子宫内膜病变患者,均需要行诊刮术并送病理检查以明确病变。

刮宫要全面,特别注意两侧宫角部;注意子宫腔的大小、形态,宫壁是否光滑,刮出物性质和量。应把刮出物全部送病理学检查。

(2)子宫内膜活检组织检查:目前国外推荐使用 Karman 套管或小刮匙等的内膜活检,优点是创伤小,能够获取足够的组织标本用于诊断。

(3)宫腔镜检查:在宫腔镜直视下选择病变区进行活检,较盲取内膜的诊断价值高。

(四)诊断要点

确诊需要病理学诊断。在病史询问及相关检查过程中,排除其他相关性疾病,如妊娠相关出血、生殖器官肿瘤、感染、血液系统及重要脏器疾病、甲状腺疾病、生殖系统发育畸形、外源性激素及异物引起的不规则出血。

(五)鉴别诊断

1.黏膜下子宫肌瘤

黏膜下子宫肌瘤表现为异常的子宫出血,如月经量大、月经淋漓不尽。行妇科超声检查可见有子宫腔内或肌壁间凸向内膜的较低回声。其在宫腔镜下表现为向子宫腔突出的组织,呈球形,质较韧。切除后行病理学检查可确诊。

2.子宫内膜癌

子宫内膜癌多出现阴道流血或阴道排液、下腹痛症状。查体可有子宫增大、子宫体压痛。典型的子宫内膜癌的超声图像有子宫腔内实性不均质回声区,或宫腔线消失,肌层内有不均回声区。彩色多普勒显像可显示丰富血流信号。行诊刮、宫腔镜并活检等,取得病理学检查可确诊。

(六)治疗原则

1.一般治疗

贫血者应补充铁剂、维生素 C 和蛋白质,严重贫血者需要输血。流血时间长者给予抗生素预防感染。出血期间应加强营养,避免过度劳累和剧烈运动,保证充分休息。

2.无非典型性子宫内膜增生的治疗

(1)药物治疗:孕激素可有效治疗并预防高危人群的复发。经过周期性孕激素的治疗,98%以上的病变可在 3~6 个月消退。用药方案:主要为周期性用药,甲羟孕酮 8~10 mg,每天 1 次,黄体酮胶囊 100 mg,每天 2~3 次,于月经后半周期使用,每次 12~14 d;或子宫腔内放置左炔诺酮缓释宫内节育器(曼月乐)。

(2)手术治疗:包括子宫内膜去除术,如子宫内膜射频消融术、宫腔镜子宫内膜电切术。术后应严格随访,监测疾病复发和进展。

3.非典型子宫内膜增生/子宫内膜样上皮内瘤变的治疗

对非典型子宫内膜增生/子宫内膜上皮内瘤变患者常规治疗为子宫切除术,对有保留生育要求的患者可考虑大剂量孕激素治疗,但需严密监测子宫内膜组织学变化。

(1)保守治疗:如果年轻患者强烈要求保留生育功能,无孕激素使用禁忌证,并具备随访条件,经全面评估和充分咨询后,可采用全周期连续大剂量孕激素治疗 3~6 个月,病变消失则停孕激素,之后积极助孕;应同时治疗内膜增生的高危因素,如肥胖、胰岛素抵抗。采用大剂量连续用药,如甲羟孕酮 250 mg,口服,每天 1 次;醋酸甲地孕酮 400 mg,口服,每天 1 次。每 3 个月为一个疗程,每一个疗程结束后即行宫腔镜下刮宫或诊刮并送病理检查,监测药物反应并决定下一步的治疗方案。如果内膜腺体表现为分泌期或萎缩性改变,即可停止药物治疗,对不孕患者及时使用促排卵药。如果子宫内膜对药物反应不好,需加大药物剂量,继续治疗。对长期不愈的顽固性病例,应警惕癌变的可能。

(2)手术治疗:对年龄大于 40 岁、无生育要求的患者,建议行子宫切除术;对年轻、经药物治疗无效、内膜持续增生或怀疑癌变者,也可考虑手术切除子宫。

(七)诊疗注意事项

(1)无孕激素拮抗的持续性雌激素刺激可导致无非典型性子宫内膜增生,其子宫内膜癌风险增加。1%~3% 的无非典型性子宫内膜增生进展为高分化子宫内膜癌。持续性无拮抗的雌激素刺激可导致无非典型性子宫内膜增生进展为非典型子宫内膜增生/子宫内膜上皮内瘤变。

活检诊断为非典型子宫内膜增生/子宫内膜上皮内瘤变的患者中,1/4~1/3 在立即进行的子宫切除术中、或在随访的第一年内被诊断为癌。

(2)子宫内膜增生的治疗要结合患者的年龄、生育要求、子宫内膜增生类型等。原则上,孕激素治疗是无非典型性子宫内膜增生的首选,子宫切除术仍是非典型子宫内膜增生/子宫内膜上皮内瘤变的第一选择。应让符合保守治疗的患者充分知情,包括非典型子宫内膜增生/子宫内膜上皮内瘤变的癌变率可达 20%~50%,一部分患者已同时合并子宫内膜癌;孕激素的不良反应包括血栓性静脉炎、体重增加、高血压、肺栓塞、血脂及糖代谢改变、血管组织改变。

二、子宫内膜息肉

(一)概述

子宫内膜息肉为炎性子宫内膜局部血管和结缔组织增生形成息肉状赘生物突入子宫腔内所致,息肉的大小、数目不一,多位于子宫体部,借助细长蒂附着于子宫腔内壁,主要表现为经期延长和经量增多。

(二)临床表现

子宫内膜息肉可单发或多发,70%～90%的子宫内膜息肉有异常子宫出血(abnormal uterine bleeding,AUB),表现为经间期出血、月经过多、不规则出血、不孕。少数(0～12.9%)会有腺体的不典型增生或恶变。年龄增加、肥胖、高血压、使用他莫昔芬(三苯氧胺)的妇女容易出现子宫内膜息肉。息肉的体积大、高血压是恶变的危险因素。

(三)辅助检查

1.妊娠试验

有性生活史者应行妊娠试验,以排除妊娠及妊娠相关疾病。

2.超声检查

超声检查的最佳检查时间为月经周期第 10 d 之前。可行经盆腔或阴道超声检查,通常显示为子宫腔内常规形状的高回声病灶,周围环绕强回声晕。注射生理盐水超声或凝胶超声可提高诊断的准确性。

3.宫腔镜检查

在宫腔镜直视下选择病变区进行活检,具有最高的敏感性和特异性,为首选检查方法。

4.刮宫或子宫内膜活检

不推荐使用刮宫或子宫内膜活检。因其敏感性较低,并可能导致息肉破碎,难以进行组织学诊断。

(四)诊断要点

结合症状、查体、超声检查及宫腔镜检查多可临床确诊,但仍需要在宫腔镜下切除标本,送病理检查,以排除黏膜下肌瘤、腺肉瘤、息肉恶性变等。

(五)鉴别诊断

1.黏膜下子宫肌瘤

黏膜下子宫肌瘤表现为异常的子宫出血,如月经量大,月经淋漓不尽。行妇科超声检查可见有子宫腔内或肌壁间凸向内膜的较低回声。宫腔镜下表现为向子宫腔突出的组织,呈球形,质较韧。切除后行病理学检查可确诊。

2.子宫内膜间质肉瘤

子宫内膜间质肉瘤起源于子宫内膜或子宫颈内膜,临床可出现异常子宫出血。查体可见部分表现为息肉样增生,甚至脱出于子宫颈口外。肿瘤的体积较一般息肉大,蒂宽,质略脆,表面光滑或可破溃而导致感染。需在活检或宫腔镜下电切后,病理确诊。

(六)治疗原则

1.保守治疗

直径小于 1 cm 的息肉若无症状,1 年内自然消失率约为 27%,恶变率低,可观察、随诊。

绝经后无症状息肉恶变率较低,告知患者后,可选择观察保守治疗。

2.药物治疗

药物治疗对子宫内膜息肉的作用有限,不推荐使用。

3.手术治疗

(1)保守手术:①对体积较大、有症状的息肉推荐宫腔镜指引下息肉摘除、电切,盲刮容易遗漏;术后复发风险为 3.7%～10%,口服短效避孕药或使用曼月乐可减少复发风险。②对无生育要求、多次复发者,建议行子宫内膜去除术。

(2)根治性手术:对恶变风险大者可考虑子宫切除术。

(七)诊疗注意事项

子宫内膜息肉是一种常见的妇科疾病,最常见的临床表现为异常阴道流血。无症状妇女因其他症状而体检意外发现子宫内膜息肉。年龄增长与激素补充治疗是其高发的主要原因。子宫内膜息肉恶变不常见,但是,绝经后阴道流血常预示恶变的可能性。通过保守治疗,高达25%的子宫内膜息肉可以消退,特别是直径小于 1 cm 的息肉。宫腔镜下息肉切除术是治疗的主要方式。

对有症状的绝经后息肉患者病理取材以进行评估。不孕症患者去除子宫内膜息肉可以提高生育能力。

(金　莉)

第十四节　子宫内膜癌

一、概述

子宫内膜癌是发生于子宫内膜的一组上皮性恶性肿瘤,以来源于子宫内膜腺体的腺癌最常见。该病为女性生殖道三大恶性肿瘤之一,平均发病年龄为 60 岁,其中 75% 发生于 50 岁以上妇女。病因不十分清楚。

二、病理类型

1.内膜样腺癌

内膜样腺癌占 80%～90%。内膜腺体高度异常增生,上皮复层,并形成筛孔状结构。按腺癌分化程度分为Ⅰ级(高分化 G1)、Ⅱ级(中分化 G2)、Ⅲ级(低分化 G3)。分级愈高,恶性程度愈高。

2.腺癌伴鳞状上皮分化

腺癌组织中有时含鳞状上皮成分,伴化生鳞状上皮成分者称棘腺癌(腺角化癌),伴鳞癌者称鳞腺癌,介于两者之间的称腺癌伴鳞状上皮不典型增生。

3.浆液性腺癌

浆液性腺癌又称子宫乳头状浆液性腺癌,占 1%～9%。其恶性程度高,易有深肌层浸润和腹腔、淋巴及远处转移,预后极差。无明显肌层浸润时,也可能发生腹腔播散。

4.黏液性癌

肿瘤半数以上由胞质内充满黏液的细胞组成,大多腺体结构分化良好,病理行为与内膜样癌相似,预后较好。

5.透明细胞癌

透明细胞癌多呈实性片状、腺管样或乳头状排列,癌细胞的胞浆丰富、透亮,核呈异型性或靴钉状,恶性程度高,易早期转移。

三、症状

1.阴道流血

该症状主要表现为绝经后阴道流血,量一般不多。尚未绝经者可表现为月经增多、经期延长或月经紊乱。

2.阴道排液

阴道排液多为血性液体或浆液性分泌物,合并感染则有腐血性排液,有恶臭。因阴道排液异常而就诊者约占25%。

3.下腹疼痛及其他

若肿瘤累及子宫颈内口,可引起宫腔积脓,出现下腹胀痛及痉挛样疼痛。晚期浸润周围组织或压迫神经可引起下腹及腰骶部疼痛。晚期可出现贫血、消瘦及恶病质等相应症状。

四、体征

早期子宫内膜癌在妇科检查时可无异常发现。晚期可有子宫明显增大,合并子宫腔积脓时可有明显触痛,子宫颈管内偶有癌组织脱出,触之易出血。癌灶浸润周围组织时,子宫固定或在宫旁触及不规则结节状物。

五、诊断要点

1.B超检查

B超检查了解子宫的大小、子宫腔的形状、子宫腔内有无赘生物、子宫内膜厚度、肌层有无浸润及浸润深度,可对异常阴道流血的原因做出初步诊断,并为进一步检查的选择提供依据。彩色多普勒显像可显示丰富的血流信号。

2.诊断性刮宫与分段诊刮

诊断性刮宫是常用的诊断方法。一般无论B超结果如何,多需要进行诊刮。疑有宫颈转移,或鉴别子宫内膜癌和子宫颈管腺癌,应行分段诊刮。

3.宫腔镜检查

宫腔镜检查可直接观察子宫腔及子宫颈管内有无癌灶存在,癌灶的大小及部位。宫腔镜直视下取材活检,减少对早期子宫内膜癌的漏诊。

目前多数研究支持进行宫腔镜检查。

4.子宫内膜抽吸活检

子宫内膜抽吸活检的方法简便,国外报道其诊断的准确性与诊断性刮宫相当。

5.MRI

MRI可用于治疗前评估,对肌层浸润深度和宫颈间质浸润有较准确的判断;CT可协助判断有无子宫外转移。

六、鉴别诊断

1.功能失调性子宫出血

功能失调性子宫出血以月经紊乱（经量增多、经期延长及不规则阴道流血）为主要表现。妇科检查无异常发现，诊断性刮宫和/或组织检查可以确诊。

2.老年性阴道炎

老年性阴道炎主要表现为血性白带。检查时可见阴道黏膜变薄、充血或有出血点，分泌物增多。B超检查子宫腔内无异常发现，治疗后可好转。必要时先进行抗感染治疗，再行诊刮、宫腔镜检查等。

3.子宫黏膜下肌瘤或内膜息肉

月经过多或不规则阴道流血，可行B超检查、宫腔镜检查以及诊断性刮宫以明确诊断。

4.子宫颈管癌、子宫肉瘤及输卵管癌

子宫颈管癌、子宫肉瘤及输卵管癌均可有阴道排液增多或不规则流血。内生型子宫颈癌的癌灶位于子宫颈管内，子宫颈管变粗、硬或呈桶状。子宫肉瘤可有子宫明显增大、质软。输卵管癌以间歇性阴道排液、阴道流血、下腹隐痛为主要症状，可有附件包块。分段诊刮及影像学检查可协助鉴别诊断。

七、治疗要点

主要治疗方法为手术、放疗及药物（化学药物及激素）治疗。对早期患者以手术为主，按手术病理分期的结果及存在的复发高危因素选择辅助治疗；对晚期患者则采用手术、放疗、药物治疗等综合治疗。

1.手术治疗

手术治疗为首选的治疗方法。手术目的一是进行手术-病理分期，确定病变的范围及与预后相关的重要因素；二是切除癌变的子宫及其他可能存在的转移病灶。

不同期别手术范围：对Ⅰ期患者应行筋膜外全子宫切除及双侧附件切除术。具有以下情况之一者，应行盆腔及腹主动脉旁淋巴结切除术或取样：①特殊病理类型，如乳头状浆液性腺癌、透明细胞癌、鳞形细胞癌、未分化癌；②子宫内膜样腺癌G3；③肌层浸润深度≥1/2；④癌灶累及宫腔面积超过50％或有峡部受累。

子宫内膜浆液性癌的临床Ⅰ期手术范围应与卵巢癌相同，除分期探查、切除子宫及双附件、清扫腹膜后淋巴结外，还应切除大网膜及阑尾。对Ⅱ期应行改良广泛子宫切除及双附件切除术，同时行盆腔淋巴结切除及腹主动脉旁淋巴结取样。对Ⅲ期和Ⅳ期的患者手术范围应个体化，进行肿瘤细胞减灭手术。

2.放疗

放疗是治疗子宫内膜癌有效方法之一，分腔内照射及体外照射。

单纯放疗仅用于有手术禁忌证或无法手术切除的晚期子宫内膜癌患者。术后放疗是Ⅰ期高危和Ⅱ期子宫内膜癌最主要的术后辅助治疗，可明显降低局部复发，提高生存率。对已有深肌层浸润、分化差、淋巴结转移、盆腔及阴道残留病灶的患者术后均需加用放疗。对Ⅲ期和Ⅳ期病例，通过放疗、手术及化疗联合应用，可提高疗效。

3.化疗

化疗为晚期或复发子宫内膜癌的综合治疗措施之一，也可用于术后有复发高危因素患者的治疗以期减少盆腔外的远处转移。常用化疗药物有顺铂、多柔比星、紫杉醇、环磷酰胺、5-氟尿嘧啶、丝裂霉素、依托泊苷等。化疗药物可单独应用或联合应用,也可与孕激素合并使用。子宫浆液性癌术后应给予化疗,方案与卵巢上皮癌的化疗方案相同。

4.孕激素治疗

孕激素治疗主要用于晚期或复发子宫内膜癌的治疗,也可试用于极早期、有保留生育功能要求的年轻患者。孕激素治疗对孕激素受体呈阳性者的有效率可达80%。常用药物:口服醋酸甲羟孕酮200～400 mg/d;己酸孕酮500 mg,肌内注射,每周2次。长期使用可有水钠潴留、水肿或药物性肝炎等不良反应,停药后即可恢复。

5.保留生育功能治疗

对于病灶局限在子宫内膜、高分化、孕激素受体呈阳性的子宫内膜癌,如果患者坚决要求保留生育功能,可考虑不切除子宫和双附件,采用大剂量孕激素进行治疗。但是,这种治疗目前仍处在临床研究阶段,不应作为常规治疗手段。治疗前应充分告知患者保留生育功能治疗的利弊,3个月进行一次诊断刮宫,判断疗效以决定后续治疗方法。

八、注意事项

(1)手术需注意的要点:①术中首先进行全面探查,对可疑病变部位取样,做冰冻切片检查;②留腹腔积液或盆腹腔冲洗液进行细胞学检查;③剖视切除的子宫标本,判断有无肌层浸润。应对手术切除的标本常规进行病理学检查,癌组织还应行雌激素受体、孕激素受体检测,将检测结果作为术后选用辅助治疗的依据。

(2)子宫内膜癌分期手术后是否需要补充放疗、化疗,主要依据肿瘤的恶性程度及病变范围,包括手术病理分期、组织学类型、肿瘤分级、肌层浸润深度、淋巴结转移及子宫外转移等。

(金　莉)

第九章 妊娠滋养细胞疾病

妊娠滋养细胞疾病(gestational trophoblastic disease,GTD)是一组来源于胎盘滋养细胞的疾病。根据组织学可将其分为葡萄胎、侵蚀性葡萄胎、绒毛膜癌(简称绒癌)、胎盘部位滋养细胞肿瘤(placental site trophoblastic tumor,PSTT)及上皮样滋养细胞肿瘤(epithelioid trophoblastic tumor,ETT)。除葡萄胎为良性疾病外,其余统称为滋养细胞肿瘤(gesta tional-trophoblastic neoplasia,GTN)。因为侵蚀性葡萄胎和绒癌在临床表现、诊断和处理原则等方面基本相同,国际妇产科联盟(FIGO)妇科肿瘤委员会 2000 年建议不依据组织学的临床分类,将侵蚀性葡萄胎和绒癌统称为 GTN。若病变局限于子宫,称为无转移性滋养细胞肿瘤;若病变出现在子宫以外部位,称为转移性滋养细胞肿瘤。

第一节 葡萄胎

一、概述

葡萄胎由妊娠后胎盘绒毛滋养细胞增生、间质水肿而形成,也称水泡状胎块。葡萄胎分为完全性葡萄胎和部分性葡萄胎。

二、临床表现

1.完全性葡萄胎

(1)停经后阴道流血:为最常见的症状,停经时间一般为 8~12 周。

(2)子宫异常增大、变软。

(3)腹痛:多表现为阵发性下腹痛,不剧烈、能忍受,常发生于阴道流血之前。若发生卵巢黄素化囊肿扭转或破裂,可出现急性腹痛。

(4)妊娠呕吐:出现时间早,症状严重,且持续时间长。

(5)妊娠期高血压疾病征象:可在妊娠 20 周前出现高血压、蛋白尿和水肿,且症状严重,容易发展为子痫前期。

(6)卵巢黄素化囊肿:常为双侧性,直径可超过 20 cm。

(7)甲状腺功能亢进征象:如心动过速、皮肤潮湿和震颤,但突眼少见。

2.部分性葡萄胎

部分性葡萄胎可有完全性葡萄胎的大多数症状,但程度较轻。子宫体积多与停经月份相符或小于停经月份,一般无腹痛,妊娠呕吐也较轻。也可表现为流产症状,容易误诊。

三、诊断要点

1.临床诊断

凡有停经后不规则阴道流血、腹痛、妊娠呕吐严重且出现时间早,查体时子宫大于停经月份、变软、不能触及胎体、不能听到胎心,应怀疑葡萄胎。常选择下列辅助检查以进一步明确诊断。

(1)绒毛膜促性腺激素(human chorionic gonadotropin,HCG)测定:HCG 水平通常高于相应孕周的正常妊娠值。约 45% 的完全性葡萄胎患者的血清 HCG100 000 IU/mL,少数甚至超过 1 000 000IU/mL。HCG 水平超过 80 000 IU/mL 而超声未见胎心搏动则可确定为葡萄胎。但也有少数葡萄胎,尤其是部分性葡萄胎因绒毛退行性变,HCG 升高不明显。

(2)彩超检查:是诊断葡萄胎的一项可靠和敏感的辅助检查,典型的超声表现为"落雪征"。

(3)其他检查:检查胸部 X 线或肺部 CT、血常规、出血时间、凝血时间、肝功能、肾功能等。

2.组织学诊断

组织学诊断是葡萄胎的确诊方法。

3.细胞遗传学诊断

染色体核型检查有助于完全性和部分性葡萄胎的鉴别诊断。完全性葡萄胎的染色体核型为二倍体,部分性葡萄胎为三倍体。

4.母源表达印迹基因检查

部分性葡萄胎拥有双亲染色体,完全性葡萄胎无母源染色体,因此检测母源表达印迹基因可区别完全性和部分性葡萄胎。

四、治疗

1.清宫

葡萄胎一经临床诊断,应及时清宫。若存在休克、子痫前期、甲亢、水和电解质紊乱及重度贫血等严重并发症,应先对症处理,稳定病情。

清宫一般选用吸刮术,在手术室内进行,在输液、备血准备下,充分扩张子宫颈管,选用大号吸管吸引,待葡萄胎组织大部分吸出、子宫明显缩小后,改用刮匙轻柔地刮宫。为减少出血和预防子宫穿孔,可在术中静脉滴注缩宫素(10 U 加入 500 mL 5% 的葡萄糖注射液中,根据情况适当调整滴速),但缩宫素一般在充分扩张子宫颈管和开始吸宫后使用。子宫小于妊娠 12 周大小可以一次性刮净,子宫大于妊娠 12 周大小或术中感到一次刮净有困难时,可于一周后行第二次刮宫。清宫前后常规使用抗生素。清宫过程中,应注意并发肺栓塞,出现急性呼吸窘迫,甚至急性右心衰竭。一旦发生,应及时给予心血管及呼吸功能支持治疗,一般在 72 h 内恢复。

为安全起见,建议将子宫大于妊娠16周的葡萄胎患者转送至有治疗 GTD 经验的医院进行清宫。

2.卵巢黄素化囊肿的处理

卵巢黄素化囊肿一般不需要特殊处理(发生急性扭转或破裂时除外),常在葡萄胎清除后 2~4 个月自行消退。

3.预防性化疗

预防性化疗尚存在争议,不常规推荐。预防性化疗仅适用于随访困难和有下列高危因素之一的完全性葡萄胎患者,但也并非常规。葡萄胎高危因素:①HCG 水平>100 000 IU/mL;②子宫明显大于停经月份;③卵巢黄素化囊肿>6 cm。

化疗方案建议甲氨蝶呤、5-氟尿嘧啶或放线菌素-D 等单一药物,HCG 正常后停止化疗。预防性化疗尽可能选择在葡萄胎清宫前 2~3 d 或清宫时。

4.预防性子宫切除

预防性子宫切除不是常规处理手段。对于年龄大于 40 岁、无生育要求者可考虑行全子宫切除术。

5.随访

随访内容如下。

(1)HCG 定量测定:第一次测定在清宫术后 24 h 内,以后每周一次,直至连续 3 次为阴性,以后每个月一次,共 6 个月,然后再 2 个月一次,共 6 个月,自第一次呈阴性后共计 1 年。

(2)月经是否规则,有无异常阴道流血,有无咳嗽、咯血及其转移灶症状,并做妇科检查。

(3)定期(如 3~6 个月)或出现 HCG 异常或有临床症状或体征时行彩超、胸部 X 线或 CT 检查。

五、注意事项

(1)将葡萄胎送病检时应注明是自然排出还是人工终止;葡萄胎每次刮宫的刮出物,必须送组织学检查。

(2)对葡萄胎预防性化疗或预防性子宫切除后仍需定期随访。

(3)对部分性葡萄胎不做预防性化疗。

(4)在对葡萄胎随访期间应可靠避孕一年,首选避孕套或口服避孕药。接受过预防性化疗的患者至少应避孕至停药后 1 年。

(5)HCG 降回正常值的时限:自然流产,1~3 周;人工流产,1~3 周;葡萄胎清除后,8~12 周;足月分娩,1~2 周;异位妊娠,1~4 周。

(金 莉)

第二节 妊娠滋养细胞肿瘤

一、概述

妊娠滋养细胞肿瘤的 60% 继发于葡萄胎,30% 继发于流产,10% 继发于足月妊娠或异位妊娠。

其中,侵蚀性葡萄胎全部继发于葡萄胎妊娠,绒癌可继发于葡萄胎妊娠,也可继发于非葡萄胎妊娠。

胎盘部位滋养细胞肿瘤与侵蚀性葡萄胎和绒癌不同,是指起源于胎盘种植部位的一种特殊类型的滋养细胞肿瘤,肿瘤几乎完全由中间型滋养细胞组成,临床罕见。多数不发生转移,预后良好。

二、临床表现

多数侵蚀性葡萄胎发生在葡萄胎排空后的 6 个月内,而绒癌发病距离前次妊娠的时间长短不一,继发于葡萄胎的绒癌绝大多数在一年以后发病,而继发于流产和足月产的绒癌约 50% 在一年内发病。

1.无转移性滋养细胞肿瘤

(1)阴道不规则流血:在葡萄胎排空、流产、足月产后,有持续性的阴道不规则流血;也可表现为一段时间的正常月经后再停经,然后再出现阴道流血。

(2)子宫复旧不全或不均匀性增大:常在葡萄胎排空后4～6周子宫未恢复到正常大小,质地偏软;也可因肌层内病灶部位和大小的影响,表现出子宫不均匀性增大。

(3)腹痛:一般无腹痛。当子宫病灶穿破浆膜层时可引起急性腹痛及腹腔内出血症状;若子宫病灶坏死继发感染也可引起腹痛及脓性白带;黄素化囊肿发生扭转或破裂时也可出现急性腹痛。

(4)假孕症状:如乳房增大,乳头及乳晕着色,外阴、阴道、宫颈着色。

2.转移性滋养细胞肿瘤

转移性滋养细胞肿瘤多为绒癌,尤其是继发于非葡萄胎妊娠的绒癌。肿瘤主要经血行播散,转移发生早且广泛。常见的转移部位有肺(80%)、阴道(30%)、盆腔(20%)、肝(10%)、脑(10%)等。因为滋养细胞的生长特点是破坏血管,所以各转移部位症状的共同特点是局部出血。

(1)肺转移:出现胸痛、咳嗽、咯血及呼吸困难等。

(2)阴道转移:常位于阴道前壁,呈蓝紫色结节,破溃时引起阴道流血。

(3)肝转移:上腹部或肝区疼痛,若病灶穿破肝包膜可出现腹腔内出血。

(4)脑转移:预后凶险,是主要的致死原因。脑转移可分为3期,首先为瘤栓期,表现为一过性脑缺血症状,如猝然跌倒、暂时性失语或失明;继而发展为脑瘤期,即瘤组织增生,侵入脑组织而形成脑瘤,患者出现头痛、喷射性呕吐、偏瘫、抽搐,甚至昏迷;最后进入脑疝期,造成患者死亡。

(5)其他转移:转移部位包括脾、肾、膀胱、消化道、骨等,其症状因部位而异。

三、诊断要点

滋养细胞肿瘤可仅根据临床做出诊断,影像学证据和组织学证据不是必需的。为避免出血的风险,转移灶的活检既不是必需的,也不被推荐。

1.葡萄胎后滋养细胞肿瘤的诊断标准

(1)至少4次(第1 d、7 d、14 d、21 d)HCG水平呈平台(±10%),或连续血HCG水平上升(>10%)达2周(第1 d、7 d、14 d)。

(2)胸部X线片诊断肺转移。

(3)诊断时需排除妊娠物残留和再次妊娠。

2.非葡萄胎妊娠后滋养细胞肿瘤的诊断标准

流产、足月产、异位妊娠后4周以上,血HCG水平持续在高水平,或曾经一度下降后又上升,已排除妊娠物残留和再次妊娠。

3.PSTT

确诊靠组织学检查,可通过刮宫标本做出组织学诊断。

4.全面评估

一旦滋养细胞肿瘤诊断成立后,应对患者进行全面评估:一是评估肿瘤的病程进展和病变范围,确定临床分期和预后评分;二是评估一般状况及重要脏器功能状态,估计患者对治疗方案的耐受力。

5.临床分期标准

参照 FIGO 分期系统(2000 年),包括解剖学分期和预后评分系统。总分≤6 分者为低危,≥7 分者为高危。

但 PSTT 采用解剖学分期,不适用于预后评分系统,HCG 水平也不与肿瘤负荷、疾病转归相关。一般认为出现以下情况之一者为高危 PSTT,预后不良:①有丝分裂指数>5 个/HPF;②距先前妊娠超过 2 年;③具有子宫外转移病灶。

四、治疗

1.低危滋养细胞肿瘤的治疗

低危滋养细胞肿瘤病例包括 Ⅰ 期和评分≤6 分的 Ⅱ～Ⅲ 期病例,治疗方案的选择主要取决于患者有无子宫外转移灶和保留生育功能的要求。若患者无子宫外转移灶且不希望保留生育功能,可直接选择全子宫切除术＋单一药物化疗,HCG 正常后停止化疗;也可选择单一药物化疗。低危、无转移且要求保留生育功能和低危、有转移的患者则首选单一药物化疗。

2.高危滋养细胞肿瘤的治疗

高危滋养细胞肿瘤病例包括评分≥7 分的 Ⅱ～Ⅲ 期和 Ⅳ 期病例,治疗原则是以联合化疗为主,结合放疗和/或手术等其他治疗的综合治疗。化疗首先推荐 EMA-CO 方案或以 5-氟尿嘧啶为主的联合方案,也可采用 BEP、EP 方案。HCG 正常后继续化疗 3 个疗程可停止化疗,其中第一个疗程必须是联合化疗。

3.PSTT 治疗

PSTT 首选手术治疗,手术包括全子宫切除和双附件切除。年轻妇女若病灶局限于子宫,可考虑保留卵巢。高危患者术后需要辅助联合化疗,首选 EMA-CO 或 BEP 方案。

4.随访

第 1 年每月随访 1 次,1 年后每 3 个月随访 1 次直至 3 年,以后每年随访 1 次,共 5 年,随访内容与葡萄胎相同。

五、注意事项

(1)GTN 诊断时需排除妊娠物残留和再次妊娠(包括异位妊娠)。

(2)当 HCG 水平升高(<200 mIU/mL)时,应注意排除 HCG 试验呈假阳性。

(3)GTN 主要经血液播散,转移发生早且广泛,全身性化疗是其主要的和基础的治疗方法,但根据转移部位不同,可采取特殊的治疗措施,如局部病灶切除、局部化疗、局部放疗。

(4)对于阴道转移的患者,因阴道静脉无瓣膜,一旦破溃出血,可能出血汹涌,患者迅速出现休克且容易感染,故检查时应先轻柔指诊,发现转移灶时注意避免用窥具。

(金 莉)

第十章　妊娠合并症

第一节　妊娠合并心脏病

妊娠合并心脏病包括心脏病合并妊娠,常见为先天性心脏病、瓣膜性心脏病和心肌病等结构异常性心脏病以及非结构异常性的心律失常等;也包括妊娠期间新发生的心脏病,如妊娠期高血压疾病性心脏病和围生期心肌病。妊娠合并心脏病的发生率为0.5%～3.0%,其中,先天性心脏病占35%～50%,位居第一。

对所有确诊或疑似先天性或获得性心脏病的妇女,尽可能在孕前进行风险咨询和评估;对孕后新发心脏病症状或体征的患者,应行心脏相关的辅助检查;心脏病高危患者应接受多学科诊治和监测;对妊娠合并心脏病患者应加强母儿监护,识别严重的心脏并发症,及时会诊和转诊;对合并有遗传关联明显的先天性心脏病或心肌病的患者,有条件时应提供遗传咨询,并关注胎儿心脏的发育状况;对心脏病患者要根据心脏病的种类和心功能分级选择合适的终止妊娠的时机和方法;围分娩期要重点保护心功能并预防感染。

一、发病特点

妊娠期血容量增大,心排血量增加,心率加快,加重了心脏负荷。孕期血容量增加始于妊娠第6周,并于妊娠32～34周达到高峰,较妊娠前增加30%～45%。此外,增大的子宫使得膈肌上抬,心脏向左上方移位,使出入心脏的各条大血管扭曲,进一步增加了心脏负荷。分娩期则是心脏负荷最重的阶段。第一产程中,子宫收缩使母体动脉压与子宫内压之间的压力差减小,且每次宫缩时有250～500 mL的液体被挤入母体循环,因此全身血容量增加。每次宫缩时心排血量约增加24%,同时血压升高、脉压升高及中心静脉压升高。第二产程中,除了更为频繁收缩的子宫外,产妇屏气用力使得周围循环阻力及肺循环阻力进一步增大。第三产程中,胎儿、胎盘娩出后子宫突然缩小,胎盘循环停止,回心血量增加,外周阻力增大。另外,腹腔内压骤减,大量血液向内脏灌注,造成血流动力学急剧变化。此时,患心脏病的孕妇极易发生心力衰竭。

产后3 d内心脏仍有较重负担,除复旧的子宫使得部分血液进入体循环外,妊娠期组织间隙中的液体也开始进入体循环,血容量出现暂时增加,此时仍有发生心力衰竭的风险。因此,妊娠32～34周、分娩期及产后3 d内均是患有心脏病的孕产妇发生心力衰竭的高危时期,应给予严密监护。

二、分类

妊娠合并心脏病分为结构异常性心脏病和功能异常性心脏病,妊娠期高血压疾病性心脏病和围生期心肌病属于妊娠期特有的心脏病。

1.结构异常性心脏病

结构异常性心脏病包括先天性心脏病、瓣膜性心脏病、心肌病、心包病和心脏肿瘤等。先天性心脏病指出生时即存在心脏和大血管结构异常的心脏病,包括无分流型(主动脉或肺动脉口狭窄、Marfan综合征、Ebstein综合征)、左向右分流型(房间隔缺损、室间隔缺损、动脉导管未闭等)和右向左分流型(法洛四联征、艾森曼格综合征等)。轻者无任何症状,重者有低氧或者心功能下降导致的母儿临床表现。瓣膜性心脏病指各种原因导致的心脏瓣膜形态异常和功能障碍,包括二尖瓣、三尖瓣、主动脉瓣和肺动脉瓣病变,累及多个瓣膜者称为联合瓣膜病。心肌病指由心室的结构改变和整个心肌壁功能受损所导致的心脏功能进行性障碍的一组病变,包括各种原因导致的心肌病,依据病变的主要特征分为扩张型心肌病和肥厚型心肌病。

2.功能异常性心脏病

功能异常性心脏病主要包括各种无心血管结构异常的心律失常,分为快速型和缓慢型心律失常。快速型心律失常是临床上常见的心脏病,包括室上性心律失常(如房性和结性期前收缩、室上性心动过速、房扑和房颤),室性心律失常(如室性期前收缩、阵发性室性心动过速)。缓慢型心律失常包括窦性缓慢型心律失常、房室交界性心率、心室自主心律、传导阻滞(包括窦房传导阻滞、心房内传导阻滞、房室传导阻滞)等以心率减慢为特征的疾病,临床常见的有窦性心动过缓、病态窦房结综合征、房室传导阻滞。功能异常性心脏病以心电和传导异常、起搏点异常为主要病理生理基础。借助临床表现、心电图或24 h动态心电图检查、超声心动图排除结构异常等进行诊断。

3.妊娠期特有的心脏病

孕前无心脏病病史,在妊娠基础上新发生的心脏病主要有妊娠期高血压疾病性心脏病和围生期心肌病。

妊娠期高血压疾病性心脏病是在妊娠期高血压疾病基础上出现乏力、心悸、胸闷,严重者出现气促、呼吸困难、咳粉红色泡沫痰、双肺有大量湿啰音等,心电图可以发现心率加快或出现各种心律失常,部分患者的心脏超声检查有心脏扩大和射血分数下降,严重者的B型脑钠肽(brain natriuretic peptide ,BNP)含量异常升高。妊娠期高血压疾病性心脏病是妊娠期高血压疾病发展至严重阶段的并发症。围生期心肌病是指既往无心脏病病史,于妊娠晚期至产后之间首次发生的、以累及心肌为主的扩张型心肌病,以心功能下降、心脏扩大为主要特征,常伴有心律失常和附壁血栓形成。通过发病时间、病变特征及辅助检查确立诊断。

三、诊断

1.病史

(1)孕前已确诊心脏病:妊娠后保持原有的心脏病诊断,应注意补充心功能分级和心脏并发症等次要诊断。关注孕前的活动能力,有无心悸、气短、劳力性呼吸困难、晕厥、活动受限、高血红蛋白血症等病史。部分患者孕前有心脏手术史,如心脏矫治术、瓣膜置换术、射频消融术、起搏器置入术,要详细询问手术时间、手术方式、手术前后心功能的改变及用药情况。

(2)孕前无心脏病病史:因为无症状和体征而未被发现的心脏病,多为漏诊的先天性心脏病(房室间隔缺损)、各种心律失常以及孕期新发生的心脏病(如妊娠期高血压疾病性心脏病或围生期心肌病)。

(3)有家族心脏病病史:关注家族性心脏病病史和猝死史。

2.症状和体征

(1)症状:病情轻者可无症状,重者有易疲劳、食欲缺乏、体质量不增、活动后乏力、心悸、胸闷、呼吸困难、咳嗽、胸痛、咯血、水肿等表现。

(2)体征:不同种类的妊娠合并心脏病患者有不同的临床表现,例如,发绀型先天性心脏病患者口唇发绀、杵状指(趾),有血液异常分流的先天性心脏病者有明显的收缩期杂音,风湿性心脏病者可有心脏扩大,瓣膜狭窄或关闭不全者有舒张期或收缩期杂音,心律失常者可有各种异常心律(率),妊娠期高血压疾病性心脏病者有明显的血压升高,围生期心肌病者以心脏扩大和异常心律为主。

3.辅助检查

根据疾病的具体情况和检测条件酌情选择下列检查。

(1)心电图和24 h动态心电图:①心电图:常规12导联心电图能帮助诊断心率(律)异常、心肌缺血、心肌梗死及梗死的部位、心脏扩大和心肌肥厚,有助于判断心脏起搏状况和药物或电解质对心脏的影响;②24 h动态心电图:可连续记录24 h静息和活动状态下心电活动的全过程,协助阵发性或间歇性心律失常和隐匿性心肌缺血的诊断,并能提供心律失常的持续时间和频次、心律失常与临床症状关系的客观资料。

(2)超声心动图:是获得心脏和大血管结构改变、血流速度和类型等信息的无创性检查,能较为准确地定量评价心脏和大血管结构改变的程度、心脏收缩和舒张功能。新近发展的三维重建超声心动图、经食管超声心动图、负荷超声心动图和血管内超声可以全面地显示心脏和大血管的立体结构。

(3)影像学检查:根据病情可以选择性进行心、肺影像学检查。包括X线、CT和MRI检查。①胸部X线:可显示心脏的扩大、心胸比例变化、大血管口径的变化及肺部改变。②多层胸部CT:对于复杂心脏病有一定意义,但在妊娠合并心脏病的诊断中CT应用较少。孕妇单次胸部X线检查时胎儿接受的X线为0.02~0.07 mrad;孕妇头、胸部CT检查中胎儿受到的照射剂量小于1 rad,距离致畸剂量(高于5~10 rad)差距较大;但因X线是影响胚胎发育的不良因素,在妊娠早期禁用,在妊娠中期应慎用,病情严重、必须摄片时应以铅裙保护腹部。③非增强的MRI:用于复杂心脏病和主动脉疾病,非增强的MRI检查对胚胎无致畸的不良影响。

(4)血生化检测:①心肌酶学检测肌酸激酶(CK)、肌酸激酶同工酶MB(CK-MB)水平,CK、CK-MB和心肌肌钙蛋白(cardiac troponin,CTn)水平升高是心肌损伤的标志。②脑钠肽:包括检测脑钠肽(BNP)、BNP前体(pro-BNP)、氨基酸末端-BNP前体(NT-pro-BNP)水平。心力衰竭患者无论有无症状,血浆BNP、pro-BNP、NT-pro-BNP水平均明显升高。临床上以治疗后BNP、pro-BNP、NT-pro-BNP水平比治疗前基线水平的下降幅度≥30%作为判断治疗效果的标准,BNP、pro-BNP、NT-pro-BNP水平的检测可作为有效的心力衰竭筛查和判断预后的指标,可以检测其中任意一项。③其他:血常规、血气分析、电解质、肝功能、肾功能、凝血功能等的检测,根据病情酌情选择。

(5)心导管及心血管造影:心导管及心血管造影检查是先天性心脏病,特别是复杂心脏畸形诊断的"金标准"。因超声心动图、MRI等无创检查技术的发展,其目前仅适用于无创检查不能明确诊断的先天性心脏病、测量肺动脉高压程度。该类检查需要在X线直视下操作,妊娠期必须应用时需要操作熟练的技术人员、在铅裙保护腹部的条件下进行,并尽量缩短操作时间和减少母儿接受射线的剂量。

四、妊娠期主要的严重心脏并发症

下列是可危及母亲生命的主要心脏并发症。

1.急性和慢性心力衰竭

(1)急性心力衰竭:以急性肺水肿为主要表现的急性左心衰竭多见,常突然发病,患者极度呼吸困难,被迫端坐呼吸,伴有窒息感、烦躁不安、大汗淋漓、面色青灰、口唇发绀、呼吸频速、咳嗽并咳出白色或粉红色泡沫痰。体检除原有的心脏病体征外,心尖区可有舒张期奔马律,肺动脉瓣区第二心音亢进,两肺底部可及散在的湿啰音,重症者两肺满布湿啰音并伴有哮鸣音,常出现交替脉。开始发病时血压可正常或升高,但病情加重时,血压下降,脉搏细弱,最后出现神志模糊,甚至昏迷、休克、窒息而死亡。应重视早期心力衰竭的表现:①轻微活动后即出现胸闷、心悸、气短;②休息时,心率超过110次/分,呼吸超过20次/分;③夜间常因胸闷而坐起呼吸;④肺底出现少量持续性湿啰音,咳嗽后不消失。

(2)慢性心力衰竭:①慢性左心衰竭主要表现为呼吸困难,轻者仅于较重的体力劳动时发生呼吸困难,休息后好转;随病情的进展,乏力和呼吸困难逐渐加重,进行轻度体力活动即感到呼吸困难,严重者休息时也感到呼吸困难,甚至端坐呼吸;②慢性右心衰竭患者腹部胀满、食欲缺乏、恶心、呕吐,颈静脉怒张,肝-颈静脉回流征呈阳性。水肿是右心衰的典型表现,体质量明显增加,下肢、腰背部及骶部等低垂部位呈凹陷性水肿,重症者可波及全身,少数患者可有心包积液、胸腔积液或腹腔积液。

一旦发生急性心力衰竭,需要多学科合作抢救,根据孕周、疾病的严重程度及母儿情况综合考虑终止妊娠的时机和方法。

慢性心力衰竭有疾病逐渐加重的过程,应密切关注疾病的发展,保护心功能,促进胎肺成熟、把握好终止妊娠的时机。

2.肺动脉高压及肺动脉高压危象

肺动脉高压的诊断标准是在海平面状态下、静息时,右心导管检查肺动脉平均压(mPAP)≥3.33 kPa。临床上常用超声心动图估测肺动脉压力。肺动脉高压分为动脉性肺动脉高压、左心疾病所致肺动脉高压、缺氧和/或肺部疾病引起的肺动脉高压、慢性血栓栓塞性肺动脉高压、多种机制和/或不明机制引起的肺动脉高压。

妊娠可加重原有的心脏病和肺动脉高压,可发生右心衰竭,孕妇的病死率为17%~56%,艾森曼格综合征孕妇的病死率高达36%。肺动脉高压患者要严格掌握妊娠指征。肺动脉高压危象是在肺动脉高压的基础上发生肺血管痉挛性收缩、肺循环阻力升高、右心排出受阻,导致突发性肺动脉高压和低心排血量的临床危象状态。主要表现为患者烦躁不安,个别患者有濒死感,心率增快、心排血量显著降低、血压下降、血氧饱和度下降,病死率极高。肺动脉高压危象常在感染、劳累、情绪激动、妊娠等因素的诱发下发生,产科更多见于分娩期和产后72 h内。一旦诊断为肺动脉高压危象,需要立即抢救。

3.恶性心律失常

恶性心律失常是指心律失常发作时患者的血流动力学改变,出现血压下降甚至休克,心、脑、肾等重要器官供血不足。它是孕妇猝死和心源性休克的主要原因。

4.感染性心内膜炎

感染性心内膜炎是指由细菌、真菌和其他微生物(如病毒、立克次体、衣原体、螺旋体)直接感染而产生的心瓣膜或心壁内膜炎症。主要表现如下。①发热:90%以上的患者会发热;②心脏体征:85%的患者可闻及心脏杂音;③栓塞:25%的患者有栓塞表现,肺栓塞可有胸痛、咳嗽、咯血、气急和低氧表现;脑动脉栓塞则有头痛、呕吐、偏瘫、失语、抽搐甚至昏迷;内脏栓塞可致脾大、腹痛、血尿、便血、肝功能和肾功能异常等；④血培养：血培养呈阳性是确诊感染性心内膜炎的重要依据，对有原因未明的发热，体温升高持续1周，且原有心脏病者，应反复多次进行血培养，以提高阳性率；⑤对感染性心内膜炎的治疗，根据血培养和药物敏感试验选用有效的抗生素，坚持以足量（疗程6周以上）、联合和应用敏感药物为原则。

五、妊娠合并心脏病的产科处理

1.可以妊娠的心脏病患者的处理

（1）孕前准备和指导：①尽管有些患者的妊娠风险分级属Ⅰ～Ⅲ级，但仍然存在妊娠风险，可能在妊娠期和分娩期加重心脏病或者出现严重的心脏并发症，甚至危及生命，要充分告知妊娠风险并于妊娠期动态进行妊娠风险评估；②对于有可能行矫治手术的心脏病患者，应建议在孕前行心脏手术治疗，术后再次由心脏科、产科医师共同行妊娠风险评估，患者在充分了解病情及妊娠风险的情况下再妊娠；③补充叶酸，0.4～0.8 mg/d，或者含叶酸的复合维生素；④纠正贫血；⑤对先天性心脏病或心肌病的妇女，有条件时应提供遗传咨询。

（2）孕期母亲保健：①妊娠风险分级Ⅰ～Ⅱ级且心功能Ⅰ级的患者，产前检查频率与正常妊娠相同，进行常规产前检查。妊娠风险分级增加者，缩短产前检查的间隔时间，增加产前检查次数。②产前检查内容除常规的产科项目外，还应注重心功能的评估，询问自觉症状，是否有胸闷、气促、乏力、咳嗽等，有无水肿，加强心率（律）和心肺的听诊。酌情定期复查血红蛋白、心肌酶学、CTn、BNP（或 pro-BNP）、心电图（或动态心电图）、心脏超声、血气分析、电解质等，复查频率根据疾病性质而定。产科医师和心脏内科或心脏外科医师共同评估心脏病的严重程度及心功能进行联合管理。③终止妊娠的时机：心脏病妊娠风险分级Ⅰ～Ⅱ级且心功能Ⅰ级者可以妊娠至足月。心脏病妊娠风险分级Ⅲ级且心功能Ⅰ级者可以妊娠至34～35周，如果有良好的监护条件，可妊娠至37周再终止妊娠；心脏病妊娠风险分级为Ⅳ级但仍然选择继续妊娠者，即使心功能为Ⅰ级，也应在妊娠32～34周终止妊娠；部分患者经过临床多学科评估可能需要在孕32周前终止妊娠，如果有很好的综合监测实力，可以适当延长孕周；出现严重心脏并发症或心功能下降则及时终止妊娠。心脏病妊娠风险分级Ⅴ级者属妊娠禁忌证，一旦诊断需要尽快终止妊娠。

（3）胎儿监测：①先天性心脏病患者的后代发生先天性心脏病的风险为5%～8%，发现胎儿有严重复杂心脏畸形，可以尽早终止妊娠。可于孕12～13周超声测量胎儿颈部透明层厚度（nuchal translucency，NT），NT在正常范围的胎儿先天性心脏病的发生率1/1 000。先天性心脏病患者可在妊娠中期进行胎儿心脏超声检查，孕20～24周是胎儿心脏超声的最佳时机。对明确胎儿有先天性心脏病，并且继续妊娠者，建议行胎儿染色体检查。②常见的胎儿并发症有流产、早产、胎儿生长受限、低出生体质量、胎儿颅内出血、新生儿窒息和新生儿死亡等。孕28周后增加胎儿脐血流、羊水量和无应激试验等检查。妊娠期口服抗凝药的心脏病孕妇的胎儿颅内出血和胎盘早剥的风险增加，应加强超声监测；应用抗心律失常药物者应关注胎儿的心率和心律。

2.不宜继续妊娠的心脏病患者的处理

（1）妊娠早期的管理：心脏病妊娠风险分级为Ⅳ～Ⅴ级者属于妊娠高风险，在妊娠早期建议行人工流产以终止妊娠。结构异常性心脏病患者需要应用抗生素预防感染。

（2）妊娠中期的管理：对心脏病妊娠风险分级为Ⅳ级者，应充分告知病情，根据医疗条件、患者及家属的意愿等综合考虑是否终止妊娠；心脏病妊娠风险分级为Ⅴ级者，或者心脏病加重，出现严重心脏并发症和心功能下降者应及时终止妊娠。终止妊娠的方法根据心脏病的严重程度和心功能而定，对于有重度肺动脉高压、严重瓣膜狭窄、严重心脏泵功能减退、心功能≥Ⅲ级者剖宫取胎术较为安全。

3.围分娩期的处理

(1)经阴道分娩：心脏病妊娠风险分级为Ⅰ～Ⅱ级且心功能Ⅰ级者通常可耐受经阴道分娩。分娩过程中需要心电监护，严密监测患者的自觉症状、心肺情况。有条件者可以使用分娩镇痛，以减轻疼痛对于血流动力学的影响；尽量缩短第二产程，必要时可使用产钳或胎头吸引助娩。对结构异常性心脏病者在围分娩期预防性使用抗生素。

(2)围手术期的注意事项：①剖宫产术以择期手术为宜，应尽量避免急诊手术。②术前准备：对孕34周前终止妊娠者促进胎肺成熟，对结构异常性心脏病者以剖宫产术终止妊娠前预防性应用抗生素1～2 d，对严重和复杂心脏病者酌情完善血常规、凝血功能、血气分析、电解质、BNP(或pro-BNP)、心电图和心脏超声等检查。③术中监护和处理：对严重和复杂心脏病者进行心电监护、中心静脉压(CVP)和氧饱和度(SpO_2或SaO_2)监测、动脉血气监测、尿量监测。胎儿娩出后可以用腹部沙袋加压，防止腹压骤降而导致的回心血量减少。可以使用缩宫素或其他宫缩剂预防产后出血。④术后监护和处理：严重和复杂心脏病者酌情进行心电监护、CVP和氧饱和度(SpO_2或SaO_2)监测、动脉血气监测、尿量监测。限制每天的液体入量和静脉输液速度。

每天入量一般为1 000～2 000 mL，保持每天出入量负平衡约500 mL。产后3 d后，病情稳定逐渐过渡到出入量平衡。对结构异常性心脏病者术后继续使用抗生素5～10 d。

(3)抗凝问题：①对于机械瓣膜置换术后、伴房颤或严重泵功能减退的心脏病患者以及有血栓-栓塞高危因素的患者在妊娠期使用抗凝治疗。建议孕13周内，对原来使用华法林者减少华法林的剂量或停用华法林，选择以低分子肝素为主；孕中期、孕晚期建议华法林的剂量5 mg/d。②妊娠晚期口服抗凝药(如华法林)者，终止妊娠前3～5 d应停用口服抗凝药，改为低分子肝素或普通肝素。使用低分子肝素者，分娩前停药12～24 h，使用普通肝素者，分娩前停药4～6 h，使用阿司匹林者分娩前停药4～7 d。若孕妇的病情危急，紧急分娩时未停用普通肝素或低分子肝素抗凝治疗，如果有出血倾向，可以谨慎地使用鱼精蛋白来拮抗；如果口服华法林，可以使用维生素K_1拮抗；阿司匹林导致的出血风险相对较低。③分娩后24 h后若子宫收缩好，阴道流血不多，可恢复抗凝治疗。若原应用华法林，因该药起效缓慢，在术后最初数天应同时使用低分子肝素并监测国际标准化比值(international normalized ratio，INR)，华法林起效后停用低分子肝素。需要预防血栓者，分娩后24 h后使用低分子肝素。

(4)麻醉：①早期实施分娩镇痛是有利的。椎管内麻醉可以提供有效的镇痛，减轻疼痛、焦虑引起的交感神经兴奋，扩张容量血管，减轻心脏前后负荷。②硬膜外阻滞是目前妊娠合并心脏病患者剖宫产手术的主要麻醉方法之一。③全身麻醉适合有凝血功能障碍、使用抗凝或抗血小板药物、穿刺部位感染等椎管内麻醉禁忌证者、严重胎儿窘迫需要紧急手术者、有严重并发症而未有效控制者、特殊病例等。④局部浸润麻醉适用于紧急手术和基层医院条件有限等情况。⑤腹横肌平面阻滞不用考虑抗凝剂、低血压和感染等问题。

(5)妊娠合并心脏病的产后指导：①对心脏病妊娠风险分级为Ⅰ～Ⅱ级且心功能Ⅰ级者建议哺乳。②以工具避孕(避孕套)和使用宫内节育器是安全、有效的避孕措施。已生育的严重心脏病者不宜再妊娠,建议做输卵管绝育术。③心脏病随访:原发心脏病患者心脏科随访治疗。

(曹丽琼)

第二节　妊娠合并病毒性肝炎

病毒性肝炎是严重危害人类健康的传染病。肝炎病毒主要包括甲型(HAV)、乙型(HBV)、丙型(HCV)、丁型(HDV)及戊型(HEV),近年又发现庚型肝炎病毒和输血传播病毒。妊娠的任何时期都有被肝炎病毒感染的可能,以乙型肝炎病毒感染最常见。重症肝炎仍是我国孕产妇死亡的重要原因之一。

一、妊娠对病毒性肝炎的影响

多数学者认为,妊娠本身并不增加肝炎病毒的易感性。但孕妇的新陈代谢明显增加,营养物质消耗大,糖原储备降低;妊娠早期食欲减退,体内营养物质相对不足,蛋白质缺乏,使肝脏的抗病能力下降;妊娠期肾上腺皮质、卵巢、胎盘产生的大量雌激素等需要经肝脏灭活;胎儿代谢产物需要经母体解毒;妊娠晚期的一些并发症及分娩、手术、出血、麻醉等,使肝脏受损及肝脏负担较非孕期明显加重,因此孕妇易患各型肝炎,也易使原有的肝损害进一步加重,孕妇患肝炎后,最易转变为慢性,如丙型肝炎,也易发展成重症肝炎。

二、病毒性肝炎对妊娠的影响

1. 对母体的影响

妊娠早期患急性肝炎可使妊娠反应加重;妊娠中晚期则使妊娠期高血压疾病发病率升高,可能与患肝炎时对醛固酮的灭活能力下降有关;由于凝血因子合成功能减退,产后出血的发生率增加,若为重症肝炎常并发 DIC,孕产妇的病死率明显升高。

2. 对胎儿及新生儿的影响

容易发生流产、早产、死胎和死产,新生儿的病死率明显升高。妊娠期患病毒性肝炎,胎儿可通过垂直传播而感染,乙型肝炎的母婴传播率较高。婴儿的 T 淋巴细胞功能尚未完全发育,对 HBsAg 有免疫耐受,容易成为慢性携带状态。围生期感染的婴儿,有相当一部分将转为慢性病毒携带状态,之后容易发展为肝硬化或原发性肝癌。

3. 母婴传播

肝炎病毒的母婴传播情况因病毒的类型不同而异。甲肝病毒不能通过胎盘传给胎儿,所以妊娠期患甲肝不必行人工流产或引产,但分娩时接触母体血液或受粪便污染可使新生儿感染。丙型肝炎的母婴传播少见,只有当母体血清中检测到较高滴度的 HCV-RNA 时才可能发生。丁型肝炎的母婴传播少见,戊型肝炎的传播已有病例报道。乙肝病毒的母婴传播是引起乙肝流行和形成表面抗原携带者的主要原因。母婴传播途径有三种。①宫内传播:近年研究证明,宫内感染率为 9.1%～36.7%,传播机制尚不清楚,可能由母血渗漏造成。②产时传播:是 HBV 母婴传播的主要途径。胎儿通过产道时吞咽含 HBsAg 的母血、羊水、阴道分泌物,或在分娩过程中子宫收缩使胎盘绒毛破裂,少量母血渗漏入胎儿循环,导致新生儿感染。目前没有足够证据证明剖宫产可降低母婴传播风险。③产后传播：主要通过产后的乳汁及母亲的分泌物感染。近年研究多认为，新生儿经主动、被动免疫后，母乳喂养是安全的，但 HBsAg 与 HBeAg 同时呈阳性的母亲进行母乳喂养是否安全，目前尚缺乏充分的证据。

三、诊断

妊娠期病毒性肝炎的诊断与非妊娠期相同，但在妊娠期，尤其是在妊娠晚期诊断较困难。因为正常妊娠时肝组织学和肝功能可发生生理性改变，例如，肝脏可有轻度肿大，部分孕妇可出现肝掌，少数孕妇的血清胆红素、丙氨酸转氨酶水平轻度升高，碱性磷酸酶、胆固醇水平可有不同程度的升高，而血浆总蛋白、清蛋白值有所下降。因此，应根据流行病学，结合临床症状、体征及实验室检查结果进行综合判断。

1.病史及临床表现

有与肝炎患者密切接触史，或有输血、注射血制品史等；有消化道症状，如食欲减退、恶心、呕吐、腹胀、肝区痛及腹泻，不能用妊娠反应或其他原因解释；全身症状有发热、乏力。检查可有黏膜、皮肤、巩膜黄染，肝大且有触痛、叩击痛。

2.实验室检查

血清丙氨酸转氨酶水平升高，特别是数值很高、持续时间较长时，如能排除其他原因，对病毒性肝炎有诊断价值。血清胆红素水平升高，超过 $17~\mu mol/L(1~mg/dL)$，尿胆红素呈阳性，凝血酶原时间的延长，血氨水平升高等均有助于诊断。凝血酶原时间百分活度（PTA）对判断疾病进展及预后有较大价值。PTA$<$40%是诊断重型肝炎的重要指标之一（正常值为80%~100%）。

3.血清学及病原学检测及其临床意义

对感染甲型肝炎病毒者，在潜伏期后期和急性早期用免疫电镜检测粪便中的 HAV 颗粒。也可以检测血清中抗 HAV 抗体。急性期患者发病第 1 周抗 HAV-IgM 即可呈阳性，1~2 个月阳性率下降，于 3~6 个月消失，这对早期诊断十分重要，特异性高。人体感染乙型肝炎病毒后，血液中可出现一系列有关的血清学标志物。HBsAg 呈阳性是 HBV 感染的标志，其滴度随病情恢复而下降。HBeAg 呈阳性和滴度反映 HBV 的复制及传染性的强弱。如持续呈阳性提示转为慢性，在慢性 HBV 感染时 HBeAg 呈阳性常表示肝细胞内有病毒活动性复制。HBV-DNA 呈阳性表示体内存在 HBV 病毒且在复制。总之，妊娠期出现黄疸和无其他原因解释的消化道症状，血清丙氨酸转氨酶水平升高、胆红素水平升高、尿胆红素呈阳性时，如能排除其他原因引起的黄疸即可做出诊断，病原学检查可确诊并做出病原学分型。

4.妊娠合并重症肝炎的诊断要点

①出现严重的消化道症状，表现为食欲极度减退、频繁呕吐、腹胀、出现腹腔积液；②黄疸迅速加深，起病急，起病一周时间内血清胆红素水平不小于 $171~\mu mol/L(10~mg/dL)$，或每日上升超过 $17~\mu mol/L$；③肝脏进行性缩小，出现肝臭气味，肝功能明显异常，酶胆分离，白蛋白与球蛋白的比值倒置；④迅速出现精神、神经症状，如嗜睡、烦躁不安、神志不清、昏迷；⑤凝血功能障碍，全身有出血倾向，PTA$<$40%；⑥有肝肾综合征。

四、鉴别诊断

1.妊娠期肝内胆汁淤积症

妊娠期肝内胆汁淤积症发生在妊娠中期、晚期，以皮肤瘙痒和黄疸为特征。血清胆汁酸水平升高是妊娠期肝内胆汁淤积症的特异性实验室证据。在瘙痒症状出现或转氨酶水平升高前几周血清胆汁酸水平就已升高。肝功能检查天冬氨酸转氨酶、丙氨酸转氨酶轻度至中度升高，为正常水平的2～10倍。血清胆红素水平升高，以直接胆红素为主。瘙痒、黄疸等症状和实验室检查异常在分娩后很快消失。

2.妊娠急性脂肪肝

妊娠急性脂肪肝多发生于妊娠晚期，起病急，病情重，病情急骤发展，症状极似急性重型肝炎。起病时常有上腹部疼痛、恶心、呕吐等消化道症状，进一步发展为急性肝功能衰竭，表现为凝血功能障碍、出血倾向、低血糖、黄疸、肝性脑病等。肝功能检查转氨酶水平升高，直接胆红素和间接胆红素水平均升高，但尿胆红素常呈阴性，可出现急性肾衰竭。B超可见到典型的脂肪肝声像图。

3.妊娠期高血压疾病引起的肝损害

在高血压、蛋白尿和肾功能受损的基础上合并肝损害，常发生于重度子痫前期。HELLP综合征是在妊娠期高血压疾病的基础上同时伴有溶血、转氨酶升高、血小板减少。除高血压、蛋白尿等外，还表现乏力、上腹疼痛不适、黄疸、视力模糊，有时并发子痫，有出血倾向和血管内溶血特征。

五、处理

妊娠期病毒性肝炎的处理与一般病毒性肝炎相同，但应兼顾母婴安全。

1.重症肝炎的处理要点

(1)预防及治疗肝性脑病：限制蛋白质的摄入量，每日少于 0.5 g/kg；增加糖类，保持大便通畅，减少氨及毒素的吸收。口服新霉素或甲硝唑以抑制大肠埃希菌、减少游离氨及其他毒素的形成。为了减少肝细胞坏死及促使肝细胞再生，可用胰高血糖素 1～2 mg，加胰岛素 6～12 U，溶于 500 mL 10％的葡萄糖注射液内滴注，2～3 周为一疗程。人血清蛋白10～20 g，每周 1～2 次；新鲜血浆 200～400 mL，每周 2～4 次。出现肝性脑病或有前驱症状时，给予乙酰谷酰胺，每日 600 mg，溶于 500 mL 5％的葡萄糖注射液中静脉滴注，或精氨酸 15～20 g，静脉滴注以降低血氨，改善脑功能。六合氨基酸注射液 250 mL，加等量的 10％的葡萄糖注射液稀释后静脉滴注，每日 1～2 次，能调整血清氨基酸比值，使肝性脑病患者清醒。

(2)治疗 DIC：一旦出现 DIC，应首先补充新鲜血、凝血酶原复合物、纤维蛋白原、抗凝血酶 Ⅲ 和维生素 K_1。肝素应在凝血功能监测下使用，剂量宜小不宜大，产前 4 h 至产后 12 h 内均不宜用肝素。

2.产科处理

(1)妊娠期：主要采用护肝、对症、支持疗法。常用护肝药物有腺苷蛋氨酸、还原型谷胱甘肽注射液、复方甘草酸、丹参注射液、门冬氨酸钾镁等。必要时补充清蛋白、新鲜冰冻血浆、冷沉淀等血制品。治疗期间严密监测肝功能、凝血功能等指标。患者经治疗后若病情好转，可继续妊娠。治疗效果不好、肝功能及凝血功能指标继续恶化的孕妇，应考虑终止妊娠。

(2)分娩期：根据产科指征选择分娩方式。分娩前数日肌内注射维生素 K_1 20～40 mg/d，准备好新鲜血。防止滞产，尽量缩短第二产程，防止产道损伤和胎盘残留，防止子宫收缩乏力引起产后出血。对于病情较严重者或血清胆汁酸水平明显升高的孕妇可考虑剖宫产。对重症肝炎患者在控制24 h后迅速终止妊娠。由于过度的体力消耗可加重肝脏的负担，应以剖宫产结束分娩,手术尽可能减少出血及缩短手术时间。因妊娠合并重型肝炎常发生产时产后出血,是患者病情加重与死亡的主要原因之一。所以在必要时可在剖宫产同时行子宫次全切除术。

(3)产褥期:控制感染是防止肝炎病情恶化的关键,应使用对肝脏损害小的广谱抗生素。产褥期注意休息及营养,随访肝功能,不宜哺乳者应用生麦芽或外敷芒硝回乳,禁用对肝脏损害的药物(如雌激素)。

六、预防

预防方法因病毒类型而异,但总的原则是切断传播途径、综合预防。

(1)建立规章制度,预防住院患者的传染。必须对粪便、分泌物、便盆和其他与肠道接触过的用具进行特殊处理。

(2)加强围生期保健,重视孕期监护,加强营养,嘱患者摄取高蛋白、高糖类和高维生素食物。将肝功和肝炎病毒血清标志物检测列为常规检测项目,并定期复查。特别提醒医务人员对病毒性肝炎患者进行接产和手术时应戴双层手套。由于医务人员与肝炎患者有特殊接触,建议给每一位医务人员进行被动和主动免疫。

(3)对于有甲肝密切接触史的孕妇在接触后 7 d 内可肌内注射丙种球蛋白 2~3 mL。对新生儿出生时和出生后 1 周各注射 1 次丙种球蛋白以预防感染。患者在甲肝急性期禁止哺乳。

(4)患乙肝的妇女应至少在肝炎痊愈半年后妊娠。HBV 感染孕妇在妊娠晚期注射乙型肝炎免疫球蛋白(hepatitis B immunoglobulin,HBIG)能否有效预防宫内感染,目前尚有争议。对 HBsAg 及 HBeAg 呈阳性的孕妇分娩时应注意隔离,避免产程延长、胎儿窘迫、羊水吸入、软产道裂伤。预防新生儿感染可以通过出生前筛查,我国新生儿出生后常规进行免疫接种。对母亲 HBsAg 呈阳性的新生儿,应在出生后 24 h 内尽早注射 HBIG,剂量应≥100 U,同时在不同部位接种 10 μg 重组酵母或 20 μg 中国仓鼠卵母细胞乙型肝炎疫苗,在 1 个月和 6 个月时分别接种第 2 针和第 3 针乙型肝炎疫苗,可显著提高阻断母婴传播的效果。新生儿在出生 12 h 内注射 HBIG 和乙型肝炎疫苗后,可接受 HBsAg 呈阳性母亲的哺乳。

(5)对丙型肝炎无特效方法,对丙肝抗体呈阳性孕妇的婴儿,在 1 岁前注射免疫球蛋白可对婴儿起保护作用。

(曹丽琼)

第三节　妊娠合并糖尿病

妊娠合并糖尿病包括两种情况:孕前糖尿病(pre-gestational diabetes mellitus,PGDM)和妊娠期糖尿病(gestational diabetes mellitus,GDM),PGDM 可能在孕前已确诊或在妊娠期首次被诊断。糖尿病孕妇中 90% 以上为妊娠期糖尿病,孕妇患糖尿病对自身和胎儿均有较大危害。

一、妊娠对糖尿病的影响

妊娠可使隐性糖尿病显性化,使既往无糖尿病的孕妇发生妊娠期糖尿病,使原有糖尿病患者的病情加重。妊娠期糖代谢的复杂变化,主要表现如下。

1.妊娠对葡萄糖的需求增加

胎儿主要通过胎盘从母体获取葡萄糖;孕期肾血流量及肾小球滤过率均增加,但肾小管对糖的再吸收率不能相应地增加,导致部分孕妇排糖量增加,尿糖呈阳性;雌激素和孕激素增加母体对葡萄糖的利用。所以孕妇的空腹血糖水平低于非孕妇,孕妇长时间空腹易发生低血糖和酮症酸中毒。

2.胰岛素抵抗和分泌相对不足

到妊娠中晚期,孕妇体内抗胰岛素样物质增加,如胎盘生乳素、雌激素、孕激素、皮质醇和胎盘胰岛素酶,使孕妇对胰岛素的敏感性随孕周增加而降低。为了维持正常糖代谢的水平,胰岛素的需求量就必须相应增加,对于胰岛素分泌受限的孕妇,妊娠期不能维持这一生理代偿变化而导致血糖升高,使原有糖尿病加重或出现妊娠期糖尿病。

3.妊娠期胰岛素用量的变化

妊娠早期空腹血糖较低,胰岛素的用量比非孕期有所减少,但也有例外。随着妊娠进展,抗胰岛素物质增加,胰岛素需要不断增加。分娩过程中体力消耗较大,同时进食量少,若不及时减少胰岛素的用量容易发生低血糖。

产后随着胎盘排出体外,胎盘分泌的抗胰岛素物质迅速消失,胰岛素的用量应立即减少,否则容易出现低血糖休克。

二、糖尿病对妊娠的影响

糖尿病对母儿的影响取决于糖尿病的病情、有无并发症及孕期血糖控制情况。

1.对孕妇的影响

(1)流产发生率达 15%～30%,多发生在妊娠早期。妊娠前及妊娠早期的高血糖,常常影响胚胎的正常发育,严重者胚胎死亡、流产。所以糖尿病孕妇应在血糖控制正常后妊娠。

(2)妊娠期高血压疾病的发生率为正常妇女的 2～4 倍。该病多见于糖尿病病程长、伴微血管病变及孕期血糖控制不佳者。尤其糖尿病并发肾脏病变时,妊娠期高血压疾病的发生率超过 50%。糖尿病孕妇一旦并发妊娠期高血压疾病,病情较难控制,母儿并发症增加。

(3)糖尿病患者抵抗力下降容易合并感染,常由细菌和真菌引起,有时两者并发,常见的有外阴阴道假丝酵母菌病、肾盂肾炎、无症状菌尿症、产褥感染及乳腺炎。

(4)羊水过多的发生率较非糖尿病孕妇高。原因不明,其可能与胎儿高血糖、高渗性利尿导致胎尿排出增多有关。

(5)难产、产道损伤、手术产率升高是由巨大儿发生率增加所致。

(6)妊娠期糖尿病并发酮症的主要原因是高血糖及胰岛素相对或绝对不足,体内血糖不能被利用,体内脂解增加,酮体产生增多。少数因为妊娠早期恶心、呕吐、进食量少,而胰岛素用量未减少,引起饥饿性酮症。

(7)GDM 孕妇再次妊娠时,GDM 的复发率高达 25%～42%,且患糖尿病及远期心血管疾病风险升高。

2.对胎儿的影响

(1)巨大儿:是妊娠期糖尿病最常见的并发症,发生率高达 25%～42%,而且与妊娠晚期血糖水平相关。

（2）胎儿生长受限：发生率为 21%。妊娠早期高血糖可以抑制胚胎发育，如糖尿病合并微血管病变，胎盘血管出现异常，影响胎儿发育。

（3）流产和早产：妊娠早期高血糖可导致胚胎发育异常，最终导致胚胎死亡而发生流产。合并羊水过多易发生早产，并发妊娠期高血压疾病、胎儿窘迫等时常常需要提前终止妊娠。

（4）胎儿畸形：妊娠合并显性糖尿病时胎儿畸形率明显升高，为正常妊娠的 7～10 倍，以胎儿心血管畸形及神经管畸形常见。

3. 对新生儿的影响

（1）新生儿呼吸窘迫综合征发生率升高：糖皮质激素促进肺 Ⅱ 型细胞表面活性物质合成及诱导释放，而高胰岛素血症具有拮抗糖皮质激素的作用，使胎儿肺表面活性物质分泌减少，胎儿的肺成熟延迟，使得新生儿呼吸窘迫综合征发生率升高。

（2）新生儿低血糖：由于胎儿高胰岛素血症存在，当新生儿脱离母体高血糖环境后，若不及时补充糖易发生新生儿低血糖。约 50% 的新生儿发生低钙血症，可能与低血镁有关。

三、诊断

1. 糖尿病合并妊娠的诊断

病史：妊娠前已确诊糖尿病；若妊娠前从未进行过血糖检查，但妊娠前或妊娠早期有多饮、多食、多尿、体重不升或下降，甚至出现酮症酸中毒，首次妊娠检查时检验结果如下：①糖化血红蛋白（glycosylated hemoglobin，HbA1c）≥6.5%；②或空腹血糖水平≥7.0 mmol/L，空腹的定义是至少 8 h 未摄入热量；③或口服葡萄糖耐量试验（oral glucose tolerance test，OGTT）中 2 h 血糖≥11.1 mmol/L；④伴有典型的高血糖或高血糖危象症状，同时随机血糖≥11.1 mmol/L，即可判断孕前就患有糖尿病。如果没有明确的高血糖症状，出现上述①～③的症状，需要次日复测确诊。

2. GDM 的筛查与诊断

（1）妊娠期糖尿病的高危因素：孕妇年龄≥35 岁，肥胖，有糖尿病家族史、多囊卵巢综合征、妊娠期糖尿病史、反复外阴阴道假丝酵母菌病、巨大儿分娩史、无明显原因的多次自然流产史、胎儿畸形史、死胎史以及足月新生儿呼吸窘迫综合征分娩史等；本次妊娠发现胎儿大于孕周、羊水过多。

（2）妊娠期糖尿病的诊断如下。

孕妇具有 GDM 高危因素或者处于医疗资源缺乏地区，建议妊娠 24～28 周首先检查空腹血糖水平（fasting plasma glucose，FPG）。FPG 水平≥5.1 mmol/L，可以直接诊断为 GDM；而 4.4 mmol/L≤FPG<5.1 mmol/L 者，应尽早做 OGTT；FPG<4.4 mmol/L，可暂不行 OGTT。

有条件的医疗机构可在妊娠 24～28 周直接行 OGTT。FPG 水平≥5.1 mmol/L，1 hFPG 水平≥10.0 mmol/L，2 h FPG 水平≥8.5 mmol/L，一项以上达到或超过标准即可诊断 GDM。OGTT：空腹 8 h，测定空腹血糖值后，饮用含 75 g 葡萄糖的水 300 mL，5 min 内饮完，分别于服糖前、服糖后 1 h、服糖后 2 h 抽取血标本，测定血糖值。

孕妇具有 GDM 高危因素，首次 OGTT 结果正常者，必要时在妊娠晚期重复做 OGTT。

未定期进行孕期检查者，如果首次就诊时间在 28 周以后，建议初次就诊进行 OGTT 或 FPG 检查。

四、妊娠合并糖尿病的分期

依据患者发生糖尿病的年龄、病程以及是否存在血管并发症等进行分期,有助于判别病情的严重程度及预后。

A 级:妊娠期诊断的糖尿病。

A1 级:空腹血糖<5.3 mmol/L,经饮食控制,餐后 2 h 血糖<6.7 mmol/L。这一级妊娠期糖尿病母儿合并症较低,产后糖代谢异常多能恢复正常。

A2 级:空腹血糖≥5.3 mmol/L 或者经饮食控制,餐后 2 h 血糖≥6.7 mmol/L,需加用胰岛素。A2 级妊娠期糖尿病母儿合并症的发生率较高,胎儿畸形的发生率增加。

B 级:显性糖尿病,20 岁以后发病,病程小于 10 年,无血管病变。

C 级:发病年龄为 10～19 岁,或病程达 10～19 年,无血管病变。

D 级:10 岁以前发病,或病程≥20 年,或者合并单纯性视网膜病。

F 级:有糖尿病性肾病。

R 级:有增生性视网膜病或玻璃体积血。

H 级:有冠状动脉粥样硬化性心脏病。

T 级:有肾移植史。

五、处理

维持血糖水平,使其在正常范围,减少母儿并发症,降低围产儿病死率。

1. 妊娠前咨询

糖尿病患者妊娠前进行全面体格检查,包括血压、心电图、眼底、肾功能的检查,确定糖尿病的分级,决定能否妊娠。D、F、R 级糖尿病患者应避孕,若已妊娠,尽早终止。准备妊娠的糖尿病患者,妊娠前应将血糖调整到正常水平。在器质性病变轻,血糖控制良好的情况下,可在积极治疗密切监护的条件下妊娠。

2. 妊娠期处理

妊娠期处理包括血糖控制和母儿监护。

(1)血糖控制:由于妊娠后母体糖代谢的特殊变化,妊娠期糖尿病患者的血糖控制方法与非孕期不完全相同。

饮食与运动疗法:糖尿病患者在妊娠期控制饮食十分重要。部分妊娠期糖尿病孕妇仅需饮食控制即可将血糖维持在正常范围。妊娠期间的饮食控制目标:保证母亲和胎儿必需的营养;维持正常血糖水平;预防酮症酸中毒;保持正常的体重增加。糖尿病孕妇在妊娠早期需要的热量与孕前相同。妊娠中期以后,每日热量增加 200 kcal。其中,糖类提供的热量占 50%～60%,蛋白质糖类提供的热量占 20%～25%。在没有并发症的情况下孕妇每天可累积 30 min 的运动量,孕妇可以参加中等强度以下的运动,中等强度的运动指 3～4 METs(MET:代谢当量,指一个人在没有任何活动的安静状态下时每分钟耗氧量),大致相当于每千克体重每小时消耗1 kcal,相当于快走 3～4 km/h 的运动量。孕妇运动强度应该使心率为最高心率的 60%～90%,摄氧量为最大摄氧量的 50%～85%。

胰岛素治疗:对饮食治疗不能控制的糖尿病,胰岛素是主要的治疗药物。根据血糖轮廓试验结果,结合孕妇个体胰岛素的敏感性,合理应用胰岛素。胰岛素用量的个体差异较大。一般从小剂量开始,并根据病情、孕期进展及血糖值加以调整,力求控制血糖在正常水平。妊娠不同时期机体对胰岛素需求不同:①妊娠前已经应用胰岛素控制血糖的患者,妊娠早期因早孕反应进食量减少,根据血糖监测情况必要时减少胰岛素用量;②妊娠中期、晚期糖类提供的热量因抗胰岛素激素分泌逐渐增多,胰岛素需要量常有增加。妊娠 32~36 周胰岛素用量达最高峰,妊娠 36 周后胰岛素用量稍下降,特别是在夜间。

酮症酸中毒的治疗:尿酮体呈阳性时,应立即检查血糖,对血糖高、胰岛素不足所并发的高血糖酮症,在监测血气、血糖、电解质,并给予相应治疗的同时,主张使用小剂量胰岛素 0.1 U/(kg·h),持续静脉滴注,每 1~2 h 监测血糖一次。如果血糖水平高于 13.9 mmol/L,应将胰岛素加入生理盐水,若血糖水平不大于 13.9 mmol/L,应用 5% 的葡萄糖氯化钠注射液,直至酮体呈阴性。然后继续应用皮下注射胰岛素,调整血糖。补液和静脉滴注胰岛素后,应注意监测血钾并及时补充钾。

妊娠期血糖控制满意的标准:孕妇无明显饥饿感,空腹血糖控制在 3.3~5.3 mmol/L;餐前 30 min:3.3~5.3 mmol/L;餐后 2 h:4.4~6.7 mmol/L;夜间:4.4~6.7 mmol/L。

(2)孕期监护:在妊娠早期妊娠反应可能给血糖控制带来困难,应每周检查一次血糖及尿酮体至妊娠 10 周。妊娠中期每 2 周检查一次。因孕妇的肾糖阈下降,尿糖不能准确反映孕妇血糖水平,孕期监测尿糖意义不大。每个月测定一次肾功能、糖化血红蛋白含量及眼底检查。妊娠 32 周以后应每周检查一次。妊娠期糖尿病确诊后,根据孕期血糖控制情况,决定是否复查。

3.产时处理

(1)分娩时机:原则上在加强母儿监护、控制血糖的同时,尽量推迟终止妊娠的时间。妊娠前糖尿病及应用胰岛素治疗的 GDM 患者,如血糖控制良好,严密监测下,妊娠 38~39 周终止妊娠;将血糖控制不满意者及时收入院。

将血糖控制不满意,伴发子痫前期、羊水过多、胎盘功能不全,有死胎史、死产史者,提前收入院,胎儿肺成熟后及时终止妊娠。

(2)分娩方式:糖尿病本身不是剖宫产的指征,对有巨大儿、胎盘功能不良、胎位异常或其他产科指征者,应行剖宫产。糖尿病并发血管病变等,多需提前终止妊娠,并常需剖宫产。连续硬膜外麻醉和局部浸润麻醉对糖代谢影响小。

对决定阴道分娩者,应做好分娩计划,随时监测血糖、尿糖和尿酮体。密切监测宫缩、胎心变化,避免产程过长。

(3)产程中胰岛素的应用:阴道分娩时临产后仍采用糖尿病饮食,停止皮下注射正规胰岛素,静脉输注 0.9% 氯化钠注射液加正规胰岛素,根据产程中测得的血糖值调整静脉输液速度。血糖水平高于 5.6 mmol/L,静脉滴注胰岛素 1.25 U/h;血糖水平为 7.8~10.0 mmol/L,静脉滴注胰岛素 1.5 U/h;血糖水平高于 10.0 mmol/L,静脉滴注胰岛素 2 U/h。

剖宫产者在手术前一日停止应用晚餐前精蛋白锌胰岛素,手术日停止皮下注射胰岛素,改为持续静脉滴注小剂量胰岛素。一般按 3~4 g 葡萄糖加 1 U 胰岛素的比例配制葡萄糖注射液,并按每小时静脉输入 2~3 U 胰岛素的速度持续静脉滴注,每 3~4 h 测一次血糖,尽量使术中血糖控制在 6.67~10.0 mmol/L。术后每 2~4 h 测一次血糖,直到饮食恢复。

(4)产后胰岛素的应用:少数患者仍需要胰岛素治疗,胰岛素用量应减少至分娩前的 1/3~1/2,并根据产后空腹血糖值调整用量。多数在产后 1~2 周胰岛素用量逐渐恢复至孕前水平。所有 GDM 孕妇产后 6~12 周,行 OGTT,若仍异常,可确诊为糖尿病合并妊娠。

4.新生儿处理

新生儿出生后无论状况如何,均按高危儿处理,注意保暖和吸氧等;提早喂糖水、开奶,动态监测血糖变化以便及时发现低血糖,常规检查血红蛋白、血钾、血钙、血镁、胆红素;密切注意新生儿呼吸窘迫综合征的发生;仔细检查新生儿,及时发现新生儿畸形。

(曹丽琼)

第四节　妊娠合并贫血

贫血是妊娠期常见的合并症。由于妊娠期血容量增加,并且血浆的增加量多于红细胞的增加量,致使血液稀释。标准是血红蛋白<110 g/L 及血细胞比容<0.33 为妊娠期贫血。血红蛋白>60 g/L为轻度贫血,血红蛋白≤60 g/L 为重度贫血。最近世界卫生组织资料表明,50%以上孕妇合并贫血,以缺铁性贫血最常见,巨幼红细胞性贫血较少见,再生障碍性贫血更少见。

一、缺铁性贫血

(一)对妊娠的影响

轻度贫血对妊娠影响不大,重度贫血时,孕妇易发生贫血性心脏病、妊娠期高血压疾病或其所致心脏病、失血性休克、产褥感染,甚至危及生命。当孕妇患重度贫血时,胎盘的供氧和营养物质不足以满足胎儿生长需要,造成胎儿宫内生长受限、胎儿窘迫、早产或死胎。

(二)病因

妊娠期贫血多由造血原料的缺乏而引起。

(1)妊娠期铁的需求量增加:这是孕妇缺铁的最主要原因。妊娠期血容量增加1 500 mL,以每毫升血液含铁 0.5 mg 计算,妊娠期血容量增加需铁 750 mg,胎儿生长发育需要铁250~350 mg,故孕期需要铁约 1 000 mg。孕妇每日需要铁 3~4 mg,妊娠晚期每日需要的铁甚至达6~7 mg。若为双胎妊娠时,铁的需求量更为显著。

(2)食物中铁的摄入和吸收不足:每日饮食中含铁 10~15 mg,吸收率仅为 10%,即吸收1~1.5 mg。妊娠后半期的最大吸收率虽达 40%,但仍不能满足需求。此外,妊娠早期的恶心、呕吐、胃肠道功能紊乱、胃酸缺乏等都有可能影响肠道铁的吸收。

(3)妊娠前和妊娠后的疾病:如慢性感染、营养不良、月经过多、偏食、妊娠期高血压疾病、肝和肾功能不良、产前出血、产后出血,都有可能使铁的储备、利用和代谢发生障碍,进而影响红细胞的生成,造成缺铁性贫血。

(三)诊断

1.病史

有月经过多等慢性失血性疾病史,或长期偏食、妊娠早期呕吐、胃肠功能紊乱导致的营养不良等疾病史。

2.临床表现

轻者无明显症状,重者可有乏力、头晕、心悸、气短、食欲缺乏、腹胀、腹泻。皮肤黏膜苍白,

193

皮肤、毛发干燥,指甲脆、薄,有口腔炎、舌炎等。

3.实验室检查

(1)外周血常规:为小红细胞低血红蛋白性贫血:血红蛋白含量＜110 g/L;红细胞＜$3.5×10^{12}$/L;血细胞比容＜0.33;平均红细胞体积(mean corpuscular volume,MCV)＜80 fL,平均红细胞血红蛋白浓度(mean corpuscular hemoglobin concentration,MCHC)＜0.32;白细胞计数及血小板计数均在正常范围。

(2)血清铁浓度:正常成年妇女血清铁含量为 $7\sim27$ μmol/L。若孕妇血清铁含量低于 6.5 μmol/L,可以诊断为缺铁性贫血。

(3)骨髓检查:诊断困难时可做骨髓检查,骨髓象为红细胞系统增生活跃,中期、晚期幼红细胞增多。

(四)治疗

1.补充铁剂

血红蛋白含量超过 60 g/L,可以口服给药,例如,硫酸亚铁 0.3 g,每日 3 次,同时服维生素 C 0.3 g,胃酸缺乏的孕妇可同时服用 10％稀盐酸 0.5～2 mL。妊娠后期重度缺铁性贫血或因严重胃肠道反应不能口服铁剂,可用右旋糖酐铁或山梨醇铁,深部肌内注射。两种制剂分别含铁 25 mg/ mL 及 50 mg/ mL,首次给药应从小剂量开始,第 1 d 50 mg,若无不良反应,第 2 d 可增至 100 mg,每日 1 次肌内注射。治疗至血红蛋白恢复正常之后,至少继续服用铁剂治疗 3～6 个月。

口服铁剂后有效者,3～4 d 网织红细胞含量开始上升,2 周左右血红蛋白含量开始上升,如果无网织红细胞反应,血红蛋白含量不提高,应考虑是否有下列因素:药量不足,吸收不良,继续有铁的丢失,并且多于补充量,药物的含铁量不足或诊断不正确等。

2.输血

当血红蛋白含量低于 60 g/L、接近预产期或短期内需要行剖宫术,应少量多次输血,警惕发生急性左心衰竭。有条件者输浓缩红细胞。

3.预防产时并发症

临产后备血,酌情给维生素 K_1、维生素 C 等;严密监护产程,防止产程过长,阴道助产以缩短第二产程;胎儿前肩娩出后,肌内注射或静脉注射宫缩剂,或胎儿娩出后在阴道或肛门置入卡前列甲酯栓 1 mg,以防产后出血,出血多时应及时输血;产程中严格无菌操作,产后给广谱抗生素以预防感染。

(五)预防

(1)妊娠前积极治疗失血性疾病(如月经过多),以增加铁的贮备。

(2)孕期加强营养,鼓励孕妇进食含铁丰富的食物,如猪肝、鸡血、豆类。

(3)妊娠 4 个月起常规补充铁剂,每日口服硫酸亚铁 0.3 g。

(4)在产前检查时,每位孕妇必须检查血常规,尤其在妊娠后期应重复检查。做到早期诊断,及时治疗。

二、巨幼红细胞性贫血

巨幼红细胞性贫血是由叶酸和/或维生素 B_{12} 缺乏引起 DNA 合成障碍所致的贫血。外周血呈大细胞高血红蛋白性贫血。国外报道该病的发病率为 0.5％～2.6％,国内报道该病的发病率为 0.7%。

(一)病因

妊娠期该病 95% 由叶酸缺乏所致。少数患者因缺乏维生素 B_{12} 而发病,人体对维生素 B_{12} 的需要量很少,贮存量较多,单纯因维生素 B_{12} 缺乏而发病者很少。引起叶酸与维生素 B_{12} 缺乏的原因如下。

1. 摄入不足或吸收不良

叶酸和维生素 B_{12} 存在于植物或动物性食物中,如果长期偏食、营养不良,则可引起该病。孕妇有慢性消化道疾病,可影响吸收,加重叶酸和维生素 B_{12} 缺乏。

2. 妊娠期需要量增加

正常成年妇女每日需要叶酸 $50\sim100\ \mu g$,孕妇每日需要 $300\sim400\ \mu g$,怀多胎的孕妇的需要量更多。

3. 排泄增加

孕妇的肾血流量增加,叶酸在肾内廓清加速,肾小管再吸收减少,叶酸从尿中排泄增多。

(二)对孕妇及胎儿的影响

严重贫血时,贫血性心脏病、妊娠期高血压疾病、胎盘早剥、早产、产褥感染等发病率明显增多。

叶酸缺乏可导致胎儿神经管缺陷等多种畸形。胎儿宫内生长受限、死胎等的发病率也明显增加。

(三)临床表现与诊断

该病可发生于妊娠的任何阶段,多半发生于妊娠中期、晚期。

1. 血液系统表现

血液系统表现表现为乏力、头晕、心悸、气短、皮肤黏膜苍白等。部分患者同时有白细胞及血小板减少,因而出现感染或明显的出血倾向等。

2. 消化系统症状

消化系统症状中有食欲缺乏、恶心、呕吐、腹泻、舌炎、舌乳头萎缩。

3. 神经系统症状

神经系统症状中末梢神经炎常见,出现手足麻木、针刺、冰冷等感觉异常,少数病例可出现锥体束征、共济失调以及行走困难等。精神症状有健忘、易怒、表情淡漠、迟钝、嗜睡,甚至精神失常等。

4. 其他

其他症状有低热、水肿、脾大等,严重者可出现腹腔积液或多浆膜腔积液。

(四)实验室检查

1. 外周血常规

外周血常规为大细胞性贫血,血细胞比容降低,MCV 超过 100 fL,平均红细胞血红蛋白含量超过 32 pg,大卵圆形红细胞增多,中性粒细胞核分叶过多,网织红细胞大多减少。

2. 骨髓象

红细胞系统呈巨幼细胞增多,巨幼细胞系列占骨髓细胞总数的 $30\%\sim50\%$,核染色质疏松,可见核分裂。严重者可出现类红血病或类白血病反应,但巨核细胞数量不减少。

3. 叶酸和维生素 B_{12} 的测定

血清叶酸值<6.8 nmol/L(3 ng/ mL)、红细胞叶酸值<227 nmol/L(100 ng/ mL)提示叶酸缺乏。若叶酸值正常,应测孕妇血清维生素 B_{12} 含量,若少于 90 pg 提示维生素 B_{12} 缺乏。

(五)治疗

叶酸每日 15 mg,口服,每日 3 次,吸收不良者每日肌内注射叶酸 $10\sim30$ mg,直至症状消失、血常规恢复正常,改用预防性治疗量以维持疗效。若治疗效果不显著,应检查有无缺铁,应同时补给铁剂。有神经系统症状者,单独用叶酸有可能使神经系统的症状加重,应及时补充维生素 B_{12} 。维生素 B_{12} 每次 $100\sim200$ μg ,每日 1 次,肌内注射,连续 14 d,之后每周 2 次,直至血红蛋白恢复正常。血红蛋白含量低于 60 g/L 时,可少量间断输新鲜血或浓缩红细胞。分娩时避免产程延长,预防产后出血,预防感染。

(六)预防

加强孕期营养指导,改变不良饮食习惯,多食新鲜蔬菜、水果、瓜豆类、肉类、动物肝脏及肾脏等食物。对有高危因素的孕妇,应从妊娠 3 个月开始每日口服叶酸 $0.5\sim1$ mg,连续8~12 周。

三、再生障碍性贫血

再生障碍性贫血(aplastic anemia)简称再障,包括原发性(病因不明)与继发性(病因明确)再障,是由多种原因引起骨髓造血干细胞增殖与分化障碍,导致全血细胞(红细胞、白细胞、血小板)减少为主要表现的一组综合征。国内报道,妊娠合并再障的发生率为0.03%~0.08%。

(一)再障对母儿的影响

目前认为妊娠不是再障的原因,但妊娠可使再障病情加剧。同时由于妊娠期间母体血液稀释,贫血加重,易发生贫血性心脏病,甚至造成心力衰竭。再障孕妇易发生妊娠期高血压疾病;出血及感染的概率增加;颅内出血、心力衰竭及严重的呼吸道、泌尿道感染或败血症增加,常是再障孕产妇的重要死因。孕期血红蛋白含量>60 g/L 对胎儿的影响不大。分娩后能存活的新生儿一般血常规正常,极少发生再障。血红蛋白含量≤60 g/L 对胎儿不利,可导致流产、早产、胎儿生长受限、死胎及死产等。

(二)临床表现及诊断

再障分急性型和慢性型,前者仅占 10%左右。妊娠合并再障以慢性型居多,起病缓慢,主要表现为进行性贫血,少数患者以皮肤及内脏出血或反复感染就诊。贫血呈正常细胞型,全血细胞减少。

骨髓象见多部位增生减少或重度减少,有核细胞甚少,幼粒细胞、幼红细胞、巨核细胞均减少,淋巴细胞相对增多。根据临床表现、血常规三系减少、网织红细胞降低、骨髓增生低下,结合骨髓检查结果,再障的诊断基本可以确立。

(三)处理

再障患者在病情未缓解之前应避孕,若已妊娠,在妊娠早期应做好输血准备,同时行人工流产;妊娠中期、晚期引产,出血和感染的机会明显增加,应在严密监护下继续妊娠直至足月分娩。妊娠期注意休息,对弈继发性再障一定要消除病因。孕期加强营养,间断吸氧,少量、间断、多次输入新鲜血。有明显出血倾向者,给予肾上腺皮质激素,例如,泼尼松每次 10 mg,每日 3 次,口服,但皮质激素抑制免疫功能,易致感染,不宜久用。也可用蛋白合成激素,例如,羟甲烯龙每次 5 mg,每日 2 次,口服,有刺激红细胞生成的作用。在感染早期及时应用有效且对胎儿无影响的广谱抗生素,避免感染扩散。分娩期时以阴式分娩为宜。尽量缩短第二产程,防止用力过度,造成脑出血等重要脏器出血或胎儿颅内出血。可适当助产,但要防止产伤。产后仔细检查软产道,认真缝合伤口,防止产道血肿形成。对有产科手术指征者,行剖宫产术。

分娩后继续支持疗法,应用宫缩剂加强宫缩,预防产后出血及用广谱抗生素预防感染。

(曹丽琼)

第五节　妊娠合并甲状腺疾病

甲状腺疾病在育龄期妇女中较为常见。母亲与胎儿的甲状腺功能有着密切的联系,甲状腺疾病可导致不良的妊娠结局,并可能对后代的远期认知发育产生影响。

一、概述

(一)甲状腺激素的合成

甲状腺是人体最大的内分泌腺体。成人甲状腺的平均质量约为 30 g,女性的甲状腺略大、略重。甲状腺的主要功能是合成、储存和分泌甲状腺激素。碘是合成甲状腺素的基本原料。中国成年人每日从食物中摄取 $100\sim200~\mu g$ 无机碘化合物,经胃肠道吸收进入血循环,迅速为甲状腺摄取并浓缩。甲状腺含碘总量为 $8\sim10$ mg,占全身含碘总量的 90%,说明甲状腺具有很强的泵碘能力。碘化物进入细胞后,在甲状腺过氧化酶(TPO)的催化下,形成活化碘,活化碘经 TPO 与甲状球蛋白中的酪氨酸残基结合,形成一碘酪氨酸(MIT)和二碘酪氨酸(DIT)。MIT 和 DIT 分别形成双偶联,成为四碘甲状腺原氨酸(T_4)和三碘甲状腺原氨酸(T_3)。

甲状腺激素的分泌受腺垂体分泌的促甲状腺激素(TSH)的控制。甲状腺分泌的甲状腺激素中,90% 以上是 T_4 形式。T_4 全部由甲状腺产生,每日分泌总量约 96 μg,它可以直接反映甲状腺的功能;T_3 仅有 20% 由甲状腺产生,80% 产生于外周组织(由 T_4 转化而来),每日分泌总量约 6 μg,T_3 的生理作用比 T_4 强,是甲状腺激素在组织实现生物作用的活性形式,T_3 与 T_4 均有游离与结合形式。但只有游离型 T_4(FT_4)才能进入细胞而发挥作用。血循环中 T_4 的 99.96% 与相应的蛋白质结合形成结合型 T_4(TT_4),结合型甲状腺素为甲状腺素的贮存和运输形式。而 FT_4 只有 0.04%,游离型 T_3(FT_3)只有 0.4%。但只有游离的甲状腺素才具有生物活性,所以,FT_3/FT_4 是活性部分,直接反应甲状腺的功能状态。结合型与游离型激素之间可以互相转变,维持 T_4、T_3 在血液中的动态平衡。

(二)妊娠期甲状腺功能生理变化

妊娠期母体下丘脑-垂体-甲状腺轴出现适应性变化,甲状腺功能亦发生一系列改变:①妊娠期在持续的雌激素刺激下,肝脏合成的甲状腺结合球蛋白增加,导致游离的甲状腺素被结合而减少,总甲状腺素水平升高;②妊娠早期人绒毛膜促性腺激素(HCG)水平升高,因其与促甲状腺激素(thyroid stimulating hormone,TSH)有着相似的化学结构,具有相同的 α 亚单位,故 HCG 有微弱的 TSH 作用,导致血清游离型 T_4(FT_4)分泌增加,最终反馈性抑制 TSH 的释放,多达 15% 的健康妇女妊娠早期血清 TSH 值低于非妊娠期最低限值(0.4 mIU/L);③妊娠期血容量增加,肾小球滤过率亦增加,血清碘的清除增加,同时胎儿对碘的需要也从母体供给,孕妇更易出现缺碘表现,导致妊娠早期甲状腺功能正常的孕妇妊娠后期发生甲状腺功能减退(简称甲减)。

(三)胎儿甲状腺的发育及其影响因素

妊娠 5 周胎儿的甲状腺开始形成,妊娠 12 周以后,胎儿的甲状腺开始独立有聚碘功能,胎儿血清中可以检测到 T_3、T_4 及 TSH,此后胎儿的甲状腺功能逐渐增强。妊娠 18～20 周下丘脑-垂体-甲状腺轴初步形成,到妊娠 26 周胎儿甲状腺功能完全建立,其分泌的甲状腺激素可达到成人的水平。因此,妊娠 26 周前胎儿需要的甲状腺素主要依靠母体提供。因妊娠早期胚胎的脑发育依赖于母体的甲状腺激素,所以碘缺乏孕妇的胎儿可发生先天性甲减,其体格发育及神经系统发育均受到影响。胎儿的甲状腺功能还受到其他因素的影响,这些因素包括碘剂或[131]I、抗甲状腺药物、甲状腺自身抗体。若妊娠期采用放射性[131]I 治疗,会导致胎儿永久性甲减。抗甲状腺抗体及抗甲状腺药物均可通过胎盘影响到胎儿,对胎儿的潜在风险包括胎儿甲亢、新生儿甲亢、胎儿甲减、新生儿甲减、中枢性甲减。

二、妊娠期甲状腺毒症

甲状腺毒症也称甲亢,是一种甲状腺激素分泌过多引起系统兴奋性升高和代谢亢进的临床综合征。妊娠期甲亢的发病率约为 1%,其中,临床甲亢占 0.4%,亚临床甲亢占 0.6%。妊娠期甲状腺毒症的常见原因:①妊娠期甲亢综合征(也称妊娠一过性甲亢);②毒性弥漫性甲状腺肿,与自身免疫相关;③非自身免疫性甲状腺毒症较少见,包括毒性多发结节性甲状腺肿、毒性甲状腺腺瘤、亚急性甲状腺炎、促甲状腺素分泌性垂体腺瘤、卵巢甲状腺肿、TSH 受体基因突变等疾病。妊娠期间毒性弥漫性甲状腺肿的发病率为 0.2%,是妊娠期间自身免疫性甲亢的常见原因。

(一)妊娠期甲亢综合征

1.妊娠期甲亢综合征的病理生理

妊娠期甲亢综合征与胎盘分泌过量的 HCG 有关,呈一过性。HCG 受体和 TSH 受体具有显著的同源性,HCG 具有和 TSH 受体结合并且刺激甲状腺分泌的作用,使孕妇 FT_4 和 FT_3 增加,从而引起一系列机体高代谢的变化。HCG 促甲状腺反应可能是导致妊娠期甲亢综合征的主要原因。

2.妊娠期甲亢综合征的临床表现及诊断

甲亢综合征发生在妊娠早期,是一种短暂的甲状腺功能亢进症。妊娠剧吐是妊娠期甲亢综合征最主要的病因,30%～60%妊娠剧吐者可发生该病。多胎妊娠、胎盘肥大、卵巢黄素化囊肿、滋养细胞疾病是也是该病的常见病因。患者在受孕前无甲亢症状,有妊娠剧吐家族史及前次妊娠有相似的呕吐病史。临床特点:妊娠 8～10 周发病,出现心悸、焦虑、多汗等高代谢症状。

查体:患者存在脱水迹象,无甲状腺肿大;无白癜风、直立指甲等体征。实验室检查:T_3、T_4 浓度增加,FT_3、FT_4 增加更明显,TSH 水平降低或不能测及,甲状腺自身抗体(TRAb、TPOAb、TgAb)呈阴性。

患者没有明显的产科并发症,绝大多数患者在妊娠 14～18 周呕吐缓解,妊娠 15 周之前血清 FT_4 降至正常;而 TSH 即使到妊娠中期仍可能处于抑制状态。

3.妊娠期甲亢综合征的治疗

对妊娠期甲亢综合征以对症支持治疗为主。对妊娠剧吐者可控制呕吐,纠正脱水,维持水、电解质平衡及静脉补充必需氨基酸、脂肪乳。患者的血清甲状腺激素一般在妊娠14~18周可以恢复至正常,因此不主张给予抗甲状腺药物。

(二)妊娠毒性弥漫性甲状腺肿甲亢

1.妊娠毒性弥漫性甲状腺肿甲亢的病因及致病机制

毒性弥漫性甲状腺肿是器官特异性自身免疫病之一。确切病因目前仍不十分明确。该病有显著的家庭聚集性,单卵孪生子具有高度一致的发病率。精神刺激可使肾上腺素水平急剧升高,从而改变或抑制辅助 T 淋巴细胞的功能,增强自身免疫效应。环境因素如细菌感染、性激素、应激对该病的发生均有影响。

毒性弥漫性甲状腺肿的主要特征为血清中存在针对甲状腺细胞 TSH 受体的特异性自身抗体,称为促甲状腺素受体的抗体(TRAb)。90%~100%未经治疗的毒性弥漫性甲状腺肿患者 TRAb 呈阳性。促甲状腺激素受体抗体(TRAb)分为 3 种:①促甲状腺激素受体刺激性抗体(TSAb),具有类似于 TSH 的作用,可作用于 TSH 受体,激活细胞内腺苷酸环化酶信号系统,导致甲状腺细胞增生和甲状腺激素合成及分泌增加,从而引起甲状腺功能亢进,被认为是引起毒性弥漫性甲状腺肿的主要原因;②促甲状腺激素刺激阻断性抗体(TSBAb),与 TSH 受体结合后阻断 TSH 与受体的结合,产生抑制效应,使甲状腺细胞萎缩,甲状腺激素产生减少而引起甲状腺功能减退。当 TSBAb 的产生占优势时,毒性弥漫性甲状腺肿的甲亢可以发展为甲减;③中性促甲状腺激素受体抗体,与 TSH 受体结合后既不激活受体也不阻断其他配基对 TSH 受体的作用。50%~90%的毒性弥漫性甲状腺肿患者也存在针对甲状腺的其他自身抗体,如甲状腺过氧化物酶抗体(TPOAb)、甲状腺球蛋白抗体(TgAb)。

毒性弥漫性甲状腺肿患者的 TRAb 抗体呈阳性,部分 TPOAb 呈阳性。TRAb 的检测具有重要意义,许多情况下临床上仅注意调节母体的激素水平,而忽视了其对胎儿和新生儿的影响。TRAb 可通过胎盘刺激胎儿甲状腺致胎儿甲亢,妊娠期毒性弥漫性甲状腺肿患者的新生儿甲亢的发生率为 1%~5%。接受过[131]I 治疗和甲状腺部分切除治疗后,即使激素水平正常,也可能出现高水平的 TRAb。

2.妊娠毒性弥漫性甲状腺肿甲亢诊断

(1)病史:多数妊娠期甲亢患者有甲状腺病史。有月经紊乱、流产、早产史,分娩过甲状腺疾病患儿也提示可能有甲状腺功能异常。

(2)临床表现:主要是由循环中甲状腺素增多引起的高甲状腺素代谢综合征。患者起病多缓慢,起病时间不定,可以妊娠中首发,也可妊娠中复发,临床表现轻重不一。典型病例常有高代谢综合征表现(消瘦、潮红、心率快、孕妇体重不能按孕周增加、低钾周期性瘫痪等);神经系统症状(易激动、失眠、手震颤)。患者休息时心率可超过 100 次/分,脉压大于 6.67kPa(50 mmHg)。常伴有突眼(浸润性和非浸润性)、弥漫性甲状腺肿大,甲状腺区震颤及局部血管杂音。甲状腺弥漫性肿大、突眼及手震颤为妊娠合并毒性弥漫性甲状腺肿甲亢的三大主征。

甲状腺危象是该病恶化时的严重症状,多发生于手术、分娩、感染以及各种应激时,其病势凶险,必须紧急处理。甲状腺危象表现为焦虑、烦躁、大汗淋漓、恶心、厌食、呕吐及腹泻症状,大量失水引起虚脱、休克甚至昏迷,高热(>39 ℃)、脉速>140 次/分,脉压增大,常因房颤或房扑而病情危重。有时伴有充血性心力衰竭或肺水肿,偶有黄疸。血白细胞及游离 T_3、T_4 水平升高。

(3)实验室检查：①特异性甲状腺功能参考值：由于妊娠各期甲状腺功能适应性变化，血清TSH 及 FT₄ 参考值等亦相应改变。非妊娠女性的 TSH 参考范围为 0.4～4.0 mIU/L。2011 年美国甲状腺学会(ATA)指南首次提出妊娠不同时期 TSH 的正常参考范围，妊娠不同时期血清 TSH 的参考值范围均较非妊娠期下降，但下降的幅度不同，妊娠早期下降得更加明显，妊娠早期 0.1～2.5 mIU/L，妊娠中期 0.2～3.0 mIU/L，妊娠晚期 0.3～3.0 mIU/L。随着研究深入，多项证据表明，妊娠早期女性血清 TSH 参考值的上限仅出现轻微下降，并未达到 2.5 mIU/L，因此不能将 TSH 2.5 作为妊娠早期正常上限值切点。2017 年 ATA 对此参考范围进行了修正，推荐不同地区、种族的人群应建立 TSH 特异性的参考值范围；否则建议将妊娠早期 TSH 的参考值上限定为 4.0 mIU/L。此外，国内学者研究表明，中国人血清 TSH 的参考值上限在妊娠 7 周前几乎没有下降，7 周后仅出现轻微下降。故对于中国人，妊娠早期 TSH 的参考值范围适用于妊娠 7～12 周的妇女。②甲状腺功能测定：妊娠早期血清 TSH 水平<0.1 mIU/L(我国指南建议筛查时间为妊娠 8 周以前)，提示存在甲状腺毒症的可能，应当进一步测定 FT₄/T₄、T₃、TRAb、TPOAb 来确认甲状腺毒症的病因；若 FT₃、FT₄ 升高，TSH 水平降低，甲亢诊断可以成立。仅有 TSH 水平降低时，可能为妊娠期 TSH 水平变化的特点，不宜轻易做出亚临床甲亢的诊断。由于妊娠期血中甲状腺球蛋白水平升高，所以 TT₃、TT₄ 相应升高，TT₃、TT₄ 对于妊娠期甲亢的诊断意义较小。妊娠期间禁忌 ¹³¹I 摄取率和放射性核素扫描检查。③TRAb 滴度测定：TRAb 滴度升高是毒性弥漫性甲状腺肿活动的主要标志，若TRAb 和/或 TPOAb 呈阳性，则对诊断为自身免疫性甲状腺疾病有一定的提示意义。需要检测 TRAb 的适应人群包括活动性甲亢者、有放射性碘治疗病史者、曾分娩甲亢婴儿者、妊娠期间因甲亢行甲状腺切除术治疗者。TRAb 滴度升高，可能存在如下风险：甲亢控制不佳诱发短暂的胎儿中枢性甲亢，过量 ATD 治疗导致与胎儿及新生儿甲减，TRAb 可通过胎盘刺激胎儿甲状腺致胎儿甲亢主要发生于存在高滴度 TRAb(TRAb>30％或者 TSAb >300％)的毒性弥漫性甲状腺肿妇女。

3.甲亢病情对妊娠的影响

轻度甲亢对母体和胎儿是相对安全的。中度、重度甲亢常常危及母胎安全。妊娠合并甲亢患者的血清甲状腺水平升高，可使神经、肌肉兴奋性增强，机体耗氧量、去甲肾上腺素和血管紧张素增多，致血管痉挛，引起重度先兆子痫。其可诱发充血性心力衰竭，导致胎盘供血不良，引起胎儿宫内窘迫或胎儿生长受限，显著增加早产、低体重儿、流产、死产等不良结局的风险。过高的甲状腺激素也容易导致子代出现惊厥以及神经行为功能紊乱。

4.妊娠合并甲亢的产科管理

(1)孕前管理：孕前应当询问是否有甲状腺疾病病史及相关症状，做到早期诊断。如果孕妇为甲亢患者，或分娩过甲亢患儿、接受过 ¹³¹I 治疗、切除部分甲状腺，应当检测 TRAb。受孕前甲亢患者应接受局部治疗(¹³¹I/手术)或药物治疗。

局部治疗：①TRAb 滴度升高，而患者计划 2 年内妊娠，手术切除甲状腺是合理的选择。TRAb 滴度会增加 ¹³¹I 的治疗量并持续升高数月。②在以 ¹³¹I 治疗前 48 h，需排除妊娠的可能，以避免 ¹³¹I 对胎儿的辐射作用。③接受甲状腺手术或 ¹³¹I 治疗者，至少 6 个月后方可妊娠；抗甲状腺药物(ATD)治疗常用药物为甲巯咪唑(MMI)和丙硫氧嘧啶(PTU)，治疗后有甲状腺功能低下者应当接受左甲状腺素(L-T₄)替代治疗，使血 TSH 维持在 0.3～2.5 mIU/L。患者应在病情控制 3 个月后妊娠。

(2)孕期管理:患者孕期接受过[131]I 治疗和检查,需终止妊娠。孕期监测甲亢指标首选 FT$_4$,控制目标为血清 FT$_4$ 接近或者轻度高于参考值的上限;妊娠 20～24 周应检测 TRAb,也有研究推荐妊娠早期检测 TRAb,若升高可在妊娠 22～26 周复测。对存在高滴度 TRAb 的孕妇需要从妊娠中期开始监测胎心率(胎儿心动过速是胎儿甲亢的最早体征),超声检查胎儿有无甲状腺肿大;对 TRAb 明显升高者,建议终止妊娠。甲状腺功能正常但 TRAb 呈阳性妇女需要定期监测血清 TSH。妊娠前半期,对血清 TSH 应该每 4～6 周检测一次,在妊娠 26～32 周应至少检测一次。对需要 ATD 治疗的甲亢孕妇,治疗起始阶段每 2～4 周监测一次 TSH 和 FT$_4$,达到目标值后每 4～6 周监测一次,避免过度治疗导致胎儿甲状腺肿及甲减的可能。甲亢孕妇应注意早期补钙、低盐饮食、避免摄入过多的碘以减少先兆子痫发生的风险。合并先兆早产者,保胎用药应避免 β 受体兴奋剂。孕妇还应行心电图及超声心动图检查,排除甲亢性心脏病。

(3)分娩期管理:甲亢病情控制良好者,如果骨盆、子宫颈条件好,估计胎儿不大,可考虑经阴道分娩。分娩时应鼓励患者,补充能量,注意缩短第二产程,必要时手术助产。把剖宫产指征适当放宽。产后病情常加重,注意保证产妇休息,调整 ATD 的用药剂量,加强对母儿的监护,预防甲亢危象。

(4)哺乳期管理:①哺乳期可以继续 ATD 治疗,低、中剂量的 PTU(最高剂量 20～30 mg/d)和 MMI(最高剂量 300 mg/d)对于哺乳期婴儿是安全的,但乳汁中会有少量 MMI 及 PTU,因此推荐使用最低有效剂量,服药方法是在每次哺乳后分次服药,并且监测婴儿的甲状腺功能。因为 PTU 有肝脏毒性,推荐首选 MMI,把 PTU 为二线治疗药物;②哺乳期的碘摄入:碘是甲状腺激素合成的重要营养物质。对于母乳喂养的婴儿,乳汁是其获取碘的关键途径。因此乳汁中需保证存在充足的碘,推荐产妇每日碘的摄入量为 250 μg。而在严重缺乏碘的地区,产妇应在产后尽早服用碘化油以保证一次性补充 400 μg 碘。

5.妊娠期毒性弥漫性甲状腺肿甲亢治疗

(1)药物选择:妊娠期毒性弥漫性甲状腺肿甲亢一般不易缓解,需要 ATD 进一步治疗。目前常见 ATD 的药物是为 PTU 和 MMI。ATD 通过抑制酪氨酸的碘化而抑制甲状腺激素合成,PTU 还可抑制外周组织的 T$_4$ 转化为 T$_3$ 及具有免疫抑制作用。PTU 口服后 20～30 min 达到甲状腺,半衰期为 2 h,需要每日多次给药,而 MMI 口服后迅速吸收,浓集于甲状腺,其生物学效应能持续较长时间,故可每日给药 1 次。需要注意:①MMI 和 PTU 均可以通过胎盘屏障,对母儿都存在风险性;②在早期应用 PTU,因为 MMI 有致胎儿皮肤发育不全及"MMI 胚胎病"(包括鼻后孔和食管的闭锁、颜面畸形)等先天性畸形的风险;③妊娠中期、晚期推荐首选 MMI,因为 PTU 存在严重肝损伤的风险,包括肝衰竭和死亡。

(2)ATD 的使用剂量:我国指南推荐 PTU 的初始剂量为 50～300 mg/d,MMI 的初始剂量为 5～15 mg/d,由于 MMI 和 PTU 均可以通过胎盘屏障,当母体甲状腺功能正常时,可能已出现胎儿甲减。

因此需要尽量保证最低有效剂量治疗,并且每 4 周检测 FT$_4$ 和 TSH 水平,调整剂量使 FT$_4$ 波动于各妊娠期正常上限至高于上限 1/3 的范围。TSH 水平波动于 0.1～0.2 mIU/L。如果 FT$_4$ 正常且无症状,TSH 水平<0.1 mIU/L 亦可,不需要过度考虑 TSH 水平。

(3)甲状腺切除术:妊娠期间原则上不采取手术疗法来治疗甲亢。需要严格把握手术指征:①患者对 ATD 过敏、出现严重不良反应;②需要大剂量 ATD(PTU 300 mg/d 或 MMI 30 mg/d以上)才能控制甲亢;③患者接受 ATD 治疗的依从性差。如果确定手术,妊娠 4～6 个月是最佳时间。术前推荐应用 β 受体阻断剂和短期碘化钾溶液(50～100 mg/d)。

6.甲亢危象的治疗

①对因对症治疗。对感染者使用广谱抗生素,分娩期及时终止妊娠;对高热者给予物理降温(避免使用乙酰水杨酸类药物),其他支持治疗(静脉补液、纠正水和电解质紊乱等)。②抑制甲状腺激素的生物合成。PTU 可抑制外周组织的 T_4 转化为 T_3。首次500～1 000 mg,口服或者经胃管注入,之后每次 250 mg,间隔 4 h。1 d 后血中的 T_3 水平可下降50%,危象缓解后再逐渐减为常规治疗量。③抑制甲状腺激素释放。复方碘溶液(SSPI)每次 5 滴(0.25 mL或者 250 mg),间隔 6 h,危象缓解后 3～7 d 停用。理论上碘剂应在服用 PTU 后 1 h 甲状腺激素生物合成被阻断后才开始服用,以免被作为甲状腺激素的原料,增加甲状腺激素的合成。实际上,碘剂阻断甲状腺激素释放疗效迅速而肯定,远比 PTU 抑制激素的合成重要,为尽快控制危象可同时给碘剂和 PTU。④可降低周围组织对甲状腺激素的反应 β 受体拮抗剂:首选普萘洛尔,每次 15～20 mg,口服,每 4 h 一次,紧急情况下可静脉注射。⑤糖皮质激素:首次氢化可的松 300 mg,静脉滴注(感染诱发者慎用),之后每次 100 mg,每 8 h 一次。⑥在上述常规治疗效果不满意时,可选用血液透析或血浆置换等措施迅速降低血浆甲状腺激素的浓度。

(曹丽琼)

第六节　妊娠合并急性阑尾炎

急性阑尾炎是妊娠期常见的外科合并症之一。发病率为 0.05%～0.1%,以妊娠早中期多见。由于妊娠期阑尾位置的变化,阑尾炎的临产表现不典型,早期诊断较困难,误诊率较高。妊娠各期均可发生急性阑尾炎,但以妊娠前 6 个月内居多。因妊娠期病程发展快,易形成穿孔和腹膜炎,故该病是一种严重合并症,早期及诊断极为重要。当阑尾炎症波及子宫浆膜层时,可刺激子宫收缩,发生流产或早产,或刺激子宫强直性收缩,致胎儿缺氧而死亡。

一、妊娠期阑尾炎的特点

阑尾的位置在妊娠初期与非妊娠期相似,其根部在右髂前上棘与脐连线中外 1/3 处(麦氏点);随着妊娠子宫逐渐增大,盲肠的位置上升,阑尾尾部随之向上、向后移位;产后 14 日恢复到非妊娠时的位置。妊娠期阑尾炎有两个特点:一是早期诊断比较困难,二是炎症容易扩散。妊娠期阑尾炎早期诊断比较困难,其原因有阑尾炎的消化道症状与早孕反应容易混淆;腹痛症状易与其他妊娠期腹痛性疾病(如早产、肾绞痛、肾盂肾炎、子宫肌瘤变性、胎盘早剥)相混淆;妊娠期阑尾炎患者多数无转移性右下腹疼痛的阑尾炎典型症状,由于增大的子宫导致阑尾尾部移位,甚至疼痛不在右下腹部位;正常妊娠妇女的血白细胞可有一定程度升高;妊娠期阑尾炎的体征不典型,例如,压痛、反跳痛和腹肌紧张常不明显,肛门指诊直肠前壁右侧触痛不明显。妊娠期阑尾炎炎症容易扩散,其原因有妊娠期盆腔血液及淋巴循环旺盛,毛细血管通透性增强;增大的子宫将腹壁与发生炎症的阑尾分开,使局部防卫能力减弱;巨大的妊娠子宫妨碍大网膜游走,使大网膜不能抵达感染部位而发挥防卫作用,炎症被网膜局限包裹的可能性变小;炎症波及子宫可诱发宫收,宫缩又促使炎症扩散,易导致弥漫性腹膜炎;阑尾炎症状及体征不典型,早期诊断困难,容易延误诊疗时机。

二、临床表现及诊断

在妊娠的不同时期,急性阑尾炎的临床表现有明显差异。

1.妊娠早期

症状及体征与非妊娠期基本相同。常有转移性右下腹痛,伴恶心、呕吐、发热及右下腹压痛、反跳痛和腹肌紧张等。

2.妊娠中期、晚期

临床表现常不典型。常无明显的转移性右下腹痛。阑尾尾部位于子宫背面时,疼痛可位于右侧腰部。约80%的孕妇的压痛点在右下腹,但压痛点位置常偏高。增大的子宫将壁腹膜向前顶起,故压痛、反跳痛和腹肌紧张常不明显。

三、鉴别诊断

应鉴别妊娠早期急性阑尾炎与卵巢囊肿蒂扭转、黄体破裂、输卵管妊娠等,鉴别妊娠中晚期急性阑尾炎与卵巢囊肿蒂扭转、肾盂积水、急性肾盂肾炎、输尿管结石、急性胆囊炎等。还需鉴别该病与先兆临产、胎盘早剥、子宫破裂、子宫肌瘤红色变性等。产褥期急性阑尾炎与产褥感染不易区分。

四、治疗

对妊娠期急性阑尾炎一般不主张保守治疗。一旦确诊,应在积极抗感染治疗的同时,立即进行手术治疗,尤其在妊娠中期、晚期。高度怀疑急性阑尾炎,若一时难以确诊,特别是病情继续进展时,应放宽剖腹探查的指征,及时、果断地采取手术治疗,以免贻误病情。术中操作应轻柔,尽量避免刺激子宫。

除非有产科急诊指征,原则上仅处理阑尾炎而不同时行剖宫产。对术后需要继续妊娠者,应选择对胎儿影响小的广谱抗生素进行抗感染治疗,术后3~4 d应给予抑制宫缩药及镇静药等进行保胎治疗。

(曹丽琼)

第七节　妊娠合并急性胰腺炎

急性胰腺炎是妊娠期常见的急腹症之一,多发生于妊娠晚期及产褥期。急性胰腺炎的发病机制可能与胆石症、高脂血症等有关。根据病理特征,急性胰腺炎可分为急性水肿性胰腺炎、急性出血性胰腺炎和急性坏死性胰腺炎。根据临床表现、生化改变、器官功能障碍、局部并发症以及对液体补充治疗的反应性等指标,可分为轻症胰腺炎和重症胰腺炎。妊娠合并急性胰腺炎多为轻症,重症占10%~20%,具有发病急、并发症多、病死率高等特点。

一、临床表现与诊断

1.临床表现

(1)症状：妊娠期急性胰腺炎的主要症状与非妊娠期相同。突然发作的持续性上腹部疼痛常为该病的主要表现和首发症状。腹痛呈持续性，阵发性加剧，可放射至腰、背、肩部。多伴有恶心、呕吐、腹胀、发热等。

约20%的妊娠期急性胰腺炎患者可出现不同程度的黄疸，以轻度、中度黄疸多见。出血坏死性胰腺炎患者由于广泛腹膜炎，继发麻痹性肠梗阻，可有严重腹胀。患者常有烦躁不安、神志淡漠、谵妄、情绪低落等症状。严重者发病后迅速出现脉搏细速、血压下降、四肢厥冷等休克症状。部分严重患者可以发生呼吸衰竭与肾衰竭，表现呼吸急促、尿少等症状。

(2)体征：轻者仅为腹部轻压痛。重症者多有右上腹部压痛、反跳痛、腹肌紧张，肠蠕动减弱或消失，腹部移动性浊音呈阳性，出现格雷·特纳征、卡伦征等。

2.胰酶测定

淀粉酶或脂肪酶含量升高，高于正常值上限，有诊断价值。淀粉酶含量在正常妊娠期有生理性升高，因此动态监测血淀粉酶含量不断升高对诊断更有帮助。血清淀粉酶含量是诊断急性胰腺炎的重要指标，一般于腹痛8 h开始升高，24 h达高峰，3～5 d降至正常。尿淀粉酶的变化仅供参考。血清脂肪酶含量升高的持续时间较淀粉酶长，诊断急性胰腺炎的敏感性和特异性一般优于淀粉酶。

3.B超

B超可见胰腺体积弥漫性增大，实质结构不均匀。出血坏死时可出现粗大强回声，胰腺周围渗出液积聚，呈无回声区。

4.CT增强扫描

CT增强扫描可见胰腺肿大，外形不规则，有明显低密度区，周围有不同程度的液体积聚。

若患者具备急性胰腺炎特征性的腹痛，而血清胰酶水平低于正常值，则需结合影像学检查结果才可确诊急性胰腺炎。

二、鉴别诊断

1.临产

妊娠期因胰腺位置相对较深，合并胰腺炎时体征可不典型，炎症刺激子宫，可引起宫缩，从而掩盖腹痛，该病易被误诊为临产。

2.胎盘早剥

有腹膜炎时，腹肌紧张，有板状腹、压痛，甚至出现休克，该病易被误诊为胎盘早剥。

3.其他

需要鉴别该病与消化性溃疡、胆囊炎、阑尾炎、胃肠炎、肠梗阻等疾病。

三、治疗

对水肿性胰腺炎采取非手术治疗，多数病例可以有效治愈。对急性出血性坏死性胰腺炎主张急诊手术，争取在发病48～72 h手术。

妊娠合并急性胰腺炎多数为轻症胰腺炎，无器官功能障碍与局部并发症，对液体补充治疗反应良好，以保守治疗为主，经3～7 d治疗，多数患者的病情缓解。

1.非手术治疗

(1)禁食,禁水,胃肠减压,直至腹痛消失。

(2)补液,营养支持和抗体休克治疗,中心静脉插管,给予胃肠减压外高营养,注意维持水、电解质平衡。

(3)缓解疼痛,首选哌替啶 50~100 mg,可加用阿托品。

(4)抑制胰液分泌,如生长抑素及其类似物,H_2 受体拮抗剂或质子泵抑制剂等。

(5)给予大剂量广谱抗生素抗感染。

2.手术治疗

若保守治疗无效,病情不见好转,B 超或 CT 提示胰腺周围浸润范围持续扩大,需行外科手术治疗。

3.产科处理

治疗过程中应积极保胎并密切监测胎儿在宫内的情况,多数可自然分娩,产程中监测病情变化。如果重症胰腺炎病情严重,估计胎儿已可存活,腹腔穿刺有血性腹腔积液合并高脂血症,可适当放宽剖宫产指征。

(曹丽琼)

第八节　妊娠合并免疫性血小板减少性紫癜

免疫性血小板减少性紫癜(immune thrombocytopenic purpura,ITP)是指外周血血小板计数减少的良性血液系统疾病,属于自身免疫性疾病,好发于 20~40 岁育龄期女性。其机制是机体产生自身血小板抗体,造成血小板破坏,同时伴有血小板生成障碍,导致血小板计数减少。临床表现为皮肤黏膜出血、经量过多,严重者导致内脏出血,甚至颅内出血而死亡。

一、发病机制

妊娠合并 ITP 多属于原发性 ITP,主要与体液免疫、T 细胞介导的血小板过度破坏以及血小板生成不足有关。

1.体液免疫和细胞免疫介导的血小板破坏

体液免疫是中心环节。由于脾脏产生特异的抗血小板抗体 PA-IgG,该抗体与血小板膜糖蛋白Ⅱb/Ⅲa(GPⅡb/Ⅲa)结合后,抗体分子的 Fc 段暴露,并与巨噬细胞的 Fc 受体结合,导致血小板被吞噬、破坏,血小板的寿命缩短,造成血液中的血小板减少。同时,机体巨核细胞代偿性增生,血小板更新加快,释放出年幼的大血小板,使平均血小板体积增加。此外,脾脏产生的血小板凝集因子以及循环免疫复合物补体(PAC)也参与血小板的破坏。因此,患者血液循环中 PA-IgG 及 PAC 水平升高,并与血小板计数呈负相关。

2.巨核细胞的数量及质量异常,血小板生成减少

ITP 曾经被认为是血小板破坏增加超出骨髓代偿性产生血小板的速率导致的。但进一步的认识对这种理论提出了质疑,并有证据表明在大部分 ITP 患者中血小板的生成速率也同样是下降的。研究发现,ITP 患者体内巨核细胞相关的 IgG(MA-IgG)水平明显升高,该抗体可

能损伤巨核细胞或者抑制巨核细胞释放血小板,造成血小板生成不足。此外,由于雌激素可抑制血小板生成及增强单核-吞噬细胞系统对抗体结合的血小板的吞噬作用,多数研究认为 ITP 在妊娠期易加重。

二、ITP 与妊娠的相互影响

1.妊娠对 ITP 的影响

一般认为妊娠并不影响 ITP 的病程及预后,妊娠期诊断者无须终止妊娠。对于病情已稳定的 ITP 妇女,在妊娠期疾病复发的危险性增加,病情活动的 ITP 妇女,妊娠可使病情加重。

2.ITP 对妊娠的影响

ITP 并非妊娠及分娩的禁忌证。但如果孕前血小板重度减少伴出血倾向且治疗无效,妊娠期血小板计数可能进一步降低,故在这种情况下不建议妊娠。ITP 患者的自然流产率及母胎病死率较正常孕妇增大,如未规范治疗,其流产率达 23%,胎儿病死率达 26.5%,孕妇病死率达 11%,分娩期可诱发颅内出血、软产道血肿形成等。

3.ITP 对胎儿及新生儿的影响

母体的 PA-IgG 在妊娠期可通过胎盘到达胎儿循环,导致胎儿的血小板减少,增加胎儿或新生儿的消化道及颅内出血的危险。

三、临床表现

1.妊娠期 ITP 表现可分为两种情况

(1)急性型:多数患者为妊娠合并 ITP,即孕前血小板减少或有明确诊断的 ITP 病史。80% 以上在发病前 1~2 周有上呼吸道感染史,特别是病毒感染史;患者常有临床出血表现,以黏膜及皮下出血为主,例如,皮肤自发性或搔抓后出现紫癜,皮肤易擦伤,出现四肢远端的瘀点、瘀斑,牙龈出血,鼻黏膜出血及便血,极少数患者可发生消化道、生殖道、视网膜及颅内出血。出血症状常呈持续性,并与血小板减少程度相关,一般来说,出血症状常发生于血小板计数 $<30\times10^9$/L 者。患者的脾脏通常无明显肿大或仅轻度增大。

(2)慢性型:一般无前驱症状,1/3 以上的患者无出血相关症状,多在常规产检时发现血小板计数反复少于 100×10^9/L,其减少程度常随妊娠进展而加重,妊娠晚期血小板计数常少于 50×10^9/L。患者的出血倾向较轻而局限,常呈反复发作,严重内脏出血少见,月经过多常见,长期的月经过多可引起失血性贫血,病程超过半年者可以出现轻度脾肿大。

2.实验室检查

(1)血小板:国内一般将血小板少于 100×10^9/L 为定义血小板减少,血小板减少可以分为四度。①轻度:血小板少于 100×10^9/L 而多于 50×10^9/L,只在外伤处出血。②中度:血小板不多于 50×10^9/L,而多于 25×10^9/L,无广泛出血。③重度:血小板不多于 25×10^9/L,而多于 10×10^9/L,可见广泛出血,外伤处出血不止。④极重度:血小板不多于 PLT$\leqslant10\times10^9$/L,自发性出血不止,危及生命(包括颅内出血)。急性型 ITP 患者的血小板计数多在 30×10^9/L 以下,慢性型 ITP 患者的血小板计数多在 50×10^9/L 左右;患者的平均血小板体积增大,易见大型血小板;出血时间延长,血块收缩不良;90% 以上患者的血小板生存时间明显缩短,但血小板功能未见异常。

(2)骨髓检查:急性型骨髓巨核细胞可轻度增多或正常,有成熟障碍,产板型巨核细胞减少,慢性型巨核细胞可显著增加。骨髓穿刺对于妊娠合并 ITP 有一定诊断意义,但属于有创性检查,如果不伴白细胞数量及形态异常、淋巴结肿大等症状,则不需要常规进行骨髓穿刺。

(3)血清血小板相关抗体(PA-IgG)及血小板相关补体(PAC3):母体 PA-IgG 的升高值与血小板计数及血小板生存时间呈负相关,当血小板低于 50×10^9/L 时,90%的患者 PA-IgG 检测呈阳性,但由于免疫性或非免疫性血小板减少均可有 PA-IgG 水平升高,检查结果缺乏特异性,故不能将其作为诊断依据,也不能将其作为 ITP 患者妊娠结局的预测。血小板膜糖蛋白 GPⅡb/Ⅲa 特异性自身抗体检测(monoclonal antibody immobilization of platelet antigen assay,MAIPA)的特异性高达 90%,其可用于免疫性与非免疫性血小板减少的鉴别。

四、诊断及鉴别诊断

1.ITP 临床表现的 3 种可能

①孕前有 ITP 病史;②妊娠期偶然发现血小板减少;③妊娠期突发临床出血症状。

2.ITP 的诊断要点

①至少 2 次检验血小板计数小于 100×10^9/L;②骨髓检查显示巨核细胞成熟障碍;③脾脏不大或轻度增大;④具备以下任何一项:激素治疗有效,血小板相关抗体(PA-IgG)及血小板相关补体(PA-C3)增多,切脾有效,血小板寿命测定缩短;⑤排除其他继发性血小板减少疾病。

3.鉴别诊断

(1)妊娠期血小板减少症(gestational thrombocytopenia,GT):约占妊娠期血小板减少的 70%,是孕期血小板减少的最常见原因。对具有以下几点特征者可考虑 GT 诊断:①妊娠前无血小板减少的病史;②多数患者在妊娠中晚期发现血小板减少,无其他合并症;③血小板计数多为(70~100)$\times 10^9$/L,亦有血小板计数少于 50×10^9/L 者,但无明显出血症状及体征,抗血小板抗体呈阴性,肝功能、肾功能及凝血功能正常;④与胎儿血小板减少无内在联系,不发生新生儿血小板减少;⑤分娩后产妇血小板短期内回升至正常,通常产后 1~2 个月恢复正常。GT 与 ITP 间的鉴别有时比较困难。最新研究显示,妊娠 28 周前出现血小板减少及孕期首次发现血小板计数少于 50×10^9/L 可以作为 ITP 诊断的两个独立预测因素。

(2)先兆子痫:占孕期血小板减少病因的 5%~21%。孕期新发高血压以及血小板计数小于 100×10^9/L 是诊断重度先兆子痫的血液学指标。除非患者发生 HELLP 综合征,否则显著性的出血较少见。有关先兆子痫患者血小板减少的原因仍不明了,一般认为血管痉挛引起血管内皮细胞缺血损伤,血小板凝集,从而使血小板消耗性减少。患者有高血压、水肿、蛋白尿等临床表现,可导致胎儿宫内生长受限,一般不引起新生儿血小板减少。

(3)血栓性血小板减少性紫癜(thrombotic thrombocytopenic purpura,TTP):是一种较少见的血液病,可由妊娠诱发。该病为临床诊断,主要表现:①微血管病性溶血性贫血,以血红蛋白水平降低、网织红细胞水平升高、间接胆红素增加、血片中有大量畸形、红细胞破碎及出现有核红细胞为特点;②有血小板减少性紫癜;③神经系统损害,可有头痛、抽搐、昏迷、肢体瘫痪等;④发热;⑤肾脏损害,表现为蛋白尿、血尿、尿素氮含量升高。如孕妇合并三联征(微血管性溶血性贫血、进行性血小板减少、神经系统异常)或五联征(三联征+发热及肾脏损害),则妊娠合并 TTP 的诊断即可成立。

(4)其他少见疾病:包括系统性红斑狼疮、弥漫性血管内凝血、抗磷脂综合征等。根据患者的临床症状、血常规、凝血功能、肝功能、抗磷脂抗体,狼疮全套及免疫全套等一般容易鉴别。

五、治疗

1.妊娠期处理

ITP 孕妇的治疗目标:主要预防严重血小板减少引起的不良出血事件。ITP 孕妇的血小板具有正常功能,因此血小板水平达到预防和终止严重出血的安全阈值即可。不强调血小板计数维持在正常水平。美国血液学会、英国血液学会认为:无出血症状的 ITP 患者,妊娠早期及中期维持血小板计数>30×10^9/L 时不需要治疗,而国内多数学者认为此标准为血小板计数>50×10^9/L。治疗通常在出现典型出血症状、血小板计数<30×10^9/L 或者在特定操作前。

治疗方案:类固醇皮质激素或联合静脉内免疫球蛋白是孕妇 ITP 的一线治疗方案。除支持疗法、纠正贫血外,可根据病情采取下述治疗。

(1)肾上腺皮质激素:首选糖皮质激素,有效率为 80%。糖皮质激素可改善毛细血管的通透性,抑制单核-吞噬细胞系统对血小板的破坏,减少 PA-IgG 生成,刺激骨髓造血及血小板释放。国内推荐对妊娠血小板计数小于 50×10^9/L、有出血倾向者,用泼尼松 40~100 mg/d 或者 1~2 mg/(kg·d),治疗 3~7 d 起效,2~3 周达高峰,病情缓解后可逐渐减量至 10~20 mg/d 维持。然而,目前采用糖皮质激素治疗妊娠合并 ITP 的不良反应已受到关注,当泼尼松剂量>15 mg/d 时,可增加早产、子痫前期、妊娠期糖尿病、胎儿生长受限以及先天性出生缺陷的风险。2014 年日本诊治指南推荐的激素剂量更为保守,建议有明显出血倾向的孕妇采用低剂量(10~20 mg/d)泼尼松的初始治疗方案,治疗反应在用药的 4~14 d 出现。用药 1~4 周到达血小板的高峰平台期,维持使用至少 21 d,然后逐步减至维持量 5~10 mg。有严重出血倾向的孕妇可考虑甲基泼尼龙 1 g/d,持续 3 d,可与丙种球蛋白或输注血小板水平同时使用。激素治疗过程中应注意监测血压、血糖的变化,预防感染及保护胃黏膜。

(2)静脉内免疫球蛋白(IVIG):可以抑制单核巨噬细胞的 Fc 受体与血小板结合,减少和避免血小板被吞噬。通常用于对皮质激素反应不佳、使用皮质激素有严重不良反应以及严重出血需要迅速升高血小板的情况。常用剂量为 400 mg/(kg·d),静脉滴注 5~7 d。

(3)输血小板:输注血小板后可刺激机体产生抗血小板抗体,输入的血小板可被迅速破坏,仅可存活 40~230 min(正常时 8~12 d)。输血小板适用于以下情况:①血小板计数<10×10^9/L;②出血严重或有颅内出血;③剖宫产术中,1 个治疗量机采血小板(约 10 U 浓缩血小板悬液)可升高血小板(30~60)×10^9/L,故可在术前 1 h 内输注 1~3 治疗量机采血小板,同时使用高剂量的皮质激素或者 IVIG。

(4)脾切除:对于一线治疗后血小板计数仍小于 10×10^9/L 且存在严重出血倾向的 ITP 患者可考虑脾切除。脾切除是唯一使 ITP 患者在 1 年甚至更长时间获得缓解的唯一治疗方法,其治疗的有效率达 70%~90%。妊娠早期行脾切除,流产风险较大,妊娠 29 周以后受增大子宫的影响,脾切除困难,故可在妊娠中期行腹腔镜下脾切除。

(5)其他:在非孕期使用的药物(如细胞毒药物以及免疫抑制剂)使致畸风险增大,应在怀孕期避免用药。

2.分娩期处理

(1)分娩时机的选择:血小板计数控制正常的情况下,可等待自然临产。如果超过预产期、具有产科引产指征、胎膜早破、无宫缩,可考虑人工引产。随着孕周增大,多数患者的血小板计数进一步降低,尤其在妊娠晚期可能会显著下降,故在妊娠 37 周后结合宫颈成熟度可考虑计划分娩。如果患者对治疗无效,血小板进行性下降或存在出血倾向,可遵循以下原则计划分娩:妊娠不足 34 周者,尽可能保守治疗,延长孕周;妊娠 34 周后,则考虑终止妊娠。

(2)阵痛及分娩方式的选择:产时出血是 ITP 最严重的危害。在分娩前,ITP 的处理主要由产妇的出血风险决定。推荐在进行硬膜外麻醉时,血小板计数>$80×10^9$/L,而剖宫产术前血小板计数>$50×10^9$/L。分娩方式主要由产科指征决定。对血小板计数<$30×10^9$/L 并有出血倾向者、血小板计数<$20×10^9$/L 且不伴有出血倾向者、脾切除者、胎儿血小板计数<$50×10^9$/L者、有产科指征者建议剖宫产。当患者的血小板计数>$50×10^9$/L 且无产科并发症时可经阴道分娩,产时避免胎头吸引术。

3.产后处理

ITP 并非母乳喂养禁忌证,但初乳中含抗血小板抗体,需要根据母体病情及新生儿的血小板计数酌情选择。糖皮质激素治疗对哺乳影响较小,产后可以继续使用并逐渐减量。分娩后血小板计数需要 2~3 月恢复正常,产后定期复查血小板计数。

(曹丽琼)

第九节　TORCH 综合征

TORCH 是一组具有致畸作用的病原微生物的缩写,其中 T 是指弓形虫(toxoplasma,Toxo),O 是指其他(others),包括梅毒螺旋体等,R 是指风疹病毒(rubella virus,RV),C 是指巨细胞病毒(cytomegalovirus,CMV),H 是指单纯疱疹病毒(herpes simplex virus,HSV)。

TORCH 综合征就是 TORCH 感染。一般孕妇感染后无症状或症状轻微,部分可垂直传播给胎儿,导致宫内感染,从而引起流产、死胎、早产和先天畸形等,幸存后也可能遗留中枢神经系统损害。

在我国,TORCH 感染广泛存在。本节主要阐述 Toxo、RV、CMV 和 HSV 感染,目前研究者认为巨细胞病毒和弓形虫是造成胎儿宫内感染常见的病原体。

一、传播途径

1. 孕妇感染

Toxo 主要通过食用未煮熟的肉类、接触病畜的排泄物或飞沫而感染。感染后,病原体形成包囊,长期潜伏在中间宿主(如猫)受感染的组织中。RV 主要是直接传播或飞沫传播。CMV 主要通过飞沫、唾液、尿液和性接触传播,也可以通过输血、器官移植等感染。HSV 主要通过性接触传播。

2. 垂直传播

在母儿间的传播途径主要为垂直传播,包括宫内感染、产道感染及出生后感染。可通过胎盘血行感染胚胎或胎儿,也可经生殖道上行感染胎盘或胎儿导致宫内感染。分娩过程中通过软产道可感染胎儿。出生后通过母乳、母亲唾液和母血等感染新生儿。

二、临床表现及对母儿的影响

1. 对孕妇的影响

孕妇感染后大部分无明显症状或症状轻微,部分孕妇可表现为不典型的感冒症状。60%～70%的 RV 感染者会出现皮疹,皮疹最先出现在面部,然后向下转移,一般持续 3d。HSV 感染者的生殖器及肛周出现散在的小水疱,部分破溃成糜烂或溃疡,常伴疼痛。

2. 对胎儿、新生儿的影响

(1)弓形虫病:妊娠早期感染对胎儿影响严重,可引起流产、死胎或出生缺陷等,幸存者智力低下。妊娠中期引起死胎、脑内钙化、脑积水等严重损害。妊娠晚期引起早产、胎儿肝和脾肿大、黄疸、心肌炎,部分新生儿先天性弓形虫感染在出生时症状并不明显,但在远期会出现明显的临床表现,如危及视力的脉络膜视网膜炎、耳聋、智力低下、癫痫发作及发育迟缓等。

(2)RV 感染:眼、耳、心血管是风疹病毒最常侵袭的部位。RV 宫内感染可发生先天性风疹综合征(Gregg 三联征),临床表现如下。①眼:先天性白内障、青光眼、小眼、色素性视网膜病等;②心血管系统:房间隔缺损、室间隔缺损、法洛四联征等;③中枢神经系统:感觉神经性耳聋、小脑畸形、发育迟缓、智力低下。远期后遗症有糖尿病、性早熟和进行性全脑炎等。妊娠的结局取决于感染时的胎龄,妊娠早期感染风疹病毒后,严重的先天畸形及胎儿损害的发生率约为 22%,妊娠中期时该发生率约为 10%。

(3)CMV 感染:妊娠早期感染后可诱发流产、胎儿生长受限等,胎儿致畸的风险也明显上升,由于巨细胞病毒可通过胎盘,所以随着孕周增大胎儿感染率增大。先天性巨细胞病毒感染主要导致中枢神经系统和眼、耳的损害。感染后胎儿期主要表现为小头畸形、脑室扩张、颅内钙化点等,新生儿期可出现肝大、脾大、血小板减少性紫癜、智力障碍等。

(4)HSV 感染:妊娠早期感染一般不会引起自然流产或死胎发生率增大,但在妊娠晚期可导致早产。先天性的 HSV 感染可导致胎儿皮肤缺损、小头畸形、无脑畸形、大脑和小脑坏死、颅内钙化等,往往会导致胎儿死亡。在存活儿中,有 40% 在围生期发病,主要为慢性神经系统后遗症。新生儿 HSV 感染可表现为皮肤、眼部、口腔和中枢神经系统的感染。

三、筛查与诊断

在知情同意的前提下,可以为准备妊娠的妇女或妊娠早期孕妇进行 TORCH 抗体的检查。诊断主要依据病史、临床表现及实验室检查。

1. 病原学检查

采集母体的血、尿、乳汁、羊水、脐血和胎儿的血、尿等,进行病原学检查,包括循环抗原检测(弓形虫)、细胞学检查(CMV 包涵体)、病毒分离(RV、CMV、HSV)以及核酸扩增试验,如以 PCR、RT-PCR 检测 Toxo DNA、RV RNA、CMV DNA 和 HSV DNA 或晚期 mRNA。

2. 血清学检查

检测血清中特异性抗体 IgM、IgG,结合 IgG 亲和力指数确定孕妇的感染状况。①IgM 阳性、IgG 阳性或血清学转换,若 IgG 亲和力指数低提示原发感染;IgG 抗体滴度持续升高提示再次感染;若 IgG 亲和力指数高则为复发感染。②IgG 呈阳性、IgM 呈阴性提示既往感染,在间隔10～20 d 再次检测,IgG 滴度为原来的 5 倍以上,IgM 抗体可以是阳性或阴性,则 TORCH 复发感染的可能性大。③IgG 呈阴性、IgM 呈阳性,2 周后复查,如 IgG 转为阳性则为急性感染,如仍为阴性则可能是 IgM 假阳性或长期持有。④脐血中检测到 IgM 抗体,则为宫内感染。⑤Toxo IgA和 IgE 也可用于诊断急性感染。

如果妊娠中发生原发感染或者再次感染,而且感染持续时间较长,特别是超声检查已经发现胎儿宫内发育异常,且仍处于孕 28 周内,可进行介入性产前诊断。

四、治疗

如果存在胎儿宫内感染,不应依据一次或多次血清学检测结果而向孕妇做出终止妊娠的建议。需要根据孕妇感染的病原体种类、感染状态(原发感染或复发感染)、感染发生的孕期和持续时间、介入性产前诊断结果以及是否合并有胎儿超声异常表现等多方面信息进行综合评估。

1. 弓形虫感染的治疗

螺旋霉素可用于母体弓形虫感染的治疗,如血清学检查显示母亲原发感染,可给予螺旋霉素,口服,首选乙酰螺旋霉素,每次 0.5 g,每日 4 次,连用 2 周,间歇 2 周,可重复 1 个疗程。如果羊水检查证实弓形虫感染,则给予磺胺嘧啶,每次 1~1.5 g,口服;每日 1 次,乙胺嘧啶每次 25~100 mg,口服,每日 1 次;叶酸 10~25 mg(降低上述药物对骨髓的毒性作用),共用 28 d。在妊娠早期禁止联合使用磺胺嘧啶及乙胺嘧啶(乙胺嘧啶有致畸作用),但可单独使用磺胺嘧啶。对弓形虫感染的孕妇分娩的新生儿,也应给乙酰螺旋霉素治疗,每次 30 mg,每日 4 次,连用 1 周,该药可减少宫内感染的风险,但并不能治疗已感染的胎儿。

2. RV 感染与 CMV 感染的治疗

对两者目前没有特定的治疗规范,抗病毒药物对于妊娠期 RV 感染与 CMV 感染治疗的有效性未得到证实。妊娠早期一经确认为原发感染,应向孕妇及家属交代 RV 感染或 CMV 感染对胎儿和新生儿的可能影响和结局,以决定胎儿的取舍。若继续妊娠,应于孕妇感染 5~7 周或妊娠 21 周后检查羊水中的 RV 或 CMV 或脐血特异性 IgM 抗体。通过动态 B 超、胎儿磁共振检查以及羊水中 RV 或 CMV、DNA 负荷量来预测胎儿的结局。产妇乳汁中检测出 CMV,应停止哺乳,改为人工喂养。

3. HSV 感染

治疗原则是减轻症状,缩短病程,减少 HSV 排放,控制其传染性。对于原发 HSV 感染者,应给予阿昔洛韦,每次口服 400 mg,每日 3 次,连用 7~10 d;或每次口服 200 mg,每日 5 次,连用 7~10 d。对于复发 HSV 感染者,应给予阿昔洛韦,每次口服 400 mg,每日 3 次,连用 5 d;或每次口服 800 mg,每日 2 次,连用 5 d。

(曹丽琼)

第十一章 妊娠并发症

第一节 异位妊娠

受精卵在子宫体腔以外着床称异位妊娠,习惯称宫外孕。异位妊娠根据受精卵在子宫体腔外种植部位不同可分为输卵管妊娠、卵巢妊娠、腹腔妊娠、阔韧带妊娠、宫颈妊娠、剖宫产瘢痕部位妊娠。

异位妊娠是妇产科常见的急腹症之一,发生率约为1%,并有逐年升高的趋势,是早期妊娠相关疾病死亡的最主要原因,以输卵管妊娠最为常见,其约占异位妊娠的95%。

一、输卵管妊娠

输卵管妊娠指受精卵在输卵管的某一部位着床并发育。受精卵可以着床在输卵管的任何部位,最多见于壶腹部,约占70%;其次为峡部、伞部,间质部妊娠较少见。

(一)病因

任何因素促使受精卵运行延迟,干扰受精卵的发育,阻碍受精卵及时进入子宫腔均可导致输卵管妊娠。

1. 输卵管异常

输卵管异常包括结构和功能上的异常。

(1)输卵管炎:是引起异位妊娠的主要原因,可分为输卵管黏膜炎和输卵管周围炎。输卵管炎轻者可引起输卵管管腔狭窄,呈通而不畅的状态,纤毛功能受损,蠕动减弱,影响受精卵的正常运行,使受精卵在输卵管内着床,重者输卵管完全堵塞,导致不孕。反复的衣原体感染及淋病奈瑟球菌感染常引起输卵管黏膜炎,增加输卵管妊娠的发生率。

(2)输卵管妊娠史或手术史:发生过输卵管妊娠的患者,经药物或保守性手术治疗,再次妊娠时异位妊娠的可能性高达10%。输卵管绝育术、输卵管整形术、输卵管吻合术等造成输卵管管腔狭窄、阻塞或输卵管周围粘连,均可引起输卵管妊娠。此外,腹腔镜下电凝输卵管,可形成输卵管瘘而导致输卵管妊娠。

(3)输卵管发育异常:输卵管过长、过细,肌层发育不良,黏膜纤毛缺乏,有双输卵管、输卵管憩室、副伞等均可影响受精卵运送过程及着床,造成输卵管妊娠。

(4)其他因素:输卵管周围病变(如子宫肌瘤、卵巢肿瘤),压迫输卵管,影响输卵管蠕动,造成输卵管妊娠。

2. 避孕失败

(1)宫内节育器:目前大多数学者认为,使用宫内节育器大大降低了妊娠率,但避孕失败后发生异位妊娠的机会较大,约为17.8%。

(2)口服避孕药:孕激素类避孕药影响输卵管的蠕动,可能引起输卵管妊娠。应用大剂量孕激素来做事后避孕,如果避孕失败,输卵管妊娠的可能性增加。

3.辅助生育技术

辅助生育技术包括人工授精、促排卵药物的应用、体外受精-胚胎移植、配子输卵管移植等。应用辅助生育技术后,输卵管妊娠的发生率增加。进行体位受精-胚胎移植时使用新鲜周期胚胎比使用冷冻周期胚胎发生输卵管妊娠的概率更大。

4.其他

内分泌异常、精神紧张、吸烟等也可导致输卵管蠕动异常或痉挛而发生输卵管妊娠。

(二)病理

1.输卵管妊娠的特点

输卵管管腔狭小,管壁薄且缺乏黏膜下组织,黏膜的蜕膜样变不全,胚胎绒毛常直接侵蚀输卵管肌层,不利于胚胎组织的生长发育,常产生以下结局。

(1)输卵管妊娠流产:多见于妊娠8~12周输卵管壶腹部妊娠。受精卵逐渐长大,向管腔膨出,以发育不良的蜕膜组织为主形成的包膜难以承受胚胎的膨胀张力,胚胎及绒毛自管壁附着处分离,落入管腔。由于其比较接近伞端,通过逆蠕动挤入腹腔,则为输卵管妊娠完全流产,出血往往不多。

如受精卵仅有部分剥离排出,部分绒毛仍残留在管腔内,形成输卵管妊娠不全流产,残留的绒毛组织继续侵蚀输卵管管壁,而管壁的肌肉收缩力差,不易止血,持续或反复出血量较多时,积聚在输卵管内,形成输卵管积血,也可经伞端流出,沉积于子宫直肠陷凹处而形成盆腔积血,甚至流向腹腔。

(2)输卵管妊娠破裂:多见于输卵管峡部妊娠,少数发生于输卵管间质部妊娠。输卵管峡部管腔狭窄,故发病时间较早,多在妊娠6周。绒毛侵蚀输卵管后穿破管壁,胚胎由裂口流出,输卵管肌层的血管丰富,因此输卵管妊娠破裂的内出血较输卵管妊娠流产者严重。若管壁裂伤处有较大血管出血活跃,短时间内大量血液流入腹腔,可致休克,亦可反复出血,在阔韧带、盆腔和腹腔内形成较大的血肿。输卵管间质部局部肌肉组织较厚,妊娠12~16周才发生输卵管破裂。间质部妊娠虽不多见,但此处血管丰富,一旦破裂出血极为严重,短时间即可出现低血容量休克,危及生命。

(3)陈旧性异位妊娠:输卵管妊娠流产或输卵管妊娠破裂患者中,部分患者未能及时治疗,由于反复腹腔内出血,形成血肿,最后胚胎死亡,内出血停止,血肿机化变硬,与周围组织粘连,临床上称陈旧性宫外孕。

(4)继发性腹腔妊娠:无论是输卵管妊娠流产还是输卵管妊娠破裂,胚胎从输卵管排入腹腔内或阔韧带内,多数死亡,偶尔也有存活者。若存活胚胎的绒毛组织附着于原位或排至腹腔后重新种植而获取营养,可继续生长发育,形成继发性腹腔妊娠。

2.子宫的变化

(1)子宫体:增大,变软,但小于正常宫内妊娠月份相同的子宫。

(2)子宫内膜:其改变与正常妊娠相似,滋养细胞产生的 HCG 使子宫内膜发生蜕膜反应,可呈增生期改变或 Arias-Stella(A-S)反应,即显微镜下可见腺上皮细胞增大,核深染,突入腺腔,细胞质富含空泡。随着输卵管妊娠流产或输卵管妊娠破裂的发生,胚胎死亡,HCG 水平下降,蜕膜发生退行性变或坏死,部分患者的蜕膜完整地自宫腔剥离,随阴道流血排出,呈三角形外观,称为蜕膜管型;部分患者的内膜小片状脱落而出现不规则阴道流血。子宫内膜可分别呈A-S反应、月经期或增生期改变、分泌期反应。

(三)临床表现

输卵管妊娠的临床表现与病变部位、有无流产或破裂、发病缓急以及病程长短有关。

1.症状

典型临床表现包括停经、腹痛及阴道流血。

(1)停经:除输卵管间质部妊娠停经时间较长外,多数停经6~8周,少数仅月经延迟数日,20%~30%的患者无明显停经史,而将异位妊娠时出现的不规则阴道流血误认为月经,或由于月经过期仅数日而不认为是停经。

(2)腹痛:为本病就诊主要症状,占95%。输卵管妊娠未发生流产或破裂前胚胎生长使输卵管膨胀而产生一侧下腹部隐痛或胀痛。当发生输卵管妊娠流产或破裂时,患者突感一侧下腹部撕裂样疼痛,常伴有恶心、呕吐。若内出血积聚在子宫直肠陷凹,刺激直肠产生肛门坠胀感,进行性加重。随着病情的发展,疼痛可扩展至整个下腹部,甚至引起胃部疼痛或肩部放射性疼痛。

(3)阴道流血:多为不规则点滴状流血,阴道流血量较月经量少,色暗红。少数患者的阴道流血量较多。流血可发生在腹痛出现前,也可发生在其后。一般常在异位妊娠病灶去除后出血才能停止。

(4)妊娠相关症状:少数患者出现畏寒、头晕、乏力、嗜睡、缺乏食欲、恶心、晨起呕吐等早孕症状。

(5)昏厥与休克:由于骤然内出血及剧烈腹痛,患者常感到头晕眼花、恶心、呕吐、心慌,并出现面色苍白、四肢发冷乃至昏厥,若诊治不及时,患者将发生失血性休克而死亡。其发生与内出血的速度和量有关,但程度与外出血不成正比。内出血越多、越快,症状出现越迅速、越严重。

2.体征

(1)一般情况:内出血较多者呈贫血貌。大量出血时脉搏细速,血压下降。体温一般正常,休克患者的体温略低。病程长、腹腔内血液吸收时可有低热。如合并感染,则体温可升高。

(2)腹部检查:一旦发生内出血,腹部多有明显压痛及反跳痛,尤以下腹患侧最为显著,但腹肌紧张较轻。内出血多时,腹部叩诊移动性浊音呈阳性。

(3)盆腔检查:阴道内可有来自子宫腔的少许血液,患者的子宫变软,但增大不明显,部分患者可触及膨胀的输卵管,伴有轻压痛。一旦输卵管妊娠流产或破裂发生内出血,会有明显的子宫颈举痛或摇摆痛,此为输卵管妊娠的主要体征之一,是加重对腹膜的刺激所致。内出血多时后穹隆饱满、有触痛,子宫有漂浮感。血肿多位于子宫后侧方或直肠子宫陷凹处,边界不清。病程较长时血肿与周围组织粘连,形成包块,机化变硬。输卵管间质部妊娠时,子宫大小与停经月份基本符合,但子宫不对称,一侧角部突出,破裂所致的征象与子宫破裂极相似。

(四)诊断

根据上述临床表现,对有典型破裂症状和体征的患者诊断并不困难,无内出血或症状不典型者则容易被忽略或误诊。

1.妊娠试验

血 β-HCG 测定是早期诊断异位妊娠的方法。异位妊娠时,患者体内的 β-HCG 水平较宫内妊娠低,连续监测血 β-HCG,若其倍增时间大于正常妊娠血 β-HCG 的倍增时间,则有异位妊娠的可能。

2.超声检查

超声检查已成为诊断输卵管妊娠的重要方法之一。输卵管妊娠的声像特点:①子宫内不见妊娠囊,内膜增厚;②宫旁一侧见边界不清、回声不均匀的混合性包块,有时可见宫旁包块内有妊娠囊、胚芽及原始心管搏动,为输卵管妊娠的直接证据;③直肠子宫陷凹处有积液。由于子宫内有时可见假妊娠囊,易误诊为宫内妊娠。诊断异位妊娠时,若能将 β-HCG 的测定与超声相结合,对确诊帮助很大。当 β-HCG 水平≥2 000 U/L 时,阴道超声可看到宫内妊娠囊,若未见宫内妊娠囊,则应高度怀疑异位妊娠。

3.腹腔镜检查

腹腔镜检查是异位妊娠诊断的重要方法,不但可用于诊断,而且可用于治疗。腹腔镜下可见患侧输卵管肿大,表面呈紫蓝色或有破口,腹腔内可有出血。但有 3%~4% 的患者因妊娠囊过小被漏诊,也有极少部分患者因输卵管扩张、充血等改变被误诊为异位妊娠。腹腔镜检查联合妊娠试验或超声检查可协助诊断,大大降低误诊率。

4.阴道后穹隆穿刺

阴道后穹隆穿刺适用于疑有腹腔内出血的患者。由于直肠子宫陷凹是盆腔的最低点,少量出血即可积聚于此。当疑有内出血时,可用穿刺针经阴道后穹隆抽吸直肠子宫陷凹,若抽出物为陈旧性血液或暗红色血液,放置 10 min 仍不凝固,则内出血诊断较肯定。内出血量少,血肿的位置较高,直肠子宫陷凹有粘连时,可能抽不出血,故穿刺呈阴性不能否定输卵管妊娠的存在。

5.诊断性刮宫

目前很少依靠诊断性刮宫协助诊断异位妊娠,仅将其用于阴道流血较多需排除宫内妊娠者。病理切片中见到绒毛,可诊断为宫内妊娠,仅见蜕膜,未见绒毛有助于诊断异位妊娠。

(五)鉴别诊断

应鉴别输卵管妊娠与流产、急性输卵管炎、急性阑尾炎、黄体破裂、卵巢囊肿蒂扭转等引发急性下腹痛的疾病。

(六)处理

输卵管妊娠的治疗方法有手术治疗和非手术治疗。

1.手术治疗

手术治疗分为保守性手术和输卵管切除手术。

(1)保守性手术:手术仅清除妊娠物而保留患侧输卵管,适用于血流动力学稳定、年轻、有生育要求,特别是对侧输卵管阙如或有明显病变的患者。一般根据病变累及部位及其损伤程度选择术式:对伞部妊娠可挤压妊娠物,使其自伞端排出;对壶腹部妊娠可切开输卵管,取出胚胎后缝合管壁;对峡部妊娠则可切除病灶后再行断端吻合输卵管。对输卵管妊娠行保守手术后,残余滋养细胞有可能继续生长,再次发生出血,引起腹痛等,称为持续性异位妊娠(persistent ectopic pregnancy,PEP)。

术后应密切监测血清 β-HCG 水平,如术后 β-HCG 升高,术后 1 d 血 β-HCG 水平下降程度<50%,或术后 12 d 血 β-HCG 水平未下降至术前值的 10% 以下,即可诊断为 PEP,应及时给予 MTX,必要时再次手术。

(2)输卵管切除术:适用于无生育要求、内出血并发休克的急症患者。应尽量缩短手术时间,开腹后迅速用无齿卵圆钳钳夹患侧输卵管,找到出血点,钳夹止血,再进行患侧输卵管切除术,保留卵巢。输卵管间质部妊娠手术应争取在破裂之前进行,做子宫角部楔形切除及患侧输卵管切除,必要时切除子宫。手术可开腹或在腹腔镜下进行,目前,腹腔镜手术是治疗异位妊娠的主要方法。

2.非手术治疗

非手术治疗包括药物治疗和期待疗法。

(1)药物治疗:目前用于治疗异位妊娠的药物以 MTX 为首选。MTX 主要适用于早期输卵管妊娠,要求保留生育能力的年轻患者。适应证:①无药物治疗禁忌证;②输卵管妊娠未发生破裂;③输卵管妊娠包块直径≤4 cm;④血 β-HCG 水平<2 000 U/L;⑤无明显内出血。治疗方案:①单次给药:剂量为 50 mg/m²,肌内注射 1 次;②分次给药:MTX 0.4 mg/(kg·d),肌内注射,5 d 为一个疗程。局部用药是将药物在腹腔镜或超声引导下注入输卵管的妊娠囊内。

在 MTX 治疗期间应用超声和 β-HCG 的监测进行严密监护,注意病情变化和药物的毒副反应,如口腔炎、骨髓抑制或肝、肾损害。若 β-HCG 水平持续不下降,伴盆腔包块明显增大,或出现输卵管破裂征象,有内出血情况,应立即手术治疗。

(2)期待疗法:少数输卵管妊娠可能发生自然流产或溶解吸收,自然消退,症状较轻,不需要手术或药物治疗。适应证:①无临床症状或症状轻微;②随诊可靠;③输卵管妊娠包块直径<3 cm;④血 β-HCG 水平<1 000 U/L,且持续下降;⑤无腹腔内出血。期待治疗期间也应严密监护,若血 β-HCG 水平下降不明显或出现腹腔内出血征象,应及早使用药物或手术治疗。

二、其他部位异位妊娠

(一)剖宫产瘢痕部位妊娠

剖宫产瘢痕部位妊娠是指胚胎着床于子宫下段剖宫产瘢痕部位的肌层,是剖宫产的远期并发症之一。近年来由于剖宫产率居高不下,该病的发生率明显上升。经阴道超声是诊断剖宫产瘢痕部位妊娠的主要手段,其图像:①子宫腔及子宫颈管内无妊娠囊;②子宫峡部前壁瘢痕处可见妊娠囊;③超声下可见原始血管搏动或仅见混合性回声包块;④膀胱壁和妊娠囊之间缺少正常的肌层。彩色多普勒超声可显示妊娠物内部及周边血流丰富。三维超声及 MRI 检查可显著提高诊断的准确性,但一般不作为常规检查方法,仅在对特殊疑难病例诊断困难时应用。

目前对剖宫产瘢痕部位妊娠缺乏标准的治疗方式,应根据患者的年龄、病情、超声显像、血β-HCG水平以及患者对生育的要求等,可采用不同的治疗方法。常用的治疗方法如下。①清宫术:如 B 超监视下清宫术、MTX 治疗后清宫术、子宫动脉栓塞后清宫术;②腹腔镜或开腹妊娠物切除:直接切除病灶,缝合伤口,可对子宫动脉栓塞术做辅助治疗;③子宫切除术:短时间大出血,情况危急时为挽救患者生命可切除子宫。

(二)腹腔妊娠

腹腔妊娠指位于输卵管、卵巢、阔韧带以外的腹腔内妊娠,发病率为 1∶15 000,母体病死率约为 5%,胎儿存活率仅为 1‰。

腹腔妊娠分为原发性和继发性两类。继发性腹腔妊娠可继发于输卵管妊娠破裂或流产、宫内妊娠子宫破裂和卵巢妊娠破裂。原发性腹腔妊娠更为少见。诊断原发性腹腔妊娠的条件:①两侧输卵管和卵巢无近期妊娠的证据;②无子宫腹膜瘘形成;③妊娠只存在于腹腔。超声检查子宫内无胎儿,或胎儿位于子宫以外。腹腔妊娠确诊后,应立即经腹取出胎儿,术前需要做好输血准备,术后应用抗生素以预防感染。根据胎盘附着的部位、胎儿死亡时间决定胎盘去留的时机和方式。

(三)卵巢妊娠

卵巢妊娠极为少见,系受精卵在卵巢内着床和发育形成。原发性卵巢妊娠的诊断标准必须包括以下 4 点:①双侧输卵管完整;②囊胚位于卵巢组织内;③卵巢与囊胚以卵巢固有韧带与子宫相连;④囊胚壁上有卵巢组织。卵巢妊娠的临床表现与输卵管妊娠相似,术前很难明确诊断卵巢妊娠,腹腔镜检查的诊断意义极大,但仍需病理检查才能确诊。多数卵巢妊娠有内出血和休克,手术时应根据病灶范围行卵巢部分切除术,原则上尽量保留正常的卵巢组织和输卵管。

(四)子宫颈妊娠

子宫颈妊娠指受精卵在子宫颈管内着床和发育的妊娠,罕见而危险,临床上易被误诊为难免流产。患者停经后流血时间较早,阴道流血量逐渐增多或间歇性阴道大量流血,不伴腹痛是其特点。超声显示子宫腔空虚,子宫颈内口紧闭,子宫颈管内见妊娠囊可确诊。处理原则是在有效的止血措施的保障下终止妊娠。出血不多时首选甲氨蝶呤(methotrexate,MTX)全身用药或者经子宫颈局部注射入囊胚内,药物的使用方法及剂量与输卵管妊娠保守治疗相同,条件允许可先行双侧子宫动脉栓塞,同时注入 MTX。

出血量多或大时行刮宫术。术前准备包括做好输血准备;预备填塞子宫颈管的止血纱布条;刮除妊娠产物后常需要使用纱布条压迫子宫颈管以填塞止血,手术医师应具有全子宫切除术的经验;若出血不止则及时切除子宫。近年来随着微创技术的发展,有条件者可选用在宫腔镜下吸取胚胎组织和子宫动脉栓塞。对已有子女、无生育要求的患者,为避免失血性休克和感染可行全子宫切除术。

(侯华萍)

第二节　流　产

妊娠不足 28 周、体重不足 1 000 g 而终止妊娠称为流产。妊娠 12 周末前终止妊娠称早期流产,妊娠 13 周至不足 28 周终止妊娠称为晚期流产。自然因素导致的流产称为自然流产。自然流产率占全部妊娠的 10%～15%,其中 80% 以上为早期流产。按流产发展的不同阶段又可分为先兆流产、难免流产、不全流产和完全流产。此外,还有 3 种特殊情况:稽留流产,即宫内胚胎或胎儿死亡后未及时排出;习惯性流产,指连续自然流产 3 次或 3 次以上者;流产合并感染。

一、诊断与鉴别诊断

(一)临床依据

1.先兆流产

病史:停经后阴道少量流血,伴或不伴下腹痛或腰骶部胀痛,体格检查时可见阴道及子宫颈口有少量血液,子宫颈口未开,无妊娠物排出,子宫大小与停经时间相符。

辅助检查:血、尿 HCG 升高,B 超显示子宫内的妊娠囊。

2.难免流产

在先兆流产基础上阴道流血增多,腹痛加剧,或阴道流液,胎膜破裂。

体格检查:阴道内多量血液,有时子宫颈口已扩张,见部分妊娠物堵塞子宫颈口,子宫大小与停经时间相符或子宫较小。

辅助检查:血 β-HCG、孕激素不升或降低,B 超显示子宫内妊娠囊,但无胚胎及心管搏动。

3.不全流产

部分妊娠物排出子宫腔或胚胎(胎儿)排出子宫腔后嵌顿于子宫颈口,影响子宫收缩而大量出血。阴道大量流血,伴腹痛,甚至休克。阴道可见大量血液,子宫颈口有妊娠物堵塞,子宫小于正常妊娠时的子宫大小。

4.完全流产

有流产症状,妊娠物已排出。阴道流血减少并逐渐停止。阴道及子宫颈口可见少量血液,子宫颈口闭合,子宫大小接近正常。血、尿 HCG 明显降低,B 超显示子宫内无妊娠物。

5.稽留流产

先有早孕症状,后减轻,有或无先兆流产的症状。子宫小于正常妊娠时的子宫大小。血 β-HCG、孕激素水平降低,B 超显示子宫内的妊娠囊,但无胚胎及心管搏动。

6.习惯性流产

其指连续自然流产 3 次或 3 次以上。临床经过与一般流产相同。

7.流产合并感染

其常发生于不全流产或不洁流产时,有下腹痛,阴道有恶臭分泌物,可有发热。

体格检查:阴道、子宫颈口可有脓性分泌物,子宫颈摇摆痛,子宫压痛,严重时引发盆腔腹膜炎、败血症及感染性休克。

辅助检查:血常规显示白细胞增多,C 反应蛋白水平升高。

(二)检查项目及意义

1.B 超

B 超可测定妊娠囊的大小、形态、胎心搏动,可辅助诊断流产类型及鉴别诊断。

2.血 β-HCG 水平

连续测定血 β-HCG 水平的动态变化,有助于妊娠的诊断和预后判断。

3.其他相关性检查

(1)孕激素的连续监测也有助于判断妊娠的预后。

(2)针对流产合并感染应行红细胞沉降率、C 反应蛋白、宫腔分泌物培养等的检查。

(3)稽留流产患者应行凝血功能检测。

(4)习惯性流产患者应行夫妇双方染色体核型、TORCH、甲状腺功能检测等检查。

(三)诊断思路和原则

1.病史

病史包括停经史,早孕反应及出现时间,阴道流血量和时间,腹痛部位及性状,有无组织物排出,阴道分泌物有无异味,有无发热、昏厥等表现,内分泌疾病史、流产史、生殖器官疾病或手术史等。

2.体格检查

体格检查包括检查生命体征、有无贫血和急性感染征象以及妇科检查。

3.辅助检查

(1)B超:测定妊娠囊的大小、形态、胎心搏动,可辅助诊断流产类型及鉴别诊断。

(2)血 β-HCG 水平:连续测定血 β-HCG 水平的动态变化,有助于妊娠的诊断和预后判断。

(3)检查血常规、血凝等。

二、治疗方案及选择

(一)先兆流产

1.一般处理

嘱患者卧床休息,严禁性生活,保持足够的营养供应及情绪稳定,同时给予心理治疗。

2.药物治疗

(1)黄体功能不足者可予 20～40 mg 孕酮,肌内注射,每日一次。

(2)在体外受精-胚胎移植患者出现早期流产征象时也可同时加用 HCG。

(3)维生素 E 对黄体功能不足有一定治疗作用。

(4)甲状腺功能低下者可口服小剂量甲状腺素。

(二)难免流产

一旦确诊,应及时行清宫术,排出胚胎及胎盘组织,将刮出物送病理学检查。

(三)不全流产

在输液、输血的同时立即行刮宫术或钳刮术,并给予抗生素以预防感染。

(四)完全流产

行 B 超检查,如无感染,可不予特殊处理。

(五)习惯性流产

1.病因检查

反复自然流产患者妊娠前应做的相关检查如下。

(1)女性生殖器检查:应做详细的妇科检查,注意有无子宫内口松弛、陈旧性裂伤、子宫轮廓是否规整,有无子宫发育不良、子宫畸形、子宫肌瘤、附件肿瘤等;对疑有子宫腔异常者,可行超声、诊断性刮宫或宫腔镜等相关检查,排除子宫纵隔、宫腔息肉、黏膜下肌瘤、宫腔粘连等,并取子宫内膜组织送病理学检查;子宫颈内口功能不全,借助于子宫颈内口探查术或子宫造影多可明确诊断;对疑有子宫畸形不能确定者可行腹腔镜检查。

(2)内分泌功能检测:进行激素水平测定、卵泡发育和排卵情况的超声监测、经前子宫内膜组织活检、宫颈黏液检查、阴道脱落细胞学检查等。此外,还应行甲状腺功能的检测,有糖尿病史者尚需行空腹血糖和/或 OGTT。

(3)染色体检查:检测夫妇双方的染色体核型,如有可能,同时行流产清宫刮出物或排出物的染色体核型检测。

(4)免疫学检查:检测夫妇双方的血型(如女方为 O 型而男方为非 O 型,则需测定抗 A 抗体和/或抗 B 抗体),夫妇血液中抗精子抗体,HLA 位点抗原,做混合淋巴细胞试验等。

(5)TORCH 全套检查。

(6)做精液检测。

2.治疗

(1)对症处理:①对有宫颈内口松弛者于停经 14～16 周行宫颈内口环扎术;②积极处理子宫纵隔、子宫肌瘤、宫腔息肉、宫腔粘连等相关疾病。

(2)药物治疗:习惯性流产患者确诊妊娠后,可常规注射 HCG 3 000～5 000 U,隔日一次,直至妊娠 8 周后停止。

(3)免疫治疗:①有学者对不明原因的习惯性流产患者行主动免疫治疗;②女方抗精子抗体滴度达 1∶32 或更高,应以避孕套避孕 3～6 个月,以避免抗精子抗体继续产生,如抗体滴度持续不下降,可采用免疫抑制药如(小剂量泼尼松片)治疗;③男方抗精子抗体滴度达 1∶32 或更高,也应采用免疫抑制治疗。

3.流产合并感染

(1)应以迅速控制感染和尽快清除宫腔内感染组织为目的。

(2)宜根据病情的严重程度及辅助检查选择合适的抗生素,并尽早施行清宫手术,手术前应先给予抗生素并使血中药物浓度达到有效水平。

(3)在进行以上治疗的同时,积极予以支持治疗以改善患者的一般情况,增强抵抗力和提高患者对手术的耐受能力。

三、病情与疗效评价

(1)流产类型不同,临床表现也不同。详细的病史是病情判断的关键。

(2)检查生命体征、阴道流血量,进行妇科检查。

(3)做动态妊娠试验和 B 型超声检查。

(4)检查血常规、C 反应蛋白、血生化等,做血凝试验。

(侯华萍)

第三节　前置胎盘

一、定义及分类

正常的胎盘附着于子宫体部的前壁、后壁或侧壁,远离子宫颈内口。妊娠 28 周后,胎盘仍附着于子宫下段,其下缘达到或覆盖子宫颈内口,位置低于胎儿先露部,称为前置胎盘。按胎盘边缘与子宫颈内口的关系,将前置胎盘分为完全性前置胎盘、部分性前置胎盘、边缘性前置胎盘、低置胎盘。妊娠中期超声检查发现胎盘接近或覆盖子宫颈内口,称为胎盘前置状态。

(1)完全性前置胎盘:胎盘组织完全覆盖子宫颈内口。

(2)部分性前置胎盘:胎盘组织部分覆盖子宫颈内口。

(3)边缘性前置胎盘:胎盘附着于子宫下段,边缘达到子宫颈内口,但未超越。

(4)低置胎盘:胎盘附着于子宫下段,边缘与子宫颈内口的距离<20 mm(国际上尚未统一,多数定义为距离<20 mm),此距离对临床分娩方式的选择有指导意义。也有文献认为,当胎盘边缘距离子宫颈内口 20～35 mm 时称为低置胎盘;将胎盘边缘距离子宫颈内口的距离<20 mm,而未达到子宫颈内口时定义为边缘性前置胎盘。由于低置胎盘可导致临床上的

胎位异常、产前出血、产后出血,对母儿造成危害,临床上应予重视。前置胎盘的程度可随妊娠及产程的进展而发生变化。诊断时期不同,分类也不同。建议以临床处理前的最后一次检查来确定其分类。

二、诊断

1.高危因素

前置胎盘的高危因素包括流产史、宫腔操作史、产褥期感染史、剖宫产史、吸烟、双胎妊娠,妊娠 28 周前超声检查提示胎盘前置状态等。

2.临床表现

(1)病史:妊娠晚期或临产后突然出现无诱因、无痛性的阴道流血。

(2)体征:患者的全身情况与出血量及出血速度密切相关。反复出血可呈贫血貌,急性大量出血可致失血性休克。

(3)腹部检查:子宫软,无压痛,轮廓清楚,子宫大小符合妊娠周数。胎位清楚,胎先露高浮或伴有胎位异常。

(4)阴道检查:应采用超声检查以确定胎盘位置,如前置胎盘诊断明确,不必再行阴道检查。如必须通过阴道检查以明确诊断或选择分娩方式,可在输液、备血及可立即行剖宫产手术的条件下进行。禁止肛查。

3.辅助检查

(1)超声检查:在妊娠的任何时期,如怀疑前置胎盘,推荐使用经阴道超声进行检查。其准确性明显高于经腹超声,并具有安全性。超声检查诊断前置胎盘,建议使用下述测量方法以指导临床:当胎盘边缘未达到子宫颈内口,测量胎盘边缘距离子宫颈内口的距离;当胎盘边缘覆盖子宫颈内口,测量超过子宫颈内口的距离,精确到毫米。

(2)MRI 检查:在有条件的医院,怀疑合并胎盘植入,可选择 MRI 检查。与经阴道超声检查相比,MRI 对胎盘定位无明显优势。

三、治疗

治疗原则为止血、纠正贫血、预防感染、适时终止妊娠。根据前置胎盘的类型、出血程度、妊娠周数、胎儿在子宫内的状况、是否临产等进行综合评估,给予相应治疗。

1.期待治疗

期待治疗的目的是在母儿安全的前提下,延长妊娠时间,提高胎儿存活率。其适用于妊娠小于 36 周,一般情况良好,胎儿存活,阴道流血不多,无须紧急分娩的孕妇,需要在有母儿抢救能力的医疗机构进行。对于有阴道流血的患者,强调住院治疗。密切监测孕妇的生命体征及阴道流血情况。常规进行血常规、凝血功能检测并备血。监护胎儿情况,包括胎心率、胎动计数、胎儿电子监护及胎儿生长发育情况。

(1)一般处理:阴道流血期间绝对卧床,建议取侧卧位。止血后可适当活动。

(2)纠正贫血:目标是维持血红蛋白含量超过 110 g/L,血细胞比容超过 30%,增加母体储备,改善胎儿宫内缺氧情况。

(3)止血:在期待治疗过程中,常伴发早产。对于有早产风险的患者可酌情给予宫缩抑制剂,防止宫缩引起的进一步出血,赢得促进胎肺成熟的时间。常用药物有硫酸镁、β 受体激动剂、钙通道阻滞剂、非甾体抗炎药、缩宫素受体抑制剂等。

在使用宫缩抑制剂的过程中,仍有阴道大出血的风险,应做好随时剖宫产手术的准备。

值得注意的是,宫缩抑制剂与肌肉松弛剂有协同作用,可加重肌肉松弛剂的神经肌肉阻滞作用,增加产后出血的风险。

(4)糖皮质激素的使用:若妊娠小于 34 周,应促进胎肺成熟。应参考早产的相关诊疗指南。

(5)宫颈环扎术:宫颈环扎术止血及改善预后的效果不肯定,无足够证据。

(6)保守治疗过程中阴道大出血的预测:①妊娠 34 周前经阴道超声测量子宫颈管的长度,如子宫颈管的长度小于 3 cm,大出血而急诊剖宫产手术的风险增加。如覆盖子宫颈内口的胎盘较厚(>1 cm),产前出血、胎盘粘连、植入及手术风险增加;②胎盘边缘出现无回声区:覆盖子宫颈内口的胎盘边缘出现无回声区,出现突然大出血的风险是其他类型前置胎盘的10 倍;③位于前次剖宫产子宫切口瘢痕处的前置胎盘(即凶险型前置胎盘)常伴发胎盘植入、产后严重出血,子宫切除率明显增大。

2.终止妊娠

应根据临床判断终止妊娠的时机,辅以超声检查结果。

(1)紧急剖宫产:出现大出血甚至休克,为挽救孕妇的生命,应果断终止妊娠,无须考虑胎儿情况。在期待治疗过程中,若出现胎儿窘迫等产科指征,胎儿已可存活,可行急诊手术。临产后诊断的部分性或边缘性前置胎盘,出血量较多,估计短时间内不能分娩,也选择急诊剖宫产以终止妊娠。

(2)择期剖宫产为目前处理前置胎盘的首选。对于无症状的前置胎盘合并胎盘植入者可于妊娠 36 周后终止妊娠。对无症状的完全性前置胎盘孕妇,妊娠达 37 周,可考虑终止妊娠;对边缘性前置胎盘孕妇,满 38 周可考虑终止妊娠;对部分性前置胎盘孕妇,应根据胎盘遮盖子宫颈内口的情况适时终止妊娠。

子宫切口的选择原则上应尽量避开胎盘,以免增加孕妇和胎儿失血。对于前壁胎盘,根据产前超声定位胎盘,剖宫产切口应尽量避开胎盘。胎儿娩出后,立即在子宫肌壁注射宫缩剂,如缩宫素、前列腺素制剂,子宫收缩后徒手剥离胎盘。也可用止血带将子宫下段血管扎紧数分钟,以利于胎盘剥离时的止血,但需警惕结扎部位以下的出血。若剥离面出血多,应参照产后出血的处理方法。若采取各项措施均无效,应向家属交代病情,果断切除子宫。

(3)阴道分娩:边缘性前置胎盘、低置胎盘,出血少,枕先露;部分性前置胎盘,子宫颈口已扩张,估计短时间内可以结束分娩,在有条件的医疗机构,备足血源的同时可在严密监测下行阴道试产。经阴道分娩而发生产后出血,胎盘剥离面的止血方法参考剖宫产时的处理。

3.抗感染治疗

在期待治疗过程中筛查感染与否,预防性使用抗生素。终止妊娠时在胎盘剥离后预防性使用抗生素。

4.转诊及转运

一旦确诊完全性前置胎盘,应在二级以上医院产前检查及治疗。若阴道反复出血或大出血而当地无条件处理,在充分评估母胎安全、输液、输血的条件下,迅速转院。

(于 蓝)

第四节　过期妊娠

妊娠达到或超过 42 周称为过期妊娠。其发生率为妊娠总数的 5％～10％。过期妊娠的胎儿围产病率和病死率增高,孕 43 周时围产儿病死率为正常妊娠的 3 倍,孕 44 周时为正常妊娠的 5 倍。

一、原因

1. 雌、孕激素比例失调

雌激素、孕激素比例失调可能与内源性前列腺素和雌二醇分泌不足以及孕酮水平升高有关,导致孕激素优势,抑制前列腺素和缩宫素,使子宫不收缩,延迟分娩发动。

2. 胎儿畸形

无脑儿畸胎不合并羊水过多时,由于胎儿无下丘脑,垂体-肾上腺轴发育不良,胎儿肾上腺皮质产生的肾上腺皮质激素及雌三醇的前身物质 16α-羟基硫酸脱氢表雄酮不足,使雄激素形成减少,孕周可长达 45 周。

3. 遗传因素

某家族某个体常反复发生过期妊娠,提示过期妊娠可能与遗传因素有关。胎盘硫酸酯酶缺乏症是罕见的伴性隐性遗传病,可导致过期妊娠,因胎儿的肾上腺与肝脏虽能产生足量 16α-羟基硫酸脱氢表雄酮,但胎盘缺乏硫酸酯酶,使其不能脱去硫酸根转变成雌二醇及雌三醇,从而血中雌二醇及雌三醇含量明显减少,致使分娩难以启动。

4. 子宫收缩刺激反射减弱

部分过期妊娠胎儿较大,可导致头盆不称或胎位异常。胎儿先露部不能与子宫下段及子宫颈密切接触,反射性子宫收缩减少,导致过期妊娠。

二、过期妊娠对母儿的影响

1. 胎儿窘迫

胎盘功能减退、胎儿供氧不足是过期妊娠时的主要病理变化,胎儿越成熟,对缺氧的耐受能力越差,故当临产子宫收缩较强时,过期胎儿容易发生窘迫,甚至胎死宫内。过期妊娠时胎儿宫内窘迫的发生率为 13.1％～40.5％,为足月妊娠的 1.5～10 倍。

2. 羊水量减少妊娠

38 周后,羊水量开始减少,妊娠足月羊水量约为 800 mL,之后随妊娠延长羊水量逐渐减少。妊娠 42 周后约 30％的孕妇的羊水量减少至 300 mL 以下。羊水胎盘粪染率明显升高,是足月妊娠的 2～3 倍,若同时伴有羊水过少,羊水粪染率增加。

3. 分娩困难及损伤

过期妊娠使巨大儿的发生率增加,达 6.4％～15％;胎儿过熟,头颅硬、可塑性小,因此过期妊娠分娩时易发生困难,使手术产的机会增加。

三、诊断

(一)核实预产期

(1)认真核实末次月经。

（2）对月经不规则者，可根据孕前基础体温上升的排卵期来推算预产期；或根据早孕反应及胎动出现的日期推算，或妊娠早期妇科检查子宫大小情况，综合分析判断。

（3）B超检查：妊娠早期或妊娠中期的超声检查是明确预产期的主要依据。

（4）临床检查：子宫符合足月妊娠大小，孕妇的体重不再增加，或稍减轻，宫颈成熟，羊水逐渐减少，均应考虑过期妊娠。

（二）判断胎盘功能

1.胎动计数

每个孕妇自感的胎动数差异很大，但一般12 h内的累计数不应少于10次。胎儿缺氧时胎动减少。

2.尿雌三醇及雌三醇水平与肌酐水平比值的测定

如24 h尿雌三醇的总量少于10 mg，或尿雌三醇水平与肌酐水平的比值小于10，为子宫胎盘功能减退。

3.无负荷试验（NST）及宫缩负荷试验（CST）

如NST有反应，表示胎儿无缺氧；NST无反应，则需要做进一步检查，如进行生物物理评分或CST。

4.胎儿超声

以超声观察胎动、肌张力、胎儿的呼吸运动及羊水量是否正常。

四、处理

1.产前处理

过预产期应更严密地监护宫内胎儿的情况，每周应进行两次产前检查。凡妊娠过期尚不能确定，胎盘功能又无异常的表现，胎儿在宫内的情况良好，宫颈尚未成熟，可在严密观察下等待自然临产。妊娠确已过期，并有下列任何一种情况时，应立即终止妊娠：①宫颈已成熟；②胎儿体重＞4 000 g；③每12 h内的胎动计数＜10次；④羊水中有胎粪或羊水过少；⑤有其他并发症；⑥妊娠已达41周。

根据宫颈成熟情况和胎盘功能以及胎儿的情况来决定终止妊娠的方法。如宫颈已成熟，可采用人工破膜；破膜时羊水多而清，可在严密监护下经阴道分娩。对宫颈未成熟者可用地诺前列酮（普贝生）引产。如胎盘功能不良或胎儿情况紧急应及时行剖宫产。

目前促宫颈成熟的药物：前列腺素 E_2（PGE_2）制剂，如阴道内栓剂（可控释地诺前列酮栓，商品名普贝生）；前列腺素 E_1（PCE_1）类制剂，如米索前列醇。普贝生可用于妊娠晚期引产前的促进子宫颈成熟。而米索前列醇被广泛用于促进子宫颈成熟，证明合理使用是安全有效的。其他促宫颈成熟的工具包括低位水囊、昆布条海藻棒等，需要在阴道无感染及胎膜完整时才能使用，但是有潜在感染、胎膜早破、子宫颈损伤的可能。

2.产时处理

临产后应严密观察产程进展和进行胎心监测，如发现胎心率异常，产程进展缓慢或羊水混有胎粪，应立即行剖宫产。产程中应充分给氧。胎儿娩出前做好一切抢救准备，胎头娩出后立即清除鼻腔及鼻咽部黏液和胎粪。过期产儿病率及病死率高，应加强其护理和治疗。

（陈会娟）

第十二章 异常产褥

第一节 产褥期感染

产褥期感染指分娩期及产褥期生殖道受病原体侵袭而引起的局部或全身的炎症变化。产褥病率指分娩 24 h 后的 10 d 内,每日用口表测 4 次体温,每次间隔 4 h,有 2 次≥38 ℃。产褥病率多由产褥感染所引起,也可由泌尿系统、乳腺、呼吸系统等感染引起。产褥感染是常见的产褥期并发症,其发病率为 6%左右,是产妇死亡的四大原因之一。

一、病因

1.一般诱因

一般诱因包括产妇贫血、体质虚弱、营养不良等,会造成产妇的抵抗力下降,有利于病原体的侵入和繁殖。

2.与分娩有关的诱因

其包括胎膜早破、产程延长、产道损伤、产时出血较多、放置宫内胎儿监护器、手术产等。

二、病原体

多数引起产褥感染的病原体来自机体本身,如阴道、子宫颈、肠道。

1.需氧菌

常见的需氧菌为大肠埃希菌、B 族链球菌、葡萄球菌、嗜血杆菌等,其中,溶血性链球菌的致病性最强。绿脓杆菌较少见。近年来,淋病奈瑟球菌感染逐渐增多,应引起注意。

2.厌氧菌

常见的厌氧菌有脆弱类杆菌、消化球菌、产气荚膜梭状芽孢杆菌等。

3.其他病原体

支原体和衣原体引起的产褥感染近年来明显增多。

三、感染途径

分娩后产道创伤,创面被病原体感染,其来源有以下两种途径。

1.内源性感染

在一定的条件下,寄生于阴道内的病原体的繁殖能力增强或机体抵抗力下降,使原本不致病的病原体转化为致病病原体而引起感染。

2.外源性感染

其为外界的病原体进入产道所引起的感染。其病原体可以通过被污染的医疗器械、物品及产妇临产前性生活等途径侵入机体。

四、病理及临床表现

发热、腹痛、恶露改变是产褥感染的三大主要症状。而产褥发热多为产褥感染引起。由于炎症的反应程度、范围以及感染的部位不同,其临床表现也不一样。

1.会阴、阴道、子宫颈、剖宫产腹部切口、子宫切口的局部感染

(1)会阴裂伤或会阴切开缝合创口感染时,外阴部疼痛明显,创口局部红肿,触之有硬结,体温多不超过 38 ℃。

(2)阴道裂伤处感染,可见多量脓性分泌物自阴道流出,感染严重时可波及阴道旁结缔组织。若阴道前壁黏膜感染严重,可形成膀胱阴道瘘或尿道阴道瘘。

(3)深度宫颈裂伤一旦感染,可经淋巴播散或直接蔓延,引起急性盆腔结缔组织炎。

(4)剖宫产腹部创口感染常发生于产褥期的 4~7 d,创口局部红肿,触痛明显,组织浸润形成硬结,并有混浊液体渗出,严重病例可见组织坏死及创口全层裂开,体温明显升高。

(5)剖宫产后子宫切口感染,临床表现为持续发热(多为低热)、阴道流血伴肠线脱落,甚至大出血。检查发现子宫较正常产褥期大,下段可有压痛,B 超可见子宫下段切口处隆起混合型包块,边界模糊,部分可有宫腔积血。

2.急性子宫内膜炎、子宫肌炎

急性子宫内膜炎、子宫肌炎是产褥感染最常见的类型,病原体通常由胎盘剥离面侵入,炎症波及周围内膜,甚至子宫肌层。临床特点:两者一般发生于产后 3~4 d,常有寒战、高热、全身不适,下腹轻微疼痛,检查子宫稍大,子宫体有局限性压痛,恶露量多、混浊、有臭味,子宫颈分泌物的病原体培养有助于诊断。

3.急性盆腔结缔组织炎

急性盆腔结缔组织炎多发生于急性子宫内膜炎或宫颈深度裂伤之后,炎症经淋巴管向周围疏松结缔组织扩散。临床特点为寒战、高热、伴一侧或双侧下腹痛,肛查发现宫旁组织增厚或触及包块,压痛明显,严重时侵及整个盆腔可形成"冰冻骨盆"。病灶化脓后积聚在直肠子宫陷凹形成盆腔脓肿,若脓肿破溃,可形成弥漫性腹膜炎。

4.腹膜炎

产妇出现寒战、高热、全腹剧痛、呕吐、腹胀等症状,有腹肌紧张、全腹压痛及反跳痛明显,白细胞数明显升高伴中性粒细胞数增多。

5.血栓性静脉炎

血栓性静脉炎一般分为两大类,即盆腔内血栓性静脉炎和下肢血栓性静脉炎。该病多发生于产后 1~2 周,常出现在急性子宫内膜炎后,与产妇血液高凝状态及产后卧床过久有关。临床表现有寒战、高热,呈弛张热型。若为盆腔内血栓性静脉炎,局部体征不明显,仅有局部深压痛。下肢血栓性静脉炎表现为患肢疼痛、肿胀、皮肤发白,习称"股白肿"。检查患肢足、趾的皮温比健侧高,栓塞部位有局限性压痛,有时可触及硬索状、压痛明显的静脉,多普勒超声检查有助于诊断。

6.败血症

败血症是产褥感染最严重的阶段。感染经血行播散至全身或远处脏器,引起败血症,出现持续高热、寒战、谵妄、昏迷、休克。

五、诊断与鉴别诊断

1.详细询问病史及分娩经过

对产后发热者,应首先考虑为产褥感染。

2.全身及局部体检

仔细检查腹部、盆腔及会阴伤口,可以基本确定感染的部位和严重程度。辅助检查(如B超、CT、磁共振成像)能够对感染形成的炎性包块、脓肿做出定位及定性诊断。

3.实验室检查

(1)确定病原体,对宫腔分泌物、脓肿穿刺物、后穹隆穿刺物做涂片镜检,必要时进行病原体培养。

(2)检测病原体抗原和特异性抗体。

4.鉴别诊断

主要鉴别产褥期感染与上呼吸道感染、急性乳腺炎、泌尿系统感染。

六、治疗

(一)一般治疗

加强营养,给予足够的维生素,若产妇贫血或虚弱,可输血或人血白蛋白,以增加抵抗力。产妇宜取半卧位,有利于恶露引流和使炎症局限于盆腔内。

(二)抗生素治疗

开始必须根据临床表现及临床经验选用广谱抗生素,待得知病原体培养和药敏试验结果再做出调整。所选用的广谱抗生素应能同时作用于革兰氏阳性菌和阴性菌、需氧菌和厌氧菌,给药时间和途径要恰当,给药剂量充足,以保持药物的有效血浓度。

(三)局部治疗

会阴部感染时应及时拆除伤口缝线,有利于引流。每日至少坐浴 2 次。若经抗生素治疗 48~72 h 体温仍持续不退,腹部症状、体征无改善,应考虑感染扩散或脓肿形成。如诊断为盆腔脓肿,可经腹或后穹隆切开引流。若为会阴伤口或腹部切口感染,应行创口引流术。

(四)血栓性静脉炎的治疗

(1)肝素 1 mg/(kg·d),加入 500 mL 5% 的葡萄糖注射液中,静脉滴注,每 6 h 一次,连用 4~7 d。

(2)将 40 万单位尿激酶加入 500 mL 氯化钠注射液或 5% 的葡萄糖注射液中,静脉滴注 7~10 d,用药期间监测凝血功能。

(3)还可口服双香豆素、阿司匹林等。

七、预防

产褥感染的预防措施如下。

(1)加强孕期保健及卫生宣教工作,临产前 2 个月内避免盆浴和性生活,积极治疗贫血等内科并发症。

(2)严格无菌操作,减少不必要的阴道检查及手术操作,避免产程过长及产后出血。及时发现和处理产道损伤。产褥期应保持会阴清洁,避免交叉感染。

(3)对于阴道助产、剖宫产、产程长、阴道操作多、胎膜早破及有贫血者,产后预防性使用抗生素。

(徐清骥)

第二节　产褥中暑

一、概述

产褥中暑是指在产褥期因在高温环境中体内余热不能及时散发而引起中枢性体温调节功能障碍的急性热病,表现为高热、水和电解质紊乱、循环衰竭和神经系统功能损害等。

二、诊断

(一)临床表现

1.中暑先兆

发病急骤,发病前多有短暂的先兆症状,称中暑先兆,表现为口渴、多汗、心悸、恶心、胸闷、四肢无力,此时体温正常或低热。

2.轻度中暑

产妇体温逐渐升高,超过 38.5 ℃,随后出现面色潮红、胸闷、脉搏加快、呼吸急促、口渴,痱子布满全身。

3.重度中暑

产妇体温继续升高,达 41℃ ～42 ℃,呈稽留热型,可出现谵妄、抽搐、昏迷、面色苍白、呼吸急促,数小时内可因呼吸、循环衰竭而死亡,即使幸存也常遗留中枢神经系统不可逆的后遗症。

(二)诊断要点

从发病季节、家居环境、产妇的衣着以及临床表现,不难诊断产褥中暑。

(三)鉴别诊断

应鉴别产褥中暑与产后子痫、产褥感染、败血症等。产褥感染产妇可以发生产褥中暑,产褥中暑产妇又可并发产褥感染。

三、治疗

治疗原则是立即改变高温和不通气环境,迅速降温,及时纠正水、电解质紊乱及酸中毒。迅速降低体温是抢救成功的关键。纠正脑水肿可用 250 mL 20% 的甘露醇或 25% 的山梨醇,快速静脉滴注。抽搐时可用地西泮、硫酸镁等抗惊厥。将 25～50 mg 盐酸氯丙嗪加入 50 mL 葡萄糖注射液中,静脉滴注,1～2 h 滴完,4～6 h 可重复 1 次。当血压下降时,停用盐酸氯丙嗪,改用地塞米松。紧急时也可使用盐酸氯丙嗪加盐酸异丙嗪,静脉滴注,体温降至 38 ℃时,停止降温。使用药物降温时需要监测血压、心率、呼吸等生命体征。加强护理,注意体温、血压、心脏及肾脏情况。发生循环衰竭者慎用物理降温,以避免血管收缩,加重循环衰竭,给予抗生素以预防感染。出现心、脑、肾并发症时,应积极对症处理。

四、预防

破除旧风俗习惯,居室保持通风,避免室温过高。产妇的衣着应宽大、透气,有利于散热,以舒适为宜。

(徐清骥)

第三节　产褥期抑郁症

一、概述

产褥期抑郁症是指产褥期发生的以抑郁症状群为主的精神障碍。多数发生在产后第4 d 至第 4 周,产后 3 个月以内发病的超过 90%。产后抑郁症发生的可能原因如下。

1.内分泌因素

分娩前、后内分泌功能的不平衡可能是重要的促发因素。

2.心理因素

厌恶妊娠、对分娩的恐惧等,可能为诱发因素。产后抑郁症多见于以自我为中心、敏感、固执的人群中。

3.躯体因素

产时或产后的并发症、难产、滞产、手术产是产后抑郁症不可忽视的诱因。有躯体疾病或残疾的产妇易发生产后抑郁。

4.社会因素

夫妻关系不好、居住环境恶劣等因素是促发产后抑郁的危险因素。死胎、死产、畸形儿及产妇家庭对婴儿性别的反感等是产后抑郁症的诱发因素。

5.其他

遗传因素是精神障碍的潜在因素。

二、诊断

(一)临床表现

1.情绪方面

产妇常感到心情压抑、沮丧,行为表现为不愿见人或伤心、流泪,甚至焦虑、易怒,每到夜间加重。

2.自我评价降低

产妇自责、自罪,或表现对身边的人充满敌意、戒心,与家人的关系不协调。

3.创造性思维受损

主动性降低,行为上反应迟钝,注意力难以集中,工作效率和处理事物的能力下降。

4.对生活缺乏信心

产妇觉得生活无意义。病情严重者甚至绝望,出现自杀或杀婴的倾向,有时陷于错乱或昏睡状态。

(二)诊断要点

美国精神病学会在《精神疾病的诊断与统计手册》中制定的诊断标准如下。在产后 2 周内出现下列症状中的 5 条或 5 条以上,但至少有 1 条为情绪抑郁或缺乏兴趣或愉悦。

(1)情绪抑郁。

(2)对全部或大多数活动明显地缺乏兴趣或愉悦。

(3)体重显著下降或增加。

(4)失眠或睡眠过度。

(5)精神运动性兴奋或阻滞。

(6)疲劳或乏力。

(7)遇事皆感到毫无意义或有负罪感。

(8)思维力减退或注意力涣散。

(9)反复出现死亡的想法。

三、治疗

1. 心理治疗

心理治疗能有效减少抑郁症状,这种非药物性治疗对哺乳期妇女更适合。

2. 药物治疗

应用抗抑郁症药,主要选择 5-羟色胺再吸收抑制药、三环类抗抑郁药等。例如,服用帕罗西汀,从每日口服 20 mg 开始,逐渐增加到每日 50 mg。舍曲林从每日口服 50 mg 开始,逐渐增加到每日 200 mg。这类药物不进入乳汁,可用于产褥期抑郁症。

四、预防

预防产后抑郁症的发生,产妇首先要积极面对妊娠,了解妇女妊娠中身体各方面的一系列变化,分娩时不要过分紧张,放松自己,分娩后要补充足够的营养,保证充足的睡眠和休息,调整好情绪,保持良好的心理状态,正确面对孩子降临后的一系列问题。家属要对产妇无微不至地关怀、照顾,当产妇表现烦躁、忧虑、易发脾气时,要给予安慰、劝导。一旦产妇出现上述各种表现,就必须尽早去医院求医,千万不可碍于面子,隐瞒病情,以免延误治疗。对于有严重自杀危险者,必须及时送医院治疗,防止严重后果的发生。

(徐清骥)

第十三章 助产技术

第一节 催引产术

催引产术是指妊娠满 28 周后,用人工方法促进宫颈成熟,启动或促进子宫收缩,人为发动或加速产程,从而实现阴道分娩。值得注意的是,不同的引产方法有其特殊的适应证与禁忌证。

一、促进宫颈成熟

目前公认的评估宫颈成熟度常用的方法是 Bishop 评分法。评分≥6 分提示宫颈成熟,评分越高,引产的成功率越高。评分≤6 分提示宫颈不成熟,需要促宫颈成熟。

(一)前列腺素制剂促进宫颈成熟(以控释前列腺素 E_2 阴道栓剂为例)

使用控释前列腺素 E_2(PGE_2)阴道栓剂。此类栓剂可控制释放前列腺素,可激活内源性前列腺素,促进宫颈成熟的有效率高。

1. 目的

促进子宫颈变软、变薄并扩张来降低引产失败率,减少从引产到分娩的时间,提高引产成功率。

2. 适应证

该类药适用于具备引产适应证而子宫颈 Bishop 评分≤6 分者。

3. 禁忌证

禁忌证包括有急产史或经产妇有 3 次以上足月产史;已临产;正在使用缩宫素;瘢痕子宫妊娠;有可疑胎儿宫内窘迫;有子宫颈手术史或子宫颈裂伤史;急性生殖道感染;前置胎盘或不明原因阴道流血;胎先露异常;有哮喘、青光眼、心血管疾病、严重肝和肾功能不全、前列腺素过敏等。

4. 评估

(1)核对引产指征和妊娠周数。

(2)判断胎儿成熟度:如胎肺未成熟,在允许的情况下,尽可能促进胎肺成熟后再引产。

(3)用 Bishop 评分法评价宫颈成熟度。

(4)评估骨盆情况、胎儿大小、胎位、头盆的关系等,排除阴道分娩禁忌证。

(5)充分评估妊娠合并内科疾病及产科并发症的严重程度及经阴道分娩的风险,并完善相关检查,制定详细的处理方案。

(6)加强胎儿监护,必要时在引产前应行胎心监护和超声检查,了解胎儿在子宫内的状况。

5. 准备

用物准备:多普勒胎心仪或胎心监护仪、耦合剂、前列腺素 E_2 栓、无菌手套、一次性无菌垫巾、无菌碘伏纱布若干。

6.操作步骤

(1)给药:将前列腺素 E_2 栓置于阴道后穹隆深处,将其旋转 $90°$,使栓剂横置于阴道后穹隆,易于保持原位。在阴道外保留 2~3 cm 终止带以便于取出。放置药物后嘱孕妇卧床休息 20~30 min,待前列腺素制剂遇体液膨胀,能够固定在后穹隆处方可下床活动,以防脱落;2 h 后复查,药物仍在原位后可活动。

(2)术后观察与处理:放置药物后,必须严密观察胎儿及宫缩的情况,了解宫缩的频率、强度、持续时间。出现有效宫缩后给予电子胎心监护,动态监测宫缩进展及胎心情况,行阴道检查,进行 Bishop 评分,了解宫颈成熟程度及宫口扩张情况,并做好记录。一旦发现胎心异常,宫缩过频、过强,立即处理,必要时取出药物。

(3)如出现以下情况时应及时取出药物:①规律性宫缩每 3 min 一次并同时有宫颈成熟度的改善,Bishop 评分>6 分;②自然破膜或行人工破膜术;③子宫收缩过频、子宫过度刺激或有子宫强直性收缩的迹象;④胎动减少或消失,胎动过频,胎心监护异常;⑤母体对前列腺素 E_2 有系统性不良反应的症状或者出现不能用其他原因解释的母体不良反应,如恶心、呕吐、腹泻、发热、低血压、心动过速或者阴道流血增多;⑥已放置 24 h。

(4)记录:记录给药的类型、给药及取药的时间、胎心、产妇的宫缩情况等。

7.注意事项

(1)给药时不要把终止带拉得过直,要留有余量,以免手撤出时将栓剂带出。

(2)栓剂放置完毕后,阴道外留有 2~3 cm,或者将终止带卷起,塞入阴道口,以免产妇下地活动将栓剂带出。

(3)取出后宫缩过强、过频仍不缓解,可使用宫缩抑制剂。

米索前列醇为前列腺素 E_1 衍生物,对妊娠子宫有收缩作用。此外,可软化子宫颈、增强子宫张力和子宫腔内压力。其应用目的、适应证、禁忌证、用物准备及操作程序及取药指征均与前列腺素 E_2 栓相同。注意事项如下:①每次阴道放药的剂量为 25 μg,放药时不要将药物压成碎片。如 6 h 后仍无宫缩,在重复使用米索前列醇前应做阴道检查,重新评价宫颈成熟度,了解原来放置的药物是否溶化、吸收,如未溶化和吸收则不宜再放。每日总量不超过 50 μg。②如需加用缩宫素,应该在最后一次放置米索前列醇后 4 h 以上,并查看确认药物已经吸收。③应把使用米索前列醇者留在产房观察,监测宫缩和胎心率,一旦出现宫缩过强或过频,应立即进行阴道检查,并取出残留药物。

(二)机械性扩张促进宫颈成熟

机械性扩张方法很多,包括宫颈球囊、低位水囊、福莱导尿管、昆布条等,在阴道无感染及胎膜完整时才可使用。主要是通过机械刺激子宫颈管,促进子宫颈局部内源性前列腺素合成与释放而促进子宫颈软化成熟。其缺点是潜在感染、胎膜早破、宫颈出血、裂伤的可能。以 Cook 宫颈球囊为例介绍机械性扩张促进宫颈成熟的流程。

1.目的

促进宫颈成熟,提高引产成功率。

2.适应证

适应证为具备引产适应证而 Bishop 评分<6 分。

3.禁忌证

(1)孕妇具有引产禁忌证。

（2）孕妇正在使用前列腺素类药物促进宫颈成熟。

（3）胎膜破裂。

（4）胎先露未入盆。

（5）孕妇有阴道炎。

（6）孕妇处于急性感染期。

4.评估

评估方法与前列腺素制剂促进宫颈成熟的评估方法相同。由医师确认孕妇阴道分泌物正常,胎心监护正常,B超确认为单胎头先露,Bishop评分<6分。

5.准备

准备会阴消毒用物、0.9％的氯化钠注射液、窥阴器或阴道拉钩、卵圆钳、宫颈钳、20 mL或50 mL注射器、宫颈球囊、无菌手套、胎心监护用具等。

6.操作步骤

（1）放置窥器:用碘伏纱布给外阴及阴道消毒,暴露并固定子宫颈,再次给子宫颈消毒。

（2）放置球囊:①放置前,检查球囊导管所对应不同部位的球囊;②插入球囊导管并保证两个球囊都通过子宫颈内口;③向第一个球囊(子宫球囊)注射40 mL氯化钠注射液(红色活塞标记有字母"U"),一旦球囊充盈,将球囊往外牵拉至子宫,球囊贴住子宫颈内口;此时可见第二个球囊(阴道球囊)位于子宫颈外口处,用20 mL氯化钠注射液(绿色的活塞标注有字母"V")充盈阴道球囊;④依次交替增加两个球囊内的氯化钠注射液的量(每次20 mL),直至每个球囊内液体量增加到80 mL;⑤把导管近端固定于患者大腿内侧。

（3）监测与记录放置时间:放置球囊后应至少每小时巡视一次,每4 h监测孕妇的血压、胎心率、宫缩情况,询问孕妇主诉,及时做好评估记录。

7.注意事项

（1）孕妇可适当下床活动,但不可离开房间,以免发生意外。

（2）至少每小时巡视一次,询问孕妇有无腹痛、腹胀、腰酸、见红、胎膜破裂、排尿困难、球囊脱出等情况;如有异常,及时通知医师并记录。每4 h听一次胎心,同时记录宫缩情况。

（3）放置球囊后禁止沐浴,放置12 h后取出球囊。

（4）偶见无法耐受或小便困难者,适量减少双侧球囊内液体容量可缓解。

（5）球囊不可与前列腺素类药物联合使用。

（6）放置及取出球囊时应给予Bishop评分。

（7）注意观察球囊引产的并发症,如宫内感染、出血、软产道裂伤、胎盘早剥及羊水栓塞。

二、静脉滴注缩宫素

缩宫素的主要作用在于选择性兴奋子宫平滑肌,增强子宫收缩力及加快收缩频率,小剂量静脉滴注缩宫素时可随时调整用药剂量,保持生理水平的有效宫缩,一旦发生异常,可随时停药,这是常用的催引产方法。但在宫颈不成熟时,引产效果不好。

1.目的

加强子宫收缩,人为发动或加速产程进展。

2.适应证

①延期妊娠:妊娠已达到41周或妊娠超过41周;②孕妇有妊娠合并症或并发症,需要提

前终止妊娠,且能耐受阴道分娩;③足月或近足月妊娠,胎膜早破,需要终止妊娠而未临产;④胎儿宫内环境不良,继续妊娠对胎儿造成危害,甚至可能发生胎死宫内,宫外环境相对子宫内环境更有利于新生儿存活,这种情况包括严重的胎儿宫内发育迟缓、母儿血型不合、胎儿水肿、羊水过少、可疑胎儿窘迫等;⑤胎死宫内,胎儿畸形。

3.禁忌证

①绝对禁忌证:存在骨盆、胎位异常等明显头盆不称因素,不能经阴道分娩;软产道异常,如有未经治疗的疱疹感染活动期等急性生殖道感染性疾病、宫颈浸润癌等,孕妇不能经阴道分娩;孕妇患严重合并症或并发症,不能耐受阴道分娩,如有心功能衰竭、重型肝肾疾病、重度妊娠期高血压疾病合并脏器损伤;因胎儿附属物异常不能经阴道分娩,如完全性及部分性前置胎盘或前置血管,严重胎盘功能不良,脐带先露或脐带隐性脱垂。胎儿不能耐受阴道分娩。②相对禁忌证:具备阴道分娩条件,胎位为臀位;羊水过多;多胎妊娠;经产妇分娩次数≥5次;孕妇有子宫下段横切口剖宫产史。

4.评估

评估方法与前列腺素制剂促进宫颈成熟相同。

5.准备

(1)环境准备:环境舒适,温度适宜。

(2)物品准备:准备外周静脉穿刺物品、输液泵、0.9%的氯化钠注射液、缩宫素、醒目标记贴纸、多普勒胎心仪或胎心监护仪、耦合剂、血压计、氧气瓶、吸引器、抢救器材及各种药品。

(3)操作者准备:着装整齐,按6步洗手法洗手,戴口罩。

(4)孕妇准备:了解缩宫素静脉滴注引产术的目的和风险,签署知情同意书。

6.操作步骤

(1)静脉滴注前检查:听胎心,测量孕妇的血压。

(2)用留置针建立静脉通道:连接输液泵,设置起始滴速,控制滴速,一般滴速为每分钟4~8滴(偶有宫缩或对经产妇进行催引产可从每分钟4滴开始)。在500 mL 0.9%的氯化钠注射液中加入2.5 U缩宫素,将药液摇匀,再次确认滴速无误。

(3)调节滴速及监护:缩宫素的个体敏感度差异极大,应从小剂量开始,循序增量。根据宫缩、胎心情况来应用,即从每分钟8滴调整至每分钟16滴,再增至每分钟24滴。根据宫缩情况,每15~30 min调整一次滴速,直至诱发有效宫缩,即每10分钟3次,每次宫缩持续30~60 s,伴有子宫颈的缩短和宫口扩张。为安全起见,也可每次增加3~5滴,直至出现规律的有效宫缩。

最大滴速不得超过每分钟40滴,即13.2 mU/min。如仍无宫缩,可根据医嘱适当增加浓度,酌情加缩宫素至5 U/500 mL,滴速减半后再循序增加,直至出现有效宫缩。静脉滴注期应密切监测产妇的生命体征、胎心、胎动、子宫颈口扩张、胎先露下降和羊水情况。

(4)记录:应用专用的宫缩观察记录表记录。每隔30 min至1 h,每次调整缩宫素剂量和浓度前后或出现异常情况时要观察记录。在缩宫素静脉滴注观察记录单上记录日期、时间,注明静脉滴注缩宫素的剂量、滴速以及目的。评估记录产妇的生命体征、宫缩情况、胎心情况,缩宫素浓度、剂量、增加速度,产程进展。

7.注意事项

(1)应由经过训练的专人严密观察宫缩强度、频率、持续时间及胎心率的变化,及时做好记录，根据宫缩和产程进展情况调整缩宫素的剂量和滴速。

（2）警惕过敏反应，过敏者可出现烦躁、胸闷、气急、寒战和荨麻疹。

（3）告知孕妇及其家属注意勿随意调节滴速，如有便意、强烈腹痛、呼吸困难等不适须及时告知护士等。

（4）禁止肌内注射、皮下注射、穴位注射及鼻黏膜用药。

（5）用量不宜过大，若宫缩过强，及时停用缩宫素，必要时使用宫缩抑制剂。

（6）注意避免长时间平卧，协助产妇取侧卧位、坐位，并注意更换舒适体位。

（7）注意产妇的饮食、精神护理。注意协助产妇排尿并观察尿量。

（8）避免急产。当产程进入活跃期时，应停止滴注或减少滴数。

（9）目前多采用人工破膜加静脉滴注小剂量缩宫素以提高引产成功率，即采用人工的方法使胎膜破裂，一般破膜后 $1 \sim 2$ h 内出现宫缩，2 h 后仍无宫缩，应静脉滴注缩宫素。

（10）引产失败：用缩宫素引产的成功率与宫颈成熟度、妊娠周数、胎先露高低有关。如连续使用 $2 \sim 3$ d，仍无明显进展，应改用其他方法引产。

（11）及时停药：静脉滴注缩宫素期间，如出现宫缩持续时间大于 60 s，或者间隔时间少于 2 min，或出现胎心异常、子宫异常压痛、血尿等，或有其他异常情况，如产妇感觉心慌、胸闷不适，要立即停用缩宫素，更换液体并保留静脉通道。立即报告医师并进行处理。使用以上各种引产方法的均需注意以下事项。

引产时应严格掌握适应证及禁忌证，严禁无指征的引产，如果引产不成功，则需要引产的指征及引产方法重新评价。根据不同个体选择适当的引产方法及药物用量、给药途径。应用缩宫素期间需配备阴道助产及剖宫产的人员和设备并准备好抢救新生儿的物品及药品。若出现宫缩过强和过频、过度刺激综合征、胎儿宫内窘迫、梗阻性难产、子宫先兆破裂、羊水栓塞等情况，应立即停止使用引产药物；帮孕妇取立即左侧卧位、给氧、静脉输液（不含缩宫素）；静脉给予宫缩抑制剂，如 25% 硫酸镁；立即行阴道检查，了解产程进展，对可疑胎儿窘迫而尚未破膜者，应给予人工破膜术，观察羊水有无胎粪污染及其程度。经上述综合处理，尚不能消除危险因素，短期内又无阴道分娩的可能，或病情危重，应迅速以剖宫产终止妊娠。

（朱艳婷）

第二节　人工破膜术

人工破膜即在产程管理需要时通过人工的方法使胎膜破裂。

一、目的

促进胎先露下降，引起子宫收缩，加速产程进展；了解羊水量及性状，及时发现胎儿在子宫内的情况。

二、适应证

（1）宫颈条件成熟，Bishop 评分＞7 分，胎头已衔接。

（2）怀疑胎儿宫内窘迫时，了解羊水量、颜色、性状及有无胎粪，及时发现胎儿在子宫内的情况并予以处理。

(3)产程延长或停滞,无明显头盆不称或胎位异常。

(4)宫口开全后胎膜仍未自然破裂。

三、禁忌证

人工破膜术的禁忌证为明显头盆不称、产道有梗阻、横位、胎位不正、宫颈不成熟、初产妇的胎位为臀位、脐带先露、前置胎盘、血管前置。

四、操作程序

1. 评估

(1)询问病史,初步检查评估。了解最近胎心监护情况、羊水量,排除严重的生殖道炎症,有无阴道分娩禁忌证,了解 Bishop 评分。

(2)操作前听诊,了解胎心情况。

(3)操作前测量孕妇的血压与脉搏。

2. 准备

准备外阴冲洗消毒用物、一次性无菌垫巾、多普勒胎心仪、无菌手套、人工破膜包(内有无菌组织钳)等。

3. 操作步骤

操作者把右手示指、中指放入阴道,了解软产道及骨产道有无异常,然后将两指伸入子宫颈,了解有无脐带脱垂、宫口扩张和先露部的情况。在宫缩间歇期,稍扩张子宫颈,左手持钳,在右手示指、中指的指引下(或者两手相反),将长钳前端触及前羊膜囊,在宫缩间歇期钳破胎膜,使羊水缓慢流出,手指仍抵住胎头,观察羊水的性状、量及颜色,等候一次宫缩,未触及脐带,手指退出。

4. 术后观察与处理

(1)破膜后同时行阴道检查,进一步明确宫口开大程度、胎先露高低、胎位等。

(2)破膜前、后均要听胎心音,记录破膜时间,观察羊水的性状、量及颜色;查看产妇的面色、神志及呼吸。

(3)记录破膜者、破膜时间及羊水情况。

五、注意事项

(1)产程未进入活跃期,潜伏期延长或未临产,不宜过早人工破膜。

(2)注意严格无菌操作,防止感染。破膜后反复的宫颈检查和宫腔操作会使感染的危险性增加,因此,应加强产程观察,减少阴道检查次数。破膜时间超过 12 h,应及时给予抗生素,预防感染。

(3)破膜前、后及时监测胎心,观察胎心率变化,注意阴道口有无胎盘组织、脐带或搏动的血管,以免引起母胎出血或脐带脱垂。

(4)操作时动作轻柔,破膜时组织钳不要扣合,不能用暴力钳夹,以免损伤胎儿的头皮。

(5)对羊水过多者,可握拳,将拳置入阴道内,使羊水缓缓流出,避免大量羊水急骤涌出引起腹压骤降,导致休克、胎盘剥离、脐带脱垂等并发症。对羊水过少者可上推胎头或用手指扩张破口以利于羊水流出。

(6)为防止羊水栓塞,破膜操作应在两次宫缩间歇进行。

(7)若羊水混浊,应警惕胎儿宫内窘迫。

(朱艳婷)

第三节 胎头吸引术

胎头吸引术是根据真空负压吸引的原理将特制的胎头吸引器放置并吸附在胎头顶部,通过牵引吸引器,按照分娩机制,配合产力,协助胎头娩出的助产手术。

一、目的

应用胎头吸引器协助娩出胎儿,完成阴道分娩。

二、适应证

(1)宫缩乏力等导致第二产程延长。

(2)产妇患有合并症或并发症及瘢痕子宫,需要避免屏气用力,缩短第二产程。

(3)胎儿窘迫,需要紧急结束分娩。

三、禁忌证

(1)胎儿不能或不宜经阴道分娩,如早产(<36 周)、胎儿有凝血功能异常的高危因素、骨盆异常、产道梗阻或畸形。

(2)子宫口尚未开全。

(3)非枕先露或严重胎儿窘迫,估计短时间内不能经阴道分娩。

(4)胎先露位置高,未达坐骨棘水平以下。

(5)刚进行过胎儿头皮采血。

四、操作程序

(一)评估

1.产妇评估

(1)病史:了解产妇的精神状态,孕产史,本次妊娠情况(包括妊娠周数、妊娠合并症和并发症等)。

(2)产程进展情况:包括临产及胎膜破裂情况、宫缩的频率和强度、宫口扩张及先露部下降情况、会阴及阴道情况。

2.胎儿评估

评估胎儿是否有宫内窘迫,了解胎方位及胎头位置。

(二)准备物品准备

准备无菌手套、产包、胎头吸引器、润滑剂、血管钳、50 mL 一次性注射器或电动负压吸引器、胎心监护仪、导尿包、会阴浸润及阴部神经阻滞麻醉用物、会阴切开术用物、新生儿复苏抢救设备及用品。

（三）操作步骤

1.阴道检查

用导尿管排空膀胱,进一步检查是否具备实施胎头吸引术的必备条件,确认子宫口是否开全,确定胎儿为枕先露,胎头骨质部分是否已达坐骨棘水平以下;对胎膜未破者予以破膜。

2.会阴局部浸润及阴部神经阻滞麻醉

必要时行会阴单侧或双侧切开术。

3.放置吸引器

①操作者先在吸引器外侧涂润滑剂,用左手分开小阴唇,用示指、中指掌侧向下撑开阴道后壁,用右手将吸引器下缘沿阴道后壁送入到胎头顶骨后部,依次拨开阴道右侧壁、阴道前壁、左侧壁,吸引器侧缘全部滑入阴道内,与胎头顶部紧贴。吸引杯直径多为 5～6 cm,应放在胎头俯屈点。俯屈点位于矢状缝中间。后囟前方 3 cm 处,与前囟距离约为 6 cm。放置时避开前囟、后囟。②操作者持吸引器,把另一只手的示指、中指伸进阴道,沿吸引器边缘检查一圈,触摸吸引器是否与胎头紧贴,有无阴道壁、宫颈组织或脐带夹在其间。同时调节吸引器横柄方向,使其与矢状缝方向一致或垂直,作为旋转胎头的标记。

4.抽吸负压

助手用 50 mL 或 100 mL 注射器,分次从连接的橡皮管抽出空气,形成负压至所需程度。操作者用血管钳将橡皮管夹紧,使吸引杯内产生负压,吸附于胎头上。用金属杯吸引器抽气 150～200 mL,用硅胶喇叭形杯吸引器仅抽气 60～80 mL 即可形成足够负压。负压形成后再次检查吸引器,确认无误后开始牵拉。

5.牵引

一般采用握式或拉式吸引器。先用右手的示指、中指握持牵引柄,用左手的示指、中指顶住胎头枕部,轻缓地试牵,确认胎头与吸引器衔接紧密。操作者可在宫缩及产妇屏气时按产轴方向缓缓牵引,并按正常分娩机制娩出胎头。助手在牵引时保护会阴,牵引时若听到"嘶嘶"声,说明漏气,可能与放置或牵引方向不妥有关,可稍移动吸引器,或重新抽出一些空气后再牵引,必要时取下,重新放置。在宫缩间歇应停止牵引,但应保持吸引器不随胎头回缩。吸引时间为 10～15 min,最长不超过 20 min,吸引不超过 2 次。胎头娩出后,松开钳夹橡皮管的血管钳,恢复吸引器内压力,取下吸引器。

6.娩出

按自然分娩机制协助胎儿娩出,娩出后进行新生儿处理。

（四）术后处理

(1)检查软产道有无裂伤,按解剖层次缝合切口。

(2)进行新生儿常规护理及全身检查,尤其是对头部吸引器吸附部位,检查产瘤大小、头皮血肿、头皮损伤等情况。

(3)观察产妇的生命体征、子宫收缩、阴道出血量、膀胱充盈、会阴伤口情况。

(4)详细记录胎头吸引术的过程、吸引压力、牵引次数、娩出时间、软产道检查及新生儿全身检查的情况等。

五、注意事项

(1)使用前检查吸引器有无损坏、漏气,橡皮套有无松动,并把橡皮管连接在吸引器空心管柄上。

(2)严格掌握适应证。

(3)把吸引器放置于矢状缝上,中心点在后囟前方 3 cm 处最合适。

(4)抽气应缓慢,在宫缩时配合产妇屏气牵引。牵引时应避免扭转吸引器,否则可导致胎儿头部血肿和头皮撕裂,尤其是使用金属杯时。

(5)吸引器滑脱 2 次或牵引时间超过 20 min,需改为产钳助产术或剖宫产术。

(6)术后注意观察产妇和新生儿的并发症。产妇可能出现的并发症有产道损伤、产后出血等。新生儿可能出现头皮损伤、胎头血肿、颅内出血和颅骨骨折等并发症。

(朱艳婷)

第四节　产钳助产术

产钳助产术是利用产钳牵引,固定并协助胎头下降及胎儿娩出的产科手术。根据助产时胎头在骨盆的位置,产钳助产术可分为高位产钳、中位产钳、低位产钳及出口产钳助产术。

一、目的

缩短第二产程,帮助产妇顺利完成阴道分娩。

二、适应证

(1)头盆不称或宫缩乏力导致第二产程延长。

(2)孕妇患有合并症或并发症,有瘢痕子宫,需要避免屏气用力,缩短第二产程。

(3)胎儿窘迫,需要紧急结束分娩。

(4)胎头吸引助产失败后确认无明显头盆不称。

(5)臀位后出头困难。

三、禁忌证

(1)骨盆狭窄或头盆不称。

(2)宫口未开全或胎头未衔接,胎位为颏后位、额先露、高直位或其他异常胎位。

(3)严重胎儿窘迫,估计短时间内不能经阴道分娩。

四、操作程序

(一)评估

评估方法与胎头吸引术的评估方法相同。

(二)准备

除了胎头吸引术所用的物品外,还应准备产钳包。

(三)操作步骤

1.正枕前位低位产钳术

(1)阴道检查:阴道检查是否具备实施产钳助产术的必备条件,对胎膜未破者予以破膜。

（2）麻醉：行阴部神经阻滞麻醉，必要时行会阴切开术。阴部神经阻滞麻醉对绝大多数低位产钳助产术是有效的方法，双侧阴部神经阻滞麻醉使盆底肌肉松弛的效果好。

（3）检查和润滑产钳：先把钳叶扣合，检查产钳的对合情况。分清上、下两面及左、右钳叶，润滑操作者的手部和产钳左、右两叶外侧。

（4）放置产钳：①放置产钳左叶，左手以执笔式握持左产钳柄，使左叶垂直向下，凹面向前，朝向胎头，操作者将右手四指并拢，伸入阴道左侧的阴道壁和胎头之间，触及胎耳，右大拇指抵住左叶的根部。将产钳头曲，顺右掌面与胎头之间缓缓送入阴道，当钳匙接近右手中指时，右手拇指承托产钳颈部，协助左手使左叶向左侧盆壁滑动，直到达到胎头左耳郭处，左叶应该置于眼眶和耳朵之间的间隙。使叶柄与地面平行，置入后，交由助手握持钳柄并保持左叶的位置固定；②用同样的方法置入产钳右叶，达左叶对应的位置，由于右叶放置时空间更加有限，常需要边置入边撤出左手。

（5）扣合：再次徒手阴道检查，核实产钳的位置，了解钳叶与胎头之间有无子宫颈、产道软组织或脐带夹入，钳叶是否放置胎耳前。胎头矢状缝是否位于两片钳叶中间，胎儿的后囟在产钳上缘一指处。

两钳叶放置位置适当，扣合钳柄无难度，置钳到位，则锁易于扣合。如扣合困难或不能扣合，则产钳放置得不当，应寻找原因，进行调整（固定左叶，调整右叶），直至扣合顺利。扣合钳柄后需要监测胎心。

（6）试牵引：操作者一只手的示指、中指和无名指扣握钳柄，向外、向下缓慢牵引，另一只手固定于握钳的手背上，其示指指尖抵住胎头。如指尖随产钳下降，未离开胎头，则表示位置正确，可正式牵引。

（7）牵引：操作者取站位，前臂肘部弯曲，双肘挨胸，缓慢用力，宫缩时顺应产轴方向向外、向下缓慢牵拉。在牵拉的过程中助手应协助保护会阴。胎头拨露时转为水平向外牵引，当胎头枕骨结节露出耻骨弓时，会阴部明显膨隆时，操作者应渐渐向上、向外牵引，协助胎头逐渐仰伸娩出。宫缩间歇期应暂停牵引，可稍放松锁扣，以缓解产钳对胎头的压迫并注意监测胎心。若牵引困难或阻力较大时应仔细检查，重新评估后决定分娩方式，切忌强行牵拉。

（8）取下产钳：在胎头双顶径越过骨盆出口时，即可取下产钳，按照放置产钳的相反顺序取出产钳，先取出产钳右叶，再取出产钳左叶。动作轻柔，钳柄向对侧倾斜，使钳叶轻轻滑出，以防损伤。

（9）娩出：按自然分娩机制协助胎儿娩出。胎儿娩出后及时进行处理，吸痰，复苏。

2.臀位后出头产钳术

操作时助手将胎体置于水平位或稍高的位置，由于胎儿颈部过度仰伸，助手切勿过度抬高肢体。操作者一只手持钳柄，另一只手的手指尖置于钳叶末端，用指尖引导钳叶在4点至5点间沿胎头插入。用同样的手法将另一叶在7点至8点间插入。轻柔牵引，促使胎头俯屈，当胎头枕骨抵于耻骨弓下时，会阴处可见胎儿的颏部和口部时，将产钳、胎儿躯干和下肢一并上抬而完成分娩。

（四）术后处理

（1）观察产妇的生命体征，仔细检查软产道有无裂伤，切口有无延伸。按要求缝合组织，预防性使用抗生素。

（2）进行新生儿的全身检查，检查有无产伤等情况。

(3)预防产后出血和尿潴留。分娩后立即使用缩宫素。使用产钳助产术的产妇产程延长,膀胱受压,黏膜水肿,产后极易发生尿潴留,必要时留置导尿管。指导术后排尿及伤口的处理。

(4)详细记录产钳助产术的过程、娩出时间、软产道检查及新生儿全身检查的情况等。

(朱艳婷)

第五节　臀位阴道助产术

臀位是胎位异常中较常见的一种,占足月妊娠分娩总数的 3‰～4‰。臀位阴道助产术指胎儿先露部为臀位时需要助产者协助完成部分分娩机制后,经阴道顺利分娩的辅助技术。其包括臀位助产术和臀位牵引术。臀位胎儿分娩时需要助产者协助完成部分分娩机制才能经阴道娩出,称为臀位助产术。胎儿从下肢至胎头全部由助产者手法牵引娩出,称为臀位牵引术。臀位牵引术对胎儿的损伤较大,已逐渐被剖宫产术取代,现在临床上较少使用,但在某些情况下,仍作为一种应急措施。

一、臀位助产术

(一)目的

以适宜的方法协助臀位分娩,避免母婴损伤,改善母婴结局。

(二)适应证

(1)具备下列条件者:妊娠周数≥36 周,单臀先露或完全臀先露,估计胎儿体重 2 000～3 500 g(尤适合于经产妇),产道无异常,无其他剖宫产指征。

(2)死胎或估计胎儿出生后难以存活。

(三)禁忌证

(1)足先露。

(2)胎儿窘迫。

(3)孕妇有妊娠合并症或并发症,不适于阴道分娩。

(4)B 超见胎头仰,伸呈所谓"望星式"。

(5)B 超提示脐带先露或隐性脐带脱垂。

(6)孕妇有难产史。

(四)评估

1.产妇病史

了解产妇的精神状态,孕产史,本次妊娠的情况,包括妊娠周数、妊娠合并症和并发症等。评估是否适合阴道分娩,了解相关检查结果(B 超等)。判断臀位助产术的必要性和可行性。

2.胎儿评估

评估胎儿是否有宫内窘迫、胎方位及胎头位置的高低。明确臀位类型及胎先露位置,估计胎儿大小。

(五)准备

除了胎头吸引术所用的物品外,还应准备产钳包。

(六)操作步骤

1.压迫法

压迫法又称臀位第一助产法,用于完全或不完全臀先露。重点在于以适度的力量阻止胎足娩出阴道,使宫缩反射性增强,迫使胎臀下降。

(1)堵臀:当胎儿下肢出现于阴道口时,用消毒巾覆盖阴道口,宫缩时用手掌抵住会阴部,防止胎足太早脱出,待宫颈及软产道充分扩张。如为男婴,助产者用两手拇指在会阴体外支撑胎儿的坐骨,达到阻止胎臀娩出的目的,注意不要用全手掌着力,以免压迫胎儿的生殖器。

(2)娩臀:当手掌感到足够大的冲击力,会阴膨隆明显,胎儿粗隆间径已达会阴时,检查确认子宫口已经开全,对初产妇酌情行会阴切开并保护,于宫缩时嘱产妇屏气用力,助产者放开手,胎臀及下肢可自行顺利娩出。

(3)娩肩:助产者用无菌巾包裹胎儿的下肢及臀部,避免胎儿因寒冷刺激引起呼吸动作,导致吸入羊水和黏液,将双手拇指放于胎儿的背部髂骨缘上,将其余手指放于胎儿的臀部侧方,注意避免挤压胎腹,以防内脏损伤。握紧胎儿臀部向下牵引,直至胎儿的脐带露于阴道口外。将脐带轻缓向外牵出数厘米,以免脐带牵拉过紧而影响胎儿循环。

继续向下、向外牵拉并旋转至胎儿前肩部分到达耻骨联合下。助产者以示指和中指顺胎儿的前肩滑至胎儿的肘关节并钩住,使胎儿的肘关节弯曲,上肢紧贴胎儿胸部,顺势牵拉娩出胎儿的前臂。切勿钩住肱骨、尺骨和桡骨,以免造成长骨骨折。随后尽量提举胎体及胎臀,使后肩露于阴道口,用相同的方法娩出后肩。

(4)娩头:将胎背转至前方,使胎头矢状缝与骨盆出口前后径一致,助手在产妇下腹正中耻骨联合上方向下施加适当力量,帮助胎头俯屈入盆。

操作者将胎体骑跨在左前臂上,将胎儿的身体放在助产者的手掌和前臂,使胎儿的双腿骑跨在助产者的前臂上。操作者用左手示指和无名指扶住胎儿的两侧上颌骨,协助胎头俯屈,右手中指抵住胎儿的枕部,使其俯屈,使示指和无名指置于胎颈两侧(切记不可放在锁骨上窝,以免损伤臂丛神经),向下牵拉。两手协同用力,沿产轴向下牵引胎头。当胎头枕部达耻骨弓下方时,以此为支点,将胎体上举,使胎头逐渐上抬,相继娩出下颌、口、鼻、眼、额及顶部后,立即清理口鼻分泌物。

2.扶持法

扶持法又称第二助产法,适用于单臀先露。要点在于接生过程中始终保持胎儿的小腿伸直,折叠于胎体上,压住交叉在胸前的双臂,使之不上举,压住胎儿颏部,使之不仰伸。因胎儿双侧髋关节屈曲,伸直的下肢增大了躯干的周径,可保护脐带免于受压。臀部和股部将子宫颈和阴道充分扩张,所以助产时不必堵会阴部,而是采取"扶"的手法。

胎臀及双侧大腿显露后,助产者可使胎背朝向斜上侧,使胎儿的股骨粗隆间径接近骨盆出口前后径。助产者紧握胎臀两侧,拇指压住胎儿的腿部,其余手指在骶部,双手扶持逐渐娩出的臀、躯干和四肢,随胎体下降,握持点逐渐上移,使胎儿的下肢始终保持伸直的状态。宫缩时将胎体及双腿向上抽拔,宫缩间歇期助产者的手指顺胎腿及胎体下滑至阴道口,使双腿紧贴胎体,不脱出阴道口外,直至胎腿、胎体及胎儿上肢娩出。

出肩后继续保持胎腿位置以压住颏部,将胎体及双腿向母体腹部提举,胎头娩出。如在提举胎体过程中胎儿上肢或下肢脱出,为扶持助产法失败,需以第一助产法继续完成分娩。单臀先露若无明显指征时勿过早干预。

(七)术后处理

(1)对新生儿进行全身检查,检查有无产伤和骨折。若有窒息,积极抢救和处理。

(2)观察产妇的生命体征、子宫收缩、阴道出血情况。检查软产道的情况,缝合时应使解剖组织对合整齐,预防性使用抗生素。

(3)详细记录臀位助产术的过程,娩出时间,软产道检查、子宫收缩及新生儿全身检查的情况等。

二、臀位牵引术

(一)目的

以适宜的方法协助臀位分娩,促进母婴安全。

(二)适应证

(1)双胎妊娠,第二胎臀位娩出。

(2)死胎或估计胎儿出生后不能存活。

(3)胎儿窘迫或脐带脱垂,短时间可经阴道分娩。

(4)胎儿为横位或内倒转术后,可经阴道分娩。

(三)禁忌证

(1)产道异常。

(2)子宫口未开全。

(四)操作程序

1.评估

评估方法与臀位助产术相同。

2.准备

所做的准备与臀位助产术相同。

3.操作步骤

(1)建议初产妇行会阴侧切术,对未破膜者应予以破膜。

(2)牵引下肢:①针对足先露,如胎儿的单足或双足已经脱至外阴或阴道,操作者可以直接牵引;如胎足仍然在子宫腔,操作者伸手入子宫腔,握住单足或双足将其牵出。牵引时应将足跟转向前方。牵出过程中,边牵引边向上移动握持点至髋关节,娩出胎儿的下肢,并将胎儿转向骶前位。②单臀先露时胎儿双髋关节屈曲,如果仅触及前侧腹股沟,操作者用一只手的示指钩住胎儿的腹股沟,另一只手抓住腕部以增加牵引的力量。沿产轴向下徐缓牵引直至另一只手钩到对侧腹股沟,双手一起牵引,胎儿下肢娩出。如果双侧腹股沟均可触及,则用双手示指牵拉双侧腹股沟。

如钩臀失败,助产者可伸手入子宫腔,用手指压迫腘窝,迫使膝关节屈曲,使胎足转下,然后握住胎足向下牵引。

(3)娩出胎臀:下肢娩出后,前臀露于阴道口时,稍向前牵引,使胎臀娩出。

(4)牵出肩部及上肢:方法与臀位助产术相同。

(5)牵出胎头:方法与臀位助产术相同。

4.术后处理

术后处理与臀位助产术相同。

（五）注意事项

（1）在子宫口开全之前产妇不能用力，不可过早人为牵拉。

（2）行臀位牵引术较行臀位助产术更易发生新生儿窒息、脑瘫、新生儿损伤、骨折等，围产儿病死率较高；产妇更容易发生软产道损伤、产后出血及产褥感染等。

（朱艳婷）

第十四章 产后康复治疗

第一节 产后盆底功能的评估

一、产后盆底功能评估的必要性

盆底功能障碍性疾病是严重影响女性日常生活的常见疾病,尽管该疾病不具有致命性,但对女性患者的生活质量有较大的影响。妊娠和分娩对盆底组织的损伤是盆底功能障碍性疾病发病的重要因素之一。

研究表明妊娠期体质量增加过多、期激素水平的改变,分娩次数增加、第二产程时间过长、胎儿的体质量过重及胎儿头围偏大、会阴裂伤等均是盆底功能损伤的影响因素。妊娠、分娩对女性盆底肌肉的损伤一方面是机械因素导致的盆底肌肉直接损害,另一方面阴部的神经受损促使去神经损害或神经萎缩,导致盆底肌肉间接损害,因此从产后恰当时机对产后盆底功能全面评估,以便对盆底功能障碍性疾病及时预防性干预及治疗非常必要。

二、产后盆底功能初次评估的时机

根据产后妇女生理特点通常将妇女产后一年时间分为产褥期(分娩至产后 42 d)和产褥后恢复期(产后 43 d 至产后一年)。产褥期是指从胎盘娩出至产妇全身各器官除乳腺外恢复至正常未孕状态所需的一段时期,通常为 6 周,但此期盆底组织并未恢复到生育前的状态及功能,需要规范康复训练和指导。产后 42 d,产妇带婴儿到医疗保健机构,由专业人员进行全面检查,既往检查的侧重点在于子宫的复旧情况和母乳喂养情况,而对盆底功能恢复情况关注较少,可以以产后 42 d,检查为切入点,对产妇的盆底功能进行初次评估。

产后 42 d,产妇全身各器官基本恢复到孕前状态,产妇逐渐适应社会和家庭角色的转换,情绪趋于稳定,饮食起居平稳过渡,无论从生理和心理上都是盆底康复的最佳时机。在这个时间点进行评估,产妇的依从性好,可促进产妇的盆底功能恢复,降低女性盆底功能障碍性疾病的发生率。

三、产后盆底功能评估规划

妊娠和分娩造成的盆底损伤既有急性改变又有慢性改变,有些严重的产科损伤在产后很快表现,有些在产后较长时间慢慢表现,因此建议每位产妇应该在产后 42 d、产后半年和产后一年分别评估,以便及时发现后期出现的盆底慢性损伤。对进行产后盆底康复的产妇在康复治疗过程中,应进行康复前评估和康复后评估以观察盆底康复的效果。

四、产后盆底功能评估方案

(一)盆底功能临床评估

根据产妇的病史、症状、专科检查进行临床评估。

1. 病史采集

病史主要包括产妇的基本信息、孕期体质量、增重情况、生育史、分娩情况、新生儿情况以及孕期和产后是否存在盆底功能障碍。

2. 症状调查

根据产妇提供的病史可以初步判断产妇是否具有盆底功能障碍,根据产妇的基本情况选择相应国际标准调查问卷,由专人进行一对一调查,可以更加详细地反映盆底相关症状。调查问卷包括国际标准盆底功能障碍问卷、性生活质量问卷、国际尿失禁问卷表简表等。

3. 专科检查

专科检查包括妇科检查、膀胱功能检查、神经系统检查、影像学检查。

(1)妇科检查:是了解盆腔脏器和盆底功能的重要手段,通常进行会阴情况、阴道松弛度、盆底肌力、盆底肌疼痛、盆腔器官脱垂的评估。

(2)会阴情况评估:外阴发育是否正常,会阴体长度、阴裂长度;嘱受试者做 Valsalva 动作(屏气用力),观察是否有尿道下移,是否有尿液自尿道口喷出,是否有阴道前后壁的膨出、是否有子宫脱垂,是否有粪便或气体从肛门喷出,观察会阴体的活动度。

(3)阴道松弛的评估方法:安静状态下,受检者自主排空膀胱,取膀胱截石位,双下肢分开。检查者右手戴无菌橡胶手套,将示指和中指放在阴道后穹隆,后退 1.5 cm 处 6 点位置进行评估。

阴道松弛分度:正常是指阴道横径能并列容纳 2 指以下;轻度松弛是指阴道横径能并列容纳 2～3 指;中度松弛是指阴道横径能并列容纳 3～4 指;重度松弛是指阴道横径能并列容纳 4 指以上,或合并有会阴Ⅱ度旧裂或阴道前后壁中度以上膨出。

(4)盆底肌力评估:肌力是指肌肉收缩产生的最大力量。手法肌力测试是常用的方法,在安静状态下,受检者自主排空膀胱后取膀胱截石位,双下肢分开,检查者站在受检者的两腿间,右手戴无菌橡胶手套,将示指和中指放在阴道后穹隆后退 1.5 cm 处 6 点位置和阴道外口内 1～2 cm处(分别检测盆底深层和浅层肌肉群的肌力),左手放置于受检者的腹部以检测在收缩盆底肌时腹肌是否缩紧,并告知受检者尽量避免腹部肌肉收缩,并指导其做缩肛动作,以收缩持续时间和连续完成次数来分级。

采用由 Laycock 所发展的 Oxford 盆底肌力评分系统,根据法国国家卫生诊断认证局认证的测试标准,具体如下。

0 级:手指感觉不到肌肉收缩动作,但不能区分完全无收缩还是受检者不懂收缩;1 级:能感觉到肌肉轻微收缩(蠕动),但不能持续;2 级:能明显地感觉到肌肉收缩,但仅能持续 2 s。并能完成 2 次;3 级:肌肉收缩能使手指向上、向前运动,持续时间可达 3 s。能完成 3 次;4 级:肌肉收缩有力,能抵抗手指的压力,持续时间可达 4 s,能完成 4 次;5 级:肌肉收缩有力,能持续对抗手指压力达 5 s 或以上,能完成 5 次或以上。

盆底肌力手检评估方便、易操作,常用于门诊检查,可通过这种评估方法初步判断产妇的盆底肌力,但易受检查者主观因素的影响,往往不够精确,因此建议只作为盆底功能障碍性疾病的筛查手段。

(5)盆底肌疼痛评估:手法评估盆腔筋膜疼痛及痉挛情况,采用闭孔内肌、梨状肌、肛提肌、耻尾肌、坐尾肌、耻骨阴道肌、耻骨直肠肌、球海绵体肌、会阴中心腱、切口、耻骨联合等评估点。采用数值等级规模(numerical rating scale,NRS)疼痛数字评分量表,评定疼痛的严重程度,以

0～10 代表不同程度的疼痛。0 为无痛,1～3 为轻度疼痛(疼痛不影响睡眠),4～6 为中度疼痛,7～9 为重度疼痛(不能入睡或者睡眠中痛醒),10 为剧痛。

当患者有盆底肌疼痛时,应对骨盆上方的腹部和脊柱、骨盆下方的下肢进行检查,观察是否有脊柱侧弯、腹直肌分离、腹部肌力不对称、膝关节内转、两腿长度不对称、扁平足等症状。

(6)盆腔器官脱垂 POP-Q 评估:安静环境下,受试者自主排空膀胱,取膀胱截石位,给外阴和尿道外口消毒,嘱受试者做 Valsalva 动作(屏气用力)进行 POP-Q 定量测定。目前国内外多采用 Bump 提出的盆腔器官脱垂定量分度法。此方法应在向下用力屏气时利用阴道前壁、阴道顶端、阴道后壁上的各 2 个解剖指示点与处女膜的关系来界定盆腔器官的脱垂程度。

(7)膀胱功能检查:可通过残余尿测定、压力刺激试验、膀胱颈抬高试验、棉签试验、尿流动力学检查等检查来评估膀胱功能。

(8)神经系统检查:应重点检查骶中枢对膀胱尿道的支配功能,包括运动强度、深肌腱反射及末梢神经的感觉。

(9)影像学检查:目前对于盆底形态及功能检查的影像学方法主要有 MRI 及超声检查,MRI 在诊断盆腔器官脱垂及肌肉损伤方面具有重要的意义,但不能实时动态观察盆底肌肉的情况。盆底超声具有动态、方便快捷、经济、无创、可重复检查等明显优势,可以对盆腔器官及第二水平支持结构的形态、功能进行观察和评估,为临床提供客观的诊断依据。

(二)盆底电生理评估

女性盆底功能障碍性疾病发病过程中,盆底电生理特性改变发生于盆底组织损伤比较早的阶段,盆底电生理特性改变可以通过现代科技手段检测到,盆底电生理检查能及时发现盆底组织损伤情况。盆底电生理指标改变与症状出现的严重程度和时间成正比,可用于盆底功能障碍性疾病的诊断、评价、预后分析和治疗效果评价。

盆底电诊断是指通过探测、记录和分析盆底神经及其肌肉生物电活动来诊断疾病的一种方法。通过使用腔内(阴道和直肠)表面电极、专用仪器描记盆底肌动态肌电图,将肌肉活动信号用具体数字和图像的形式显示,以了解盆底肌的整体功能以及各类肌纤维的功能。

常用盆底电生理指标有最大收缩肌电位、盆底肌肉肌力、肌肉疲劳度、A3 反射、阴道动态压力。

1.最大收缩肌电位

患者做缩肛运动时,通过阴道腔内表面电极专用仪器测量到的盆底肌最大电位值为最大收缩肌电位。

2.肌力测定

盆底肌肉Ⅰ类肌纤维的肌力测定:测定阴道收缩强度超过最大阴道收缩强度的 40% 维持的最长时间,收缩持续 0 s,肌力为 0 级;持续 1 s,肌力为Ⅰ级;持续 5 s 或超过 5 s,肌力为Ⅴ级;正常肌力为Ⅴ级。

盆底肌肉Ⅱ类肌纤维的肌力测定:代表阴道快速收缩强度超过最大阴道收缩强度的 60% 所重复的次数,收缩持续 0 次,肌力为 0 级;持续 1 次,肌力为Ⅰ级;持续 5 次或超过 5 次,肌力为Ⅴ级;正常肌力为Ⅴ级。

3.肌肉疲劳度

在计算机上代表肌力的曲线起点的最高点至 6 s 时终点的最高点之间的肌力下降比率(百分率)即为疲劳度。0 表示正常,负值表示异常。

4.A3 反射

A3 反馈曲线在波幅为 40％的 Ⅰ类肌纤维模块基础上有一个 60％～70％的 Ⅱa 类纤维模块，嘱患者按照模块收缩盆底 Ⅰ类肌，在此过程中嘱患者咳嗽，观察盆底肌肉收缩曲线是否出现峰值以及出现峰值的时间。A3 反射正常时盆底肌肉收缩，出现峰值，峰值出现的时间早于咳嗽时腹压峰值出现的时间。A3 反射异常表明患者控尿功能异常。

5.阴道动态压力

阴道动态压力是指患者主动收缩时产生的阴道内压力值，在电子压力器（即带有气囊的阴道压力探头）上套上避孕套，压力调零后将其置于受检者的阴道中部，向球囊内推进 20 mL 气体，使球囊与阴道壁充分接触，嘱患者应用最大力量收缩盆底肌肉，经压力转化器测得的阴道最大收缩压力值即阴道动态压力。正常值为 7.9～14.7 kPa（80～150 cmH$_2$O）。阴道动态压力下降：临床表现为盆底肌肉控尿能力异常、性功能障碍可能。

五、小结

产后女性盆底功能可以通过临床症状和电生理检查进行全面、系统的评估，抓住产后 42 d 检查的契机，由专业人进行规范的检查和评估，可实现对产后盆底功能障碍性疾病早诊断、早干预。

（丁媛媛）

第二节　产后盆底疾病的康复治疗

一、概述

女性盆腔器官主要有尿道、膀胱、子宫、阴道和直肠，其正常位置的维持依赖于盆底肌肉群、筋膜、韧带及其神经构成的复杂的盆底支持系统的互相作用和支持。损伤、衰老等病因造成女性盆底组织结构发生病理改变，最终会导致相应器官功能障碍，主要包括尿失禁、盆腔器官脱垂、粪失禁、性功能障碍及慢性盆腔疼痛，统称为女性盆底功能障碍性疾病（female pelvic floor dysfunction，FPFD）。

目前 FPFD 的发病机制尚未完全阐明，国内外研究均表明引起盆底功能障碍性疾病的病因有很多，包括遗传因素、生活方式、年龄、妊娠、分娩、绝经、慢性咳嗽、盆腔肿瘤压迫、盆腔手术史等，其中妊娠和分娩被认为是影响和导致女性盆底功能障碍的首要原因，约有 40％的妇女在产后会出现盆底肌肉不同程度的损伤，导致 FPFD 的发生。

二、妊娠和分娩对女性盆底功能的影响

妊娠和分娩是女性盆底功能障碍性疾病的独立危险因素，这和妊娠期人体生理性变化及分娩过程对盆底组织的直接损伤密切相关。

正常女性未孕时，腹腔压力和盆腔脏器的重力方向指向骶骨，而妊娠时腰、腹部逐渐向前突出，头部与肩部向后仰，腰部向前挺，形成典型孕妇姿势，腹腔压力和盆腔脏器的重力直接指向盆底肌肉，孕妇体质量增加、子宫增大，都可直接对盆底肌肉产生慢性持续性机械压迫；孕期

不断变大的子宫会对右边的髂静脉产生很大压力,影响血液回流的速度,使盆底组织缺氧、缺血,代谢失去平衡,此过程不仅伤害了盆底的肌肉,更严重的还会对盆底的神经造成一定伤害,导致神经传导过程延长,从而降低了盆底组织的收缩能力;孕期体内性激素水平的变化影响胶原蛋白代谢,胎盘分泌的松弛素使骨盆韧带松弛,导致盆底支持结构减弱,这些原因均使产后发生盆底功能障碍性疾病的风险增加。研究发现妊娠时并发压力性尿失禁的孕妇产后压力性尿失禁的发生概率增大,进一步证明妊娠是导致产后盆底障碍性疾病发生的一个独立危险因素。

分娩过程中,骨产道、软产道被动扩张,盆底肌组织受压拉伸,胎儿娩出时会阴侧切的直接机械损伤,加上阴部神经受损及去神经损害等对盆底肌的间接损害,均可导致盆底肌肌力下降,且受损程度随着阴道分娩次数增加而升高。经 MRI 和 B 超检查发现,20%～36%的初产妇在阴道分娩后有肛提肌病变,与产后压力性尿失禁的发生密切相关。剖宫产少了分娩过程对盆底肌的损害,阴部神经受损的发生率降低,但不管哪种分娩方式对盆底功能的远期恢复并无明显保护作用。2013 年巴西的一项研究主要评估初产妇行剖宫产后两年内尿失禁和盆底功能障碍的患病率,研究发现,剖宫产不会对尿失禁起到保护作用,分娩方式与产后两年内发生尿失禁和盆底功能障碍无关。

产后身体各项功能开始向孕前水平迅速复原,盆底解剖结构和盆底肌的肌力具有一定程度的自我康复趋势,然而,妊娠与分娩对盆底肌的损害远远超过了人体自身修复能力,在产后三个月若单纯通过人体自身修复作用使盆底肌肌力完全恢复至正常水平几乎是不可能的。多项研究表明,产后 42 d 开始进行盆底康复治疗的产妇的盆底压力分级和综合肌力较未经治疗者明显好转,压力性尿失禁的发生率明显降低,故产后 42 d 门诊复查时若发现产妇盆底肌的肌力明显降低、盆底功能障碍,应建议其尽早行盆底功能康复治疗,以减少 FPFD 的发生。

三、产后盆底疾病的康复治疗方法

产后盆底疾病的非手术治疗包括生活方式干预,盆底康复治疗(pelvic floor rehabilitation,PFR),使用子宫托,药物治疗等,其中效果较为肯定、临床广泛应用的治疗方法是 PFR。PFR 是一种简便、安全、有效的治疗方法,在整体理论的指导下,对盆底支持结构进行加强训练及功能恢复,主要方法包括盆底肌主动锻炼(凯格尔运动)、盆底康复器(阴道哑铃)辅助训练、手法按摩、仿生物电刺激、生物反馈。

(一)盆底肌主动锻炼(凯格尔运动)

凯格尔运动是由 Amonld Kegel 在 1948 年首次提出的,指导者自主收缩肛门和阴道,进行肛提肌群收缩训练,通过长期训练达到增加盆底肌收缩力、改善盆底功能、预防和治疗盆底功能障碍性疾病的目的。动作要领:收缩时只收缩肛门阴道,尽量使腹部、臀部以及大腿内侧肌群不收缩。具体实施方法:Ⅰ类肌训练,进行提肛运动,每次持续 5 s,松弛休息 5 s,反复进行此运动,50～100 次/天,对Ⅰ类肌力弱的患者起初进行锻炼时可以每次持续 3 s,松弛休息 3 s,逐渐过渡到每次持续 5 s,松弛休息 5 s;Ⅱ类肌训练,进行提肛运动,每次持续 1 s,松弛休息 1 s,反复进行此运动,100～150 次/天。

(二)盆底康复器(阴道哑铃)辅助训练

盆底康复器又称阴道哑铃,由带有金属内芯的医用材料塑料球囊组成,尾部有一根细线,常分为 5 个重量级。将其放置在阴道内,利用哑铃的重量迫使阴道肌肉收缩,达到锻炼会阴肌肉的目的。阴道哑铃具备方便、简易、安全等特点,可用于家庭康复锻炼。动作要领:将球体置入阴道,尾部细线留于阴道外,配合凯格尔运动进行锻炼。

具体实施方法:根据产妇自身盆底肌力情况选择型号合适的哑铃开始训练,由轻到重,慢慢延长其在阴道内的保留时间,当在使用者运动、打喷嚏、爬楼梯等腹压增加的情况下阴道哑铃不脱出,且其在阴道内可保留至少 10 min 时,可更换重一级的哑铃进行训练。

(三)手法按摩

通过手法按摩可以唤醒产妇盆底肌肉的本体感觉,放松肌肉,缓解盆底肌肉的痉挛和疼痛,增加盆底肌的敏感度。动作要领:医务人员戴无菌手套,在无菌手套上涂润滑油,先按摩盆底浅层肌,再按摩盆底深层肌,最后按摩盆底肌肉的扳机点,以大拇指指腹的力量按摩会阴中心腱外侧,两侧大阴唇、小阴唇,将示指和中指置于阴道内肛提肌,沿骶骨至肛门处来回按摩。

(四)仿生物电刺激

仿生物电刺激是一种较早应用于临床盆底肌肉损伤及萎缩的方法,通过阴道探头电极传递不同强度的电流,刺激盆底肌肉和神经。仿生物电刺激参数设定包括频率、脉冲宽度、电流强度、时间范围等。电刺激存在个体差异,因此目前刺激参数没有统一标准,以产妇感觉肌肉强力收缩而不疼痛或肌肉有跳动感而无疼痛为准,但电流强度不超过 40 mA,每次治疗前重新调整参数。

(五)生物反馈治疗

生物反馈治疗是一种主动盆底肌的训练方法,通过生物反馈治疗头采集盆底表面肌电信号活动,反映于体外仪器上,进行盆底肌电图的描记,把肌肉活动信息转化为听觉和视觉信号,通过语音提示或图像显示,使产妇了解盆底肌的活动状态,学会正确而有意识地收缩盆底肌,科学地进行盆底肌训练,并逐步形成条件反射。

通过综合运用这些治疗手段提高神经肌肉兴奋性,唤醒部分因受损而功能暂停的神经细胞,促进神经细胞功能恢复,使盆底肌肉收缩强度和弹性增强,促进妊娠和分娩造成的肌肉损伤的恢复,同时可建立神经反射,反射性抑制膀胱兴奋,增强括约肌收缩,加强控尿而达到产后盆底肌功能重建、治疗盆底功能障碍性疾病的目的。

四、产后盆底疾病的康复治疗方案

盆底康复治疗的重点在于根据产妇的具体情况制定个体化治疗方案,女性产后常见的盆底功能障碍性疾病有产后盆腔肌筋膜疼痛、尿失禁、器官脱垂等,下面介绍针对性治疗方案。

(一)产后盆腔肌筋膜疼痛的康复治疗

盆腔肌筋膜疼痛指腰、骶、臀、腿部的筋膜疼痛及肌肉僵硬,且存在激痛点,常发生在产妇分娩后 1～2 个月。急性疼痛通常是组织损伤的一种表现,是一种受到伤害的警告或防御信号。目前对产后盆腔肌筋膜疼痛的发病原因及治疗方法的研究文献较少。该病易漏诊,应对产妇盆腔肌疼痛部位和疼痛程度进行全面检查,及时进行康复治疗。

1.疼痛点的评估部位

盆腔检查时行手法评估,评估闭孔内肌、梨状肌、肛提肌、球海绵体肌、会阴体、切口、耻骨联合等部位,明确触痛点,评估盆腔肌筋膜疼痛及痉挛情况。

2.疼痛程度的评估

可采用数值等级规模(NRS)疼痛数字评分量表,评定疼痛的严重程度,以 0～10 代表不同程度的疼痛。0 为无痛,1～3 为轻度疼痛(疼痛不影响睡眠),4～6 为中度疼痛,7～9 为重度疼痛(不能入睡或者睡眠中痛醒),10 为剧痛。

3.盆腔肌筋膜疼痛诊断标准(参照美国标准)

主要标准:①主诉区域性疼痛;②主诉疼痛或触发点牵涉痛的预期分散分布区域的感觉异常;③受累肌筋膜触诊有紧张带;④紧张带的某一点呈剧烈点状触痛;⑤测量时存在某种程度的运动受限。

次要标准:①压痛点反复出现主诉的临床疼痛或感觉异常;②横向抓触或针刺入带状区域触发点诱发局部抽搐反应;③伸展肌肉或注射触痛点可缓解疼痛。满足 5 个主要标准和至少1 个次要标准,可确诊为肌筋膜疼痛。

4.针对性治疗方案

通过手法按摩和神经肌肉刺激治疗仪电刺激进行康复治疗。首先采用手法按摩和解痉的电刺激治疗,促进盆底肌肉放松,然后进行镇痛的电刺激治疗。

手法按摩:①按摩腰部、臀部、腹部、大腿内收肌、阴阜,达到盆腹部位整体放松的目的;②先按摩会阴浅层肌再按摩会阴深层肌,最后针对疼痛点进行按摩,以产妇感觉舒适的力度为宜,逐步缓解阴道痉挛。每次 20 min,每周 2～3 次。

解痉电刺激:应用法国 PHENIX USB 系列,选择频率 1 Hz、脉宽 300 μs 的电流,每次20 min,每周 2～3 次;或者和手法按摩组合治疗,先用解痉电刺激 10 min,手法按摩 20 min。

镇痛电刺激:应用法国 PHENIX USB 系列,采用 TENS 电流,频率 80/120/80 Hz,脉宽120/80/120 μs,时间为 10 min;内啡肽电流,频率 1/4/1 Hz 脉宽 270/230/270 μs,时间10 min,每周 2～3 次。

具体实施方案:手法按摩具体操作是以大拇指指腹的力量按摩会阴中心腱外侧,两侧大阴唇、小阴唇,示指和中指置于阴道内肛提肌,沿骶骨至肛门处来回进行按摩;电刺激实施方案是根据产妇的临床症状和疼痛点分别放置皮肤表面电极和内置盆底肌肉治疗头,给予电刺激治疗,TENS 电流强度让以产妇感觉到少许麻刺感的最小电流强度即可,内啡肽刺激电流强度尽量调到最大,但前提是产妇不感觉疼痛,皮肤和黏膜对电刺激的阈值不同,因此操作过程中对皮肤电极和阴道黏膜电极必须分开调节。一个疗程 12 次,每周 2～3 次。

(二)产后尿失禁的康复治疗

产后尿失禁的临床定义为继发于妊娠及分娩的尿失禁。国内外学者研究发现妊娠和分娩可导致相当一部分妇女发生一过性的尿失禁,大多数尿失禁能在产后几个月消失,但仍有部分会持续存在,产后 42 d 至 3 个月是盆底康复的黄金时期,运用电刺激和生物反馈等盆底康复治疗手段可以刺激阴部神经传出纤维,增强肛提肌及其他盆底肌肉及尿道周围横纹肌的功能,加强对尿道和膀胱颈的支撑作用,提高尿道关闭压;刺激阴部神经传入纤维,通过神经元连接至骶部逼尿肌核,抑制逼尿肌核兴奋,再经盆神经至逼尿肌,抑制逼尿肌收缩;电刺激冲动上行至胸腰段,兴奋交感神经,使膀胱颈部及尿道近段收缩、膀胱底部松弛,增加膀胱的储尿功能;通过 A3 反射训练可以增加尿道近端的收缩能力及抑制逼尿肌收缩,从而有效预防和治疗尿失禁。

但很多产妇对尿失禁并没有足够的认识或者由于羞怯心理未能及时就医而错失良机。产后尽早地进行盆底肌功能的康复训练,并选择最佳时机及正确方法,是预防日后发生持续性尿失禁的关键。

1.产后常见的尿失禁

产后常见的尿失禁有压力性尿失禁、急迫性尿失禁和混合性尿失禁。

(1)压力性尿失禁(stress urinary incontinence,SUI):指腹压突然增加导致的尿液不自主流出,但不是由逼尿肌收缩压或者膀胱壁对尿液的张力压引起的。其特点是正常状态下无遗尿,而腹压突然增大时尿液自动流出。

Ⅰ级尿失禁:只发生在剧烈压力下,如咳嗽、打喷嚏或慢跑。Ⅱ级尿失禁:发生在中度压力下,如快速运动或上、下楼梯。Ⅲ级尿失禁:发生在轻度压力下,如站立,但产妇在仰卧位时可控制尿液。

(2)急迫性尿失禁:指有强烈的尿意,不能控制而发生的尿失禁。其中因逼尿肌无抑制性收缩(即不稳定膀胱)引起的尿失禁称为运动紧迫性尿失禁,而非逼尿肌无抑制性收缩引起者则称为感觉性尿失禁,临床上两者常混合存在。

(3)混合性尿失禁:指同时有压力性尿失禁和急迫性尿失禁。

2.诊断

以产妇的症状为主要依据,除了常规体格检查、妇科检查及相关神经系统检查外,还需要压力试验、指压试验、棉签试验和尿动力学检查等辅助检查。

3.针对性康复治疗方案:

(1)压力性尿失禁的针对性康复治疗方案:对于轻度和中度压力性尿失禁可以进行电刺激、生物反馈及主动盆底肌锻炼。对于重度压力性尿失禁产妇,如果康复效果不佳,可以手术治疗。

对轻度和中度压力性尿失禁产妇治疗前应进行详细的检查和评估,检查产妇是否存在尿道脱垂,检查Ⅰ类肌的肌力情况、Ⅱ类肌的肌力情况,是否存在Ⅱ类肌纤维反射延迟,根据不同情况制定不同治疗方案。

主动盆底肌锻炼:医师通过手诊评估产妇的Ⅰ类肌和Ⅱ类肌的肌力情况,并教会产妇正确地进行凯格尔运动,嘱产妇自行训练。良好的Ⅰ类肌肌力能够诱发Ⅱ类肌反射,所以原则上应先锻炼Ⅰ类肌。

电刺激:将盆底肌肉治疗头放置于阴道内,给予频率为8~33 Hz、脉宽为320~740 μs的电刺激,进行Ⅰ类肌被动训练,提高Ⅰ类肌的肌力,有利于诱发Ⅱ类肌反射。给予频率为20~50 Hz、脉宽为160~320 μs的电刺激,进行Ⅱ类肌的被动训练,尿道横纹括约肌大部分为Ⅱ类肌纤维,提高Ⅱ类肌的肌力,有利于快速反应时尿道横纹括约肌收缩,关闭尿道口,电刺激每次20~30 min,每周2~3次。通过电刺激还可以促进局部血液循环,唤醒产妇的本体感觉。

生物反馈训练:给予Ⅰ类肌、Ⅱ类肌及各种场景的生物反馈训练模块、A3反射训练模块、会阴腹部协调收缩的生物反馈训练模块,每次20~30 min,每周2~3次。形成条件反射,完善控尿功能。

产妇的主动盆底肌锻炼应贯穿于压力性尿失禁的康复治疗过程中,嘱咐产妇回家进行凯格尔运动,但不主张进行大运动量练习,因其易造成盆底肌过度劳累而加重尿失禁症状。每天多次练习,每次以不劳累为准,同时在治疗过程中应动态评估尿失禁症状,及时调整治疗方案。肥胖产妇还应适当减轻体质量,否则在盆底承重过度的情况下保守治疗很难获得成功。

(2)急迫性尿失禁的针对性治疗方案:在对急迫性尿失禁进行针对性康复治疗前,应首先由泌尿外科诊治,评估引起急迫性尿失禁的病因,是否有下尿路梗阻、炎症、膀胱结石等,并排除可能存在的膀胱局部病变,如果是由这些原因导致的急迫性尿失禁应由泌尿外科治疗,不属于康复治疗的范围。

急迫性尿失禁产妇的康复治疗包括写排尿日记、电刺激治疗、生物反馈治疗等。

排尿日记:记录 3 d 的液体摄入量和排出量。需要记录的内容包括饮水量、排尿时间、排尿量等,有无尿急、尿失禁等情况。排尿日记不仅有助于自我判断有无尿频症状,还有助于医师分析病情、病因和评估治疗效果,帮产妇建立治疗信心。

行为治疗膀胱再训练:是保守治疗中一种较为有效的方法,要求产妇在出现尿意时采用延迟手段逐渐延长储尿时间,使自己重新获得控尿或部分控尿的能力,长期疗效可达 50%。但注意膀胱训练过程中只有逐渐延长才能达到疗效。

电刺激治疗:在产妇的膀胱底部位和骶 2、3、4 位置放置一对皮肤表面电极,或者用阴道电极,给予频率为 10/5/10 Hz、脉宽为 200/500/200 μs 的电刺激,抑制逼尿肌过度活跃;给予频率为 20 Hz、脉宽为 250 μs 的电刺激,抑制逼尿肌收缩,每次 20~30 min,每周 2~3 次。

生物反馈训练:给予 I 类肌生物反馈训练、尿急情况下生物反馈训练、A3 反射生物反馈训练,每次 20~30 min,每周 2~3 次。

(3)混合性尿失禁的针对性康复治疗:可以通过综合运用压力性尿失禁和急迫性尿失禁的电刺激治疗方案,配合生物反馈和主动盆底肌锻炼进行治疗。

4.产后器官脱垂的康复治疗

妊娠时增大的子宫对盆底组织的持续性重力压迫及慢性牵拉,分娩时胎头下降过程中对盆底肌的过度挤压或行会阴侧切时直接的机械性损害,均可使盆底支持结构发生改变,从而引发盆腔器官脱垂。对重度盆腔器官脱垂首选手术治疗,对于轻度、中度子宫脱垂、阴道壁膨出的产妇的康复治疗目的为通过电刺激、生物反馈及主动盆底肌锻炼,提高产妇的盆底肌力;教会产妇练习提肛运动,养成每天锻炼盆底肌的习惯;进行健康宣教,产妇改变不良生活习惯,从而达到改善器官脱垂,预防盆腔器官脱垂进一步加重。

盆腔器官脱垂的康复治疗是一个漫长过程,通过一个疗程的康复治疗,不一定会有明显的脱垂症状改善,因此在康复治疗前需要和产妇充分沟通,明确康复治疗的目的,完成一疗程康复治疗,产妇的盆底肌力达到 3 级以上,建议产妇回家自行进行凯格尔运动,定期到医院复查。

产后器官脱垂针对性康复治疗方案:可通过凯格尔运动、生物反馈这两种主动训练方法和电刺激被动训练方法增强盆底肌力。

主动盆底肌锻炼:医师通过手诊教会产妇正确的进行凯格尔运动,嘱产妇先锻炼 I 类肌。

电刺激:运用阴道探头给予 I 类肌纤维、II 类肌纤维电刺激,每次 20~30 min,每周 2~3 次,原则先训练 I 类肌,再训练 II 类肌。生物反馈训练:给予生物反馈训练模块,训练产妇在各种场景时盆底肌肉维持收缩状态而不会出现脱垂现象。

五、小结

盆底康复治疗是一种简便、安全、有效的治疗方法,是在整体理论的指导下,进行对盆底支持结构的训练、促进盆底血液循环,加强产后盆底肌力量及功能恢复,防治 FPFD 的发生,对提高女性生活质量具有重要意义。

(丁媛媛)

第三节　产后腹部的康复

子宫是孕育胎儿的重要器官,在妊娠和分娩过程中,子宫逐渐增大,腹围增加40~50 cm,腹壁高度伸张及分离,而分娩后短短 42 d 内子宫恢复到未孕状态,腹部经历如此巨大的变化,在组织结构上会有相应改变。妊娠期雌激素、孕激素、促黑色素细胞刺激激素、糖皮质激素分泌增多,出现腹部妊娠纹、腹部皮肤色素沉着、腹部皮肤松弛、腹部肌肉肌力下降、腹直肌不同程度地分离等一系列变化。因此产后 42 d 体检时,除了关注产妇生殖器官的恢复和盆底的康复,还应该对产妇腹部形态和腹部肌肉功能进行评估和康复训练。

产后腹部康复主要为腹部形体的康复、腹部肌力的恢复、腹直肌分离的康复。腹部肌力恢复将有利于腹直肌分离的改善,腹直肌间距恢复至正常后又有利于腹部形体的康复,三方面的康复相辅相成、密不可分,本节将主要介绍它们的评估与康复技术。

一、腹部形体的评估

妊娠期腹部皮肤主要有以下三方面变化:①促黑色素细胞刺激激素分泌增多,加之大量雌激素、孕激素有黑色素细胞刺激效应,使黑色素增加,导致腹白线处出现色素沉着;②妊娠期间肾上腺皮质分泌的糖皮质激素增多,该激素分解弹力纤维蛋白,使弹力纤维变性,加之子宫增大,使孕妇腹壁皮肤的张力加大,皮肤的弹力纤维断裂,呈多量紫色或淡红色不规律、平行、略凹陷的条纹,称为妊娠纹;③由于孕期腹部的皮肤过度扩张,部分弹力纤维断裂,腹壁明显松弛及凹陷。这些变化一般在产后 6~8 周恢复。

可以通过视诊、皮尺、皮褶厚度计等测量工具对产后腹部形体进行评估,具体方法如下。

1.观察产妇腹部皮肤的颜色、皮肤松弛情况

观察腹部皮下脂肪的堆积程度、皮肤条纹的多少,是否存在明显的皮肤色素沉着,是否有大面积妊娠纹,是否有皮肤松弛、凹陷或过度松弛而使腹部皮肤呈现围裙状改变。

2.运用软皮尺进行腹围和腰围的测量

(1)腰围的测量方法:被测者站立,双脚分开 25~30 cm,使体质量均匀分配。测量位置在水平位髂前上棘和第 12 肋下缘连线的中点。将测量尺紧贴软组织,但不能压迫,测量值精确到0.1 cm。

(2)腹围的测量方法:被测者取立位或平躺,测量者以肚脐为准,水平绕腹一周,测得数值即为腹围。

3.运用皮褶厚度计

测量腹部皮褶厚度,用左手拇指及示指将距离脐的左方 1 cm 处皮肤连同皮下组织与正中线平行捏起,呈皮褶,不要用力加压,在距离拇指约 1 cm 处皮肤皱褶根部用皮褶厚度计测量。

二、腹部肌力的测定

肌力指在肌肉骨骼系统负荷的情况下,肌肉为维持姿势、启动或控制运动而产生一定张力的能力。腹部肌肉主要分为 4 组:腹内斜肌、腹外斜肌、腹直肌、腹横肌。腹部肌肉可以起到控制姿势、稳定脊柱、协调运动的作用。妊娠期不断增大的子宫将腹肌拉长,会造成腹部肌群的肌力下降,两侧腹部肌肉的肌力不对称。因此产后应该对腹部肌肉的肌力进行评估,通过躯干前屈和躯干旋转动作对腹部肌肉进行徒手肌力检查,具体检查方法如下。

（一）躯干前屈

主要动作肌为腹直肌,辅助肌为腹内斜肌、腹外斜肌,运动范围:0°～80°。

体位:仰卧位。

手法:固定被检者的双下肢。

评级如下。

5级:被检者双手交叉,置于颈后,尽力前屈,抬起胸廓,双肩胛骨下角均可完全离开台面,为5级。

4级:双上肢于胸前交叉抱肩,尽力抬起上身,双肩均可完全离开台面,为4级。

3级:双上肢置于躯干两侧,尽力抬起上身,双侧肩胛骨下角可以离开台面,为3级。

2级:双上肢置于躯干两侧,双膝关节屈曲,颈椎前屈,检查者按被检查的胸廓下部,使腰椎前屈消失、骨盆前倾,如头部能抬起,为2级。

1级与0级:被检查者取仰卧位,检查者令被检查者咳嗽,同时触诊腹壁,有轻微的收缩,为1级,无收缩,为0级。

（二）躯干旋转

主要动作肌为腹外斜肌、腹内斜肌,辅助肌为背阔肌、半棘肌、多裂肌,运动范围:0°～45°。

体位:仰卧位,双手在头后部交叉。

手法:被检查者取仰卧位,检查者令被检查者右肘向左膝方向运动(检查右腹外斜肌和左腹内斜肌),胸廓向一侧旋转,屈曲(两侧均做检查)。

评级如下。

5级:被检查者双手交叉置于后头部,腹外斜肌收缩侧的肩胛骨可离开台面,完成躯干旋转,为5级。

4级:被检查者仰卧位,双侧上肢在胸前交叉抱肩,完成与5级相同运动(腹外斜肌收缩侧的肩胛骨可离开台面,完成躯干旋转),为4级。

3级:双上肢向躯干上方伸展,完成与5级相同运动(腹外斜肌收缩侧的肩胛骨可离开台面,完成躯干旋转),为3级。

2级:被检查者取仰卧位,完成以上动作时肩胛骨下角不能离开台面,但可以观察到胸廓的凹陷,为2级。

1级与0级:被检查者取仰卧位,双上肢置于体侧,双髋关节屈曲,足底踩在床面上。令被检者左侧胸廓尽力靠近骨盆右侧,同时触诊其肋骨下缘以下的肌肉,出现收缩,为1级,无收缩,为0级。

三、腹直肌分离的评估

腹直肌位于腹前壁正中线的两旁,起于耻骨联合和耻骨嵴,止于胸骨剑突和第5～7肋软骨。妊娠期女性体内激素变化促使结缔组织弹性改变,以利于胎儿发育及分娩。妊娠晚期,不断增大的子宫会将腹肌拉长,使原本平行并列的两条腹直肌从腹白线处的位置分开,此种现象称之为腹直肌分离。腹直肌分离是妊娠期及产后常见并发症之一,在妊娠14周左右即可出现,并逐渐加重直至分娩。在妊娠晚期,约有66%～100%的孕妇被诊断为腹直肌分离;多胎、多产和母亲年龄均是其高危因素。

腹直肌分离的诊断标准:触诊确定脐水平连线与两侧腹直肌的内侧缘的交点,使用软尺测量两点之间的距离,大于 2 cm 即诊断腹直肌分离。

对腹直肌分离正确的手法检查:检查者站患者的右侧,患者仰面平躺,膝盖弯曲,双手交叉抱肩,检查者把手指放在患者的肚脐位置上,嘱患者吸气,然后呼气的同时,头和肩轻轻抬离床面,如做仰卧起坐一样,用尺子测量腹部肌肉间隙。

四、产后腹部的康复治疗

腹壁在人类的日常活动中发挥着极其重要的作用,包括维持体态以及躯干、骨盆的稳定,支撑腹腔脏器,并参与完成呼吸及躯体运动。女性妊娠、分娩期腹部发生变化,腹部皮肤失去弹性、松弛、凹陷明显,腹直肌分离,肌力下降,受损的皮肤与肌群难以自主复原,而腹部形体恢复是产后妇女非常关注的问题,产后妇女可通过控制饮食、合理营养,自主锻炼及产后康复治疗技术等几方面进行腹部的康复治疗。

(一)控制饮食、合理摄取营养

产后过度摄取营养、腹部脂肪堆积是产后腹部形态变化的重要原因之一,因此产妇既要合理地补充营养以补偿妊娠、分娩时所损耗的营养素储备,保证充足的乳汁分泌,又要控制饮食,避免摄入过多高糖、高脂的食物。因此哺乳期妇女除了应遵循《中国居民膳食指南》,还应该遵循以下 5 条原则:增加富含优质蛋白质及维生素 A 的动物性食物和海产品,选用碘盐;在产褥期食物多样不过量,重视整个哺乳期的营养;保持愉悦的心情,保证充足的睡眠,促进乳汁分泌;坚持哺乳,适度运动,逐步恢复适宜的体质量;忌烟、酒,避免喝浓茶和咖啡。

(二)自主锻炼

每天坚持自主锻炼,可以达到逐渐增强腹部肌肉力量,消除多余脂肪,使松弛的腹壁得到恢复和改善的目的。针对产后不同阶段、产妇是否有腹直肌分离等情况分别采用产褥期保健操,产后瑜伽操,站姿收腹、跪姿收腹等康复动作进行自主锻炼。

产褥期保健操适用于产后初期锻炼,一般在产后第 2 d 就可以开始。它从局部运动开始到全身运动,运动量由小到大、循序渐进地进行,每 1～2 d 增加一节,每节做 8～16 次。6 周后选新的锻炼方式。

产褥期保健操各级具体做法如下所示。

第一节:仰卧,深吸气,收腹部,然后呼气。

第二节:仰卧,两臂直放于身旁,进行缩肛与放松运动。

第三节:仰卧,两臂直放于身旁,双腿轮流上举和并举,与身体呈直角。

第四节:仰卧,髋与腿放松,分开稍屈,脚底放在床上,尽力抬高臀部及背部。

第五节:仰卧起坐。

第六节:跪姿,双膝分开,肩、肘垂直,双手平放在床上,腰部进行左右旋转动作。

第七节:全身运动,取跪姿,双臂支撑在床上,左腿、右腿交替向背后高举。

可以从产后第 6 周开始做产后瑜伽操,产后瑜伽操对产妇后期体型和盆底肌肉恢复效果更佳。产后瑜伽操的主要作用有以下几方面:①恢复体质量,改善血液循环;②改善骨盆前倾、肩胛骨前拉等不良姿势;③强化手臂肌肉力量;④加强腹部及骨盆底肌肉张力;⑤改善下肢水肿;⑥加强体能恢复。

在做产后瑜伽操的过程中应注意以下几点:①练习过程中勿屏气,保持呼吸顺畅;②不宜超过身体极限;③在专业人员指导下练习;④练习前 2 h 勿进固体食物,结束后休息片刻再去淋浴。

对于有腹直肌分离的产妇可以每日在家中有针对性地进行腹式呼吸,激活腹部核心肌群力量,当腹直肌分离恢复到 2.5 cm 左右可以配合站姿收腹、跪姿收腹、跪姿伸腿、仰卧抬腿、仰卧蹬腿、平板支撑等康复动作训练,连续 10 次为 1 组,每天完成 3～4 组。

1. 站姿收腹

准备动作:背对墙面站立,将上身靠在墙上(保持中立位,后脑勺、背部、臀部贴在墙面),双脚距离墙面约 30 cm。

动作执行:吸气准备;呼气,用腰椎去贴墙面,然后吸气还原。每组 10～15 次,重复 2～3 组。

注意事项:避免手臂向后推墙,尽可能使腹部向内收,主动靠近墙壁,想象用肚脐向墙壁方向靠近的感觉。

2. 跪姿收腹

准备动作:采取四点跪姿,髋关节和膝关节垂直,肩关节和腕关节垂直,脊椎在中立位(胸椎自然后屈,腰椎自然前屈)。

动作执行:吸气,小腹自然放松;呼气时,用力将小腹向内收回。每组重复 10～15 次,做 2～3 组。

注意事项:整个过程不要改变脊椎的中立位,只有腹部在活动,想象将肚脐拉向腰椎的感觉。

3. 跪姿伸腿

准备动作:采取四点跪姿,髋关节和膝关节垂直,肩关节和腕关节垂直,脊椎在中立位(胸椎自然后屈,腰椎自然前屈)。

动作执行:吸气准备,呼气时右腿慢慢向后;吸气不动,呼气,慢慢把腿收回。完成 4～6 次,换另一侧重复动作。当可以很好地控制身体后,开始进行交替伸腿的练习,每条腿伸出 4～6 次,重复 2～3 组。

注意事项:整个过程中保持躯干、骨盆的中立位,身体不要偏离中心线。想象在骨盆上放了一瓶水,不能让瓶子倒掉。

4. 仰卧抬腿

准备动作:采取四点跪姿,髋关节和膝关节垂直,肩关节和腕关节垂直,脊椎在中立位(胸椎自然后屈,腰椎自然前屈)。

动作执行:吸气准备,呼气时右腿慢慢向后;吸气不动,呼气,慢慢把腿收回。完成 4～6 次,换另一侧重复动作。当可以很好地控制身体后,开始进行交替伸腿的练习,每条腿伸出 4～6 次,重复 2～3 组。

注意事项:整个过程中保持躯干、骨盆的中立位,身体不要偏离中心线。想象在骨盆上放了一瓶水,不能让瓶子倒掉。

5. 仰卧蹬腿

准备动作:仰卧,下巴微收,双手扶住右腿小腿上方,腰椎压住垫子。

动作执行:吸气,准备;呼气,右腿向远处蹬出,完成 6～8 次。换另一侧腿重复动作,完成 2～3 组。

注意事项:用手扶腿的时候,尽量向胸口按压,令腰椎压向垫子。另一条腿尽量向远处伸,同时保持腰椎不要抬起。

6.平板支撑

准备动作：俯卧，肘关节与肩关节垂直。膝关节撑地，保持上身平行于地面。

动作执行：保持身体稳定，停留 1 min，可以让膝关节离开地面，做完全式平板支撑。在动作标准的情况下，保持的时间越长越好。

注意事项：整个过程中不要塌腰，收紧腹部，不要塌肩，肘关节用力压向垫子。

练习说明：练习时，既可以选取单一动作练习，也可以变换动作串联起来。可根据每组的重复次数和动作多少适当调整。若坚持每天练习，2 周左右就可以明显改善腹直肌分离的情况。腹直肌分离程度降低后，可以慢慢开始幅度不是很大的躯干弯曲练习，但直到腹直肌分离程度恢复到 2 指宽以内之前，避免做负重躯干扭转的动作。

(三)产后康复治疗技术

目前，运用现代科技手段进行产后腹部康复治疗的技术主要有两种，一种运用"普林格尔"产后恢复技术恢复腹部松弛部位的紧张度和弹性；另一种运用"神经肌肉刺激治疗仪"进行仿生物电刺激治疗，促进肌肉被动收缩，对腹部肌群强化训练，使分离的腹直肌恢复正常。

1."普林格尔"产后恢复技术方法

(1)仪器名称：普林格尔-多系统治疗仪。

(2)治疗方法：被治疗者平卧，治疗者在专用治疗极片上涂上超声用耦合剂，将极片均匀地置于脐周，用腹带固定。选择形体恢复中的腹部恢复，治疗时间选择 30 min，第 1 次的能量为被治疗者首次治疗所耐受的最大能量，在随后治疗中逐渐加大，治疗结束时机器自动停止。治疗后取下极片，将耦合剂擦干净，对腹部进行常规按摩。在治疗过程中，治疗能量越大，效果越好，但以被治疗者能耐受和感觉舒适为准，治疗隔天 1 次，12 次为 1 个疗程。

(3)原理：该治疗技术采用数码仿生学及电磁学原理，在电脑的控制下，使松弛的肌肉结缔组织恢复弹性，使脂肪分子分解，同时加快肠蠕动，减少肠吸收，起到减少脂肪的作用。

2.电刺激治疗

(1)仪器名称：神经肌肉刺激治疗仪。

(2)治疗方法：被治疗者仰卧放松，治疗者在专用治疗极片上涂上专用导电膏，分别粘贴在腹部两侧对应的腹外斜肌、腹直肌。粘贴电极片 A1＋、A1－、A2＋、A2－、B1＋、B1－、B2＋、B2－，通过 8 导联进行仿生物电刺激。分 4 阶段调节刺激参数的频率和脉宽：第 1 阶段为频率 50 Hz，脉宽 200 μs；第 2 阶段为频率 75 Hz，脉宽 400 μs；第 3 阶段为频率 4 Hz，脉宽 500 μs；第 4 阶段为频率 3 Hz，脉宽 150 μs。时间为 25～30 min。隔天 1 次，10 次为 1 个疗程。

(3)电流强度指标：第一，达到引起肌肉震颤的强度，使肌肉收缩；第二，被治疗者感舒适的麻刺感但不引起疼痛；第三，需达到被治疗者能够耐受的最大水平，以保证疗效。

原理：通过粘贴腹部电极片，给予不同强度的电刺激，使腹部肌肉兴奋性提高，腹部肌肉被动收缩，对肌群强化训练，唤醒因受损而功能暂停的肌肉的本体感觉器，使分离的肌群恢复正常，达到锻炼腹部肌肉的目的，同时也可以恢复脊柱生理弯曲和改变骨盆的倾斜度。电刺激还可加速血液循环，牵拉肌肉，刺激生成新的胶原蛋白，使背部肌肉放松并达到镇痛效果。

(4)注意事项：盆底和腹肌是一个整体，盆底肌是支持、承托、受力结构，其力量增强，腹部肌肉治疗才能有效，因此在进行腹直肌分离治疗前，需要先检测盆底肌力，肌力达到 3 级以上才能进行腹直肌分离治疗,如盆底肌力差,应先做盆底肌的康复,再做腹直肌电刺激治疗。

腹直肌分离主要以非手术方式为主,若腹直肌分离较大,已无法通过保守治疗纠正,则须通过腹壁整形术等手术方式予以纠正。

总之,应用产后康复治疗技术对变形的腹部进行恢复治疗,能提高腹部肌肉的肌力,改善腹直肌分离,使松弛的腹壁得到恢复,有很好的临床效果,提高产后妇女的生活质量。

(丁媛媛)

第四节　产后乳房康复

母乳是婴儿的最佳食物,纯母乳喂养是婴儿出生后 6 个月内最理想的喂养方式,母乳喂养不仅有利于婴儿的身体健康和智力发育,还能促进母体子宫收缩,减少产后出血,加速子宫复旧。

孕产妇乳房的正常发育,泌乳正常和乳腺管通畅是保障母乳喂养的前提,掌握乳房康复技术能提高乳汁分泌量,保持乳腺管畅通,减少乳腺炎的发生。因此进行规范的乳房康复,确保尽早母乳喂养显得尤为重要。

一、妊娠期和产褥期乳房的变化

妊娠期,胎盘分泌大量雌激素,刺激乳腺腺管发育,分泌大量孕激素刺激乳房腺泡发育,垂体催乳素、胎盘催乳素、皮质醇和胰岛素等参与或促进乳腺生长发育及初乳的产生,为泌乳做好准备。产后胎盘娩出,雌激素、孕激素水平迅速下降,抑制下丘脑分泌的催乳素抑制因子释放,在催乳素的作用下,开始分泌乳汁。产妇于胎盘娩出后,进入以自身乳汁哺育婴儿的哺乳期。吸吮是新生儿的本能,吸吮是保持乳腺不断分泌的关键环节,保持乳腺管畅通,不断排空乳房是维持乳汁分泌的重要条件。产后新生儿每次吸吮乳头,乳头感觉信号到达下丘脑使催乳素呈脉冲式释放,促进乳汁分泌,吸吮乳头还能促进缩宫素的释放,引导喷乳反射形成。

二、妊娠期乳房的康复

世界卫生组织(WHO)建议在产后 1 h 即开始进行母乳喂养,6 个月内纯母乳喂养和继续母乳喂养到 2 岁。为提高产后早期母乳喂养率,建议在妊娠晚期即开始进行乳房的护理和康复。提倡在孕 28 周正常产检时,对孕妇进行乳腺检查,对于乳腺发育正常的孕妇,以健康宣教为主,通过孕妇学校、助产门诊、母乳喂养门诊、免费宣传手册等介绍女性乳腺的解剖结构、泌乳机制、母乳喂养知识和技术。

对于有乳头凹陷或平坦等乳腺发育不正常的孕妇应该从孕 28 周起开始乳房的康复治疗。具体操作步骤如下。

1.乳房清洁

用吸有温水的毛巾对双侧乳房和乳头热敷及清洁。

2.手法牵拉

手法牵拉也叫乳头伸展练习,将两根拇指平行放于乳头两侧,由乳头根部向两侧方慢慢拉开,牵拉乳晕皮肤及皮下组织,使乳头向外突出,然后再将两根拇指放在乳头上、下侧,由乳头根部向上、下纵向拉开。将以上步骤重复多次,每次持续 5 min,使凹陷乳头突出。

3.吸引疗法

可用吸奶器、侧孔抽吸式负压吸乳器等工具,每天吸引乳头数次,利用其负压促使乳头膨出。

4.防止皲裂

内陷的乳头异常娇嫩,需对乳头进行防皲裂处理,在乳头上涂抹婴儿甘油,避免皲裂。

三、产后乳房的康复

泌乳是一个复杂又有多种内分泌激素参与的生理过程,其中催乳素与肾上腺皮质激素在泌乳的启动和维持乳汁分泌中起主要作用。吸吮刺激可通过神经反射传达到腺垂体,促使催乳素分泌,有利于乳汁分泌。吸吮的次数越多,对乳房的刺激越强,乳汁分泌也就越多,一般产后 2~7 d 乳汁分泌达到高峰。中国卫生统计资料显示有 80%~90% 的初产妇患哺乳困难症,主要表现为泌乳不足和排乳受阻。可以通过手法按摩、吸奶器挤奶、低频脉冲电刺激等康复技术进行产后乳房的康复。

(一)乳房按摩操手法

简易乳房按摩操可用于预防产妇乳房胀痛,效果较好。该操共 7 节,具体如下。

(1)按摩乳晕:产妇一只手托住乳房,另一只手 4 指并拢,用指腹在乳晕周围进行 360° 小旋转按摩,每侧约 30 s。

(2)按摩乳腺导管:产妇用拇指、示指、中指的指腹面顺乳腺管纵向从乳房根部向乳头方向按摩,每侧约 30 s。

(3)指按穴位:以中指点按膻中穴(前正中线上,两乳头连线的中点)20~30 次,接着分别用两手的大拇指和示指同时按摩膺窗穴(乳头上,第 3 肋间隙),乳根穴(乳头下,第 5 肋间隙),天池穴(第 4 肋间隙,乳头外侧 1.5~2.0 cm)和神封穴(第 4 肋间隙,乳头内侧 1.5~2.0 cm),边按摩边轻轻向胸壁处挤压,再放松,反复 10 次左右。

(4)拿乳中:拿捏乳头 10~20 次。

(5)托颤:双手托住乳房,抖颤乳房 30 下。

(6)按摩胃脘:顺时针方向按摩胃脘(上腹部)3~5 min。

(7)按中府穴、周荣穴:用拇指以适中力度按揉中府穴(胸前壁外上方,平第 1 肋间隙,距离前正中线 10~12 cm),周荣穴(在胸外侧,第 2 肋间隙,距前正中线 10~12 cm),约 30 s。

(二)用电动吸奶器挤奶

电动吸奶器是一款模仿婴儿自然吮吸运动的吸乳器,首先用快速吸乳节奏刺激喷乳反射,让乳汁流动起来,这一阶段称为刺激阶段;然后,用慢节奏吸,使乳汁柔和并高效地流出,这一阶段称为吸乳阶段。

不断排空乳房是维持乳汁分泌的重要条件,通过吸奶器可使胀硬的乳腺管通畅,排空乳房,减轻乳胀痛苦,产妇舒适,促进母乳喂养。

(三)低频脉冲电刺激

运用产后康复综合治疗仪,通过模块化设计,利用低频电流及磁感应面板产生的磁感应作用,对产妇的乳房内部产生刺激作用,促进乳房的血液循环和腺管畅通,可以保证良好的泌乳条件。

1. 低频脉冲电刺激作用机制

(1)脉冲式低频电流直接刺激乳腺周围的胸廓肋间神经、锁骨上神经及交感神经,通过乳头神经末梢传入大脑皮质并使其兴奋腺垂体,引起催乳素释放而泌乳。

(2)综合治疗仪的机械揉搓功能类似于新生儿的吸吮行为,但强度比婴儿吸吮大,按摩乳房并牵拉乳头,可反射性刺激脑垂体分泌催乳素和缩宫素,促进乳汁分泌。

(3)电极片包绕乳房,达到对乳房局部按摩的作用,增加了乳房的血液循环,促进乳腺发育,使乳腺管畅通,有利于乳汁排出,减轻了乳房胀痛。

(4)综合治疗仪的推拿模式如同手法推拿作用,刺激乳头和乳腺交感神经纤维,同时刺激围绕腺泡的肌上皮细胞,使其收缩,促使乳汁快速从腺泡、小孔导管进入输乳管和乳窦而泌出。

2. 具体操作步骤

产妇取平卧位,将乳房专用治疗片置于乳房,并用固定带固定好,选择治疗项目(催乳常规、乳汁分泌少、乳腺管不通),根据产妇的耐受度分别调整两个治疗通道的治疗强度,以双侧乳房有麻刺感,产妇感觉舒适为宜,每次 30 min,每天 1 次,连续治疗 3~6 次。

四、母乳喂养知识

(一)纯母乳喂养的概念

除母乳外,不给婴儿吃其他任何液体或固体食物。用喂杯、喂管或者奶瓶喂食母亲吸出的母乳或母乳库捐献的母乳,都包括在纯母乳喂养中。

(二)母乳喂养的好处

(1)对婴儿的好处:能够满足 6 个月内婴儿的全部营养的需要。吃母乳的婴儿不容易得病,母乳里有丰富的抗感染物质;母乳喂养促进婴儿的心理发育。

(2)对母亲的好处:促进子宫收缩,减少产后出血;能够帮助母亲恢复体型;减少乳腺癌和卵巢癌发病的概率。

(3)对家庭的好处:方便、经济。

(4)对社会的好处:有利于提高全民的身体素质,有助于小儿智能、社交能力的发育。

(三)产妇喂奶的姿势和婴儿的含接姿势

1. 正确的喂奶姿势

喂乳时将婴儿抱好的四个要点,具体如下所示。

(1)婴儿的头和身体呈一条直线。

(2)婴儿的脸对着乳房,婴儿的鼻子对着乳头。

(3)母亲抱着婴儿贴近自己。

(4)对新生儿,母亲要托其头部和臀部。

2. 四种喂奶姿势介绍

(1)坐位喂养时:母亲两肩放松,用靠垫支撑后背,脚下可踩一个脚凳,腿上可用喂奶枕或靠垫、枕头支撑婴儿的身体。

(2)卧位喂养:母亲选侧卧位。婴儿的头不要枕在母亲的手臂上,母亲下方的手臂外展,放在枕头旁。让婴儿的头部能自由活动,母亲上方的手臂托住新生儿的臀部。

(3)环抱式喂养:母亲将婴儿放在胳膊下,用一个枕头托住婴儿的身体,让婴儿的头枕在母亲的手上;母亲用另一只手托住乳房,帮助含接。

（4）交叉式喂养：母亲用乳房（用于喂养的一侧）对侧的胳膊抱住婴儿，用前臂托住婴儿的身体，让婴儿的头枕在母亲的手上，可用与乳房同侧的手托起乳房，帮助含接。

3.婴儿正确的含接姿势

（1）婴儿的嘴张大。

（2）婴儿的下唇外翻。

（3）婴儿的舌头呈勺状，环绕乳晕。

（4）婴儿的面颊鼓起，呈圆形。

（5）婴儿的口腔上方可见更多的乳晕。

（6）婴儿慢而深地吸吮。

（7）能看到或听到吞咽。

五、小结

母乳喂养对母婴健康、家庭和社会都具有深远意义，泌乳启动和维持受多因素的影响和限制，重视对产妇的母乳喂养健康教育，运用科学、合理的乳房康复技术，是促进乳汁提前分泌、增加乳量、减少产后乳房并发症、提高母乳喂养率的重要措施。

（丁媛媛）

第五节　产后尿潴留的治疗

一、产后尿潴留的定义和发生原因

产后尿潴留是指产妇经阴道分娩后 6 h 或剖宫产术后拔除导尿管 6 h 后不能自主排尿，或自行有效排空尿液后经超声检查膀胱残余尿量超过 100 mL。该病是产后常见的并发症之一。如不及时处理产后尿潴留，极易造成逼尿肌损伤及泌尿系统感染，甚至导致膀胱破裂及肾衰竭，而尿潴留导致膀胱过度充盈影响子宫收缩，阴道出血量增多，严重者可导致产后大出血，给产妇造成身心痛苦。正常女性的排尿控制是由膀胱、尿道、盆底肌肉群、结缔组织和神经系统之间相互作用、相互协调完成的，任何环节异常都会影响整个系统的功能状态。产后尿潴留多发生于滞产、难产的产妇。产后尿潴留发生的原因主要有以下几方面。

1.主观因素

产妇由于会阴切口疼痛、精神紧张、不习惯卧床排尿等，未能主动及时排尿，导致膀胱过度充盈。膀胱充盈过度，膀胱压过高，膀胱壁血液循环出现障碍，可导致膀胱壁内神经受体退行性变化，逼尿肌纤维撕裂、变性，造成排尿困难。

2.排尿出口狭窄、梗阻

各种原因造成胎先露长时间压迫膀胱和尿道，使膀胱、尿道黏膜充血水肿，会阴部肿胀，排尿出口狭窄、梗阻造成排尿困难。

3.神经损伤

分娩中器械（包括胎头吸引器和产钳）助产、会阴侧切、胎先露对膀胱颈和盆底长时间的压迫会造成盆底、阴部神经损伤，产生暂时性神经支配障碍，造成自主排尿反射障碍。

4.腹压下降

分娩后腹壁松弛,腹压下降,膀胱张力差,对膀胱内压反应不敏感而致尿潴留。

二、产后尿潴留的检查方法

1.触诊

经腹部触诊是所有的诊断方法中最简单的和无创的方法。但有研究中指出,膀胱内的残余尿少于 300 mL,仅通过触诊是不容易检测到的。因此,触诊在尿潴留的诊断中被视为一种虽然有效,但准确率较低的方法,只能作为临床工作中的参考。

2.导尿

导尿可出于诊断和治疗目的,经尿道导尿是一种常用的膀胱排空方式,并可以很容易地测量残余尿,具有测量准确的优点。但其作为侵入性方法,会增加产妇的痛苦及感染率。

3.超声检查

使用超声测量膀胱容量具有无创性、方便性及准确的特点,现已广泛用于尿潴留产妇的诊断与研究。

三、产后尿潴留的预防

(1)从妊娠晚期开始对产妇进行分娩知识、产后保健方面宣传教育,讲解分娩中有可能出现的情况,尤其是分娩后及时排尿的重要性和必要性,提高产妇自身保健的意识。

(2)严密地观察产程,避免产程过长,避免胎儿先露部压迫膀胱、尿道的时间过久,这样能有效降低产妇发生产后尿潴留的概率。

(3)加强对产后排尿的观察,缩短产后首次排尿时间,鼓励产妇及时自行排尿,给予相应的指导和监督,以促使排尿功能恢复。

(4)坚持盆底肌功能训练,可以有效收缩阴道、尿道口及肛门四周的肌肉,明显增加盆底肌肉的收缩力与紧张度,从而改善盆底肌血液循环,促进盆底肌张力恢复,恢复维持控尿的能力。

四、产后尿潴留的治疗

产后尿潴留治疗的关键是快速恢复膀胱的正常功能。临床上常用的治疗方法为诱导排尿、膀胱按摩、药物治疗、针灸术治疗及物理治疗等。

1.诱导排尿

通过听水流声反射性缓解排尿抑制,使产妇产生尿意,促进尽快排尿。

2.热敷法

将热水袋或热毛巾放于产妇下腹部膀胱区及会阴,借助热力作用使得松弛的腹肌进行收缩,诱发腹压升高,以促进产妇排尿。此方法对于尿潴留时间短,膀胱充盈不严重的产妇有较好的疗效。

3.膀胱按摩

轻轻按摩产妇的膀胱充盈处使产妇产生尿意而引起排尿。

4.药物治疗

新斯的明作为抗胆碱酯酶药物,对膀胱逼尿肌有强烈的兴奋作用,能增加膀胱逼尿肌的张力,促进排尿。

开塞露纳肛利用排便促使排尿的神经反射原理,促使逼尿肌收缩,内括约肌松弛而导致排尿。

5. 中医治疗

从中医角度对产后尿潴留进行治疗,有针灸、艾灸、穴位注射、穴位按压、穴位贴敷、用中药等多种形式。

6. 低频脉冲电治疗方法

脉冲治疗是一种利用低频率、低电压、小电流的脉冲来治疗疾病的方法,低频脉冲电治疗方法已广泛运用于对尿潴留的治疗当中。

低频脉冲电治疗通过对盆底肌肉的低频刺激,能使盆底肌肉和筋膜产生规律运动,从而带动膀胱壁肌肉的节律性运动,使盆底肌肉筋膜的紧张度得到恢复,可以有效缓解尿道括约肌痉挛症状;低频脉冲电流刺激皮肤感受器后,释放少量乙酰胆碱及组胺,引起血管扩张,改善局部组织营养及血液循环,使充血的膀胱黏膜得到改善而顺利排尿;通过电刺激促进骶神经传导恢复,促使逼尿肌纤维活跃,启动排尿收缩反射,达到自行排尿的目的。

具体治疗方案:使用神经肌肉刺激治疗仪,产妇取平卧位,将直径 5 cm 圆形中性电极片 2 枚贴于皮肤表面,将第一个电极片放置于下腹部正中耻骨联合上方 1 cm 处皮肤,将第二个电极片放置于腰部骶 2、3 椎管水平皮肤处。

将治疗电极贴片导线的另一端连接到仪器输出端口,选择治疗仪中尿潴留治疗程序(频率 35 Hz,脉宽 200 μs)。

根据产妇的敏感度及承受情况逐渐调节电流强度至产妇有麻刺感,每次治疗时间20 min,每日 2 次。产妇在电刺激的过程中同时自主收缩盆底肌。

7. 导尿术干预

若经过前述方案处理效果不佳,可采取导尿术,尤其是对急性尿潴留产妇。在导尿时应注意缓慢放尿,第一次导尿量应控制在 300 mL 以内,每隔 15 min 需要夹毕导尿管,避免膀胱内压急剧下降,尿液排尽后再继续保留尿管 1 d,留置尿管期间进行膀胱功能锻炼,鼓励产妇多饮水,根据尿意确定放尿时间,待产妇膀胱功能恢复后则将尿管拔除。

五、小结

产后尿潴留是多种因素共同作用的结果,治疗的关键在于早期预防、早期诊断和及时干预,综合运用上述方法能够锻炼盆底肌,恢复排尿反射,有效地改善尿潴留。

(丁媛媛)

第六节 产后性功能障碍的康复治疗

一、产后性健康的重要性

妇女产后的性健康是生殖健康的重要部分。女性在产后这段时期的特殊生理变化,决定了女性产后的性功能易受到多种因素的影响,影响因素包括妊娠和分娩所致的盆底肌肉力量、神经传导、盆底组织结构和功能的改变,会阴或腹壁损伤,产后抑郁等心理疾病,新生儿诞生导致的角色转换和生活方式改变等社会因素的影响。妇女产后性生活的恢复对稳定产妇情绪、维系夫妻感情、促进家庭和谐有着至关重要的作用。

然而国内外流行病学调查显示,女性产后性健康问题普遍存在,英国一项调查显示产后三个月时有 83% 的女性存在性功能障碍,国内调查显示初产妇产后三个月时性功能障碍高达70.6%。

二、产后性功能障碍的定义

女性性功能障碍指女性个体不能参与其所期望的性行为,且在性行为过程中不能得到或难于得到满足,包括性欲减退、性唤起障碍、性高潮障碍、性交痛和阴道痉挛。女性产后性功能障碍是指产前的性功能正常,在产后的性关系中,参与性活动的器官、组织、神经及激素水平等发生变化而导致性功能障碍。

三、产后性功能障碍的康复治疗

1.阴道痉挛的康复治疗

阴道痉挛是指阴茎插入阴道时,阴道外 1/3 平滑肌不自主地痉挛收缩,盆底肌张力增大,导致阴茎无法插入。

针对这类患者,我们可以运用手法按摩、电刺激和生物反馈的康复手段促进盆底肌肉的放松,逐步缓解阴道痉挛。具体康复治疗方案如下。

第一步:手法按摩。按摩部位:腰部、臀部、腹部、大腿内收肌、阴阜。目的:盆腹部位的整体放松。

第二步:手法按摩。按摩部位:先按摩会阴浅层肌,再按摩会阴深层肌。目的:促进盆底肌肉放松,逐步缓解阴道痉挛。

第三步:电刺激。操作流程:运用阴道电极和皮肤电极片,把阴道电极放置在阴道内,把皮肤电极片对称地贴在球海绵体肌部位,给予频率 1 Hz、脉宽 300 μs、每次 20 min 的电刺激。目的:促进盆底肌肉放松,逐步缓解阴道痉挛。

第四步:生物反馈。操作流程:运用阴道电极,给予负反馈训练模块。目的:促进盆底肌肉放松,逐步缓解阴道痉挛。

2.性交疼痛的康复治疗

性交疼痛是指当阴茎插入阴道时造成的表面或深层持续或反复疼痛。

浅表性性交疼痛往往由外阴疼痛、阴道干涩、瘢痕硬化等导致,深层性性交疼痛往往是由于腹下神经丛和子宫阴道丛受刺激。具体康复治疗方案如下。

第一步:手法按摩。按摩部位:腰部、臀部、腹部、大腿内收肌、阴阜。目的:盆腹部位的整体放松。

第二步:手法按摩。按摩部位:先按摩会阴浅层肌,再按摩会阴深层肌、会阴部纤维化和瘢痕区。目的:促进盆底肌肉放松,触及粘连处,使其软化。

第三步:电刺激。操作流程:运用阴道电极和皮肤电极片,把阴道电极放置在阴道内,把皮肤电极片对称地贴在球海绵体肌部位,给予 TENS 电流,频率 80/120/80 Hz,脉宽 120/80/120 μs,时间为 10 min;或给予内啡肽电流,频率 1/4/1 Hz,脉宽 270/230/270 μs,时间为10 min,做镇痛治疗;或者给予频率 1 Hz、脉宽 300 μs、每次20 min的解痉治疗。目的:缓解盆底肌疼痛,促进盆底肌肉放松。

第四步:生物反馈。操作流程:运用阴道电极,给予负反馈训练模块。目的:促进盆底肌肉放松,逐步缓解阴道痉挛。

3.性高潮障碍的康复治疗

性高潮障碍是指虽经充分性刺激和性唤起仍然发生持续性或反复的性高潮困难、延迟或阙如。具体康复治疗方案如下。

第一步:性教育。通过会阴解剖图片、观看性知识录像等方法对患者进行性教育。

第二步:手法按摩。患者自己对会阴部进行手法按摩,感知自身的敏感区、敏感缺失区和过度敏感区;医务人员对患者会阴部的浅层肌和深层肌进行手法按摩,唤醒肌肉的敏感性;通过把不同压力的气囊放置在阴道内,进行牵拉刺激,唤醒肌肉的敏感性。

第三步:电刺激。选择阴道探头,设置不同频率、脉宽的电刺激模式,每次刺激 3 min,让患者认知每种刺激模式带来的不同感受。

第四步:生物反馈。给予各种场景的生物反馈训练模块,由简到难,让患者跟着模块训练。

四、小结

随着社会的发展,人们生活水平的不断提高,妇女产后性健康的需求越来越高,目前妇女这方面的需求并没有引起社会和家庭的足够重视,对此缺乏广泛而深入的研究。盆底康复治疗对产后性功能的改善有积极意义,并得到临床证实,但仍有待进一步研究和普及。

(丁媛媛)

第十五章　孕产期保健

第一节　孕前保健

孕前保健是以提高出生人口素质,减少出生缺陷和先天残疾发生为宗旨,为准备怀孕的夫妇提供健康教育与咨询、健康状况评估、健康指导为主要内容的保健服务。孕前保健至少应在计划受孕前4～6个月进行。孕前保健的知识应通过各种形式的健康教育在群众中逐步普及,同时还可以通过孕前保健咨询服务进行。

一、孕前保健的重要性

如果妊娠在非计划、无准备的情况下发生,受孕时夫妇的生活行为或心理状态未做特殊的准备,可能会影响受精卵的质量。受孕后3周起胚胎进入器官形成期,也是对各种致畸因素的敏感期,但大部分妇女要月经过期后1～2周甚至更晚才想到可能妊娠。此前可能已在无意中接受了有害因素。孕前咨询可提高妊娠的计划性,对夫妇的健康状况、治疗措施、生活行为、慢性病、遗传病资料做出详细评估,指导适宜妊娠的时机,改变对胎儿有害的治疗方法。孕前咨询可提醒夫妇避免在计划受孕前后接触对胚胎、胎儿有不良影响的因素可以降低先天缺陷及妊娠并发症的发生率。对慢性病,可以给予治疗及改变治疗药物,避免胚胎受影响及先天缺陷发生。

二、孕前保健的内容

(一)健康教育与咨询

热情接待准备怀孕的夫妇,讲解孕前保健的重要性,介绍孕前保健服务内容及流程。通过询问、讲座及健康资料的发放等,为准备怀孕的夫妇提供健康教育服务。

主要内容包括有关生理和心理保健知识,有关生育的基本知识(如生命的孕育过程),生活方式,孕前及孕期运动方式、饮食营养和环境因素等对生育的影响,出生缺陷及遗传性疾病的防治等。

(二)健康状况检查

通过咨询和孕前医学检查,对准备怀孕夫妇的健康状况做出初步评估。针对存在的可能影响生育的健康问题,提出建议。

孕前医学检查(包括体格检查、实验室和影像学等辅助检查)应在知情选择的基础上进行,同时应保护服务对象的隐私。

1.详细询问资料

询问年龄、身高、体质量、既往史、婚育史、家族史、生活方式、饮食营养、职业状况及工作环境、运动(劳动)情况、社会心理、人际关系等,对与妊娠有关的应重点询问,了解有无与妊娠有关的危险因素,如高血压、冠心病、糖尿病、甲状腺疾病。

2.进行生殖系统的检查

生殖系统检查包括妇科检查及男科检查。女性有无骨盆大小、形态的异常,阴道检查有无阴道纵隔,子宫颈、子宫大小有无异常,有无生殖器官炎症。

3.辅助检查

辅助检查包括检查血常规、尿常规、血糖或尿糖、肝功能、肾功能、肝炎、结核病、梅毒螺旋体、生殖道分泌物、宫颈细胞学涂片、心电图、胸部 X 线及妇科 B 超等。必要时进行激素检查和精液检查。对遗传性疾病应行专项检查。

(三)健康指导

(1)有准备、有计划地怀孕,避免大龄生育。

(2)合理营养,控制饮食,增补叶酸、碘、铁、钙等元素;从孕前 3 个月始每日服用 0.4 mg 叶酸。

(3)接种风疹疫苗、乙肝疫苗、流感疫苗。及时对已感染病毒及传染性疾病的情况采取措施。

(4)积极预防、筛查和治疗慢性疾病和传染病。

(5)合理用药,避免使用可能影响胎儿正常发育的药物。

(6)避免接触生活及职业环境中的有毒有害物质(如放射线、高温、铅、汞、苯、农药),避免密切接触宠物。

(7)改变不良生活习惯(如吸烟、饮酒)及生活方式。

(8)保持心理健康,解除精神压力,预防孕期及产后心理问题的发生。

(9)合理选择运动方式。

(10)对于有高遗传风险的夫妇,指导其做好相关准备,提示孕期检查及产前检查中可能发生的情况。

三、计划受孕前的准备

(一)受孕时机的选择

1.生育年龄的选择

我国婚姻法规定的结婚年龄,男方不得早于 22 岁,女方不得早于 20 岁,这是法定的最低年龄,并不是最佳生育年龄。据统计,新婚夫妻如不采取避孕措施,约有 80% 的妇女在婚后一年内会受孕。女性的最佳生育年龄为 24～29 岁,男性的最佳生育年龄为 25～35 岁。24 岁以后女性身体的发育完全成熟,体内心脏、肺、肾、肝等经得起妊娠的"超重负荷",内分泌系统和神经系统亦能更好地经受妊娠的考验。此阶段生殖系统发育成熟,卵细胞的质量最高。骨盆韧带和肌肉弹性较好,为顺利分娩创造良好条件。如过早生育,女方生殖器官和骨盆往往尚未完全发育成熟,妊娠、分娩的额外负担对母婴健康不利,也会增加难产的机会,甚至造成一些并发症或后遗症。而且,过早承担教养子女的责任,会影响工作、学习和家庭生活的安排。但也应避免过晚生育,因为年龄过大,妊娠、分娩中发生并发症(如子宫收缩乏力、产程延长、产后出血)的机会增多,难产率也会升高。尤其是 35 岁以后,卵巢功能逐渐趋向衰退,卵子中染色体畸变的机会增多,容易造成流产、死胎或畸胎。

许多资料表明,35 岁以上母亲所生子女中先天愚型患儿发病率明显升高。如能选择最佳年龄生育,这个时期是生殖力最为旺盛的阶段,精子和卵子的质量较好,计划受孕容易成功,难产的机会也少,有利于下一代健康和身体素质的提高。

2.受孕季节的选择

很多学者建议选择夏末秋初受孕,第二年春末夏初分娩较为理想。因为夏、秋季受孕的妇女生出脊柱裂儿、无脑儿的机会会明显低于冬、春季受孕者。据报道,受孕季节以 7~9 月为佳,到第二年的 4、5、6 月分娩较为合适。而且,早孕反应阶段正值秋季,已避开盛夏对食欲的影响,秋季蔬菜、瓜果供应齐全,容易调节食欲、增加营养。当进入易感风疹、流感等疾病的冬季时,妊娠已达中期,对胎儿器官发育的影响已减少,足月分娩时正是气候宜人的春末夏初,有利于新生儿适应外界环境,从而能良好地生长发育。但在实际生活中,还应从男女双方健康状况、工作与学习负担等因素全盘考虑。

3.避孕者的受孕时机

如果采用口服避孕药避孕,应停药;如放置宫内节育器避孕,应取出节育器。一般要在停药和取出节育器后 6 个月再受孕,以彻底消除药物的影响和调整子宫内环境。在此 6 个月内需采用其他避孕方法,如工具避孕法及自然避孕法。

(二)健康条件的准备

父母的健康是优化下一代身体素质的基础。计划受孕应该在双方都处于精力旺盛、体格强壮、身心放松的条件下进行。在计划受孕前应征求相关专科医师的意见,因为疾病可能对妊娠及胎儿发育有不良影响,在治疗母体疾病时用药也会影响胚胎及胎儿。另外,妊娠亦可能会加重病情。

夫妇双方患有疾病均应考虑是否适合妊娠。女方如患有贫血,应在孕前查找原因,并予以治疗。任何一方患有传染性疾病(如病毒性肝炎、肺结核)或性传播性疾病等,在传染期均不宜受孕。女方如患有心脏病、高血压、肾脏病等均应做好孕前咨询,如病情较轻,可在医师指导下妊娠,定期做产前检查。如心脏病病情较重,心功能在Ⅲ级或Ⅲ级以上;有心力衰竭史;风湿性心脏病患者有活动性风湿热、心房颤动、高度房室传导阻滞、肺动脉高压或感染性心内膜炎;先天性心脏病患者有肺动脉高压、明显发绀或感染性心内膜炎,以及心脏有活动性炎症,则不宜妊娠。有高血压和蛋白尿的慢性肾炎患者或有氮质血症者不宜妊娠。甲状腺功能亢进对胎儿有一系列不良影响,确诊甲状腺功能亢进后应待病情稳定1~3 年再妊娠为妥,用药期间不应妊娠,应采用避孕措施。糖尿病患者如伴有高血压、心电图显示冠状动脉缺血、肾功能减退不宜妊娠,有增生性视网膜病变者不宜妊娠,轻度糖尿病患者以在病情控制稳定后妊娠为妥。

凡是夫妇双方之一有遗传病家族史,夫妇双方之一为遗传病或染色体病患者或携带者,女方年龄过大,生过畸形儿、智力低下儿,或有习惯性流产、死胎、死产等不良生育史等情况,都需在计划受孕前找从事医学遗传学的专业人员或掌握一定遗传学知识的临床医师进行遗传咨询。通过分析发病的原因、遗传方式、子女患病的风险率等,对能否妊娠以及妊娠后是否需进行产前诊断等进行指导。

孕妇患风疹而致胎儿畸形早已被证实。幼时未患过风疹的妇女进入育龄期,由于体内风疹抗体水平低,没有抵御风疹感染的能力。为预防孕时感染,在计划受孕前应采血作风疹抗体水平测定,如抗体水平低,注射风疹疫苗,以提高机体抗体水平,增强免疫力,但切记注射风疹疫苗后一定要坚持避孕到 3 个月。

(三)避免不利因素的干扰,建立健康的生活方式

外界环境中的不良刺激往往会影响妊娠的进展、胎儿的发育,甚至会降低精子、卵子的质

量。所以,在计划受孕前,应尽力排除以下几种不利因素的干扰,创造良好的受孕氛围。

1.不良饮食习惯

有偏食习惯的要进行纠正,因为偏食易致营养素缺乏而使不良妊娠结局的发生率增加;有肥胖倾向者要控制体质量,因为肥胖者妊娠时并发糖尿病、高血压等危险性增加。近年的研究证明,孕前及孕初服用叶酸,可降低胎儿神经管畸形的发病率。因此,孕前多食含叶酸的食物或加服叶酸片。

2.烟酒、饮酒的危害

主动吸烟和被动吸烟都会影响胎儿的生长发育。酒精可通过胎盘进入胎儿体内,使胎儿发生酒精综合征,引起染色体畸变,导致畸形和智力低下等。所以,在婚前卫生指导中应强调在计划受孕前夫妻双方都应避免接触烟、酒。

3.环境

在工作或生活的周围环境中,某些理化因素会损伤生殖功能,包括致月经异常、精子异常、不孕或生育能力下降、自然流产、死胎、死产、早产、新生儿出生缺陷等。如果工作可造成生殖损害,应调离此工作岗位,且在孕前进行相应的检查后,方可怀孕。

4.生物因素

猫、狗可能传染弓形虫病,孕妇感染弓形虫病会引起流产、胎儿畸形和胎儿宫内发育迟缓。因此,受孕前即应停止接触猫、狗及其他家畜。

5.药物致畸

由于治疗疾病或避孕等需要,正在应用某些可能有害于受孕的药物,或虽已停用但其作用尚未消失之前,均应避免受孕。

6.社会-心理影响

工作和学习上的紧张、经济上的拮据、家务安排上的困难、夫妻感情的矛盾、生育意愿的分歧等社会-心理因素都会影响计划受孕的质量。

总之,理想的计划受孕,必须具备良好的身心健康状态、融洽的夫妻感情、安全舒适的环境以及稳定的经济条件。

此外,在受孕前的准备阶段,应注意加强营养,做好安排,促进身心健康,这样有利于妊娠。

四、计划受孕的方法

夫妻双方了解了受孕原理、选择好了受孕时机,又为计划受孕准备了各方面的有利条件,若要争取受孕计划成功,必须先掌握一些科学的受孕方法和技术,如自然计划生育法。自然计划生育法是根据妇女生殖系统正常的周期性生理变化,采用日程推算、基础体温测量和/或宫颈黏液观察等方法,自我掌握排卵规律,鉴别易孕阶段和不易受孕阶段,通过择日性交,从而达到计划受孕或计划避孕的目的。其基本原理为卵子排出后一般只能存活 $12 \sim 24$ h,精子在女性生殖道内通常只生存 $1 \sim 3$ d(最多为 5 d)。因此,一般说来,从排卵前 8 d 至排卵后 1 d 最易受孕,即称为易孕阶段。选择易孕阶段性交才有可能使计划受孕成功。常用方法有 3 种。

1.日程推算法

大部分妇女的排卵发生于下次月经来潮前 $12 \sim 16$ d(平均 14 d)。日程推算法是根据以往12 个月以上的月经周期记录,推算出目前周期中的易孕期和不易受孕期。

以下公式可供参考。

以往最短周期天数－19＝排卵前不易受孕期的末一天。次日即为易孕期的第一天。以往最长周期天数－10＝排卵后易孕期的末一天。

这样,就可算出易孕期的具体日期。但单独使用日程推算法并不十分可靠,因为排卵期可受环境、情绪、患病或某些药物等因素影响而发生变化,而且此法对月经周期过长、过短或不规则者不适用。

2.基础体温测量法

正常妇女的基础体温在月经周期中呈周期性变化,一般排卵发生在基础体温上升前一天或由低向高上升的过程中。温度处于升高水平的 3 d 内为易孕期,从第 4 d 起直至下次月经来潮前即为不易受孕期。体温升高幅度一般应为 0.3 ℃～0.5 ℃,若上升呈阶梯式,则必须连续 3 d 都至少高于上升前 6 d 的平均体温 0.2 ℃。基础体温的升高提示排卵已经发生,但这种方法不能预测排卵。

3.宫颈黏液观察法

妇女宫颈黏液的性状会随着月经周期中不同阶段性激素的水平而有所变化,在雌激素水平较低的月经期前后,黏液常稠厚而量少,甚至毫无黏液,阴部感觉干燥。接近月经周期的中期,当雌激素水平逐步升高时,黏液会随之增多,并越来越薄,越接近排卵期,越变得清澈透亮,状似蛋清,且富于弹性,拉丝度高,阴部滑润感最明显。出现这种黏液的最后一天称为"高峰日",其前、后 48 h 之间会发生排卵("高峰日"相当于排卵日或排卵前一天)。这种排卵期的宫颈黏液对受孕颇为有利,能对精子起到保护、营养、增强活力、引导穿透等作用。出现阴部湿润感的阶段可认为是易孕期。本法系训练妇女凭自身阴部的湿润度,自行观察黏液性状的变化,从而掌握本人的排卵规律,选择排卵前的"湿润期"至"高峰日"后 3 d 内性交有利于计划受孕的成功。

以上 3 种方法都具有安全、简便、经济、有效的优点,但必须在夫妻双方密切配合下才能增加成功机会。3 种方法各具特点:日程推算法可用来计算出排卵前的易孕期;基础体温法可测算排卵后的不易受孕期;宫颈黏液观察法则能预测排卵的发生,并有助于确定排卵已经过去。如将 3 种方法结合起来应用,就能扬长避短,收效更大。

（张　梅）

第二节　妊娠期保健

妊娠期保健主要通过定期产前检查、健康监测、健康教育和咨询服务等措施保证妊娠过程的正常进展;维护孕产妇身心健康和胎儿正常的生长发育;能通过及早发现疾病的表现特征或及时进行相关筛查,尽早发现或筛查出妊娠期可能发生的并发症,及时处理及预防不良后果的发生。此外,还应帮助孕妇做好分娩和应急处理的各种准备。

一、妊娠早期保健

1.母体的主要变化

(1)孕妇出现持续闭经、早孕反应和尿频。

（2）开始时体质量增加不明显。

（3）阴道壁和子宫颈因充血而呈紫蓝色；停经6～8周时出现黑格征，宫颈峡部极软，有子宫体与子宫颈分离的感觉。子宫随着停经月份的增加逐渐增大，呈球形。

（4）乳房变化：乳腺管与腺体皆增生，脂肪沉积，妊娠8周后乳房开始增大，乳晕着色，并出现结节状小突起（蒙格结节）。

2.胎儿的生长发育

（1）受精卵形成后，细胞就不停地分裂、分化，妊娠8周前称为胚胎，9周起称为胎儿。6～8周是胚胎各器官的萌芽、分化和发育阶段。

（2）8周末头臀长2.58 cm，头部发育明显，占身体的一半，可分辨眼、耳、口、鼻，四肢已具有雏形，心脏发育关键期基本结束，初具人形，超声检查可探及胎心搏动。

（3）12周末头臀长11～12 cm，体质量45～46 g，外生殖器发生，四肢可活动，肠道开始蠕动，指、趾可分辨，指甲形成，心脏发育完全，多普勒超声检查可闻及胎心。

3.妊娠早期的保健要点

（1）及早确诊妊娠并保护胚胎：胚胎在受孕后第3～8周逐渐分化出形态与功能不同的各类器官。这一时期特别容易受化学物质作用而诱发畸形。闭经是妊娠的最早信号，但月经延迟1周不来时，胚胎已3周，已开始进入器官分化阶段。所以早确诊、早落实保护措施很重要。

（2）早孕建册和第一次产前检查：一般由孕妇居住地的一级医疗服务机构（即社区卫生服务中心）提供，并在建册后负责进行健康管理。

第一次产前检查时，通过全面询问病史、全身体格检查和必要的实验室检查，了解母亲全面的健康状况，参照或填写初筛分类表进行分类后，予以进一步随访处理。

夫妇双方有遗传病史或家族史，需要做进一步的遗传咨询和必要的产前诊断。发现主要脏器（如心、肝、肾）的疾病或病史，需要进一步明确诊断。有异常表现特征者、初检结果有异常者都需要转诊相关医疗机构。

（3）开展早孕保健指导，以提高孕妇的自我保健能力和识别异常症状的能力。

首先，要注意维护孕妇所处的大环境的安全、无害。既要避免接触有害的化学物质，又要避免有害的物理因素，如噪声、高温、射线。

其次，要维护孕妇本身作为胚胎发育的小环境的良好状态，预防感染。孕妇患感染性疾病可影响妊娠结局。患病毒性肝炎、梅毒的孕妇的流产率、早产率、死胎率及新生儿病死率均可增加。巨细胞病毒、风疹病毒、单纯疱疹病毒感染及弓形虫病可引起胎儿发育异常，包括各种先天性畸形及智力发育障碍。有些感染性疾病可通过胎盘或在分娩中通过母血传给婴儿，使婴儿成为病毒携带者。因感染而引起的高热对胎儿亦不利。据报道，孕妇发热（体温在38 ℃以上）持续1～2周，易导致胎儿出现神经管畸形。因此，必须指导孕妇怀孕后少去人群密集的公共场所，预防感染。

孕期用药对胚胎、胎儿可能产生流产、致畸、生长发育迟缓等损害。因此，必须有明确指征治疗需要时才用药，不应滥用药物。妊娠早期能避免或暂时停用的药，应考虑不用或暂时停用，保健品和补药亦不例外。根据动物实验、临床报告及流行病学研究，对胚胎及胎儿发育有影响的药物大致分为三类：①肯定的致畸药物，如抗癌药和性激素；②可能致畸的药物，如某些抗癫痫药、抗甲状腺药、降糖药、镇静药；③对胎儿有潜在伤害的药物，如某些抗生素、普萘洛尔

（心得安）、皮质激素。

（4）警惕异位妊娠,正确处理自然流产:对早孕闭经后又出现阴道流血的症状要重视。近年来,异位妊娠（宫外孕）的发病率有逐渐上升的趋势,因贻误治疗而丧生的事例亦有发生。因此,要在育龄妇女中普及有关异位妊娠的知识,对早孕闭经后出现阴道流血或伴有腹痛就诊的患者,应提高警惕,避免贻误。

早孕闭经后,又出现阴道流血可能是流产的先兆。引起流产的原因有母体和胚胎两个方面的因素。近来的研究发现,妊娠 8 周内的流产中,胚胎发育异常者占 80%,自然流产常是胚胎发育不良而引起的自然排斥机制。因此,现在已不主张沿用过去对先兆流产长期用药来进行保胎的治疗常规。对有反复流产史者,应进一步做染色体核型检查。据报道,早期流产中染色体异常者占 20%～70%。葡萄胎虽不多见,但若妊娠早期有出血,且伴有较严重的妊娠反应,应及早做进一步检查。

（5）心理保健:早期妊娠妇女因对妊娠无充分的思想准备,或因妊娠反应严重,或因接触了一些"不良"因素而产生心理压力,应针对性地予以指导和疏导,使其能保持积极、乐观的心态。

二、妊娠中期保健

1. 母体主要的生理变化

（1）孕妇的体型出现明显的变化:随着妊娠的进展,子宫逐步增大,妊娠 12 周后在下腹部耻骨联合,上方可触及子宫底。以后腹部逐渐隆起,腰部变粗,体质量逐渐增加,孕 20 周左右,孕妇可感觉到胎动。

（2）妊娠反应:随着早期的妊娠反应过去,胎儿虽然迅速长大,还不致使孕妇感到负担太重。相反妊娠期的生理变化,使孕妇容光焕发,自我感觉亦特别良好,食欲增进。

（3）皮肤色素沉着:孕妇除乳头、乳晕、外阴等处有明显色素沉着外,面颊部可能会出现蝶状褐色斑（妊娠斑）,有些孕妇在下腹正中可以出现一条黑线。

（4）乳房变化:乳房明显增大,乳腺管和腺体继续增生,脂肪沉积。

（5）母体其他系统的变化:继续发生代偿性改变,比较明显的有以下几个方面。

消化系统:在孕激素的作用下,胃肠道平滑肌运动减弱,蠕动减慢,加之子宫逐渐增加,使胃肠的位置发生了一定改变,这些情况可导致胃排空延迟,饭后胃部有胀满感和烧灼感,部分孕妇可有便秘等不适感觉。

血容量:在此期间血容量仍在逐渐增加,甲状腺功能更加活跃;孕妇活动后容易出汗,锻炼的时候可以出现气促等症状。

牙齿:受孕期激素的影响,牙龈增厚及稍显松软。

2. 胎儿的生长发育

妊娠中期,胎儿的各器官系统基本发育完成,胎儿进入进一步生长发育的阶段,各器官系统的功能逐渐成熟。

（1）16 周末:身长 16 cm,体质量为 100 g,器官基本发育,头部占身体的 1/3,耳朵移至最终位置,性别可识别,长出头发,出现呼吸样运动。部分孕妇可感觉到胎动。

（2）20 周末:身长 25 cm,体质量为 300 g,全身出现毳毛和胎脂,开始出现吞咽和排尿功能。

（3）24 周末:身长 30 cm,体质量为 700 g,各脏器均已发育,皮下脂肪开始沉积,但量不多。

出现眉毛和眼毛,指甲达末端;男性胎儿的睾丸开始降入阴囊。

(4)28 周末:身长 35 cm,体质量为 1 000 g,为有生机儿,皮下脂肪沉积不多,全身布满胎毛,指甲达指端。已有呼吸运动,生后能啼哭。

在妊娠中期,由于胎儿器官系统的发育基本完善,胎儿也生长到一定时期。所以,在此期间能够通过一些相关的检验和辅助诊断方法(如超声),大致了解胎儿的发育是否正常。

3.妊娠中期的保健要点

(1)定期产前检查:每月一次,常规内容包括测量体质量、血压、尿蛋白。

体质量:从孕 20 周开始,每周增加约 0.5 kg。

血压:孕妇正常时血压不应超过 18.7/12 kPa(140/90 mmHg),或与基础血压相比不超过 4/2 kPa(30/15 mmHg)。超过者属于病理性血压升高,应予以重视。

尿蛋白:每次复诊检验尿常规,必要时做 24 h 尿蛋白定量检查。

(2)关注孕妇的健康状况:询问主诉,观察、体检和必要时做实验室检查,通过了解前次产前检查后有无特殊情况,关注是否有妊娠并发症及并发症的表现特征。

(3)监测胎儿的生长发育:既要防止胎儿生长发育迟缓,又要防止发育过度。常用的监测方法有孕妇增重及妊娠图,必要时还可通过超声检查,测量胎儿的生长参数。

(4)进行必要的筛查:①孕 20 周左右(18~24 周)进行 B 超筛查大畸形;②孕 24~28 周做葡萄糖筛选试验,即晨间空腹口服葡萄糖粉 50 g,1 h 后测血糖,测量值≥7.84 mmol/L(140 mg/dL)为阳性,继续做葡萄糖耐量试验;③有医学指征需进行产前诊断,妊娠中期是进行羊膜腔穿刺的最佳时机。羊水细胞中蕴藏着胎儿的遗传信息。取羊水细胞,经过培养后进行染色体核型分析,可以诊断胎儿是否患染色体病。

此外,检测羊水或母血中的甲胎蛋白值对诊断神经管畸形有特殊价值。

(5)保健指导。

营养指导:妇女怀孕后,在进入妊娠中期后由于胎儿生长发育较快,平均每天约增重 10 g,所以对各种营养素的需求也迅速增加。另外,孕妇的基础代谢率增大,比正常人高 10%~20%,所以能量的需要也大大增加。

胎教的中心内容是注意在孕期调节和控制母体的内外环境、维护身心健康、避免不良刺激。具体做法是从妊娠 4 个月起通过音乐、语言、抚摸等,主动地给胎儿有益的各种信息刺激,以促进胎儿的身心健康和智力发育。从妊娠中期开始,每天两次做孕妇体操,能使孕妇感到周身轻松,精力充沛。坚持做操能松弛腰部及骨盆关节、锻炼肌肉;亦可缓解由孕妇体质量增加和重心改变而引起的肌肉疲劳和功能降低;亦能使身体以既强健又柔韧的状态进入分娩期,以促进顺利的自然分娩。孕期应该保持适量的运动,户外散步是最容易做的,如平时骑自行车或喜爱游泳,妊娠中期仍可照常进行。喜欢外出旅游者,将旅游可安排在妊娠中期。进入妊娠中期后,孕妇就不宜仰卧,而以左侧卧位为好,避免增大的子宫压迫位于脊柱前的下腔静脉和腹主动脉,有利于改善胎盘的血流。

三、妊娠晚期保健

1.母体的主要生理变化

(1)随着胎儿的生长,加之羊水逐渐增多,子宫的重量和体积进一步增大,肌壁变薄;足月时子宫重量可达 100 g,容积可达 5 000 mL,肌壁不足 1.5 cm。子宫峡部由非孕期的 1 cm 伸展至 7～10 cm,成为产道的一部分,称为子宫下段。在临产前的 1～2 周可以出现不规律无痛性宫缩,特别是在夜间。

(2)体质量增加:体质量增加明显,平均每周增加 500 g。由于受孕期激素和体质量改变的影响,妊娠晚期孕妇可以出现腰背疼痛、下腹部及大腿感觉沉重,如果增大的子宫压迫一侧坐骨神经,还可以出现受累侧下肢疼痛。

(3)胎先露下降:36 周后胎头逐渐入盆,胃部不适及气急可减轻,但会使孕妇常有尿频的感觉,妊娠子宫压迫盆腔静脉,使下肢血液回流受阻,股静脉压升高,易出现足踝部及小腿水肿,少数可见下肢或会阴部静脉曲张。

(4)血容量增加:血容量在 32～34 周时达高峰,增加 40%～45%,平均增加 1 500 mL,维持此水平直至妊娠结束。血浆增加多于红细胞的增加,血浆平均增加 1 000 mL,红细胞平均增加 500 mL,出现血液稀释。红细胞计数约为 $3.6×10^{12}$/L,血红蛋白含量为 110 g/L。白细胞计数在妊娠 30 周达高峰,约为 $10×10^9$/L,主要是中性粒细胞增加,淋巴细胞增加得不多。血液处于高凝状态,凝血因子 II、V、VII、IX、X 均增加。

(5)乳房:乳房丰满,挤压时有少量淡黄色稀薄液体自乳头溢出。

2.胎儿生长发育

(1)孕 32 周末:胎儿身长 40 cm,体质量约 1 700 g。此时胎儿生长迅速,皮肤深红,面部毳毛已开始脱落,胎体开始丰满,指甲部分超过指端头,身体比例与足月儿相仿。同时呼吸和吞咽运动已建立,能区分光亮和黑暗,也有睡眠和清醒的区别。

(2)孕 36 周末:胎儿身长 45 cm,体质量约 2 500 g。随着皮下脂肪的沉积,外形逐渐丰满,毳毛明显减少,除了肺以外,其他脏器功能已发育成熟,胎儿的体质量迅速增加,皮下脂肪较多,90%乳晕隆起,出生后能啼哭和吸吮。

(3)孕 40 周末:胎儿身长 50 cm,体质量约 3 000 g,器官发育已较成熟。皮肤呈粉红色,皮下脂肪多,外观体型丰满。除肩背部外毳毛已脱落,足底皮肤纹理清晰。男性胎儿的睾丸下降,女性胎儿的大、小阴唇发育良好。出生后哭声响亮,吸吮能力强。

3.妊娠晚期的保健要点

(1)定期产前检查:28～36 周每 2 周一次,36 周以后每周一次。

产前检查:进入妊娠晚期,孕妇全身负担加重,孕晚期是容易出现产科并发症的阶段,也是各系统原有的疾病容易加重的阶段,通过定期产前检查可及早发现、及早进行处理。每次按常规进行产前检查时都要重视血压和体质量的变化,估计胎儿的大小、胎方位和胎头入盆等情况;有糖尿病高危因素者,32 周要复查糖筛查试验。此外,必须做到详细询问、仔细观察、认真检查,必要时辅以必要的辅助检查,及时发现问题和处理问题。

产前小结和计划分娩:36 周时做产前小结。妊娠合并心、肝、肾等主要脏器疾病,孕末期由于妊娠负担的增加,病情亦会加重,要选择适当的时机,进行适时计划分娩,适时终止妊娠可减少母婴的围产病率及病死率。以重度妊娠高血压疾病为例,孕妇有妊娠高血压疾病,胎儿受疾病影响,在子宫内生长发育不良,而妊娠的持续常会使母体病情日益加重。如在对母体病情得到一定控制,胎儿已成熟的情况下,适时地终止妊娠,胎儿可早日脱离不良环境,出生后的精心护理能使其发育良好;取出胎儿、去除病因亦可促使母体早日康复。近年来,对妊娠合并心脏病、肾炎等按此原则处理,妊娠结局有所改善。

(2)保健指导:进入孕末期,除指导孕妇继续重视孕期营养、坚持胎教和做孕妇体操外,还要增加以下内容。

孕妇的自我监护：围产医学对胎儿生理病理的深入研究，认为用胎动监测胎儿的安危有一定的临床意义，当胎儿出现危象时，胎动减少比胎心消失早 24 h 左右，及时发现并积极采取措施，常能挽救胎儿的生命。孕 30 周起指导孕妇采用胎动计数来监测胎儿宫内情况是 20 世纪 80 年代以来广泛应用的孕妇自我监护方法。要求孕妇每日早、中、晚各数一次胎动，每次 1 h，或每晚数胎动 1 h，计算 12 h 的胎动数，30 次或 30 次以上为正常，少于 20 次提示胎儿有异常，少于 10 次则提示胎儿宫内明显缺氧。胎动减少或明显增多，都应立即去医院就诊。

孕期常见并发症的防治：将妊娠期高血压疾病、妊娠晚期出血（前置胎盘及胎盘早剥）、胎位不正、早产或过期产等常见并发症的早期症状及对母婴的危害性告诉孕妇本人及其家属，以便及早识别和及早就诊。

告知妊娠晚期的危急征象：使孕妇本人及其家属都知道妊娠晚期的危急征象后能提高警惕，及时就诊，以免贻误抢救。①胎动不正常或消失提示胎儿窘迫；②阴道大出血或伴急性失血性休克，提示前置胎盘或胎盘早剥；③胸闷、气急、不能平卧、半夜到窗口透气提示心力衰竭，或呼吸衰竭；④明显的消化道症状、黄疸急剧加深，提示急性肝衰竭；⑤高血压伴头昏眼花，提示子痫前期；⑥头痛、眼花、胸闷、视物不清、无原因的恶心、右上腹疼痛、夜间咳嗽而不能平卧，提示子痫前期。

母乳喂养教育：重点介绍母乳喂养的好处，使孕妇树立母乳喂养的信心，做好母乳喂养的准备，坚持做到纯母乳喂养 4～6 个月。

分娩准备教育：应列为孕期健康教育的重要内容，使孕妇在分娩前能在生理上、心理上、物质上做好准备，树立正确对待分娩的态度，克服恐惧、紧张等心理，在掌握产程进展和分娩知识的基础上，懂得各产程的保健要点，能正确对待和处理分娩时遇到的疼痛，充分调动产妇的主观能动性，促使分娩的顺利进行。

（张　梅）

第十六章　新生儿呼吸重症

第一节　新生儿辅助呼吸治疗

辅助呼吸治疗对于危重新生儿,特别是具有呼吸系统疾病的重症患儿是非常关键的急救措施。20 世纪 60~70 年代辅助呼吸被引入新生儿急救中心以来,危重新生儿的预后得到了改善。

近年来辅助通气的模式进展迅速,设备不断更新,本节只介绍当前在新生儿临床常用的持续气道正压通气与常规呼吸机治疗。

一、持续气道正压通气治疗

以持续气道正压(continuous positive airway pressure,CPAP)治疗新生儿肺疾病,虽早在 20 世纪 40 年代出现,但直到 1971 年 Gregory 才首先应用气管插管式 CPAP 治疗新生儿呼吸窘迫综合征,1973 年 Kattwinkel 开始使用鼻塞装置的持续气道正压(nasal CPAP,NCPAP),之后才进一步推广。目前 NCPAP 在新生儿急救中心已普遍应用。

(一)作用机制

1.增加跨肺压

CPAP 使气道持续保持正压,可间接增加跨肺压。

2.增加功能残气量

CPAP 可传送至肺泡,使其在呼气末期维持正压,以避免肺泡塌陷,并且可促进已塌陷肺泡重新扩张,可以增加功能残气量,提高肺的顺应性,减少肺内分流,从而有效改善氧合。

3.减少呼吸运动所需能量及表面活性物质丧失

CPAP 可增加肺容积,改善气体交换,从而减少因呼吸困难而增加呼吸功所需能量,并减少因肺泡萎陷和肺不张而增加的肺表面活性物质的消耗。这对防止新生儿呼吸衰竭甚为重要。

4.其他作用机制

其他作用机制有减少呼吸道阻力、增加呼吸驱动力及对胸壁产生稳定作用等。

(二)装置

全套装置包括三部分。

1.产生气道正压气源装置

产生气道正压气源装置是重要组成部分。

2.连续性气流回路装置

连续性气流回路装置主要包括:①空气氧气混合器,用于空气和氧气的混合、氧气浓度的调整;②加温湿化器;③压力表或用水封瓶代替,应用水封瓶时,其在水面下的深度(cm)即为此回路中正压值;④排气调压阀;⑤连接管道,可选用乳胶管、螺旋管等高顺应性管道。

3.连接管路方式

理想的持续气道正压通气管路连接应不影响医务人员对患儿的检查,不妨碍患儿的喂养,方便在患儿出现呕吐等病情变化时做紧急处理。常用的连接管路方式包括以下几种。

(1)气管插管:可最直接地传送正压至呼吸道,但插管本身会伤害纤毛的正常功能,黏液排出受到影响,临床多主张采用其他方法。

(2)面罩:使用面罩来产生压力至患儿的呼吸道,必须使面罩边缘紧贴于脸部以防止漏气,但过大的压力会影响脸部皮肤循环,并且用面罩后喂养不便,也不利于医务人员对患儿进行紧急处理,目前面罩已不在临床使用。

(3)头罩:为最先应用于婴儿的,但头罩体积大,且橡胶膜紧贴于额部,会影响头部静脉回流,甚至引起颅内出血,故此方式也不再使用。

(4)鼻塞管:NCPAP 可达 $0.69\sim0.78$ kPa,因鼻腔易于阻塞,也需要间断吸痰,以保持呼吸道通畅。对不同体重婴儿可选择不同尺寸($0\sim5$ 号)。因其材质柔软,管腔较大,气流阻力小,可有效提高呼吸效率。目前多主张采用此种方式。

(三)适应证

持续气道正压通气主要适用于有自主呼吸,吸入氧浓度(fractional concentration of inspired oxygen,FiO_2)为 $0.4\sim0.6$,动脉血氧分压(partial pressure of oxygen in arterial blood,PaO_2)为 $6.67\sim8.00$ kPa($50\sim60$ mmHg),多种原因导致的新生儿呼吸窘迫。主要为下列疾病。

1.早产儿呼吸暂停及心跳过缓

治疗应首先针对早产儿呼吸暂停的原因,此外可应用持续气道正压通气来治疗早产儿阻塞性呼吸暂停,其机制为增加呼吸运动的驱动力、促进气体交换,维持早产儿上呼吸道通畅。

2.早产儿呼吸窘迫综合征(respiratory distress syndrome,RDS)

应用持续气道正压通气治疗 RDS 可使患儿肺的功能残气量增加,肺泡与肺微血管内血液的气体交换改善,PaO_2 上升。由此,可降低患儿吸入氧浓度,从而减少支气管肺发育不良等氧疗并发症。此外,应用持续气道正压通气维持呼吸道的通畅,可促使患儿早期拔除气管插管,缩短机械通气时间,从而减少呼吸机并发症。

3.多种新生儿肺疾病

多种新生儿肺疾病如肺炎、毛细支气管炎、胎粪吸入综合征、气管及支气管软化症、膈肌瘫痪。其治疗机制均基于增加功能残气量,恢复肺萎缩,改善肺通气及换气功能,但对不同疾病及病情应采取相应的压力及时间。

(四)应用策略及注意事项

(1)小早产儿合并肺表面活性物质缺乏时,容易出现肺膨胀不全,适合早期使用 NCPAP,以改善气体交换,促使表面活性物质释放,缩短 RDS 的病程,降低死亡率。

(2)保持适宜的温度与湿度,吸入气体一般以维持在 35 ℃为宜。适当的湿度可减少氧气与能量的消耗。湿度宜维持在 $0.8\sim1.0$,并注意患儿水与电解质的平衡。

(3)加强血氧监测,一般应用血氧饱和度监测仪及动脉血气监护。吸入氧气的浓度是根据血中氧气分压而定,每次调整氧气浓度 $2\%\sim5\%$。对 NCPAP 多调整 0.49 kPa,每次可调整 $0.1\sim0.2$ kPa。

(4)使用呼吸机的指征:①吸入氧浓度(FiO_2)>80%,PaO_2<6.67 kPa;②动脉血二氧化

碳分压(arterial partial pressure of carbon dioxide，$PaCO_2$)大于 8.0 kPa；③有难以纠正的代谢性酸中毒；④临床仍持续出现胸部凹陷体征；⑤持续出现呼吸暂停、心动过缓。

（五）并发症

1.气压伤

各种气压性创伤(如气胸、皮下气肿、纵隔积气、间质性肺气肿等)与肺泡过度扩张及肺病变本身均有关，应注意压力及病情监测。

2.腹胀

腹胀多在应用 NCPAP 4～5 d 后出现，由气体进入消化道所致。出生体重越低的早产儿，发生腹胀的概率越高，与其肠功能不成熟有关。此种腹胀可通过胃管减压而改善，常不必禁食。

3.对循环功能的影响

持续气道正压通气可致胸腔压力增大而影响静脉血回流；呼吸衰竭的肺血管阻力增加，右心室压力升高，造成心排血量降低。

4.对肾脏功能的影响

胸内压力增加，心排血量减少，可致肾皮质血流灌注减少，致使尿量减少，钠盐在体内积存。

5.脑压上升

持续气道正压通气治疗期间，心脏静脉回流受阻，颅内静脉血压因而增加，导致颅压升高。

综上可知，持续气道正压通气在临床上已是治疗新生儿特别是早产儿 RDS 等重症肺疾病的重要措施，但应强调，持续气道正压通气并非可以完全治疗新生儿 RDS，也不能完全取代呼吸机，只是可减少呼吸机的应用。在治疗过程中必须密切监护病情，及早治疗病因及并发症，才能取得好的疗效。

二、常规呼吸机的应用

由于新生儿呼吸生理的特点，即新生儿的潮气量较小，同时气管插管无气囊，易出现肺容量损伤，在新生儿机械通气中，主要使用压力控制、时间循环式呼吸机。新生儿机械通气已经在我国新生儿急救中普遍应用并累积了丰富经验。应该强调，在常规呼吸机使用过程中有四个方面的问题会发生相互影响，包括呼吸机本身的参数、动脉血中气体含量与酸碱度、呼吸系统本身的特性以及患儿自身的自主呼吸。大多数人都把注意力放在呼吸机参数调整与动脉血中气体含量的变化上，但事实上每次对呼吸机参数的调整都会引起患儿肺脏力学上的急性变化，同时也会影响患者的自主呼吸。最恰当的呼吸机调整不单是让血中的酸碱度与气体含量正常，更应减少对患儿肺脏的伤害。

（一）适应证

(1)各种呼吸道疾病引起的呼吸衰竭，如 RDS、肺炎、肺出血。

(2)中枢神经系统疾病引起的呼吸衰竭，如重症缺氧缺血性脑病、颅内出血。

(3)早产儿原发性或继发性呼吸暂停。

(4)新生儿心力衰竭、休克，需要呼吸支持。

（二）应用机械通气的指征

(1)频繁地呼吸暂停，严重呼吸困难，呼吸节律不整。

（2）有严重高碳酸血症：$PaCO_2 > 9.33$ kPa（70 mmHg）。

（3）有严重低氧血症：在 CPAP 下吸入氧浓度≥60%，或压力≥0.78 kPa（8 cmH_2O），$PaO_2 < 6.67$ kPa（50 mmHg）。

（4）有下述情况，尽早使用机械通气：小早产儿（出生体重<1 350 g）已诊断 RDS；患儿处于肺出血的进展期，各种原因引起心脏停搏、呼吸骤停经复苏后仍未建立规则的自主呼吸。

（三）呼吸机的选择

选择新生儿呼吸机，应具有压力限制、时间循环和持续气流等特点，可做 CPAP、IMV、IP-PV+PEEP 等辅助通气形式。国产呼吸机有上海产 SC-Y 200 型，进口有 Sechrist、Infant-Star、Vicker、Healthdyne、Bearcub 和 Bourns BP 2001 等型。

（四）呼吸机治疗的准备及注意事项

（1）有条件应在上呼吸机前插好脐静脉导管，以便随时进行血气分析及其他检测。

（2）备好高压氧和高压空气气源，两者的压力要相等，以避免压力型空氧混合器中空气及氧的混合浓度不准确。也可用流量表式空氧混合器，每次调节 FiO_2 后，均需用氧浓度计核校，或连续监测。

（3）管道连接正确，接头牢固，防止漏气。

（4）向湿化器内加水宜适当，保持适宜温度，对送入的气体必须加温湿化，一般接口温度为 34℃~35 ℃。应避免吸入冷氧，以防止增加氧耗和降低体温。

（5）将呼吸机与患儿连接前调定好各种参数。

（6）气管插管深度适宜，防止滑动或脱管。

（7）定期气管冲洗、拍背，保持气道通畅。吸引器压力不可过高，一般对早产儿压力为 5.29~6.67 kPa（54~68 cmH_2O），对足月儿压力为 6.67~9.81 kPa（68~100 cmH_2O），以免引起气道损伤。

（8）注意保温以减少热能及氧的消耗。

（9）操作应轻柔、无菌，避免感染。

（10）加强监护，填写好呼吸机观察表格。

（五）呼吸机参数及初调值

1.最大吸气压力（peak inspiratory pressure，PIP）

PIP 是决定潮气量的主要参数。改变 PIP，即可调节潮气量大小，从而影响通气状态。当提高 PIP 时，因增加潮气量及每分通气量，使 CO_2 排出增多而改善通气，$PaCO_2$ 下降，反之则 CO_2 排出减少，$PaCO_2$ 升高。增加 PIP 时可增加平均气道压力而改善氧合。但增加 PIP，大于 2.94 kPa（30 cmH_2O）易发生肺气压伤和支气管肺发育不良。新生儿无呼吸道病变，PIP 的一般初调值为 1.47~1.77 kPa（15~18 cmH_2O），有肺不张病变或阻塞性病变，初始值为 1.96~ 2.45 kPa（20~25 cmH_2O）。

2.呼气末正压（positive end-expiratory pressure，PEEP）

PEEP 可稳定呼气时的肺容量，改善肺内气体分布和通气血流比例。提高 PEEP 使功能残气量增加，潮气量及每分通气量减少，CO_2 排出减少，$PaCO_2$ 升高。PEEP 过低时，肺顺应性降低，易发生肺不张和 CO_2 潴留。PEEP 过高也会使肺顺应性降低。提高 PEEP 可使 MAP 增加而改善氧合。PEEP 初调值，在无呼吸道病变为 0.20~0.29 kPa（2~3 cmH_2O），有肺不张型病变，功能残气量减少者的 PEEP 为 0.39~0.59 kPa（4~6 cmH_2O），有阻塞性病变，功能残气量增加者的 PEEP 为 $0\sim0.29$ kPa($0\sim3$ cmH$_2$O)。

3. 呼吸频率(respiratory rate,RR)

RR 是决定每分钟(肺泡)通气量及 CO$_2$ 排出量的一个主要因素。提高 RR 使通气量及 CO$_2$ 排出量增加,PaCO$_2$ 降低。在给新生儿机械通气时,应用较快频率(>60 次/分)时可用较低 PIP,有减少肺气压伤的优点。但 RR 过快,吸气时间不足,潮气量将下降,且影响气道压力波形,使平均气道压下降,导致 PaO$_2$ 降低。如 RR 增快,吸气和呼气时间足够,则可因肺泡气 PaCO$_2$ 降低,PaO$_2$ 升高。很慢的 RR(<20 次/分)加自主呼吸即间歇指令呼吸,常用于撤离呼吸机时。健康肺的 RR 初调值为 $20\sim25$ 次/分,有病变肺的 RR 初调值为 $30\sim45$ 次/分。

4. 吸呼气时间比(inspiratory to expiratory ratio,I/E ratio)

一般呼吸机治疗常用吸气时间等于或短于呼气时间。提高 I/E,使 MAP 增加,吸入时间较长,有利于气体分布,改善氧合。肺不张型病变应的 I/E 为 $1:(1\sim1.2)$,阻塞型病变的 I/E 为 $1:(1.2\sim1.5)$,健康肺的吸气时间为 $0.5\sim0.75$ s。

5. 平均气道压(mean airway pressure,MAP)

平均气道压是整个呼吸周期中施于气道近端压力的平均值。MAP>0.98 kPa 时发生肺气漏(气胸或间质性肺气肿)的危险性增加。

6. 流量及气道压力波形

流量是达到一定 PIP 及气道压力波形(方形波)的决定因素。一般流量至少应为每分通气量的 2 倍。方形波、低 RR 及高 I/E 可改善氧合。

7. 吸入氧气浓度(FiO$_2$)

呼吸机的可调氧浓度为 $0.21\sim1.0$。提高 FiO$_2$ 使 PaO$_2$ 增加。由于 FiO$_2$ 和 MAP 均可改善氧合,一般欲提高 PaO$_2$ 时,首先增加 FiO$_2$ 至 $0.6\sim0.7$ 再增加 MAP。撤呼吸机时,首先降低 FiO$_2$(在 $0.4\sim0.7$),然后降低 MAP,因为保持适宜的 MAP 可明显降低 FiO$_2$ 的需要。但如果 MAP 很高,则应先降 MAP,后降 FiO$_2$。在无呼吸道病变时 FiO$_2$ 的初调值小于 0.4,在有肺部病变时其为 $0.4\sim0.8$。

8. 氧合指数(oxygenation index,OI)

结合 FiO$_2$、MAP 及 PaO$_2$,OI 可由以下公式计算:OI=(FiO$_2$)×(MAP)×100/PaO$_2$。OI 为 $30\sim40$ 提示严重的呼吸窘迫。如果常规机械通气时 OI 逐渐从 30 增至 40,持续 6 h 以上,表明有严重的呼吸窘迫,死亡率达 80%。

(六)根据血气调节呼吸机参数的方法

在机械通气过程中应密切观察临床反应,例如,观察胸廓运动及肺呼吸音以了解肺内进气情况,观察血压、心率以了解心肺功能,观察皮肤及面色以了解血氧情况。血气检测是判定呼吸机参数是否适宜的唯一指标。

每次调节参数后 $10\sim20$ min 或病情突变时均应检测血气,将结果作为是否需要调节参数的依据。

1. 适宜的血气值

pH $7.35\sim7.45$,PaO$_2$ 9.33 kPa(70 mmHg),PaCO$_2$ $4.67\sim6.00$ kPa(35$\sim$45 mmHg)。

2. 影响血气的呼吸机参数和每次调整范围

一般每次调整 1 个参数或 2 个参数(其中之一常是 FiO$_2$)。调整范围:①RR $2\sim10$ 次/分;②PIP $0.20\sim0.29$ kPa(2$\sim$3 cmH$_2$O);③PEEP $0.10\sim0.20$ kPa

(1~2 cmH₂O);④吸气时间0.25~0.5 s;⑤FiO₂ 0.05,当 PaO₂ 接近正常时为 0.02~0.03,当 PaO₂>13.33 kPa (100 mmHg)时为 0.10。总的原则是以尽量低的氧浓度和吸气峰压,维持 PaO₂ 在8.00~12.00 kPa(60~90 mmHg)。

3. 调节方法

(1)提高 PaO₂,可采用以下方法:①增加 FiO₂;②增加 PIP;③增加 RR;④增加 PEEP(功能残气量不足时);⑤延长吸气时间;⑥延长吸气平台。如以上参数调节无效,应检查呼吸机故障、插管阻塞或出现气胸、心功能衰竭等并发症,应在手控气囊通气下,排除以上情况,待患儿氧合好转后进一步进行机械通气。

(2)降低 PaCO₂,可采用以下方法:①增加 PIP;②增加 RR;③降低 PEEP。

(3)调整参数后,根据临床表现和复查血气,再确定如何进一步调节。

(七)机械呼吸时的监护

1. 体温

将患儿置于辐射热式抢救台上或暖箱内,同时监护体温。

2. 生命体征

应每 2 h 记录一次血压(收缩压、舒张压、平均动脉压)及心率值,应维持心率、血压在正常范围,必要时做心电图监护。

3. 临床体征

主要观察面色、皮肤颜色、自主呼吸、胸廓运动、呼吸音、肺啰音、心杂音、节律及心肺功能状态。

4. 出入水量

每天精确计算摄入量和尿量并测体重,上呼吸机患儿的经肺不显性失水减少或无,甚至吸收少量水分,对心衰、有水肿者应精确计算出入水量,确定前一天的摄入量是否合适。

5. 胸部 X 线片

用呼吸机前及用后各摄一张胸片,有条件者应每天或隔天摄一张胸片。

6. 血气

用呼吸机前及用呼吸机后 0.5~1.0 h 各查一次血气。以后每隔 4~6 h 或 8 h 查一次。有条件可用经皮氧分压和经皮二氧化碳分压监护,也可用经皮脉搏血氧饱和度仪监护。

(八)肌肉松弛剂的应用

当患儿躁动不安时,自主呼吸与呼吸机对抗,PaO₂ 波动很大,常发生低碳酸血症,而且有发生肺气压伤的危险。

一般先用吗啡或其他镇静剂(苯巴比妥钠、地西泮等),常可使症状减轻和改善氧合。如吗啡无效,需并用肌肉松弛剂。

1. 肌肉松弛剂的适应证

(1)巨大新生儿(糖尿病母亲所生婴儿)患严重 RDS。

(2)发生胎粪吸入综合征,需用较高 PIP。

(3)有发生气胸危险的间质性肺气肿。

2. 肌肉松弛剂对呼吸机参数的影响

(1)因取消自主呼吸,可能需提高通气频率。

(2)自主呼吸对肺顺应性低患儿的通气量影响很小;对肺顺应性降低不大者,可使通气量明显增加。在后一种情况中,取消自主呼吸后,有时需提高 RR,以免通气不足。

(3)由于胸壁肌被麻痹,用较以前小的 PIP 即可得到充分通气,可稍降 PIP,以免通气过度。

3.注意护理

停止经口喂养,注意口咽及气管吸引,勤变换体位,定期排空膀胱。

(九)撤离呼吸机

当患儿的病情好转,可逐渐减少呼吸机支持,直至撤离呼吸机。此过程可短于 24 h 或长达数周。根据病种、严重程度、恢复快慢、并发症、日龄和体重综合考虑如何撤机。

1.停用呼吸机的指征

(1)自主呼吸有力,呼吸机的支持已明显小于自主呼吸的作用。

(2)$FiO_2 \leqslant 0.4$,$PIP \leqslant 1.96$ kPa(20 cmH_2O),血气正常。

(3)呼吸道分泌物不多,能耐受每 2 h 1 次的吸痰操作,无全身情况恶化。

(4)RDS 患儿日龄>3 d。

2.撤机步骤

(1)撤机过程要密切监护临床表现,如自主呼吸、循环及全身情况。每次调整呼吸机参数后均应检测血气,维持血气在正常范围,如发现异常,即应恢复原来的参数。

(2)当 PIP 降到 1.47~2.16 kPa(15~22 cmH_2O),$PEEP \leqslant 0.49$ kPa(5 cmH_2O),$FiO_2 < 0.5$ 时准备撤离呼吸机。对控制呼吸和应用肌肉松弛剂及吗啡的患儿,首先停用两种药。待自主呼吸出现,使呼吸机与患儿自主呼吸同步。

(3)自主呼吸良好,血气正常,改用间歇指令通气,并逐渐降低 PIP、PEEP、FiO_2 及 RR,吸气时间维持在 0.5~1.0 s,锻炼自主呼吸,减少呼吸机支持。

(4)待 PIP 降到 1.18~1.77 kPa(12~18 cmH_2O),PEEP 为 0.20~0.39 kPa(2~4 cmH_2O),$FiO_2 \leqslant 0.4$,RR 为 6 次/分,血气正常,改用持续气道正压通气。此时应提高 FiO_2 0.05~0.1 以补偿停用间歇指令通气后呼吸功增加,预防缺氧。如果耐受良好,逐渐降低 FiO_2 与 CAPA,每次降低 FiO_2 0.05,CPAP 0.10 kPa(1 cmH_2O)。

(5)待 FiO_2 为 0.25~0.40,CPAP 为 0.20 kPa(2 cmH_2O),于患儿最大吸气时拔管。拔管时可给予如下处理:①拔管前 30 min 给地塞米松 1 mg/kg,静脉滴注,或在拔管后应用内含 2.5 mg 地塞米松、0.25 mg 异丙肾上腺素的 20 mL 0.9% 的生理盐水,雾化吸入,每隔 2 h 一次,共 2~3 次。②拔管前充分吸出口和鼻咽部分泌物,以手控复苏气囊给患儿过度通气,直到拔出管为止。③拔管后用头罩吸氧。有人主张应用鼻塞持续气道正压通气可防止肺不张、呼吸暂停及低氧血症,尤适于体重低于 1 500 g 的早产儿。逐渐降低 FiO_2,每次降低 0.05,直到改为完全呼吸空气。拔管后检测血气,且在24~48 h,每小时进行拍背和变换体位。拍胸部 X 线片,观察有否肺不张。至少 6 h 后试喂养。④极低体重儿自主呼吸弱,而气管导管很细(直径 2.5 mm),阻力较大,不易耐受持续气道正压通气,常发生呼吸暂停。宜将间歇指令通气时间适当延长,呼吸机参数降得更低些(PIP 1.18 kPa,RR 2~5 次/分),使自主呼吸得到更多锻炼。或给予氨茶碱来刺激呼吸。如自主呼吸良好,血气正常,可改用持续气道正压通气,1 h 后仍耐受良好,无呼吸暂停,可拔管。

3.撤机后的护理

需持续监测血气、呼吸运动、生命体征。在拔管后常常需要立即供氧。

（1）供氧：可由头罩或鼻导管供给，氧浓度要比撤机时呼吸机给定的浓度高 5%。

（2）经鼻持续气道正压通气：在预防拔管后的肺不张而需重新气管插管方面尤为有用。

（3）撤机后胸部物理治疗（每 3～4 h）：有助于维持呼吸道通畅。叩背吸痰、体位引流应常规进行。支气管扩张剂气雾吸入治疗有助于保持呼吸道开放。

（4）如果患儿对氧需要量增加或临床上病情恶化，在撤机 6 h 内应拍正位、侧位胸片以发现有无肺不张。

（温海燕）

第二节　新生儿窒息与复苏

新生儿窒息是指婴儿出生后 1 min 内未启动自主呼吸或未建立有效通气的呼吸动作，呈现外周性（四肢肢端）及/或中央性（面部、躯干和黏膜）发绀甚至肤色苍白，肌张力不同程度地降低（严重时四肢松软），心率可能下降至少于 100 次/分，血压正常或下降，最严重者无心跳。产前或产程中胎儿与母体间的血液循环和气体交换受到影响，致使胎儿发生进行性缺氧、血液灌流降低，称胎儿窒息或宫内窘迫，少数是由出生后的因素导致的。产前、产时或产后因素导致的窒息可统称为围生期窒息。

一、病因

1. 产前或产程中常见的因素

（1）母亲因素：任何导致母体血氧含量降低的因素都会导致胎儿缺氧，如急性失血、贫血、一氧化碳中毒、低血压、妊娠高血压综合征、慢性高血压、糖尿病等。另外要注意医源性因素：孕妇取仰卧位时子宫可压迫下腔静脉和腹主动脉，前者降低回心血量，后者降低子宫动脉血流；保胎用吲哚美辛可致胎儿动脉导管早闭，妊娠期高血压疾病所用的心痛定可降低胎盘血流，孕妇用麻醉药，可致血压下降。

（2）脐带因素：脐带超过 75 cm（正常为 30～70 cm）时易发生打结、扭转、绕颈、脱垂等而致脐血流受阻或中断。

（3）胎盘因素：胎盘功能不全、胎盘早剥、前置胎盘等。

（4）胎儿因素：宫内发育迟缓、早产、过期产、宫内感染。

（5）生产和分娩因素：常见的因素是滞产，现代妇产科学将第一产程分潜伏期和活跃期，初产妇潜伏期正常约 8 h，超过 16 h 称潜伏期延长，初产妇活跃期正常为 4 h，超过 8 h 称活跃期延长，进入活跃期后子宫口不再扩张超过 2 h 称活跃期停滞；而第二产程达 1 h 胎头下降无进展称第二产程停滞。以上情况均可导致胎儿窘迫。其他因素有急产、胎位异常、多胎、头盆不称、产力异常等。

2. 其他

少数婴儿出生后不能启动自主呼吸，常见的原因是中枢神经受药物抑制（母亲分娩前30 min～2 h 接受镇静剂或麻醉药）、早产、颅内出血、有先天性中枢神经系统疾病、有先天性肌肉疾病、肺发育不良等。

二、病理生理

1. 生化改变

由于缺氧,糖原进入无氧酵解,导致大量乳酸堆积,即代谢性酸中毒。同时二氧化碳潴留导致高碳酸血症,即呼吸性酸中毒。故婴儿出现严重混合性酸中毒和低氧血症,血气分析可见pH、碱剩余降低,PaO_2 和血氧饱和度降低,$PaCO_2$ 升高。此外,很快出现低血糖(由于糖原耗竭)、低血钙和高血钾,并见氧自由基、心钠素等释放,以及血清肌酸激酶同工酶(CK-MB)和乳酸脱氢酶水平升高。

2. 血流动力学改变

新生儿窒息后,回到胎儿型循环,此时肺血管收缩,阻力增加,肺血流量减少,故左心房血流量减少,压力降低,通过卵圆孔右向左分流增加,新生儿即出现青紫。如此状态持续则可诊断为持续胎儿循环或肺动脉高压。另外,窒息初期,血液重新分配,肠、肾、皮肤、肌肉、肺血管收缩,心排血量和血压基本正常,保持脑、心、肾上腺的血液供应。但这种代偿时间短暂,随着窒息持续,缺氧、酸中毒和低血糖等代谢紊乱造成脑和心等重要脏器损伤,血压、心率下降,加重缺氧、酸中毒和器官损伤,形成恶性循环。

3. 再灌注损伤

近年研究发现,窒息过程的缺氧、缺血、酸中毒等对重要器官(如脑)的损伤只是初步的,更重要的损伤往往发生在复苏、血液再灌注之后,一些有害的兴奋性氨基酸释放、钙内流以及大量氧自由基产生,造成重要器官更多细胞凋亡和坏死。

4. 重要器官损伤

(1)脑:对缺氧最敏感。动物实验发现,窒息 8 min,部分动物出现脑损伤;窒息 12.5 min,全部动物发生脑损伤。主要改变是脑水肿、出血、脑实质坏死和白质软化。

(2)心脏:缺氧、酸中毒、ATP 减少、钙离子内流以及心肌糖原耗竭均可致心肌受损,使心排血量、血压和心率下降。有报道缺氧可致心脏乳头肌坏死,导致房室瓣反流而发生心力衰竭。

(3)肾脏:窒息后不少新生儿出现尿少[尿量<1 mL/(kg·h)]、血尿、蛋白尿和管型尿,少数新生儿因重度窒息而发生肾皮质及/或肾小管坏死,导致肾衰竭,监测尿 α_1 及 β_2 微球蛋白有助早期发现肾功能减退。

(4)胃肠:可发生应激性溃疡并出血,早产儿窒息可诱发坏死性小肠结肠炎。

(5)肝脏:缺氧可全面影响肝脏的功能,使转氨酶升高、黄疸加重、发生凝血因子生成障碍而引起出血等。

(6)肺脏:缺氧、酸中毒可引起肺血管收缩及血管活性介质释放,而导致持续肺动脉高压;又由于肺泡上皮细胞坏死、脱落,形成透明膜,而发生肺透明膜病;同时肺毛细血管损伤,如果凝血因子减少(肝脏受损所致),加上医源性因素(如在心功能受损情况下,仍大量输入碳酸氢钠、全血、清蛋白等),可发生肺出血;如果窒息的同时吸入胎粪,则可发生肺不张、张力性气胸等严重并发症。

三、临床表现

正常分娩过程中,胎儿要经历短暂缺氧,这是由于子宫收缩,子宫、胎盘和脐带受到挤压而使血流间歇性减少甚或中断。但时间短暂,每次宫缩历时 $50\sim75$ s,宫缩停止,血流便恢复。

90％的胎儿可以耐受此过程,娩出后 2～5 s 内便发出第一声哭声,启动自主呼吸,1 min 内出现规律呼吸。约 10％的胎儿受到一些病理因素的影响,出生后启动自主呼吸有困难,表现为轻度或中度窒息,发绀,心率为 100 次/分,肌张力尚可或稍差,需要简单复苏支持。约 1％的胎儿因缺氧严重,表现为重度窒息,中央性发绀,甚至肤色苍白,肌张力低,心率少于100 次/分,需要强有力的复苏措施。90％的新生儿窒息发生在产前或产时,前者称孕期胎儿窘迫,多为慢性缺氧,后者称产时胎儿窘迫,多为急性缺氧或慢性缺氧急性加重。

1.慢性缺氧或慢性窒息

慢性缺氧或慢性窒息临床较多见。上述各种致病因素的影响使胎儿间歇发生缺氧、缺血。开始通过血液重新分配进行代偿,如果不消除病因,胎儿由于缺氧和酸中毒逐渐加重,出现胎动异常,胎心率不规则(少于 120 次/分或多于 160 次/分),排出胎粪。如果生物物理学监测(biophysical profile,BPP),胎心宫缩描记图(cardiotocography,CTG)异常或胎儿头皮血 pH＜7.2(正常值为 7.25～7.35),胎儿如接近足月,应考虑结束妊娠。此时婴儿娩出,多有轻度窒息,发绀可能主要是外周性(四肢肢端)的,呼吸轻度抑制,对复苏反应良好,少有后遗症。如胎儿窘迫持续,发展为严重酸中毒和低血压,必然导致重要脏器损伤。此时婴儿娩出,虽经积极复苏抢救,难免发生并发症和后遗症。可见,早期检出胎儿窘迫并密切观察十分重要。

2.急性缺氧或急性窒息

其临床上并不少见,如产程中突然发现持续的脐血流受阻或中断。急性窒息的典型过程分为 4 期。

(1)原发性呼吸增快:1～2 min,婴儿一阵阵喘气,肢体挣扎,皮色红,反应良好、活跃。

(2)原发性呼吸停止:1 min,发绀,心率下降,约 100 次/分,肌张力及对刺激反应尚可,刺激婴儿可恢复自主呼吸。

(3)继发性呼吸增快:5～6 min,深而不规则地连续喘气,发绀加重,血压开始下降。

(4)继发性(终末性)呼吸停止:约在窒息开始后 8 min 出现,呼吸动作完全停止,刺激不能诱发自主呼吸,肌张力进行性降低,显著苍白,心率和血压进一步下降。如不复苏抢救,于数分钟内死亡。

在实验性窒息过程中,PaO_2 在 3 min 内从 3.33 kPa(25 mmHg)降至 0,$PaCO_2$ 按1.33 kPa(10 mmHg)/min 的速度升高,即在 10 min 内从 6.00 kPa(45 mmHg)升至20.00 kPa(150 mmHg),pH 在 10 min 内从 7.3 降至 6.8～6.5。终末期并出现高钾血症,血钾高达15 mmol/L。临床上很难准确判定一名窒息婴儿是处在原发性呼吸停止还是继发性(终末性)呼吸停止。婴儿出生后无呼吸或只阵发性喘气(无效的呼吸动作),说明婴儿极需辅助通气,故均应认真进行复苏抢救。有条件者,可测血中 pH,如 pH＞7.25,则多属原发性呼吸停止,即轻度或中度窒息,经处理很快出现自主呼吸;如 pH 在 7.0～7.10,可能是原发性也可能是继发性呼吸停止,经刺激,可能出现微弱自主呼吸,但不足以建立肺泡通气,需要短时间的复苏支持;如 pH＜7.0,多为严重窒息,肌肉松弛,心率＜60 次/分,肯定是处在继发性(终末性)呼吸停止阶段,如仍得不到正确的复苏抢救,婴儿最终会死亡。

四、诊断

主要根据临床表现做出诊断,并决定是否需要进行复苏。新生儿窒息的诊断标准至今尚未统一。1953 年,美国麻醉科医师 Virginia Apgar 提出阿普加评分(Apgar score),包括 5 个项目,每一个项目分0分、1分和2分3个分度。婴儿娩出后1 min、5 min各进行一次评分,1 min评分在4～7分为轻度窒息,0～3分为重度窒息;如1 min评分正常(8分及以上),但5 min评分在7分或以下,仍应诊断为窒息。必要时在10 min、15 min和20 min再行评分。阿普加评分提出后广为应用,对及时发现和处理窒息以及判断不良预后起了很好的作用。但现在研究者认识到,婴儿出生后第一秒钟便要进行初步评估,以确定该婴儿是正常分娩抑或需要复苏支持;一名窒息婴儿生后1 min已经历了至少两次评估以及一系列的处理,故1 min阿普加评分已不可能反映婴儿出生时的状况,但是5 min、10 min、15 min和20 min的阿普加评分对估计婴儿对复苏的反应以及对判断不良预后仍有参考价值。在实际工作中,除使用阿普加评分,将当时的复苏情况予以详细记录也十分重要。

由于阿普加评分存在局限性,美国儿科学会和美国妇产科学会于1996年共同制定了新生儿窒息诊断标准:①脐动脉血显示严重代谢性或混合性酸中毒,pH<7.0;②阿普加评分为0～3分,并且窒息持续时间超过5 min;③有神经系统表现,如惊厥、昏迷或肌张力低;④多脏器损伤。我国也有学者在探讨新生儿窒息的诊断标准,由有关学会共同商定,制定统一的新生儿窒息诊断标准十分必要。

五、新生儿窒息的复苏术

新生儿复苏可分为4个步骤:①快速评估和初步复苏;②正压通气和氧饱和度监测;③气管插管正压通气和胸外按压;④药物和/或扩容。

(1)在第1个30 s决定是否要复苏,不要等待1 min进行阿普加评分后认为有窒息再开始复苏,而是生后立即用几秒钟时间进行快速评估:是否足月?羊水是否清?是否呼吸或哭?肌张力是否好?如全为"是",不必进行复苏,但只要四项中有一项为"否",则进行初步复苏,包括保持体温、将婴儿的头呈轻度仰伸体位、清理气道、擦干全身、触觉刺激诱发自主呼吸。以上快速评估及初步复苏需时约30 s。在第2个30 s根据评估三项生命体征:呼吸、心率和肤色,决定是否需要人工正压通气及氧饱和度监测。注意应把氧饱和度监测仪放在动脉导管前,即右上肢,通常在手腕。之后再次评估三项生命体征,特别是心率(可听诊心脏或触摸脐带根部脐动脉搏动)。心率>100次/分说明病情稳定,心率<60次/分需要胸外心脏按压、气管插管和应用肾上腺素及/或扩容剂。

(2)羊水胎粪污染不论稀或稠,不再推荐头娩出后、肩娩出前插管吸引,只要婴儿有活力(呼吸规则或哭声响亮,肌张力好,心率超过100次/分),则继续初步复苏而不插管,如无活力(上述三项中有一项不好),立即插管吸引。

(3)用氧或空气复苏问题:对足月儿可以用空气进行复苏,早产儿开始给30%～40%的氧(应用空气-氧混合仪),如90 s病情无改善,应将吸氧浓度提高至100%(即纯氧)。由于早产儿动脉血氧过高有伤害性,使氧饱和度维持在85%～95%便可,并定期做眼底检查。

(4)人工正压通气问题:新生儿的窒息复苏首先是要让肺泡有良好的通气和换气,建立稳定的功能残气量,避免肺内分流。要达到此目标就要正确进行人工正压通气,正确应用PEEP和CPAP,特别是对早产儿及早应用CPAP可减少插管和正压通气的并发症。

(5)早产儿特别是出生体重小于1 500 g的极低出生体重儿和出生体重小于1 000 g的超低出生体重儿,复苏需关注的6个方面:①保暖特别重要,初步复苏中的擦干身体只适用于足月儿,对早产儿则不应费时去擦身,而是除头颅外,立即把全身放入聚乙烯塑料袋(保鲜袋)内并放在辐射保暖台上。但无论是早产儿还是足月儿都要避免高体温,缺血后高体温可加重脑损伤。②可能需要向气管内注入表面活性物质。③正压通气需要稳定的 PIP 和 PEEP,推荐使用T-组合复苏器。④避免使用高渗液,操作轻柔,维持颅压稳定。⑤警惕坏死性小肠结肠炎的发生。⑥规范用氧。

(6)用药问题如下。①肾上腺素:心脏停搏或正压通气,进行胸外按压 30 s 后心率仍少于60 次/分,立即静脉注入 1∶10 000 的肾上腺素溶液,每次 0.1～0.3 mL/kg,(最好经脐静脉给药)。如无静脉通路,可经气管注入 1∶10 000 的肾上腺素溶液 0.5～1.0 mL/kg,必要时3～5 min重复 1 次。②扩容剂:主要是生理盐水,剂量是 10 mL/kg,缓慢静脉推入;必要时输全血或红细胞悬液。复苏时一般不再使用碳酸氢钠和纳洛酮,如出现特殊情况,例如加压通气及心脏按压改善通气和循环以后仍存在较重的代谢性酸中毒,或者正压人工呼吸使心率和肤色恢复正常后,仍存在严重的呼吸抑制,母亲分娩前 4h 注射吗啡类镇静剂,应请示上级医师。

(7)每次高危分娩都要有一名熟悉新生儿复苏的人员参加。要达此目标,关键在于:①要有计划、广泛地开展理论与实践相结合的人员培训,让各级医疗机构凡有分娩之处都要有人进行新生儿复苏;多数人掌握保持气道通畅和让肺膨胀的技术,如用面罩气囊加压通气,少数人掌握较全面的复苏技术,如气管插管、正压通气、胸外按压以及用药。②要建立良好的产科、儿科合作机制,提高预见性,及早发现高危分娩。

(8)事前做好准备,包括场所、设备、药物及各种用品的准备等。

(9)复苏后继续监护,监测体温、生命体征、血液生化、血气以及各重要脏器的功能,早期发现异常并适当干预,并积极防止感染。

(温海燕)

第三节　新生儿呼吸窘迫综合征

新生儿呼吸窘迫综合征(respiratory distress syndrome,RDS)又称肺透明膜病,多数发生于早产儿。肺表面活性物质的产生和释放不足引起弥散性肺泡不张、水肿及红细胞受损,继之血清蛋白漏至肺泡内,抑制肺表面活性物质的功能。由于早产儿的肺液清除功能不成熟,可导致肺液增加。病理特征为肺泡内存在嗜伊红膜,病理生理特征为弥散性肺不张及肺顺应性降低,临床以出生后不久即出现进行性呼吸困难为主要表现。近 30 年来,对 RDS 的预防及治疗均取得显著进展,通过产前对肺成熟度的评估及预防性给药发病率减少,呼吸支持的加强及肺表面活性物质的应用使病死率显著降低,但 RDS 仍为早产儿呼吸衰竭的最常见病因。

一、病因及发病机制

1.病因

(1)肺表面活性物质由肺泡Ⅱ型细胞的细胞质中的板层体产生及贮存,其释放于肺泡,吸附于肺泡壁表面后即能降低肺泡的表面张力,保持呼气时肺泡张开,肺表面活性物质由多种脂肪、蛋白质及碳水化合物组成,其中磷脂酰胆碱及磷脂酰甘油各占脂肪中的 75% 及 9%,此外还有磷脂酰乙醇胺、磷脂酰肌醇及鞘磷脂,蛋白质占表面活性物质的 13%(有 SPA、SPB、SPC

及 SPD),碳水化合物仅占 2%。肺表面活性物质在胎儿 22～24 周产生,于 35～36 周活力明显增加,故疾病发生率与胎龄呈反比,胎龄 30～32 周者 RDS 的发生率为 40%～55%,胎龄 33～35 周者 RDS 的发生率为 10%～15%,胎龄 36 周龄者 RDS 的发生率为 1%～5%。

(2)低氧、酸中毒时肺呈低灌流状态:抑制表面活性物质的产生及释放,围生期窒息,发生急性产科出血,肺透明膜病的发生率均显著增大。

(3)高胰岛素血症:糖尿病母亲所生的婴儿常有胰岛细胞增生现象,产生高胰岛素血症。胰岛素拮抗肾上腺皮质激素对卵磷脂的合成作用使胎儿肺延迟成熟,故糖尿病母亲所生的婴儿的 RDS 发生率可增大。

(4)剖宫产儿:正常分娩时子宫收缩,肾上腺皮质激素分泌增加可促使肺成熟,如剖宫产在分娩发动前,RDS 的发生率亦可明显增大,此类婴儿常为晚期早产儿。

(5)妇女生育过曾患 RDS 的婴儿,以后分娩,新生儿患 RDS 的概率高达 90%～95%;如以往未分娩 RDS 患儿,以后分娩的早产儿若没有急性缺氧,发生 RDS 的概率仅 5%。

(6)人种、性别关系:白种人及男婴的 RDS 发生率相对较高。

(7)肺表面活性物质产生及代谢方面的缺陷病虽较为少见,但极为严重,常导致死亡。其包括表面活性蛋白 B 及 C 基因突变及 ABCA3 基因突变所致的严重 RDS。

(8)胸廓畸形导致肺发育不良,亦可增加肺表面活性物质的缺乏。

(9)肺表面活性物质蛋白 B 及肺表面活性物质蛋白 C 基因突变及 ABCA3 基因突变引起 RDS。

2. 发病机制及病理生理

RDS 多数为肺泡表面活性物质产生、释放不足所致,极少数由肺泡表面活性物质遗传缺陷所致。

(1)肺泡表面张力增大,肺内功能残气量下降造成广泛性、进行性肺不张。

(2)肺内真性右向左分流增加(由于广泛肺不张,大量肺泡无通气但有血液灌流)。

(3)增加了通气灌流比例失调。

(4)肺顺应性降低:肺呈僵硬状态,需较高压力才能达到所需的潮气量。

(5)广泛肺泡萎陷后无效腔通气量增加。

(6)呼吸功能增强。

上述结果导致低氧、高碳酸血症及代谢性酸中毒,进行性加剧可引起肺血管痉挛收缩,导致肺动脉高压,造成血液经卵圆孔和/或动脉导管水平的右向左分流,结果使低氧血症进一步加剧。

二、临床表现

(1)症状:主要见于早产儿,刚出生时哭声正常,出生后不久出现呼吸急促、呼气性呻吟,呼吸频率超过 60 次/分,病情进行性加重,至出生后 6 h 症状已十分明显,呼吸不规则,间有呼吸暂停。面色因缺氧变得灰白或青灰,发生右向左分流后青紫明显,供氧不能使之减轻。

(2)体征:鼻翼翕动,胸廓开始时隆起,之后肺不张加重,胸廓随之下陷,以腋下较明显。吸气时有三凹征,胸廓软组织凹陷,以肋缘下、胸骨下端明显。肺呼吸音减弱,吸气时可听到细湿啰音。缺氧严重者四肢肌张力低下。

(3)出生后 24～48 h 病情最重,病死率较高,能生存 3 d 以上者肺成熟度增加,可逐渐恢复,但不少患儿并发肺部感染或动脉导管未闭,使病情再度加重。

(4)RDS 也有轻型病例,仅有呼吸困难、呻吟,青紫不明显,经持续气道正压呼吸治疗后可较快恢复。

(5)遗传性 SP-B 缺陷症纯合子者的临床表现非常严重,对机械通气和肺表面活性物质治疗效果较差,多于数天内死亡;杂合子者的临床表现较轻。

三、辅助检查

1.动脉血气分析

由于通气不良,PaO_2 低,$PaCO_2$ 升高,碱剩余负值增加,血 pH 降低,这三项检查可经皮检测,但不能代表血中实际情况,故需定期取动脉血直接测定,同时还需检测钠、钾、氯等。

2.X 线检查

(1)该病的 X 线检查有特征性表现,多次床旁摄片可观察动态变化。

(2)按病情程度可将胸片改变分为 4 级。Ⅰ级:两肺野普遍透亮度降低(充气减少),可见均匀散在的细小颗粒(肺泡萎陷)和网状阴影(细支气管过度充气)。Ⅱ级:除Ⅰ级变化加重外,可见支气管充气征(支气管过度充气)。Ⅲ级:病变加重,肺野透亮度更加降低,心缘、膈缘模糊。Ⅳ级:整个肺野呈白肺,支气管充气征更加明显,似秃树枝。胸廓扩张良好,横膈位置正常。

3.肺成熟度检查

产前取羊水,产后取患儿的气道吸取物,通过卵磷脂含量与鞘磷脂含量的比值、磷脂酰甘油含量、肺表面活性蛋白 A 含量、稳定微泡试验及泡沫试验来检测肺表面活性物质成分,判断肺的成熟度。

四、诊断及鉴别诊断

1.诊断

早产儿有典型的临床症状及 X 线表现即可诊断。

产前可根据羊水中卵磷脂含量与鞘磷脂含量的比值估计肺成熟度,当比值小于 1.5∶1,RDS 的发生率为 95%,比值为(1.5～2)∶1 时发生率约 47%,比值大于 2∶1 时发生率为 2%。用出生后 30 min 内抽的吞入羊水做振摇试验,可帮助诊断。

振摇试验:0.5 mL 胃液加 0.5 mL 95% 的乙醇,置于玻璃试管内,加盖振摇 15 s 后直立 15 min,观察结果,无泡沫,发生 RDS 的概率约 60%,沿管壁有一圈泡沫,部分区域有双层泡沫时,RDS 的发生率<1%。

2.鉴别诊断

应鉴别 RDS 与 B 族溶血性链球菌肺炎,如感染发生在分娩过程中,临床及 X 线表现均类似肺透明膜病,可做血培养、胃液涂片,找中性白细胞(>5 个/高倍视野),根据末梢血未成熟中性粒细胞与白细胞总数的比值(比值>0.2 时感染可能性大)来鉴别。

五、治疗

治疗目的:需防止低氧血症及高碳酸血症(维持正常的组织代谢,完善肺表面活性物质的产生,防止右向左分流);进行合适的液体治疗(既要避免低血容量,又必须避免液体过度负荷所导致的肺水肿);防止肺不张;减少高氧及机械通气所致的肺损伤。

1.肺表面活性物质替代治疗

肺表面活性物质替代治疗为 RDS 的主要治疗手段,能改善 RDS 的转归。肺表面活性物质替代治疗后氧合改善,可持续数小时甚至数天,并可降低呼吸机支持。减少气漏,降低病死率。

预防性治疗:指出生后数分钟内即由气管插管注入肺表面活性物质。

指征为 28 周≤胎龄<32 周,并具有下列情况:男婴,双胎,剖宫产儿,围生期窒息;母亲产前未接受皮质激素治疗,母亲在妊娠期患糖尿病。

营救性治疗:指出现临床症状后即给予肺表面活性物质。

常用制剂有牛或猪肺浸出液制成的肺表面活性物质。国外常用的有 Suraranta、Infasurf 及猪肺磷脂注射液(固尔苏)。国内常用的除固尔苏外,还有国产的注射用牛肺表面活性剂(珂立苏)。

预防性治疗效果常优于肺损伤后的营救性治疗,可在产房内经气管插管给药。治疗后气漏的发生率及死亡率均可降低,并可减少脑室内出血的危险性。早期营救性治疗指于出生 1~2 h,一经诊断即用肺表面活性物质治疗。可用单剂治疗或多剂治疗,一般给予 1~2 剂治疗即可。国外推荐单剂治疗后吸入氧浓度为 30%,平均气道压力为 0.69 kPa(7 cmH_2O)时,可考虑应用第二剂。多数婴儿仅需 1 剂或 2 剂治疗。

所用肺表面活性物质的剂量为 50~200 mg/kg,由于不同制剂每毫升所含磷脂量不同,故每千克所需注入的药液体积不同。当所需要的药液量较多时,可将其分为不同体位分次给药,如所需体积较少时,一次性注入即可。用药过程需密切观测婴儿即时的耐受情况,如注药引起的心动过缓、暂时性的低血氧饱和度及呼吸暂停。注药后需密切观察氧合改善情况,及时调低呼吸机压力,以防气胸产生。

治疗后,应将血氧饱和度(SpO_2)维持于 88%~95%,对体重低于 1 250 g 的婴儿将 SpO_2 维持于 85%~92%。

2.持续气道正压通气

持续气道正压通气可预防肺不张,减少机械通气导致的肺损伤,维持肺表面活性物质的功能。早期用持续气道正压通气可减少机械通气的应用,对有自主呼吸的患儿应尽早使用持续气道正压通气。当所需 FiO_2 为 30%~40% 才能维持 PaO_2 于 6.67~10.67 kPa (50~80 mmHg)时,可以用持续气道正压通气治疗。此外,在气管内注入肺表面活性物质后即用持续气道正压通气支持。开始压力为 0.49~0.69 kPa,持续气道正压通气时气流量应设为8~12 L/min,可逐渐增加压力,每次增加 0.10~0.20 kPa,直至压力达 0.79 kPa。常用鼻塞或鼻咽插管法。治疗时必须置胃管以排出吞入胃中的气体。当病情稳定,能维持目标的 SpO_2 后可慢慢降低压力及 FiO_2。

当 FiO_2 降低至少于 30%时,及压力降低至 0.39~0.49 kPa 时,如无呼吸窘迫,肺容量正常,可撤持续气道正压通气。

3.机械通气

(1)指征:$PaCO_2$≥7.33 kPa(55 mmHg),并迅速上升,或 PaO_2<6.67 kPa(50 mmHg)或 SpO_2<90%,及 FiO_2>50%,或有严重呼吸暂停。

(2)通气模式:用持续气流、压力限制、时间循环的呼吸机。常用的有同步间歇正压通气或压力支持容量保证模式通气。

（3）呼吸机开始设置：一般 PIP 为 $1.69\sim2.35$ kPa（$20\sim24$ cmH$_2$O），PEEP 为 $0.49\sim0.59$ kPa，呼吸频率为 $40\sim60$ 次/分，吸气时间为 $0.3\sim0.4$ s。气流量设置为 $8\sim9$ L/min。RDS 早期肺时间常数很短，故可用短吸气时间、较快频率进行通气。

机械通气期间，PaCO$_2$ 一般维持于 $6.00\sim7.33$ kPa（$45\sim55$ mmHg），称为相对性的高碳酸血症，以减轻肺损伤。当 PaCO$_2$ 持续上升时，需考虑并发气漏、肺不张等。

病情改善后，可根据血气变化降低 PIP、PEEP 及 FiO$_2$。当 FiO$_2$＜30％时，呼吸频率为 20 次/分，PIP 为 1.77kPa 可考虑拔管，拔管后继续用持续气道正压通气治疗以稳定肺容量。

4. 高频通气

近年来有主张，应用常规呼吸机后，氧合改善不理想时，当需用高吸气压及高氧浓度时，可用高频通气治疗肺透明膜病，以减少肺损伤。采用高频振荡通气方式较为理想，常用频率为 $600\sim720$ 次/分，潮气量略小于无效腔气量，以来回运动的活塞泵送入气体及抽出肺内气体，达到维持气体交换及排出二氧化碳的目的。开始时采用的压力为近于或稍高于常规呼吸机通气时的平均气道压值。氧合不满意时可按每次增加 $0.10\sim0.20$ kPa 的幅度提高平均气道压，但应注意气压伤及对循环的影响。通气时可用改变振荡幅度及振荡频率来调整 PaCO$_2$，对新生儿开始用的振荡频率可为 $10\sim12$ Hz（$600\sim720$ 次/分），高频通气时应定期行胸部 X 线检查，以免肺过度膨胀，及定期监测血气，注意勿导致 PaCO$_2$ 过低。

5. 机械通气时的紧急情况

（1）气管插管阻塞或位置不良：应立即脱开呼吸机，以皮囊行手控通气，检查两侧呼吸音，并快速吸引气管插管以确保气道通畅，必要时以喉镜检查插管位置或重新插管。

（2）气漏：突然低氧、低血压时应高度怀疑气胸。立即观察胸廓运动是否对称，呼吸音是否对称，可做透光试验及胸部 X 线片以证实气胸，并可做试验性胸腔穿刺，证实后立即放置胸腔闭式引流管排气。

（3）呼吸机功能不良。

（4）严重脑室内出血时病情可突然恶化。

6. 支持疗法

（1）温度控制：为减少氧的消耗，应将患儿置于暖箱或辐射床内。

（2）液体及营养：多数 RDS 患儿需要静脉给液，一般第一天给 $60\sim80$ mL/kg，对极低出生体重儿第一天开始液量可按 100 mL/kg 计算，用 10％的葡萄糖注射液（＜1 000 g 者，肾糖阈低，对葡萄糖的耐受性差，血糖正常时可改用 5％的葡萄糖注射液）。第二天起可增加液量至 $80\sim100$ mL/kg，并加钠 2 mmol/(kg·d)，钾 1 mmol/(kg·d)，必要时给 10％的葡萄糖酸钙 $1\sim2$ mL/(kg·d)，有代谢性酸中毒时用等渗碳酸氢钠纠正酸中毒，应用湿化正压通气时不显性失水量减少，在以后的数天内给液量一般不大于 20 mL/(kg·d)，过多给液促使动脉导管开放并造成肺水肿。对数天内不能口服喂养的患儿可考虑静脉应用氨基酸及脂肪乳剂。很多 RDS 患儿于出生第 $2\sim4$ d 可出现自发性利尿，利尿后肺的顺应性改善，尤其在应用肺表面活性物质后，改善时间更早。

（3）维持循环、纠正贫血：严重 RDS 患儿会发生低灌流及低血压，必须密切监护心率、血压及周围灌注，当有毛细血管充盈时间延长、血压偏低等灌流不足症状时可用生理盐水扩容及正性肌力药[多巴胺 $2.5\sim5$ μg/(kg·min)静脉输注]支持循环功能。血细胞比容应维持在 40％～50％，当血细胞比容下降至 35％时，需输注浓缩红细胞。

六、并发症

1.急性期并发症

(1)气漏：常发生于发病的 2 d 内，RDS 急性期突然恶化，发绀加重，呼吸困难或呼吸暂停，血压降低或出现心动过缓时常可能并发气胸、纵隔积气及心包积气等，肺间质气肿常发生在张力气胸之前。

(2)脑室内出血：体重低于 1.5 kg 的早产儿脑室内出血的发生率为 40%，RDS 患儿由于低氧、酸中毒及正压通气的影响，使脑室内出血的发生率增加，严重的脑室内出血可出现呼吸暂停、发绀、血细胞比容迅速下降及酸中毒现象。

(3)动脉导管开放：病情好转，肺血管压力下降时常并发动脉导管开放，发生率为 30%～50%。常表现为 PaO_2 下降，$PaCO_2$ 上升及呼吸暂停发作，尚未撤离呼吸机者则难以撤离呼吸机。体征有心率增快，心前区强有力的抬举搏动，心音亢进，胸骨左缘 3～4 肋间可闻及Ⅲ级收缩期杂音，常可触及水冲脉，严重病例有心力衰竭症状。胸部 X 线片有心脏扩大及肺血增多现象，二维超声可直接探得开放导管，对体重低于 1.5kg 的患儿的症状性动脉导管开放应以吲哚美辛关闭导管，每次 0.2 mg/kg，一个疗程为 2～3 次，对有肾功能不良、出血倾向、血小板低于 $80×10^9/L$（8 万/mm^3）者不用吲哚美辛，或可用布洛芬治疗，剂量为第 1 d 10 mg/kg，第 2 d、第 3 d 每天 5 mg/kg，对体重较大患儿的无血流动力学改变的动脉导管开放，通常限制液体即能使导管关闭。

(4)感染：应用呼吸机及各种损伤性监测及放置血管导管时易引起医源性感染，如肺炎、败血症。怀疑有感染时应采血及做分泌物培养，之后用抗生素治疗。

2.长期并发症

(1)支气管肺发育不良：呼吸机治疗存活儿中发生该并发症者为 5%～30%，体重低于 1.5 kg 者易发生该并发症。

(2)晶状体后视网膜病：对所有接受氧疗的早产儿，在氧疗时应进行监测，出院前均应做眼科检查。

(3)神经系统损害。

（温海燕）

第四节　胎粪吸入综合征

胎粪吸入综合征（meconium aspiration syndrome，MAS）常发生于足月儿、小于胎龄儿及过期产儿。此类婴儿常有围生期窒息史，母亲常有产科并发症，分娩时有产程延长及羊水胎粪污染现象，急性、慢性缺氧及呼吸窘迫或宫内感染，均可导致胎粪排于宫内。羊水被胎粪污染，出生前或出生时吸入胎粪，引起气道阻塞，严重者出生后有呼吸困难、肺不张，出现肺部气体交换障碍。妊娠末期或产时能做好胎心监护，做好气管内吸引，常可避免大量胎粪吸入，急性、慢性缺氧或感染均可造成宫内排出胎粪，在应激状态下宫内产生喘气可吸入大量胎粪污染的羊水。

一、发生率

8%～25%的活产婴儿(尤其是足月儿、小样儿或过期产儿)在分娩过程中有羊水被胎粪污染(meconium stained amniotic fluid,MSAF),早产儿被胎粪污染的机会低。≥37妊娠周龄者中约5%的MSAF发展为MAS,其中将近50%的婴儿需要机械通气。

二、病因及发病机制

(1)胎粪的排出使胎粪污染羊水,其发生率随胎龄而增加。在胎龄超过42周分娩,胎粪排出的发生率超过30%;胎龄小于37周,胎粪排出的发生率<2%;胎龄小于32周,极少发生胎粪排出。

(2)MAS常发生于有宫内窘迫史或产时窒息缺氧史的新生儿。胎儿由于宫内窘迫缺氧,一方面刺激迷走神经,促进肠蠕动增加和促使胎粪排出;另一方面胎儿体内血流重新分布,肠壁缺血痉挛,肛门括约肌松弛,使大量胎粪排出体外而污染羊水。当胎儿在宫内或分娩过程中发生窒息而缺氧,产生急性或慢性低氧血症,刺激胎儿呼吸中枢,诱发胎儿喘息样呼吸,从而吸入含胎粪的羊水。

(3)过熟儿、家族内有过敏性体质、母亲有抽烟或使用特殊药物史、子宫内有特殊细菌的感染亦是MAS发生的原因。

三、临床表现

多数婴儿于出生时皮肤常覆盖胎粪,指甲、趾甲及脐带为胎粪污染呈黄色或绿色,经复苏建立自主呼吸后不久即出现呼吸困难、青紫。MAS可分为轻度、中度、重度,对轻度MAS只需用40%的氧气吸入,时间约48 h;对中度MAS需用大于40%的氧吸入,时间超过48 h;一般认为产生气漏及严重者需机械通气治疗,时间常需超过48 h,且常并发肺动脉高压。当气体滞留于肺部时,因肺部过度扩张,可见胸廓前径、后径增宽呈桶状,听诊可闻粗大啰音及细小捻发音;出生时有严重窒息者可有苍白和肌张力低下,严重缺氧可造成心功能不全、心率减慢,末梢循环灌注不足及休克表现。10%～20%的患儿可伴有气胸及纵隔积气。当并发肺动脉高压时常呈严重发绀。多数病例于7～10 d恢复。

四、辅助检查

(一)X线检查

1.轻型

肺纹理增粗,呈轻度肺气肿,横膈轻度下降,诊断需结合病史及临床,常仅需吸入低于40%的氧气,吸氧时间小于48 h。

2.中型

肺野有密度增加的粗颗粒或片状、团块状、云絮状阴影;或有节段肺不张及透亮充气区,心影常缩小,常需吸入高于40%的氧气,持续吸氧时间超过48 h,但无气漏发生。

3.重型

两肺有广泛粗颗粒阴影或斑片云絮状阴影及肺气肿现象,有时可见肺不张和炎症融合形成大片状阴影,常并发气胸或纵隔积气,需机械通气治疗,持续通气时间常超过48 h,常伴肺动脉高压。

（二）动脉血气分析

动脉血气分析可见低氧血症、高碳酸血症、代谢性或混合性酸中毒。合并肺动脉高压时，可通过心脏彩超检查发现心脏卵圆孔和/或动脉导管水平的右向左分流。

五、诊断与鉴别诊断

1. 诊断标准

典型的 MAS 诊断包括以下几点：①羊水有胎粪污染；②出生时或出生后很快出现呼吸困难；③皮肤、指甲、脐带等有胎粪污染的痕迹；④阳性 X 线结果；⑤气管内吸出胎粪。

2. 鉴别诊断

临床上主要鉴别 RDS 与以下疾病。

（1）大量羊水吸入：大量羊水吸入可见于胎儿严重窒息，因宫内胎儿喘气，吸入羊水后羊水内的脱落上皮细胞阻塞末端气道而引起呼吸困难。因为羊水是清亮的，临床预后相对良好。

（2）新生儿早发性感染性肺炎：常为先天或经产道感染所致。母亲常有相应感染的病史，新生儿可有感染的临床表现和相关实验室检查证据。

（3）足月儿呼吸窘迫综合征：常见于母亲宫缩尚未发动的选择性剖宫产儿。该病的临床表现与早产儿 RDS 相同，X 线有典型的 RDS 表现。

六、治疗

1. 清理呼吸道

见到胎粪污染羊水时，于婴儿胸部娩出前清理口、鼻、咽分泌物，用大口径吸管吸出含胎粪的黏液、羊水，对窒息、无活力的婴儿出生时立即在喉镜下用胎粪吸引管做气管内吸引，然后再按复苏步骤处理，必要时再次气管插管吸引。如自主呼吸有力，可拔除气管插管，继续观察呼吸症状，同时摄胸片以了解肺部吸入情况。

出生后的 2 h 内，每 30 min 行胸部物理治疗及吸引一次，如有呼吸道症状，胸部 X 线片有斑片阴影，每隔 3～4 h 做胸部物理治疗及吸引一次。

2. 一般处理及监护

应注意保温，需将患儿置于合适的中性温度中；对有呼吸系统症状者应进行血氧监测，可做血气分析或以经皮测氧仪或脉搏血氧饱和度仪监测氧合状态，及时处理低氧血症，如有严重低氧血症疑并发持续肺动脉高压时，如条件许可，应做脐动脉插管。对严重窒息者应每隔 2 h 监测一次血压，需稍限制液体，以防止脑及肺水肿。但当有低血压、灌流不足及心搏出量不足表现时，必要时可用正性肌力药物，如多巴胺，并可输入生理盐水，必要时可考虑用血浆或 5% 清蛋白；对于严重窒息患儿需要精确记录尿量，为防止脑水肿及肾衰竭，需要限制液体，出生后第 1 d 给液量为 60 mL/kg，第 2 d 根据尿量可增加至 60～80 mL/kg，对有代谢性酸中毒者应以碳酸氢钠纠正。此外需要监测血糖及血钙，发现异常，应及时纠正。

3. 氧疗

物理治疗过程中需同时供氧，证实有低氧血症时给头罩湿化、加温吸氧，随时调整 FiO_2，血氧分压保持在 6.65 kPa 以上，因持续低氧会造成肺血管痉挛并发持续肺动脉高压。

4. 机械通气

严重病例当 FiO_2 增加至 60%，而 $PaO_2 < 6.67$ kPa（50 mmHg）或 $PaCO_2 > 8.00$ kPa

(60 mmHg)时需机械通气治疗,为防止空气进一步滞留于肺内不能用太高的呼气末正压,推荐用 0.29～0.59 kPa,有人认为可用较高吸气峰压 2.94～3.43 kPa,呼吸频率为 20～25 次/分,吸气时间为0.4～0.5 s,应有足够的呼气时间;也有人认为开始呼吸机设置可为 $FiO_2$0.8,呼吸频率 60 次/分,吸气峰压2.45 kPa,呼气末正压 0.29 kPa。

某些患儿对较快的通气频率及较短的吸气时间(每次 0.2 s)反应良好,常规呼吸机治疗失败或并发气漏时,改用高频振荡通气常能取得良好效果。应用呼吸机过程中如有躁动,需要同时用镇静剂或肌肉松弛剂,对于胎粪吸入综合征患儿,在机械通气时应随时警惕气胸的发生,需要准备好抽气注射器及排气设备。

5.药物治疗

胎粪会使细菌生长加速,故当 X 线胸片显示肺部有浸润变化时应常规给予广谱抗生素,必要时做气管分泌物的细菌培养。

6.严重低氧血症病例

经上述处理不能使低氧改善时,常并发持续肺动脉高压。必要时可用体外膜肺(extracorporeal membrane oxygenation,ECMO)治疗。

7.肺表面活性物质治疗

肺表面活性物质用于治疗 MAS 时可改善氧合,减少肺部并发症及减少 ECMO 的应用。当患儿临床情况持续不好转或机械通气需逐步上升要求时,用肺表面活性物质可有助于病情的改善。

8.镇静剂应用

患儿在机械通气时有躁动,应考虑用镇静剂或肌肉松弛剂。

六、并发症

1.气漏

气胸或中隔积气的发生率可高达 15%～33%,尤其在行机械通气治疗时。

2.新生儿持续肺动脉高压(PPHN)

当并发 PPHN 时,新生儿的病死率可高达 1/3。对有严重低氧的 MAS 患儿,应该用超声证实是否存在 PPHN 及排除先天性心脏病。严重胎粪吸入并发 PPHN 时,吸入一氧化氮可减少 ECMO 的应用。

3.肺部疾病

5%的存活儿在一个月后尚需氧支持,伴有肺功能异常、肺部功能残气量增加、气道反应性异常及肺部感染发病率增加等现象。

七、预防

如果孕妇的胎盘功能不良,或已确诊为小于胎龄儿及过期产儿,在妊娠期末近分娩期应做胎心监护,发现胎粪污染羊水时,应做好吸引胎粪及复苏的准备,力争建立第一次自主呼吸前,吸出婴儿咽喉部及气管内的胎粪。

(温海燕)

第五节 新生儿肺动脉高压

新生儿持续肺动脉高压(persistent pulmonary hypertension of the newborn,PPHN),过去又称新生儿持续性胎儿循环(persistent fetal circulation,PFC),发生率占活产婴儿的$(1\sim2)/1\,200$。

由于出生后肺血管阻力持续增加,阻止由胎儿循环过渡至正常新生儿循环,当肺血管压力高至超过体循环压力时,大量血液经卵圆孔及/或动脉导管水平右向左分流,临床表现为严重青紫、低氧血症及酸中毒,吸高浓度氧青紫不能消失,部分患儿治疗困难。

一、病因及病理机制

1.肺血管发育不全

肺血管发育不全为气道肺泡及肺小动脉数量减少,肺血管横截面积减少,使肺血管阻力增加。常见病因为肺发育不全及先天性膈疝等。

2.肺血管发育不良

肺内平滑肌自肺泡前生长至正常无平滑肌的肺泡内动脉,肌型动脉比例增多,但肺小动脉数量正常。因血管内平滑肌肥厚,管腔弯窄,血管阻力上升。宫内慢性缺氧可使肺血管重构,中层肌肉肥厚。

此外,如果母亲应用过阿司匹林及吲哚美辛等药,使胎儿动脉导管早闭和继发肺血管增生,导致肺动脉高压。

3.肺血管适应不良

肺血管适应不良指肺血管阻力在出生后不能迅速降低。其常见于围生期窒息、低氧、酸中毒等,占 PPHN 发生原因的大部分。

4.其他因素

某些先天性心脏病(如左侧及右侧梗阻性心脏病)可导致 PPHN,心肌功能不良也可导致PPHN,肺炎、败血症可导致 PPHN。此外,某些代谢问题(如低血糖、低血钙)亦有可能引起肺高压。

二、临床表现

在通气适当的情况下,新生儿仍出现严重发绀、低氧血症,胸片改变与缺氧程度不平行,并排除气胸及发绀型先天性心脏病,应考虑 PPHN 的可能。

1.病史和症状

患儿多为足月儿或过期产儿,有产前和产时窘迫或出生窒息、羊水胎粪污染的病史,多于出生 12 h 内出现发绀、气促,可无呼吸暂停、三凹征或呻吟等呼吸困难表现,呼吸窘迫与发绀严重程度不平行,吸入高浓度氧气后低氧血症不改善,病情加重常发生于出生后 $1\sim2$ d。

2.体征

约半数患儿在胸骨左缘第 2 肋间闻及收缩期杂音,系二尖瓣、三尖瓣返流所致;剑突下心脏搏动明显。肺动脉瓣区第二心音亢进;严重者动脉导管右向左分流时,右上肢的 PaO_2 大于下肢、左上肢的 PaO_2;合并心功能不全时,可闻及奔马律,并有末梢灌注不良、血压下降等休克表现。

三、诊断

婴儿出生后不久出现严重发绀,怀疑有持续肺高压时必须排除青紫型先天性心脏病,并以一系列无损伤性检查证实卵圆孔及/或动脉导管水平的右向左分流,一般采取以下诊断步骤。

1. 针对低氧的诊断步骤

(1)高氧试验:吸纯氧 10 min 后测动脉导管后的 PaO_2(取左桡动脉或脐动脉血),如 $PaO_2 < 6.67$ kPa(50 mmHg),显示有右向左分流,但需要进一步鉴别分流来源,即来自结构异常的先天性心脏病或继发于肺动脉高压。

(2)动脉导管前、后 PaO_2 差异试验:同时取导管前(颞动脉、右桡动脉)和导管后动脉血标本,或导管前、后 PaO_2 差异≥2.00 kPa(15 mmHg),或血氧饱和度异常($SpO_2 ≥ 10\%$),导管前 PaO_2 高于导管后 PaO_2 说明存在导管水平右向左分流,当仅有卵圆孔水平分流时差异不明显。

(3)高氧、高通气试验:高氧、高通气试验可作为 PPHN 的诊断试验,在吸入纯氧时,用呼吸机或皮囊行手控通气,以 100 次/分的呼吸频率,以较大的吸气峰压2.16 kPa(22 cmH₂O)进行通气,使 $PaCO_2$ 达到 $3.33 \sim 4.00$ kPa($25 \sim 30$ mmHg),当 pH 达到 $7.45 \sim 7.55$ 时,如为 PPHN,则因肺血管扩张,阻力降低,右向左分流逆转,PaO_2 上升,但高通气时常需要较高吸气峰压,可能会导致肺气压伤,故目前已较少应用。

2. 排除先天性心脏病的诊断措施

(1)胸部 X 线片:能观察心脏外形、大小、肺血管影及有无肺实质性疾病,持续肺高压患儿如无结构异常的先天性心脏病或肺实质性疾病时胸部 X 线片的变化不大,偶可显示肺血管影减少。

(2)心电图:PPHN 的心电图常显示与年龄一致的右心室占优势征象,亦可有心肌缺血 ST-T 的改变。

(3)超声心动图检查:对每例疑有 PPHN 者必须进行心脏超声检查。心脏超声检查能评估血液分流现象,心室功能(彩色多普勒)检查有助于评估是否存在心内或导管水平的分流现象。用该方法能排除先天性心脏病,同时可进行一系列血流动力学评估,以确定肺动脉高压的存在。肺动脉高压的间接征象:①可用 M 型超声或多普勒超声测定右室收缩前期与右室收缩期时间的比值,正常一般为 0.35,大于 0.5 时肺动脉高压的概率极大;②多普勒超声测定肺动脉血流加速时间及加速时间与右心室射血时间的比值,其值缩小,提示有肺动脉高压;③多普勒测定左肺动脉或右肺动脉的平均血流速度,流速降低提示肺血管阻力增加,有肺动脉高压。系列动态观察对评估 PPHN 的治疗效果有一定意义。肺动脉高压的直接征象:①以二维彩色多普勒超声在高位左胸骨旁切面显示开放的动脉导管,根据导管水平的血流方向可确定右向左分流、双向分流或左向右分流;②利用肺动脉高压患儿的三尖瓣反流(绝大多数患儿有此反流),以连续多普勒超声测定反流流速,以简化的伯努利方程计算肺动脉压力。当肺动脉收缩压≥75%体循环收缩压时,可诊断为肺动脉高压;③以彩色多普勒超声检查直接观察心房水平卵圆孔的右向左分流,必要时显示,还可采用2~3 mL生理盐水经上肢或头皮静脉(中心静脉最佳)快速推注,如同时见雪花状影由右心房进入左心房,即可证实右向左分流。这些方法能直接给出肺动脉压或通过血流方向确定由于右心(肺动脉)系统压力高于左心系统而出现的血液流向(右向左)改变。

四、鉴别诊断

1.需与结构异常的先天性心脏病区别

此类患儿常有心脏扩大,脉搏细弱,上肢、下肢血压及脉搏有差异,心杂音较响,可有肺水肿表现,高氧或高氧高通气试验不能使 PaO_2 升高,PaO_2 持续低于 5.33 kPa(40 mmHg),胸片及超声心动图可帮助诊断。

2.单纯肺部疾病所致的发绀

单纯肺部疾病所致的发绀一般呼吸困难程度较明显,有辅助呼吸肌活动及肺部体征等,胸部 X 线片、高氧试验可鉴别。

五、治疗

PPHN 患儿的情况常很不稳定、易变,一般治疗后需 12～24 h 才能达到稳定。

1.氧支持

低氧可导致肺血管收缩,必须用氧以达到正常氧合状态,或略高的血氧状态。如患儿为足月儿或近足月儿,常需维持导管后 $SpO_2 > 95\%$,用氧过程中需要持续做无创伤性的导管前、后 SpO_2 监测。当患儿不能立即改善时,必须置入动脉插管,行导管后血气标本检查。应积极处理低氧,改善体循环、肺循环的灌注,尽量减少低氧缺血所导致的其他脏器损害,以合适的呼吸支持达到正常的 PaO_2 及 $PaCO_2$,应尽量避免高通气,待患儿好转并处于稳定状态时,再逐项撤离心、肺支持,撤离时必须非常谨慎,每一项撤离步骤均不能过快,必须密切观察患儿的心、肺耐受情况及氧合状态。

2.插管及机械通气

目前推荐用轻度高通气维持适当的氧合,维持 $SpO_2 > 95\%$,在 12～24 h 维持 $PaCO_2$ 4.67～6.00 kPa(35～45 mmHg)及维持 pH 于 7.35～7.45。如无肺泡疾病,高胸腔压力可减少心脏搏出量,并使肺血管阻力增大,建议机械通气时,用稍快、压力低、吸气时间短的通气,以减少对肺静脉回流及对心排出量的影响。有肺实质疾病时,机械通气时必须考虑到肺本身的疾病,高频喷射通气对胎粪吸入性肺炎及气漏有效,高频震荡通气往往用于具有肺实质病伴有 PPHN 者。此外,高频振荡通气又可为吸入一氧化氮提供有效的手段。

3.吸入一氧化氮治疗

可通过常频或高频呼吸机吸入一氧化氮。吸入一氧化氮弥散入肺泡后,使细胞内 cGMP 水平上升,能松弛肺血管平滑肌,扩张肺血管,选择性降低肺动脉压力。一氧化氮进入血液循环后,与血红蛋白结合,使生物性失活,因此不会导致体循环血压下降,吸入的剂量为 1～20 ppm,吸入后可改善低氧症状,减少 ECMO 的应用。

大剂量、长时间的应用有可能导致高铁血红蛋白血症,可能会导致潜在的毒性反应,故在用一氧化氮治疗时,需监测高铁血红蛋白。吸入一氧化氮后,氧合好转。一氧化氮的吸入剂量不能下降得太快,否则会导致低氧反跳,必须逐渐下降,当下降至一氧化氮为 1 mg/L 而氧合仍稳定时,才能停止吸入。

4.ECMO

患儿对最大限度的常规治疗及/或一氧化氮吸入治疗无效,条件许可时,可考虑膜肺治疗。膜肺指征为每间隔 30 min 的两次血气检查得出的肺泡-动脉氧分压差 > 80 kPa 或 OI > 30 持续 0.5～6 h。但在进行 ECMO 治疗前,应先行高频通气加一氧化氮吸入治疗,观察是否有效。

5. 镇静治疗

烦躁可使儿茶酚胺的释放增加,活化肺部的 α 肾上腺素能受体,促使肺血管阻力上升,应用镇静麻醉剂能够阻断此反应,可用芬太尼 1~4 μg(/kg·min)协助治疗。对较少患儿需要考虑应用肌肉松弛剂,如泮库溴铵,剂量为每次 0.1 mg/kg,必要时每 1~4 h 可重复应用。

6. 维持轻度代谢性碱血症状态

纠正酸中毒为治疗 PPHN 患儿时提高氧合的重要手段。轻度碱血症可使肺血管阻力下降,可用温和的高通气方法,或谨慎地应用碳酸氢钠,使 pH 维持在 7.35~7.45。

7. 血管内容量支持

必须保证合适的心排出量,以达到良好的组织氧合。维持体循环压力至超过上升的肺血管阻力,可以有效地减少血液右向左分流。由于发生 PPHN 时,肺血管阻力往往接近或超过体循环压力,所以开始治疗时,需要将收缩压维持于 6.67~10.00 kPa(50~75 mmHg),将平均动脉压维持于 6.00~7.33 kPa(45~55 mmHg)。当有容量不足时,可以补充生理盐水或输入红细胞。发生 PPHN 时常伴有血管内容量不足(如出血、水肿、毛细血管渗漏或同时存在全身血管阻力降低等情况),故血管内容量支持为重要的治疗手段。可用 10 mL 生理盐水,20~30 min 静脉输入,如有出血或过多的毛细血管渗漏现象,可用压缩红细胞治疗。不推荐用清蛋白制剂,因其渗漏后可恶化肺间质水肿。此外,可用正性肌力药物,如多巴胺、多巴酚丁胺或肾上腺素,以达到适当的心排血量。当心功能较差时,可用米力农治疗以增加心排血量及降低肺动脉阻力。关于多巴胺的剂量一般推荐 3~5 μg/(kg·min);必要时可考虑应用肾上腺素,剂量为 0.03~0.1 μg/(kg·min),其可起到刺激 α 及 β 受体的作用,对提高体循环压力、增强心肌收缩力及对周围血管收缩均有效,但必须注意对于脏器血管的收缩作用。

8. 纠正代谢异常

如同时存在低血糖、低血钙,必须纠正。PPHN 同时伴有多血症时,必须进行部分换血治疗,使血细胞比容维持在 50%~55%。

9. 纠正多血症及高黏血症

必须纠正多血症及高黏血症,将血细胞比容保持在 50%~55%。

10. 肺血管扩张的药物

使用肺血管扩张的药物,例如,西地那非扩张肺血管,每次剂量为 0.6~1 mg/kg,每 6 h 可重复应用。硫酸镁每次 200 mg/kg,稀释后 30 min 内静脉注入,维持量为每小时 20~50 mg/kg。可以雾化吸入硝酸甘油。

(温海燕)

第六节 早产儿呼吸暂停

早产儿呼吸暂停为气流终止 20 s 以上伴心动过缓(心率<100 次/分)及发绀。心动过缓及发绀常在呼吸停止 20 s 后出现。当呼吸暂停症状不缓解超过 30 s,可出现苍白、肌张力低下,此时婴儿对刺激的反应可消失。胎龄越小,呼吸暂停的发作越多,发作持续时间并不一致,但到达 37 周时即停止发作。如果对严重反复发作的呼吸暂停处理不当,则脑缺氧损害造成脑

室周围白质软化及耳蜗背侧神经核受损,最终导致脑性瘫痪及高频性耳聋,故必须及时发现并迅速纠正呼吸暂停。

一、早产儿呼吸暂停的发作

早产儿呼吸暂停较多见,胎龄越小,发作越多。所有胎龄小于 28 周的早产儿均有呼吸暂停发作。体重小于 1 500 g(妊娠周数至 34 周龄)的早产儿至少有 1 次呼吸暂停发作。

1. 发作时间

呼吸暂停发作一般开始于出生后 1~2 d,如在出生后 7 d 内未有发作,之后发生的概率较低。

2. 产后呼吸暂停发作的持续间期

发作的持续间期不完全相同,一般终止于妊娠 37 周。如妊娠 28 周前出生,发作常会持续至足月胎龄,甚至超过足月胎龄。

3. 足月儿呼吸暂停

足月儿或近足月儿呼吸暂停发作,常伴有某些可鉴别的病因,如颅内出血、颅内感染、抽搐、有药物因素或中枢神经系统结构异常。

二、病因及发病机制

早产儿呼吸暂停可分为特发性及继发性。

1. 特发性呼吸暂停

特发性呼吸暂停指无任何原发疾病而发生的呼吸暂停,发病机制可能与下列因素有关。

(1)与脑干神经元的功能有关:早产儿的脑干神经细胞间树状突少,神经元细胞间突触少,呼吸控制不稳定,当神经元传入冲动少时,呼吸中枢传出冲动亦少,即引起呼吸暂停。胎龄越小,中枢越不成熟,脑干听觉诱发反应显示传导时间延长,随着胎龄增加,传导时间缩短,呼吸暂停发作亦随之减少。

(2)与胎龄大小及对二氧化碳的敏感性有关:胎龄越小,中枢越不成熟,对二氧化碳浓度升高的反应敏感性低,尤其低氧时化学感受器对二氧化碳的刺激反应更低,易使呼吸抑制。

(3)与快速眼动相睡眠期有关:早产儿的快速眼动相睡眠期占优势,此期内呼吸不规则,肋骨下陷,肋间肌抑制,潮气量降低,肺容量降低 30%,PaO_2 下降后呼吸功增加,早产儿膈肌的氧化纤维数量少,易疲劳而产生呼吸暂停。

(4)与上气道呼吸肌张力有关:上气道呼吸肌(如颏舌肌)能起吸气时保持咽部开放的作用,早产儿颏舌肌的肌张力低下,快速眼动相期常可引起梗阻性呼吸暂停发作。

(5)与神经递质有关:早产儿的神经递质儿茶酚胺量低,致使化学感受器敏感性差,易造成低通气及呼吸暂停。

2. 继发性呼吸暂停

(1)低氧血症:早产儿如有肺透明膜病,当肺广泛萎陷时,动脉导管开放左向右分流,肺血流增加,肺顺应性降低,感染性肺炎时出现低氧血症,以上均可导致呼吸暂停发作,上述疾病出现呼吸暂停发作,常为疾病恶化的象征。

(2)中枢疾病:早产儿易发生脑室及脑室周围出血,严重时可发生呼吸暂停。严重的中枢缺氧性损害及中枢感染均易导致呼吸暂停发作。

(3)异常高反射:由贲门、食管反流或其他因素所致的咽部分泌物积聚通过喉上神经可反射性抑制呼吸,吮奶时奶汁刺激迷走神经,胎龄小于 32 周的早产儿吞咽常不协调及放置胃管刺激咽部均可引起呼吸暂停。

(4)早产儿贫血:医源性失血的失血量超过总血容量的 10% 时,中枢灌注压降低可引起呼吸暂停发作,早产儿晚期贫血亦可导致严重呼吸暂停发作。

(5)感染:如败血症。

(6)代谢紊乱:早产儿易倾向于发生低血糖、低血钙、代谢性酸中毒等,易导致呼吸暂停发作。

(7)环境温度:相对高的环境温度可诱发呼吸暂停发作。

(8)体位不当:颈部过度屈曲或延伸时上气道梗阻可引起呼吸暂停。

(9)药物抑制:镇静剂用量太大,使用速度太快可引起呼吸暂停。

继发于上述病因的呼吸暂停发作又分三种类型:第一类称中枢性呼吸暂停,发作时无吸气动作;第二类为梗阻性呼吸暂停,发作时有呼吸动作,但因气道阻塞而无气流进入;第三类为混合性呼吸暂停,先为气流阻塞性呼吸暂停,继而发生中枢性呼吸暂停。

三、监护

对所有胎龄小于 35 周的婴儿出生后的第 1 周内,条件许可时必须以呼吸暂停监护仪监护,或以心、肺监护仪监护心率及呼吸,并设置好心率的呼吸暂停时间报警值,当心率 <100 次/分,报警时应检查患儿有无呼吸运动,是否有呼吸运动而无气流进入,对每个有呼吸暂停发作的婴儿均应详细记录呼吸暂停发作的时间、发作时的严重情况及经过处理等。

四、诊断

根据上述定义即可诊断。早产儿特发性呼吸暂停往往在出生后第 2～6 d 发生。在做出早产儿特发性呼吸暂停诊断时必须排除可能存在的继发因素,应从病史、体检方面考虑,出生第一天发生呼吸暂停常提示肺炎、败血症或中枢缺氧缺血性损害;根据不同情况考虑行动脉血气、血糖、血钙、血电解质、血细胞比容、胸片、血培养及头颅 B 超检查以明确病因诊断。

五、治疗

早产儿频繁发作呼吸暂停(指每小时发作 2 次以上),当无继发因素时,可按下列步骤进行治疗。

1.增加传入神经冲动,防止触发因素

(1)给予刺激增加传入冲动:发作时可先用物理刺激,如弹拍足底、摇动肩部,并可将振荡水袋置于患儿的背部,定时加振荡刺激(给予前庭及本体感受刺激)以减少呼吸暂停发作。

(2)防止触发因素:将患儿置于低限的中性环境温度中,保持皮肤温度为 36.2 ℃可减少发作,避免寒冷刺激面部,面罩或头罩吸氧均需加温湿化,避免在咽喉部用力吸引,摆好头位,勿屈颈及过度延伸头颈部,以免引起气道梗阻。

2.给氧

对反复发作有低氧倾向者可在监测 PaO_2 的情况下给低浓度氧,一般吸入氧浓度不超过 25%,将 PaO_2 保持在 6.65～9.31 kPa。

SpO_2 保持在 85%～95%。对轻度低氧引起呼吸暂停发作者给氧可减少呼吸功及/或减少中枢低氧所致的抑制反应。

3.俯卧位

俯卧位可改善肺的通气功能,可减少呼吸暂停发作。

4.皮囊加压手控通气

上述治疗无效,发作严重时需以面罩皮囊加压手控通气,使呼吸立刻恢复,并可同时加用药物治疗。

5.药物治疗

药物治疗可用甲基黄嘌呤类药物(茶碱、氨茶碱、咖啡因)。

(1)茶碱或氨茶碱(含茶碱量85%):国内常用氨茶碱,可静脉注射或口服,推荐负荷量为$4\sim6$ mg/kg,隔$6\sim8$ h用维持量,每次$1.4\sim2$ mg/kg。作用机制:①增加延髓化学感受器对二氧化碳的敏感性,使呼吸规则,潮气量增加。②抑制磷酸二酯酶,增加环磷酸腺苷水平,使其作用于多种神经介质。③增加呼吸的驱动作用。④增强膈肌收缩,减少膈肌疲劳。⑤增加儿茶酚胺的作用,从而增加心脏搏出量,改善组织氧合。应用茶碱或氨茶碱时如条件许可应行血浓度监测,血清浓度应保持在$6\sim12$ μg/mL,应在用维持量3剂后测定峰浓度,对静脉给药者在给药后$0.5\sim1$ h采血测定,对口服者在用药后2 h测定。茶碱在体内的代谢可受某些同时应用的药物的影响,并与体内某些脏器的功能有关,例如,红霉素可使茶碱在体内的代谢率减慢,充血性心力衰竭、有严重肝脏疾病,代谢率可减慢,如有上述情况可延长给药间隔时间,茶碱的毒性与血浆浓度有关。新生儿期当血浓度为20 μg/mL时可发生心动过速(心率可大于180 次/分),继之出现激惹、不安及胃肠道症状(如呕吐、腹胀和/或喂养不耐受)。当与洋地黄类药物一起应用时可出现心动过缓,血浓度大于50 μg/mL时可出现抽搐,茶碱可增加肾小球滤过率,引起利尿、利钠,在应用过程中对糖皮质激素及儿茶酚胺的刺激会导致高血糖及游离脂肪酸增加,茶碱亦可使脑血管收缩,增加脑血管阻力,减少脑血流,但对中枢功能的影响不大。

(2)咖啡因:国外目前常用枸橼酸咖啡因(20 mg 枸橼酸咖啡因中含咖啡因基质10 mg)。此药对中枢的刺激作用较茶碱强,但不良反应较茶碱弱。治疗量与中毒量间的差距较大,较为安全。负荷量为枸橼酸咖啡因20 mg/kg,口服或静脉注射(静脉注射时间需30 min 以上)。负荷量应用24 h后用维持量$5\sim8$ mg/kg,一天一次(或可分为一天2次),口服能完全吸收。作用机制与茶碱相同,能增加中枢对呼吸的驱动作用及增加对二氧化碳的敏感性,有条件时应做血浓度监测,将浓度维持在$10\sim20$ μg/mL,血液平均半衰期为100 h,毒性小,无心血管、胃肠道不良反应,降低药物代谢的因素与茶碱相同。血浓度大于50 μg/mL时患儿有激惹、不安,静脉给药时亦可产生高血糖及游离脂肪酸增加。

咖啡因一般持续用至$34\sim36$ 周龄(如无呼吸暂停发作$5\sim7$ d)。小于28 周龄者的呼吸暂停发作常更频繁,需要应用咖啡因至呼吸暂停发作停止,一般停止用药后1周内咖啡因仍能发挥作用。

6.持续气道正压通气

可用鼻塞或气管插管进行持续气道正压通气,可将压力置于$0.39\sim0.59$ kPa。由于用持续气道正压通气后能将气体阻滞于肺内,增加功能残气量可改变肺的牵张感受器,稳定胸壁顺应性,消除吸气时对肋间反射的抑制,使呼吸暂停发作的次数减少。

7.机械通气治疗

对上述治疗无效,严重反复发作持续较长时间者可用机械通气,对无肺部疾病者呼吸机初调值:吸气峰压 1.47～1.77 kPa,吸气时间 0.75～1 s,呼吸率 20～25 次/分,吸入氧浓度 0.25(一般与应用呼吸机前一致)。

8.病因治疗

如果短期内医源性失血量达总血液 10%,应及时输血。生后 1 个月一般情况良好的早产儿呼吸暂停缓解后再次出现,必须检查血红蛋白或细胞比容,以排除贫血引起的呼吸暂停,有贫血时输血治疗可使呼吸暂停迅速停止。

9.其他治疗

一般情况良好、体重已达 2 kg 的待出院早产儿如果再次出现呼吸暂停,又无法确定病因,可重新应用氨茶碱来治疗。条件许可时应对于这类患儿进行脑干听觉诱发反应测定,如果脑干功能异常除继续应用氨茶碱外,应警惕婴儿猝死综合征的发生,出院时应教会其父母亲或其他家属做正确的心肺复苏。

(温海燕)

第七节　新生儿肺出血

新生儿肺出血多发生于新生儿早期,在早产儿尤其是小早产儿中多见,是新生儿的主要死亡原因之一。新生儿肺出血的经典定义为病理检查时在肺泡和/或间质中发现红细胞,涉及不少于 2 个肺叶的融合性出血为大量肺出血。临床表现则为气管内有血性液溢出或吸出,伴明显呼吸困难、发绀或加重,病情转危,需要呼吸支持或在出血 60 min 内气管插管,进行机械通气。

一、病因与发病机制

1.发病机制

肺出血的确切机制目前仍未完全阐明。

(1)出血性肺水肿:研究发现气道抽吸物与全血比较血细胞比容明显降低,表明气道血性液来自出血性肺水肿而非原血进入肺而被吸出。

(2)缺氧和酸中毒:可导致肺毛细血管压力增加以及部分血管渗出或破裂。这可能是许多临床肺出血的共同机制。

(3)肺泡屏障完整性改变:肺泡上皮及毛细血管内皮完整性改变或者呼吸膜的滤过压力改变都可能导致患儿肺出血。

2.诱因

诱因包括增加患儿左心室充盈压、肺血容量以及影响肺静脉引流或心脏收缩力的因素。

(1)严重原发病:研究显示,肺出血与多种严重原发病(包括呼吸窘迫综合征、宫内生长迟缓、宫内和产时窒息、感染、先天性心脏病、氧中毒、吸入母血、弥散性肺栓塞、尿素循环缺陷伴高氨血症等)密切相关。

(2)动脉导管未闭:其可增加肺血流并损害心室功能,是肺出血的重要危险因素。

(3)血液系统异常:血小板减少症和败血症导致的血管渗漏都增加肺出血的危险。凝血障碍也与肺出血发生相关,但尚不清楚凝血异常是启动因素还是出血所导致的。

(4)外源性表面活性物质:研究者对外源表面活性物质是否增加肺出血的风险仍有争议。体外研究显示,合成表面活性物质可增加红细胞的破坏、溶解。合成表面活性物质用作预防性治疗时显著增加肺出血的风险,而以天然或合成表面活性物质抢救治疗并未明显增加患儿肺出血的风险。研究表明,报道肺出血增加的患儿可能由外源性表面活性物质导致左心室功能受损,患儿的肺灌注增加,引起血流动力学和肺顺应性变化。

二、病理

新生儿肺出血可表现为点状肺出血、局灶性肺出血及弥散性肺出血三种病理类型。

三、临床表现

患儿常有缺氧、感染、早产和/或宫内生长受限病史,合并严重原发病。患儿多有全身症状,如反应差、皮肤苍白、发绀、四肢冷甚至呈休克表现;临床可表现为呼吸困难突然加重,出现三凹征、呻吟,经皮氧饱和度难以维持正常水平,肺部听诊呼吸音降低或有粗大湿啰音。约半数病例从口腔、鼻腔或气管插管内流出血性液体。

四、辅助检查

1.胸片

典型肺出血胸部 X 线表现:①两肺透亮度明显降低,出现广泛分布的斑片状影,大小不一,密度均匀,可有支气管充气征;②肺门血管影增多,大量出血时或呈白肺。

2.实验室检查

血气分析可见 PaO_2 下降,$PaCO_2$ 升高,代谢性或混合性酸中毒。血红蛋白含量和血细胞比容降低,有时伴凝血障碍证据。

五、诊断

当呼吸道出现血性液体及突发呼吸循环功能下降时可临床诊断肺出血。新生儿肺出血由轻至重表现为点状肺出血、局灶性肺出血及弥散性肺出血三种类型,但只要气道内流出血性液体,临床就可诊断为肺出血,而不管是何种病理类型。尸检发现的肺出血只有一小部分在临床上有明显表现,最可能原因是,出血仅限于肺间质空隙,并未蔓延到气道,因而很难诊断。为避免误诊及减少漏诊,临床诊断标准应以气道内有血性液体流出而食管内无血性液体为诊断依据,如果气道与食管内均有血性液体,则应加以鉴别。

六、治疗

治疗原则是重在机械通气。近十年新生儿肺出血抢救存活率大幅度提高。因潜在发病机制尚不完全清楚,目前对肺出血的支持疗法仍不可少。肺出血临床上主要表现为失血性低血容量性休克及血液积聚于肺泡引起的血气交换障碍,故清除气道血性液体和恢复充分有效的通气为主要治疗手段。

1.常规治疗

(1)病因治疗:治疗导致缺氧或酸中毒的原发病,怀疑有败血症时给予抗感染治疗。

(2)一般治疗:注意保暖,给氧,保持呼吸道畅通,适当限制入液量。

(3)纠正酸中毒:通过恢复足够的通气和维持正常血压来纠正酸中毒,必要时给予碳酸氢钠。

(4)补充血容量:应给予液体复苏以纠正血流动力学不稳定,包括使用浓缩红细胞,每次 10~15 mL/kg,维持血细胞比容 45% 以上,必要时给予升高血压药物。

2.恢复有效通气

(1)常规机械通气:正压通气和保持呼气末正压是治疗肺出血的关键措施,一旦发生肺出血,应立即给予气管插管、正压机械通气。呼吸机参数:FiO_2 为 0.4~0.6,PEEP 为 0.59~0.78 kPa(6~8 cmH_2O),RR 为 35~45 次/分,PIP 为 2.45~2.94 kPa(25~30 cmH_2O),I/E 为 1:(1~1.5)。然后根据病情及血气分析结果调整呼吸机参数,对严重广泛肺出血,病情好转后,呼吸机参数的调整不能操之过急,防止病情反复。如已发生肺出血,给予机械通气为时较晚,因此对缺氧或严重感染病例,须密切观察临床表现,如发生呼吸困难或呼吸暂停加重,一般状况较差,应在发生肺出血之前早期进行机械通气。

(2)高频振荡通气:国外于 20 世纪 70 年代初使用高频振荡通气治疗肺出血,发现与常规机械通气比较并无明显优点。但近年来有几篇报道均肯定高频振荡通气对肺出血的疗效。高频振荡通气治疗肺出血的机制尚不明确,推测与采用高平均气道压策略有关。高平均气道压策略:①采用常规机械通气所无法达到的高平均气通压,产生高膨胀压以维持肺泡高容量,使动脉-肺泡氧分压比值高、$PaCO_2$ 下降以改善通气;②在降低平均气道压前先降低 FiO_2。

(3)外源性肺表面活性物质:肺出血后给予表面活性物质被认为可继续治疗 RDS 原发性表面活性物质不足,或治疗出血性肺水肿引起的继发表面活性物质缺乏。研究提示,气道内血红蛋白和血浆成分可抑制表面活性物质的活性,足够的表面活性物质可逆转此抑制作用。此外,回顾性病例分析显示给予肺出血患儿表面活性物质可降低氧合指数(OI),OI 较肺出血前仍然显著升高,但肺出血后给予表面活性物质可能增加肺水肿风险,对这种情况下给予表面活性物质的潜在好处需要进一步研究,治疗时应视具体情况决定。

(4)超声心动图检查:有助于评估心室功能及动脉导管未闭的影响,明确是否需用升血压药物。如动脉导管未闭的血流动力学意义显著,应给予药物或手术关闭导管。

(5)止血药应用:报道对肺出血患儿气管吸引分泌物后,向凝血酶 0.2 kU 中加 0.9% 的氯化钠注射液至 1 mL,于气管内注入,并用复苏囊加压供氧 30 s,同时向巴曲酶 0.5 kU 中加生理盐水,静脉滴注,隔 20 min 各重复 1 次,共 2~3 次,可于 0.5~2 h 起止血作用。研究者认为应早期应用止血药,否则被肺内大量血液稀释而难以起效。另有研究者用 1:10 000 肾上腺素 0.1~0.3 mL/kg,气管内滴入,每 4~6 h 1 次,通过使局部肺血管强烈收缩而止血,但在肺动脉高压的情况下应用是否适宜,则有待研究。

七、预防

(1)病因预防:包括预防早产及低体温,早期治疗窒息、缺氧、感染、酸中毒等,避免发生输液过量或呼吸机使用不当。

(2)合理防治动脉导管未闭。

(温海燕)

第八节　新生儿感染性肺炎

新生儿感染性肺炎为新生儿常见病,是引起新生儿死亡的重要原因,可发生在宫内、分娩过程中或出生后,由细菌、病毒或原虫等引起。临床可分为宫内感染性肺炎、分娩过程中感染性肺炎、出生后感染性肺炎。宫内感染性肺炎(又称先天性肺炎)主要的病原体为病毒,如风疹病毒、巨细胞病毒、单纯疱疹病毒。母亲妊娠期间原发感染或潜伏感染复燃,病原体经血行通过胎盘感染胎儿。母亲的细菌(大肠埃希菌、肺炎克雷伯菌)、原虫(弓形虫)或支原体等感染也可经胎盘感染胎儿。分娩过程中感染性肺炎是指胎儿在分娩过程中吸入母亲阴道内被病原体污染的分泌物而发生肺炎。常见病原体为大肠埃希菌、肺炎球菌、肺炎克雷伯菌等,也可能是病毒、支原体。出生后感染性肺炎的发生率最高,其传播途径如下。①接触传播:与呼吸道感染患者密切接触致新生儿发生肺炎;②血行传播:发生新生儿脐炎、败血症、皮肤感染时,病原体经血行传播至肺而致肺炎;③医源性传播:因医用器械(如暖箱、吸引器、雾化吸入器、供氧用面罩、气管插管、呼吸机管道及湿化器)消毒不严格,或通过医务人员手传播等引起感染性肺炎;机械通气过程中也可引起呼吸机相关性肺炎。病原以金黄色葡萄球菌、大肠埃希菌多见。

近年来机会致病菌(如肺炎克雷伯菌、铜绿假单胞菌、枸橼酸杆菌)的感染增多。病毒感染则以呼吸道合胞病毒、腺病毒感染多见。沙眼衣原体、解脲支原体等亦应引起重视。广谱抗生素使用过久易发生念珠菌肺炎。

一、临床表现

1.宫内感染性肺炎

临床表现差异很大。患儿多在出生后 24 h 内发病,出生时常有窒息史,复苏后可有气促、呻吟、呼吸困难,体温不稳定,反应差。

肺部听诊呼吸音可粗糙、减弱或闻及湿啰音。严重者可出现呼吸衰竭、心力衰竭、DIC、休克或持续肺动脉高压。血行感染者常缺乏肺部体征,而表现为黄疸、肝脾大和脑膜炎等多系统受累。

病毒感染者出生时可无明显症状,而在出生后 2~3 d,甚至 1 周逐渐出现呼吸困难,并进行性加重,甚至进展为慢性肺疾病。外周血白细胞大多正常,也可减少或增加。脐血 IgM 水平为 200~300 mg/L 或特异性 IgM 水平升高对产前感染有诊断意义。病毒性肺炎胸部 X 线片第 1 d 常无改变,24 h 后显示为间质性肺炎改变,细菌性肺炎则有支气管肺炎表现。

2.分娩过程中感染性肺炎

发病时间因不同病原体而异,一般在出生后数日发病。细菌性感染在出生后 3~5 d 发病,Ⅱ型疱疹病毒感染多在出生后 5~10 d 出现症状,而衣原体感染的潜伏期为 3~12 周。生后立即进行胃液涂片,找白细胞和病原体,或取血标本、气管分泌物等进行涂片、培养和对流免疫电泳等有助于病原学诊断。

3.出生后感染性肺炎

出生后感染性肺炎表现为发热或体温不升、反应差等全身症状。呼吸系统表现为气促、鼻翼扇动、发绀、吐沫、三凹征。肺部体征早期常不明显,病程中可出现双肺细湿啰音。呼吸道合胞病毒性肺炎可表现为喘息,肺部听诊可闻哮鸣音。金黄色葡萄球菌肺炎易合并脓气胸。取鼻、咽部分泌物做细菌培养、病毒分离,做荧光抗体、血清特异性抗体检查有助于病原学诊断。不同病原体感染所致肺炎的胸部 X 线改变有所不同。细菌性肺炎常表现为两肺弥散性模糊影,密度不均;金黄色葡萄球菌合并脓胸、气胸或肺大疱时可见相应 X 线改变;病毒性肺炎以间质病变、两肺膨胀过度、肺气肿为主。

二、辅助检查

1.X 线

宫内和分娩过程中感染发生肺炎,在出生后第 1 d 肺部 X 线表现可不明显,第 2 d 或 3 d 才出现明显改变。X 线表现以支气管肺炎改变为主,呈点状或斑片状渗出影,大小不等,以两下肺、心膈角、左心后区多见。部分病例表现为间质性肺炎,肺纹理增多、增粗,伴肺气肿。

2.实验室检查

(1)血液检查:细菌感染时中性粒细胞增加,核左移,血小板可降低。脐血 IgM 水平可升高。细菌感染时血 C 反应蛋白和降钙素原水平多升高。

(2)病原学的检测:咽拭子、气管分泌物涂片及培养,必要时做血培养。取出生后 1 h 内胃液及出生后 8 h 内气道分泌物涂片和培养,均可提示宫内感染的致病菌。做血清特异性 IgM 以及病原聚合酶链反应检测。

(3)血气分析:判断呼吸衰竭及类型。

三、诊断与鉴别诊断

1.诊断

(1)病史:注意询问高危因素。怀疑宫内感染性肺炎时应注意询问母亲是否有妊娠期感染史、羊水穿刺操作、绒毛膜羊膜炎及胎膜早破等情况;怀疑产时感染性肺炎,应注意是否有胎儿宫内窘迫、产程延长,羊水是否有臭味或有胎盘糟粕等;怀疑出生后感染性肺炎,应注意患儿是否有呼吸道感染接触史,脐部和皮肤是否有感染。还要注意是否有院内感染的高危因素,如早产、出生体重小于 1 500g、长期住院、机械通气超过 72 h、侵入性操作、长期静脉营养。

(2)临床表现:宫内感染多于出生后 3 d 出现症状,产时或出生后感染多在出生 3 d 后发病。表现为不同程度的呼吸增快、呼吸困难和缺氧,伴有呻吟、吐沫、呼吸节律不整或呼吸暂停等。可伴有发热或低体温、反应差、吃奶差等感染中毒症状。肺部可闻及湿啰音。

(3)X 线检查是重要的诊断依据。

(4)实验室检查:血常规、咽拭子和气道分泌物培养、血培养等相关病原学检测以及血气分析有助于病原学诊断和判断病情。

2.鉴别诊断

(1)吸入性肺炎:多数患儿有胎儿宫内窘迫史或出生后窒息史,表现为复苏后即出现呼吸困难、青紫,可从口腔中流出液体或泡沫,肺部听诊有湿啰音,一般症状和体征持续时间超过 72 h;X 线表现为密度较淡的斑片状阴影,可伴轻度或中度肺气肿。

由于吸入羊水或胎粪会引起肺部化学性炎症反应/继发感染,临床除有以气道阻塞、呼吸困难为主要表现的综合征,胸片表现为持续时间较长的肺部炎症改变。吸入物的性质、量以及吸入深度不同,临床表现各异。

(2)新生儿呼吸窘迫综合征:由于缺乏肺表面活性物质,呼吸困难发生在出生后 12 h 以内,逐渐加重,病情进展较产前肺炎稍慢。但对新生儿呼吸窘迫综合征与新生儿感染性肺炎常不易从临床、X 线片以及病理上区别。

（3）横膈疝：是由于胚胎时期膈肌闭合不全，导致单侧或双侧膈肌缺陷，部分腹部脏器通过缺损处进入胸腔，造成解剖关系异常的一种疾病。经过疝孔进入胸腔的腹腔内脏压迫心、肺，引起呼吸困难、急促、发绀等症状，可在出生后就开始出现或出生后数小时内出现，胸部 X 线片可帮助鉴别。

四、治疗

1.呼吸道管理

保持呼吸道通畅，定期为患儿翻身、拍背，及时吸净口、鼻分泌物。

2.供氧及呼吸支持

有低氧血症或高碳酸血症时可根据病情及血气分析结果选用鼻导管、面罩、头罩或鼻塞持续气道气压通气给氧，必要时机械通气治疗，使血气维持在正常范围。

3.抗病原体治疗

没有药敏结果时可以经验性用药，有药敏结果后可根据药敏结果选用抗生素。对产前或分娩过程中感染的肺炎，选择针对革兰氏阴性杆菌的抗生素，对 B 族链球菌感染者可选用青霉素。对李斯特菌肺炎可用氨苄西林，对衣原体肺炎首选红霉素，对单纯疱疹病毒性肺炎可用阿昔洛韦，对巨细胞病毒性肺炎可用更昔洛韦。

4.支持疗法

纠正循环障碍和水、电解质及酸碱平衡紊乱，每日输液总量为 $60 \sim 100$ mL/kg，输液速率应慢，以免发生心力衰竭及肺水肿。保证充足的能量和营养供给，酌情静脉输注血浆、清蛋白和免疫球蛋白，以提高机体的免疫功能。

（温海燕）

第十七章　小儿神经系统疾病

第一节　癫　痫

癫痫(epilepsy)是由脑内癫痫病灶引起的反复发作性的一种脑部疾病。持续存在的易感性产生癫痫发作,并且这种情况引起神经生物学、认知、心理学以及社会方面的后果。癫痫发作是由大脑神经元异常过度的或同步化的活动导致一过性的体征及/或症状,具有发作性、自限性及重复性的特点。根据有关神经元异常放电的部位、范围、功能障碍可表现为运动、感觉、行为、自主神经等不同障碍,或为局灶性,或为全面性,同时伴有脑电波的变化。癫痫是小儿时期的常见病,多从 10 岁前开始发病。国外癫痫的发病率为 5. 2‰~8. 1‰,国内的为3. 5‰~6. 5‰。

按照病因将癫痫分为原发性癫痫和继发性癫痫。原发性癫痫又称特发性癫痫,患儿脑部未发现结构的病理改变或代谢异常,其与遗传因素有密切关系。例如,伴中央-颞区棘波的儿童良性癫痫是常染色体显性遗传病,少年肌阵挛癫痫是常染色体隐性遗传病,良性家族性新生儿惊厥也是一种常染色体显性遗传病。继发性癫痫即症状性癫痫,见于脑部有器质性、结构性病变和引起脑组织代谢障碍的一些全身性疾病。颅内疾病包括先天性畸形(如染色体畸变、先天性脑积水、脑穿通畸形、脑皮质发育不全),颅脑外伤,感染,脑部其他疾病(如颅内肿瘤、脑血管病、结节性硬化症、脱髓鞘疾病)等;颅外疾病包括各种缺氧性疾患引起的脑损伤,代谢内分泌疾病(如苯丙酮尿症、脂质累积症、半乳糖血症、水电解质紊乱、维生素缺乏、甲状旁腺功能减退),中毒(以药物、毒物、重金属中毒为多见)等。

一、临床表现

癫痫发作是指发作时的临床表现,包括脑电图的改变。2017 年国际抗癫痫联盟发布最新癫痫分型。

1.癫痫发作类型

(1)局灶性发作如下。

意识清楚:伴有可见运动或自主神经成分。大致相当于既往"简单部分性发作"的概念;仅有主观的感觉或精神症状,相当于"先兆"。

意识障碍:大致相当于既往"复杂部分性发作"的概念。

演变为双侧强直-阵挛:代替"继发性全面性发作"一词。局灶性发作形式:①运动起源,如自动症、失张力、阵挛、癫痫性痉挛、运动过度、肌阵挛发作、强直发作;②非运动起源,如自动症、行为停止、认知性发作、情绪性发作、感觉性发作。

(2)全面性发作如下。

运动性发作:包括强直-阵挛、阵挛、强直、肌阵挛、肌阵挛-强直-阵挛、肌阵挛-失张力、失张力、癫痫性痉挛。

非运动(失神)发作:包括典型性失神、不典型性失神、肌阵挛失神、眼睑肌阵挛。

(3)不明起源的发作:①运动性发作:强直-阵挛、癫痫性痉挛;非运动发作:行为停止;②不能确定类型的发作。

2.癫痫综合征分类

2010年国际抗癫痫联盟采用了电-临床综合征这一分类方式。电-临床综合征是临床病史、症状和体征的综合体,能更精确地表述癫痫综合征。

(1)根据起病年龄排列的电一临床综合征如下。

新生儿期:良性家族性新生儿癫痫(BFNE)、早期肌阵挛脑病(EME)、大田原综合征。

婴儿期:伴游走性局灶性发作的婴儿癫痫、West综合征、婴儿肌阵挛癫痫(MEI)、良性婴儿癫痫、良性家族性婴儿癫痫、Dravet综合征、非进行性疾病中肌阵挛脑病。

儿童期:热性惊厥附加症(FS+),可起病于婴儿期;Panayiotopoulos综合征;肌阵挛失张力(以前称站立不能性)癫痫;伴中央颞区棘波的良性癫痫(BECT);常染色体显性遗传夜间额叶癫痫(ADNFLE);晚发性儿童枕叶癫痫(Gastaut型);肌阵挛失神癫痫;Lennox-Gastaut综合征;伴睡眠期持续棘慢波的癫痫性脑病(CSWS);Landau-Kleffner综合征(LKS);儿童失神癫痫(CAE)。

青少年一成年期:青少年失神癫痫(JAE)、青少年肌阵挛癫痫(JME)、仅有全面强直-阵挛发作的癫痫、进行性肌阵挛癫痫(PME)、伴有听觉表现的常染色体显性遗传性癫痫(ADPEAF)、其他家族性颞叶癫痫。

与年龄无特殊关系的癫痫:部位可变的家族性局灶性癫痫(儿童至成人)、反射性癫痫。

(2)其他类型的癫痫综合征如下。

独特的群组癫痫:伴有海马硬化的颞叶内侧癫痫(MTLE伴HS)、Rasmussen综合征、伴下丘脑错构瘤的痴笑性发作、半侧惊厥-半侧瘫-癫痫。不符合上述任何诊断类型癫痫,区分的基础首先要明确是否存在已知的结构异常或代谢情况(假定原因),其次要明确发作开始的主要形式(全面性相对于局灶性)。

由于脑结构-代谢异常所致的癫痫:皮质发育畸形(半侧巨脑回、灰质异位等),神经皮肤综合征(结节性硬化等),肿瘤、感染、创伤、血管瘤、围生期损伤、卒中等。

原因不明的癫痫。

可不诊断癫痫的痫性发作:良性新生儿惊厥(BNS)、热性惊厥(FS)。

二、辅助检查

1.脑电图检查

脑电图检查是诊断癫痫最重要的实验室指标。癫痫的典型异常脑电图应见到癫痫样波,包括棘波、尖波、棘(尖)慢综合波。但存在非特异性异常,如慢波增多、轻度不对称,均不能诊断为癫痫。背景活动异常,可能提示同时存在脑部器质性病变。小儿过度换气中高波幅慢波节律性暴发,或思睡及觉醒中高波幅慢波节律性暴发均为小儿正常生理现象,并非异常脑电图,在临床上应予区别。某些图形对癫痫发作类型的判断有帮助,大多数婴儿痉挛具有特征性高峰失律脑电图,失神发作可见对称的同步的3 Hz棘慢复合波,Lennox-Gastaut综合征常有不大于2.5 Hz的慢-棘慢复合波。也有部分癫痫患儿发作间期的脑电图检查正常,所以不能单凭一两次脑电图正常而排除癫痫。通过过度换气、睡眠诱发或24 h动态脑电图可提高脑电图异常的阳性率。

2.影像学检查

头颅 CT 及 MRI 对癫痫的病因诊断有较大帮助,特别是对于局限性部分性发作,可以发现某些小脓肿、肿瘤、先天畸形的存在,MRI 更优于 CT,同时可以做 SPECT,进行功能性的癫痫定位及功能性判断。在癫痫发作期癫痫部位做功增加,放射性显影增加,在癫痫发作间歇期,癫痫部位做功抑制,放射性显影减少。

3.实验室检查

根据需要可选择做血生化检查、脑脊液检查、遗传代谢病筛查、染色体检查和基因分析等。

三、诊断与鉴别诊断

1.诊断要点

按照癫痫的诊断程序分 4 步进行:第一步判断是否为癫痫发作,确定发作类型(局灶性、全面性、不明起源的发作);第二步确定癫痫类型(局灶性癫痫、全面性癫痫、全面性合并局灶性癫痫及不明分类的癫痫);第三步确定是否有癫痫综合征;第四步确定病因(包括结构性、感染性、遗传性、代谢性、免疫性、未知病因)及共患病(学习能力、心理问题、行为问题等)。癫痫的临床表现多种多样,具有慢性、发作性和重复性等特点,故对于癫痫的诊断要依靠详尽的病史、体格检查和脑电图等实验室检查。

(1)病史:注意尽可能地采集可靠而详细的病史,请家长详细描述亲眼见到的一次完整发作,患儿发作的起始年龄、诱因、发作频度、持续时间以及发作间期与发作后表现,还要注意询问有无头颅外伤史、颅脑疾病史、毒物和药物接触史及预防接种史。对个人史中的母亲妊娠史、产伤窒息史、生后颅内感染、外伤、热性惊厥和其他惊厥病史也应仔细询问。部分患儿家族中有癫痫或惊厥病史。

(2)体格检查:在继发性癫痫中,可发现与基础疾病相关的异常体征。严重和长期发作的患儿,还可因惊厥性脑损伤引起神经精神功能的退行性表现。

(3)辅助检查:脑电图是诊断癫痫和确定发作类型的重要手段,影像学检查有助于癫痫的分类以及确定癫痫灶,其他实验室检查有利于明确病因诊断。

2.鉴别诊断

应特别注意鉴别该病与晕厥、屏气发作、婴幼儿交叉擦腿综合征、抽动障碍。

(1)晕厥:血管迷走性晕厥占所有晕厥的 80% 以上。根据立位或从坐位起立时突然发生晕厥伴面色苍白、出汗;发作后无嗜睡,对发作过程可有记忆,部分患儿有恶心、呕吐;平卧时无发作;脑电图无异常等可与癫痫鉴别。

(2)屏气发作:多见于 6～18 个月婴幼儿。发作时患儿首先大哭,然后呼吸突然停止,持续数秒至数十秒,伴有发绀,意识丧失,头向后仰,躯干及肢体强直,姿势不能维持,常有震颤或阵挛样抽动,1～2 min 意识迅速恢复,活动正常;与癫痫的主要鉴别点为屏气发作有明显诱因,发作间期及发作期脑电图无痫样放电,发作时脑电图背景可有阵发性慢波。

(3)婴幼儿交叉擦腿综合征:多见于女孩,表现为短暂的凝视,大腿内收或手压在会阴部或腹部,下肢和躯干节律性收缩,面色潮红,出汗,有时伴呻吟声。每次发作动作刻板,持续数秒至 2 min。发作时意识清楚,但对外界反应降低,强刺激或分散注意力可中止发作,恢复正常。发作终止后,显疲倦状。脑电图正常可资鉴别。

(4)抽动障碍：须与癫痫肌阵挛性发作鉴别。该病于儿童期发病，有运动性抽动和发声性抽动。运动性抽动表现为眨眼、噘嘴、皱鼻、摇头、耸肩、甩手、举臂、踢腿、收腹等，发声性抽动表现为发出吸鼻声、清嗓声、尖叫声、犬吠声、秽语等。虽每日发作频繁，但脑电图无异常放电。

(5)其他：有时还需鉴别该病与偏头痛、睡眠障碍、发作性睡病、癔症等非癫痫性发作。

四、治疗

1.病因治疗

患儿有电解质紊乱(如低钠血症、低钙血症或低血糖)，要针对病因予以处理。对维生素B_6缺乏者要静脉补充维生素B_6。对颅内肿瘤首先选择手术治疗，切除病变后，让患儿继续服用抗癫痫药物。

2.药物治疗

(1)尽早治疗：对已有多次发作的病例或有癫痫持续状态发作的患儿，一旦诊断，应立即开始治疗，越早开始规律治疗，其成功率越高，但对首次发作者，若非严重发作，且不存在中枢神经发育异常，可等待第二次发作再治疗。

(2)根据发作类型选药：对强直-阵挛发作、失神发作、肌阵挛、失张力发作，均可首选丙戊酸钠，每天15～40 mg/kg，口服，分2～3次；其次选托吡酯，一般从每天1 mg/kg开始，每天给药1～2次，逐步增加至3～5 mg/kg，口服；或拉莫三嗪，推荐剂量为每天2～8 mg/kg，分2次口服。氯硝西泮，每天0.05～0.2 mg/kg。对局灶性发作，可首选奥卡西平，初始剂量为每天5～10 mg/kg，目标剂量为每天20～40 mg/kg；或卡马西平，常用剂量为每天10～30 mg/kg；其次选左乙拉西坦，初始剂量为每天10～20 mg/kg，目标剂量为每天40～60 mg/kg。苯巴比妥的一般剂量每天3～5 mg/kg。对婴儿痉挛可首选促肾上腺皮质激素(ACTH)，一般每天用20～40 U，肌内注射，疗程为4～6周；其次选氯硝西泮片、丙戊酸钠、氨己烯酸。对Lennox-Gastaut综合征可首选丙戊酸钠、苯二氮䓬类，亦可选用托吡酯、拉莫三嗪、氨己烯酸、唑尼沙胺，也有用ACTH及泼尼松。对大田原综合征可使用卡马西平、丙戊酸钠、苯巴比妥、氯硝西泮等，但疗效均差；亦可试用抗癫痫药托吡酯、拉莫三嗪。

(3)单药治疗：除部分顽固性病例或混合发作者外，尽量只用一种抗癫痫药物来控制发作，以减少药物间的相互影响及潜在毒性。同时，临床上一种药物治疗效果不佳时，可增加第二种药物，新药达到治疗浓度时，再逐渐停旧药。

(4)剂量个体化：从小剂量开始，依据治疗效果、患儿的反应及血药浓度增加来调整剂量。要注意临床上的推荐剂量对大部分病例是合适的，但少数患儿用此剂量可能达不到治疗效果或未达此剂量即出现中毒反应，故应定期复查随访，根据病情及时调整剂量及监测药物的毒副作用，定期查血常规、肝功能。

(5)坚持长期规律服药：一旦控制发作，即要长期规律服药，以减少复发的可能性。一般在服药后完全不发作2～4年，然后经过1～2年的减药过程才能停药。少数患儿可能需要终生服药。

3.手术治疗

(1)儿童期癫痫外科治疗的适应证如下。

有药物难以控制的顽固性癫痫，经药物充分治疗2年以上，仍不能控制发作，发作每月3～4次或更多，病程3～4年。

癫痫导致患儿出现神经发育迟滞或智能障碍。

有定位明确的可切除的单侧局部癫痫灶和皮质异常区。

(2)外科手术方法:切除儿童致痫灶的常用手术方法有大脑半球切除术,局灶、脑叶和多个脑叶切除术,颞叶切除术及胼胝体切开术等。

(3)手术后治疗:在围术期应及时使用对患儿有效的抗癫痫药物,并且儿童癫痫手术后要常规应用抗癫痫药物。术后用药的疗程一般为2~3年,部分患儿可能将终身服药。对确实无发作、脑电图正常者,抗癫痫药可逐渐减量至停用。

(李　彪)

第二节　病毒性脑炎

病毒性脑炎(viral encephalitis)是指多种病毒引起的颅内急性炎症。由于病原体致病性能和宿主反应过程的差异,形成不同类型的表现。若病变主要累及脑膜,临床为病毒性脑膜炎;若病变主要影响大脑实质,则以病毒性脑炎为临床特征。由于解剖上两者相邻近,若脑膜和脑实质同时受累,称为病毒性脑膜脑炎。大多数病毒性脑炎由肠道病毒引起,主要包括柯萨奇病毒及埃可病毒,其次为虫媒病毒、单纯疱疹病毒、腺病毒、腮腺炎病毒和其他病毒等。中枢神经系统的损伤主要是由病毒直接侵犯神经组织或宿主对病毒抗原的反应所引起。脑实质和神经元细胞首先受累,可能出现严重的血管炎,感染后脱髓鞘也参与损伤机制。临床上以发热、头痛、呕吐、烦躁、嗜睡、谵妄、昏迷为特征,病变累及脑膜还可出现脑膜刺激征,病程凶险,死亡率和致残率高,因此病毒性脑炎是严重威胁人类尤其是儿童健康的重要疾病。

一、临床表现

病情轻重差异很大,取决于脑膜和/或实质受累的相对程度。一般来说,病毒性脑炎的临床经过较脑膜炎严重,重症脑炎更易发生急性期死亡或后遗症。

1.病毒性脑膜脑炎

急性起病,或先有上呼吸道感染或前驱传染性疾病。主要表现为发热、恶心、呕吐、软弱、嗜睡。年长儿会诉头痛,婴幼儿则表现为烦躁不安、易激惹。一般很少有严重意识障碍和惊厥。可有颈项强直等脑膜刺激征,但无局限性神经系统体征。病程大多为1~2周。

2.病毒性脑炎

通常起病急,但其临床表现因脑实质部位的病理改变、范围和严重程度而有所不同。

(1)大多数患儿因弥散性大脑病变而主要表现为发热、反复惊厥发作、不同程度的意识障碍和颅内压增高症状。惊厥大多呈全身性,但也可有局灶性发作,严重者呈惊厥持续状态。患儿可有嗜睡、昏睡、昏迷,甚至去皮质状态等不同程度的意识改变。若出现呼吸节律不规则或瞳孔不等大,需警惕颅内高压并发脑疝的可能性。部分患儿伴偏瘫或肢体瘫痪。

(2)部分患儿的病变主要累及额叶皮质运动区,临床则以反复惊厥发作为主要表现,伴或不伴发热。多数为全身性或局灶性强直-阵挛或阵挛性发作,少数表现为肌阵挛或强直性发作,皆可出现癫痫持续状态。

（3）若脑部病变主要累及额叶底部、颞叶边缘系统，患儿则主要表现为精神、情绪异常，如躁狂，出现幻觉，失语以及定向力、计算力与记忆力障碍等。多种病毒可引起此类表现，但由单纯疱疹病毒引起者最为严重。病毒性脑炎患儿的神经细胞内易见含病毒抗原颗粒的包涵体，被称为急性包涵体脑炎，常合并惊厥与昏迷，病死率高。还有以偏瘫、单瘫、四肢瘫或各种不自主运动为主要表现者，不少患儿可能同时兼有上述多种类型的表现。当病变累及锥体束时出现阳性病理征。全身症状可为病原学诊断提供线索，例如，手、足、口特异分布的皮疹提示肠道病毒感染，肝、脾及淋巴结肿大提示 EB 病毒、巨细胞病毒感染，西尼罗河病毒感染则可能表现为腹泻和躯干皮肤红斑。

二、辅助检查

1.脑脊液检查

脑脊液外观清亮，压力正常或稍高；细胞数为 $(0\sim500)\times10^6/L$，以淋巴细胞占优势；蛋白质正常或轻度增加，糖及氯化物含量正常。

2.病原学检查

取咽拭子及脑脊液进行病毒分离。

3.血清学检查

早期及恢复期进行可疑病毒的抗体测定。

4.脑电图

急性病毒性脑炎患儿的脑电图异常率达 $80\%\sim90\%$，可见弥散性或局限性慢波，也可见到尖波、棘波、尖棘波等。但病毒性脑炎的脑电图异常无特征性，且在有脑干脑炎或小脑炎时，脑电图改变较轻微甚至正常，可能因病变位置深，与大脑皮质相距较远有关。

5.神经影像学检查

核磁共振显示病变比 CT 更有优势。如果病变处于早期，水肿、变性可不明显，头颅 CT 不易检出，尤其是对脑干脑炎和小脑炎不敏感。儿童患者病变易累及基底核、丘脑和脑干，且病灶较小，头颅 MRI 明显优于头颅 CT。MRI 常呈多发性和对称性长 T_1、长 T_2 信号，常累及颞叶、额叶、顶叶、枕叶、基底核、丘脑、小脑、脑干，且 T_2WI 较 T_1WI 敏感。而 MRI 的快速液体衰减反转回复序列（FLAIR）及弥散加权成像（DWI）优于 T_2WI，能更好地检出早期小病灶。MRI 检查是诊断基底核脑炎的重要方法，可为早期诊断及鉴别诊断提供依据。MRI 检查不仅可为临床提供诊断依据，而且可明确病变部位及范围，对预后判断也有重要意义。

三、诊断与鉴别诊断

1.诊断要点

根据临床表现，包括发热、反复惊厥发作、不同程度的意识障碍和颅内压增高症状，脑脊液培养或定量检测出特异性病毒 DNA 或 RNA，头颅 MRI 符合病毒性脑炎相关病变，同时排除颅内其他非病毒性感染、Reye 综合征等急性脑部疾病，临床可确诊。

2.鉴别诊断

（1）颅内其他病原感染：主要根据脑脊液常规、生化、培养、墨汁染色、抗酸染色及病原学检查，鉴别其与化脓性、结核性、新型隐球菌脑膜炎。此外，脑脊液细菌培养呈阳性，易合并硬膜下积液或脑室管膜炎支持化脓性脑膜炎的诊断；发现颅外结核病灶、PPD 皮试呈阳性及结核斑点试验呈阳性有助于结核性脑膜炎的诊断；而剧烈头痛、颅内压急剧增高，有鸽粪接触史或免疫缺陷病支持隐球菌脑膜炎的诊断。

（2）Reye综合征：急性脑病表现和脑脊液无明显异常使两者易相混淆，但依据 Reye 综合征无黄疸而肝功能明显异常，起病后3～5 d病情不再进展，部分患儿可有血糖降低，可与病毒性脑炎区别。

（3）其他疾病：可以借助头颅磁共振检查、脑脊液检查及血液免疫学检查等，鉴别病毒性脑炎与急性播散性脑脊髓炎、脑血管病变、脑肿瘤、线粒体脑病、全身性疾病脑内表现（如系统性红斑狼疮）。

四、治疗

病毒性脑炎的治疗主要包括抗病毒治疗或免疫调节治疗，阻止病情的进展，减轻脑损伤，控制近期并发症，减少后期并发症。

1.对症治疗

对高热予以物理降温及药物降温。对惊厥的新生儿首选苯巴比妥，负荷量为 20 mg/kg，15～30 min静脉滴入，若不能控制惊厥，1 h后可加用 10 mg/kg，每天维持量为 5 mg/kg。对婴幼儿及年长儿首选地西泮，静脉注射，剂量为每次 0.3～0.5 mg/kg，注意注射速度宜慢。

2.控制脑水肿和颅内高压

病毒性脑炎可导致血管源性和细胞毒性脑水肿，引起颅内高压，产生头痛、呕吐、视盘水肿，甚至脑疝等表现，控制脑水肿和颅内高压，维持液体平衡是治疗的关键。对婴幼儿，应特别注意保持水、电解质平衡，边脱水边补液，切勿脱水过度。

（1）20%的甘露醇的常用剂量为每次 0.5～1.0 g/kg，静脉注射，每6 h或每8 h1 次，对颅内高压明显者可每4 h用药1 次，2～3 d后逐渐减少次数，7～10 d停用。

（2）甘油氯化钠注射液每次 1～2 mL/kg，给药方法为每6 h或每8 h1 次，静脉注射。

3.抗病毒治疗

当临床高度疑似病毒性脑炎时，应尽早予以抗病毒治疗。有证据显示，阿昔洛韦对单纯疱疹病毒脑炎有效（A级水平），对水痘带状疱疹病毒脑炎也可能有效；更昔洛韦和膦甲酸对巨细胞病毒有效，普来可那立对肠道病毒脑炎有效（Ⅳ级证据）。

（1）阿昔洛韦：治疗单纯疱疹病毒脑炎有肯定的疗效，剂量为每次 10 mg/kg，每8 h1 次，静脉注射，连用21 d。不良反应有腹泻、头痛、恶心、呕吐等，还可致转氨酶和肌酐含量升高，血细胞减少。

（2）更昔洛韦：剂量为每次 3～5 mg/kg，静脉滴注，12 h1 次，连用14～21 d。主要不良反应包括肾功能损害、粒细胞减少和血小板减少，但更昔洛韦诱导的粒细胞减少与剂量有关且为可逆性的，一般在停药后5～7 d恢复，对重者可给予粒细胞集落刺激因子治疗。

4.其他治疗

（1）糖皮质激素：关于糖皮质激素对于病毒性脑炎急性期治疗的价值仍有争议，一般不推荐应用。激素可抑制干扰素和抗体形成，导致病毒感染不易控制和扩散；但激素作为膜稳定剂，可降低毛细血管的通透性，减轻炎症反应，减轻脑水肿，降低颅内压，发挥脑保护作用。对于重症患儿，尤其是合并顽固性颅内高压、中枢性呼吸衰竭及脑疝征兆时，可短期应用激素，以减轻炎症反应，减少并发症的发生，改善预后。

（2）丙种球蛋白：大剂量丙种球蛋白可抑制病毒复制，与抗病毒药物具有协同作用，还能通过多种途径调节免疫,达到减轻炎症反应的作用,对改善病情有一定作用。但目前关于丙种球蛋白治疗病毒性脑炎的随机对照临床试验研究不多,尚待临床进一步证实。推荐剂量为400 mg/(kg·d),连用3～5 d。

(3)干扰素:有广谱抗病毒活性,可用 α 干扰素,每日 100 万单位,肌内注射,连用3～7 d;亦可用 β 干扰素治疗。

(4)转移因子:可使淋巴细胞致敏转化为免疫淋巴细胞,剂量为 1 单位,皮下注射,每周1～2 次。

(李　彪)

第三节　化脓性脑膜炎

急性化脓性脑膜炎(acute purulent meningitis)是由化脓性细菌引起的中枢神经系统急性感染性疾病,以婴幼儿发病居多。尽管对于该病在抗生素治疗、疫苗及支持疗法方面取得了很大进展,但急性细菌性脑膜炎依然是儿童患病和死亡的主要原因之一。许多化脓性细菌都能引起该病,但 2/3 以上患儿的急性化脓性脑膜炎是由肺炎链球菌、流感嗜血杆菌和脑膜炎奈瑟菌引起的。新生儿的该病病原菌以大肠埃希菌、无乳链球菌、葡萄球菌和肠球菌多见;1～3 个月的婴儿的该病病原菌以溶血性链球菌、大肠埃希菌、肺炎克雷伯菌、肺炎链球菌多见,3 个月以上婴儿至青少年易发生肺炎链球菌、脑膜炎奈瑟菌、A 型溶血性链球菌和金黄色葡萄球菌脑膜炎;此外,变形杆菌、铜绿假单胞菌或产气杆菌等亦可引起该病。

一、临床表现

发热、头痛、呕吐是年长儿的三大主要症状。新生儿及婴儿颅缝未闭,颅内高压症状可不明显,而表现为发热或体温不升、易激惹或精神萎靡、面色发灰、拒乳及黄疸等。20%～30%的患儿可有部分或全身性惊厥发作。部分患儿出现局限性神经系统体征。婴儿前囟饱满、颅缝增宽提示颅内压增高。年长儿可有颈抵抗感,布鲁津斯基征、克氏征等脑膜刺激呈阳性,病理反射呈阳性。

近年来,由于抗微生物治疗的进展,该病的并发症明显减少,但部分患儿延误诊断和治疗,仍可引起硬脑膜下积液、抗利尿激素异常分泌综合征、脑室管膜炎、脑积水等并发症。对长期发热的患儿要注意合并病毒感染、医院内感染、血栓性静脉炎或药物不良反应等。

二、辅助检查

1.血常规

白细胞总数明显升高,可达$(20～40)×10^9$/L,以中性粒细胞为主。

2.脑脊液检查

脑脊液压力增大,脑脊液外观混浊或为脓性。白细胞计数增大,可大于 $1\,000×10^6$/L,以中性粒细胞为主;糖含量显著降低,常小于 1.1 mmol/L,甚至测不出;蛋白质含量升高,常超过 1.0 g/L,蛋白质含量甚高提示可能有脑脊液循环阻塞。脑脊液涂片,革兰氏染色找到细菌可明确病因,要确定病原菌应做细菌培养。

3.影像学检查

早期做头颅 CT 和 MRI 可与其他疾病鉴别，并可发现脑积水、硬膜下积液或积脓、脑脓肿等并发症。

三、诊断与鉴别诊断

1.诊断要点

根据年长儿有发热、头痛、呕吐等症状，新生儿及婴儿表现为发热或体温不升、易激惹或精神萎靡、面色发灰、拒乳及黄疸等非特异性症状；脑膜刺激征呈阳性；脑脊液检查结果为白细胞增多，以中性粒细胞为主，糖含量降低，蛋白质含量升高等对该病可以做出诊断。脑脊液涂片，革兰氏染色找到细菌或细菌培养出致病菌可确诊。

2.鉴别诊断

应鉴别不典型化脓性脑膜炎与病毒性脑炎、结核性脑膜炎、隐球菌性脑膜炎等。

(1)病毒性脑炎：全身感染中毒症状相对较轻，脑脊液外观清亮，细胞数为 0 至数百个，以单核细胞为主，蛋白质含量正常或轻度升高，糖含量和氯化物正常，细胞学检查呈阴性。某些病毒性脑炎脑脊液中病毒特异性抗体呈阳性可资鉴别。

(2)结核性脑膜炎：起病较缓慢，常有结核接触史或肺部等其他部位的结核病灶。脑脊液外观呈毛玻璃状，白细胞数少于 $500 \times 10^6/L$，以单核细胞为主，蛋白质含量较高，糖和氯化物含量均减少；脑脊液涂片可找到抗酸杆菌。PCR 技术、结核菌培养等均有助于诊断。

(3)隐球菌性脑膜炎：起病隐匿，有明显的颅内高压，故头痛、呕吐明显，视力障碍多见，眼底检查可见视盘水肿；脑脊液检查结果与结核性脑膜炎相似，脑脊液墨汁染色找到厚荚膜的发亮圆形菌体可以确诊。

四、治疗

1.一般治疗

注意让患儿卧床休息，提供足够的热量及液体，维持水、电解质、酸碱平衡及血糖平稳。对高热者应降温处理。

2.药物治疗

(1)抗生素治疗如下。

用药原则：以早期用药、杀菌、足量、足疗程、能透过血-脑脊液屏障、静脉给药为原则。

病原菌未明时的初始治疗：首选头孢曲松钠 100 mg/(kg·d)或头孢噻肟钠 200 mg/(kg·d)，静脉滴注或大剂量青霉素 40 万～60 万 U/(kg·d)，分 3 次静脉滴注或苯唑西林 200～300 mg/(kg·d)，分 3 次静脉滴注。

病原菌明确后的治疗和疗程：参照药物敏感性试验结果选用抗生素。抗生素的疗程依病原菌而定。对流感嗜血杆菌脑膜炎及肺炎链球菌脑膜炎一般静脉用药 10～14 d。对流行性脑脊髓膜炎用药时间为 7 d。对革兰氏阴性杆菌脑膜炎及金黄色葡萄球菌脑膜炎，静脉滴注抗生素 3～4 周。

(2)及时处理颅内压增高，减轻脑水肿。

20%的甘露醇：甘露醇是目前临床上使用最广且最有效的高渗性脱水剂，该药不但有脱水、利尿、改善微循环的作用，还具有清除氧自由基、减少脑脊液分泌的作用。甘露醇于静脉注射后 10 min 发生明显的脱水作用，30 min 作用达高峰，降低颅内压作用持续 4～6 h，一般用

20%的溶液。用量为每次 0.5~1 g/kg,30 min 内静脉注射完毕,4~6 h 1 次。对合并脑疝者可酌情加大剂量(每次最大不超过 2 g/kg),可每 2 h 1 次,有心、肺、肾功能障碍者,或婴儿、新生儿则一般每次 0.5 g/kg,可于 45~90 min 静脉滴注,甘露醇无肯定的禁忌证,但心脏功能不全者应慎用。甘露醇常可导致水、电解质紊乱,故应每天测定电解质与记录出入水量。注射 3~6 h,可有反跳现象。甘露醇用于新生儿、幼儿或有出血倾向者,在快速降颅内压后,可导致颅内出血。

利尿剂:目前临床应用最强的利尿剂是髓襻利尿剂,以呋塞米为最常用。静脉注射呋塞米后 2~5 min,口服呋塞米 20~30 min 发生利尿作用,作用持续 4~8 h,其通过全身脱水而改善脑水肿。呋塞米与甘露醇合用有协同作用,可减少甘露醇的用量与延长间隔时间,防止反跳现象。呋塞米特别适用于脑水肿并发心力衰竭、肺水肿、肾衰竭患儿。用量为每次 0.5~2 mg/kg,静脉或肌内注射。根据尿量每天用 2~4 次,呋塞米的毒副作用以水、电解质紊乱常见,故在使用过程中应测电解质与血压,及时补充钠、钾、钙、镁等。

糖皮质激素:目前推荐同时使用糖皮质激素和抗生素,或糖皮质激素的使用早于抗生素,可以缩短发热时限、减少脑脊液蛋白含量以及降低脑膜炎患儿听力丧失的风险。临床上首选地塞米松,每次0.15 mg/kg,静脉注射,6 h 1 次,根据病情应用 2~3 d。对感染性脑水肿可适当延长疗程至 3~5 d。

清蛋白:20%的清蛋白有增加循环血容量和维持血管胶体渗透压的作用,对脑水肿有明显的脱水作用。剂量为每次 0.5~1 g/kg,加 10%的葡萄糖,稀释至 5%,缓慢静脉滴注,每天 1~2 次。清蛋白尤其适用于新生儿及营养不良的患儿。

(3)对症治疗:对高热者可使用退热药,维持水、电解质平衡,对惊厥者可使用抗惊厥药物。对昏迷和呼吸衰竭者要保证供氧充足,保持呼吸道通畅,必要时使用人工机械通气。

(4)并发症的治疗如下。

硬膜下积液:积液多时应反复进行穿刺放液,一般每次不超过 20 mL,必要时进行外科处理。

脑室管膜炎:可做侧脑室控制性引流,减轻脑室内压,并注入抗生素。

抗利尿激素异常分泌综合征:适当限制液体入量,酌情补充钠盐。

感染性休克:暴发型流行性脑脊髓膜炎易导致感染性休克,在及早抗感染、扩容、纠酸、强心的同时,应及时使用血管活性药物,迅速纠正休克。首选山莨菪碱(654-2),每次 0.3~0.5 mg/kg,对重者可用 1 mg/kg,每隔 10~15 min 静脉注射 1 次,见面色转红、四肢温暖、血压上升后,每隔 30~60 min 给药 1 次,直至血压正常,病情稳定。逐渐减少剂量,延长给药时间至停药。亦可使用多巴胺,剂量为每分钟 2~6 μg/kg,根据病情调整药物浓度及速度。如休克未纠正,且肺底出现湿啰音,可考虑应用酚妥拉明,每次 0.3~0.5 mg/kg(最大剂量不超过 10 mg,静脉滴注,每天 2~3 次)。

(李　彪)

第四节　脑性瘫痪

脑性瘫痪(cerebral palsy,CP),简称脑瘫,它是出生前到出生后不同原因所致的非进行性脑损伤,临床主要表现为运动发育和姿势异常,运动功能受限,常伴有智力、感觉、行为异常。病因复杂,有多种产前、产时或产后因素。例如,先天性发育缺陷(如畸形、宫内感染),获得性脑损伤(如早产、低出生体重、窒息、缺氧缺血性脑病、核黄疸、外伤、感染)等都可形成不同程度的大脑皮质萎缩,脑回变窄,脑沟增宽等病理改变,产生脑性瘫痪。还有不少病例很难肯定其确切的病因。我国发病率为1.8‰~4‰。具有早产、出生体重低、母亲高龄等特征者,脑瘫的患病率较高。对于轻度瘫痪,智力正常或接近正常者,及早采取综合治疗并加强护理,预后良好。若瘫痪严重,并伴智力低下,其康复治疗则有一定的难度。

一、临床表现

1.早期症状

小婴儿早期临床表现不明显,但都有运动发育落后,四肢运动不对称,肢体和躯干过硬或过软,非对称性姿势,手、口、眼不协调等,需要早期识别。

2.脑性瘫痪依据

根据神经病理学、临床症状及体征进行分类。

(1)痉挛型四肢瘫:以锥体系受损为主,包括皮质运动区损伤。牵张反射亢进是该型的特征。四肢肌张力增大,上肢背伸、内收、内旋,拇指内收,躯干前屈,下肢内收、内旋、交叉,膝关节屈曲,足内外翻,拱背坐,腱反射亢进等。

(2)痉挛型双瘫:症状与痉挛型四肢瘫相同,主要表现为双下肢痉挛及功能障碍重于双上肢。

(3)痉挛型偏瘫:症状与痉挛型四肢瘫相同,表现在一侧肢体上。

(4)不随意运动型:以锥体外系受损为主,主要包括舞蹈性手足徐动和肌张力障碍;该型最明显的特征是非对称性姿势,头部和四肢出现不随意运动,即进行某种动作时常夹杂许多多余动作,四肢、头部不停地晃动,难以自我控制。该型肌张力可高可低,可随年龄改变。腱反射正常、锥体外系征(+),非对称性紧张性颈反射(+)。静止时肌张力低下,随意运动时增强,患儿对刺激敏感,表情奇特,挤眉弄眼,颈部不稳定,有构音与发音障碍,流涎,摄食困难,婴儿期多表现为肌张力低下。

(5)共济失调型:以小脑受损为主,以及锥体系、锥体外系损伤。主要特点是由运动感觉和平衡感觉障碍造成不协调运动。患儿为获得平衡,两脚左右分离较远,步态蹒跚,方向性差。运动笨拙、不协调,可有意向性震颤及眼球震颤、平衡障碍,站立时重心在足跟部,基底宽,呈醉汉步态,身体僵硬。肌张力可偏低,运动速度慢,头部活动少,分离动作差。闭目难立征(+)、指鼻试验(+)、腱反射正常。

(6)混合型:具有两型以上的特点。除以上各型外,也有建议增分肌张力低下型(弛缓型)、强直型、震颤型、无法分类型。

3.运动障碍

按活动度将运动障碍分为三级。

（1）轻度：能独立行走，但登梯时可能需要助器。

（2）中度：活动受限，需要助器。

（3）重度：不能活动，需要轮椅并且需要他人推动。

4.伴随症状和疾病

约 52％的脑瘫患儿可能合并智力低下，45％的患儿伴有癫痫，38％的患儿伴有语言功能障碍，28％的患儿伴有视力障碍，12％的患儿伴有听力障碍。其他如流涎、关节脱位则与脑瘫自身的运动功能障碍相关。

二、辅助检查

1.头颅影像学检查（MRI、CT 和 B 超）

头颅影像学检查是脑瘫诊断有力的支持，MRI 在病因学诊断上优于 CT。

2.脑电图（EEG）

合并有癫痫发作时进行 EEG 检查，EEG 的背景波可帮助判断脑发育情况，但 EEG 不作为脑瘫病因学诊断的常规检查项目。

3.肌电图

区分肌源性或神经源性瘫痪，特别是对上运动神经元损伤和下运动神经元损伤具有鉴别意义。

4.脑干听觉、视觉诱发电位

疑有听觉损害，行脑干听觉诱发电位检查；疑有视觉损害，行脑干视觉诱发电位检查。

5.智力及语言等相关检查

对有智力发育、语言、营养、生长和吞咽等障碍者进行智商/发育商及语言量表测试等相关检查。

6.遗传代谢病的检查

有脑畸形和不能确定的某一种的特定的结构异常，或有面容异常，高度怀疑遗传代谢病，应考虑遗传代谢方面的检查。

7.凝血机制的检查

影像学检查发现不好解释的脑梗死，可做凝血机制检查，但该检查不作为脑瘫的常规检查项目。

三、诊断与鉴别诊断

1.诊断要点

脑性瘫痪的诊断主要依靠病史和体格检查。诊断步骤如下。

（1）确定病史不提示中枢神经系统进行性或退行性疾病。

（2）确定体格检查没有发现中枢神经系统进行性或退行性疾病的体征。

（3）对脑瘫进行分类，如痉挛型四肢瘫、痉挛型双瘫、痉挛型偏瘫、不随意运动型、共济失调型、混合型。

（4）对伴随症状和疾病做出判断，如智力低下、癫痫、视觉和听力障碍、语言发育迟缓、关节脱位、脊柱畸形、吞咽功能紊乱、营养状况差，为该病的综合治疗创造条件。

2.鉴别诊断

（1）一过性运动障碍、发育迟缓：与脑瘫的区别是将来运动可以正常化，没有明显的异常姿势。

（2）颅内感染性疾病：以颅内感染为主要临床表现，治愈后无运动障碍。

（3）脑肿瘤：为进行性发展的疾病，伴有脑肿瘤的特征性症状。

（4）智力低下：可以有运动发育落后，但以智力低下为主要表现，之后运动功能会正常或接近正常。

（5）应鉴别肌张力低下型脑瘫与进行性肌营养不良，后者存在腱反射消失、肌萎缩、假性肌肥大、特殊的起立姿势、血清肌酸激酶含量升高、肌电图改变、肌活检有特征性改变。

（6）应鉴别肌张力低下型脑瘫与先天性肌迟缓、良性先天性肌张力低下，后两者多逐渐好转或恢复正常。

（7）各类先天性代谢性疾病除了有运动功能障碍外，都有特征性的临床表现和实验室检查结果。

（8）应鉴别痉挛型脑瘫与脑白质营养不良，后者的病情呈进行性发展。

（9）应鉴别痉挛型截瘫与脊椎损伤、脊椎肿瘤、先天畸形等脊椎病，可进行 X 线检查、脑脊液检查、脊髓造影检查，结合临床表现进行诊断。

（10）应鉴别共济失调型脑瘫与进行缓慢的小脑退行性病变，后者随年龄增长逐渐加重。

四、治疗

1.一般治疗

（1）功能训练

躯体训练（physical therapy，PT）：主要训练粗大运动，特别是下肢的功能，利用机械的、物理的手段，改善残存的运动功能，抑制不正常的姿势反射，诱导正常的运动。常用的有 Vojta、Bobath 等方法。

技能训练（occupational therapy，OT）：主要训练上肢和手的功能，提高日常生活能力并为以后的职业培训工作能力。

语言训练：包括发音训练、咀嚼吞咽功能训练，如有听力障碍，要尽早配制助听器，不然也会影响语言发育。

（2）矫形器的应用：在功能训练中，常常需要用一些辅助器及支具，矫正小儿的异常姿势，调整肌肉紧张度，有时还有抑制异常反射的作用。

（3）针灸及按摩：针刺及肢体按摩对脑瘫的康复有帮助。

（4）物理治疗：包括水疗及各种电疗。患儿在水中能产生更多的自主运动，肌张力得到改善。物理治疗对呼吸动作有调整作用，对改善语言障碍也有帮助。

（5）手术治疗：主要适用于痉挛型脑瘫患儿，可矫正畸形，改善肌张力；恢复或改善肌力平衡。手术包括肌腱手术（如跟腱延长术）、神经手术（如闭孔神经前支切断术和选择性脊神经后根切断术）、骨关节手术等。

2.药物治疗

目前还没有治疗脑瘫的特效药物，为缓解手足徐动型的多动，可试用小量苯海索，改善肌张力。对合并癫痫者可应用抗癫痫药物。

（李　彪）

第五节 注意缺陷多动障碍

注意缺陷多动障碍(attention deficit and hyperactivity disorder,ADHD)俗称儿童多动症,目前普遍认为 ADHD 是一种影响终身的慢性神经精神疾病。主要表现为与年龄不相称的注意力易分散,注意广度缩小,不分场合地过度活动,情绪冲动并伴有认知障碍和学习困难,智力正常或接近正常。临床分型为注意缺陷型、多动/冲动型及具有注意缺陷及多动冲动的混合型。目前认为 ADHD 是由多种生物学因素、心理因素及社会因素单独或协同作用造成的。儿童 ADHD 的患病率为 3.0%～5.0%,患儿中男孩多于女孩,男女比例为(4～9):1。ADHD常见于学龄期儿童,症状往往在幼儿园阶段就明显表现出来。儿童 ADHD 的危害多,不仅影响儿童的学习成绩,对家庭的和谐、学校的教学秩序及人际交往,甚至对社会都有不同程度的危害。如不能得到及时治疗,有相当一部分儿童的 ADHA 会持续终身。

一、临床表现

多动症的症状多种多样,常因年龄、所处环境和周围人对待患儿的态度不同而有所不同。

1. 活动过度

(1)与年龄不相称的活动水平过高:在婴幼儿期和学龄前期即会出现,部分患儿在婴幼儿期就开始有过度活动,表现为多哭闹、易激惹、手足不停地舞动、兴奋少眠、喂食困难、难以养成定时大小便的习惯;除睡眠外难以有安静的时刻;过早从摇篮或小车里向外爬;好喧闹捣乱、翻箱倒柜,喜好破坏等;进幼儿园后不守纪律,好喧闹和捣乱,玩耍也无常性,一个玩具玩一会儿就更换。

(2)多动症状无明确的目的性:行为动作多有始无终、缺乏完整性而显得支离破碎。如上课时小动作多,坐不稳,不停地扭动;口中嗯哼作声或喧闹、敲桌子、骚扰周围的同学;室外活动时好奔跑、攀爬、冒险、惹人注意,犹如启动的机器一样不知疲倦。

2. 注意缺陷

(1)主动注意不足,被动注意占优势。上课时注意力不集中,有意注意涣散,选择注意短暂,多有"听而不闻,视而不见"的现象;易被无关刺激吸引或好做"白日梦",对课堂讲授的知识和布置的作业很少注意,以致答非所问、丢三忘四、遗漏作业、胡乱应付、成绩不良。

(2)注意强度弱,维持时间短。易受环境影响而注意力分散,注意时间短暂。例如,10～12 岁学生应能保持 40 min 的专心听课时间,但 ADHD 患儿难以做到,极易疲劳和注意分散。

(3)注意范围狭窄,注意分配能力差。不善于抓住注意对象的要点和重点。例如,做作业容易漏题、串行、马虎,计算出现不应有的低级错误,难以按时完成作业。

3. 行为冲动

由于缺乏自控能力,患儿常对一些不愉快的刺激做出过分反应,以致在冲动之下伤人或破坏东西,易发生意外事故。如参加游戏活动不能耐心等待轮换,要么插队,要么弃而不做;要什么必须立刻满足,否则吵闹或破坏东西。

4. 其他共患病

常伴有对立违抗障碍、品性障碍、焦虑障碍、学习障碍、抽动障碍、特定运动技能发育障碍及物质滥用等共病。

二、辅助检查

1.脑电图

脑电图可呈非特异性改变,如慢波增多,但多数患儿的脑电图正常。

2.张口试验

令患儿站正、闭眼,双手下垂并伸直,然后令患儿将口张大。如手指自动展开,试验为阳性,这提示协调性动作失调。

三、诊断与鉴别诊断

1.诊断要点

目前尚无明确的病理变化作为该病的诊断依据。多以患儿家长和老师提供的病史、临床表现特征、体格检查(包括神经系统检查)结果、精神检查结果为主要诊断依据。临床大多采用美国精神病学会的《精神疾病的诊断与统计》(DSM-IV)中关于 ADHD 的诊断标准,将具有注意缺陷、多动冲动这类症状列出 18 条,分为两个维度(注意缺陷和多动冲动)及三个亚型,采用多轴诊断的方法。

(1)注意力不集中:①在功课、工作或其他活动中,常常不能密切注意细节和常常发生粗心大意所致的错误。②在做作业时或游戏活动中,常常难以保持注意力集中。③别人与他说话时,常常似乎不留心听。④常常不能听从指导去完成功课、家务或工作任务(不是由于违抗行为和对指导的不理解)。⑤常常难以安排好作业或活动。⑥常常回避、讨厌或勉强做那些要求保持精神集中的作业(如家庭作业)。⑦常常遗失作业或活动所需的物品(如玩具、作业本、铅笔、书本或工具)。⑧常常因外界刺激而分散注意力。⑨常常在日常活动中忘记事情。

(2)多动:①常常手或脚动个不停,或在座位上不停扭动。②在教室内或在其他应该坐好的场合,常常离开座位。③在不恰当的场合常常过多地走来走去或爬上爬下(少年或成人可能只有坐立不安的主观感受)。④常常难以安静地游戏或参加业余活动。⑤常常不停地活动,好像"受发动机驱动"。⑥常常讲话过多。⑦他人的问话还未结束便急着回答。⑧对需要轮换的事情常常不耐烦等待。⑨常常打断或闯入他人的谈话或游戏。

(3)ADHD 的诊断必须符合下列条件:①具备上述两类症状中的 6 项及以上,疾病必须至少持续 6 个月以上。症状与发育水平不相一致,达到难以适应的程度。②两类症状均出现于 7 岁以前。③某些表现存在于两个以上场合,如学校、家庭、工作室或诊室。④在社交、学业或职业等方面有临床缺损的明显证据。⑤应排除由广泛性发育障碍、精神发育迟滞、儿童期精神障碍、器质性精神障碍、神经精神系统疾病和药物不良反应等所引起的多动。

2.鉴别诊断

(1)注意正常活泼好动儿童与儿童注意力缺陷多动障碍患儿的区别。

(2)精神发育迟滞(mental retardation,MR):精神发育迟滞的儿童有语言、运动发育迟缓等病史,智商<70,服用哌甲酯等中枢兴奋剂后,注意力不集中、多动症状可有所改善,但学习成绩较难提高。ADHD 患儿的智商大多在正常范围,生长发育大多正常,服用哌甲酯等中枢兴奋剂后,症状改善,学习成绩能提高。

(3)多发性抽动症:多发性抽动患儿表现为脸部、躯体快速、反复、无规律性的多样运动和没有目的的发声抽动,如眨眼、耸肩、点头、甩手等,容易被认为是活动过度,可以与 ADHD 同存。而 ADHD 患儿主要以注意缺陷、活动过度及行为冲动三大核心症状为主。

(4)孤独症(autism):也有多动、冲动和注意障碍等症状。孤独症患儿有严重的社会和人际交往及语言障碍,因此孤独症患儿确实有别于 ADHD 患儿。

(5)儿童少年精神分裂症:发病初期常有注意缺陷多动障碍表现,但一般起病较晚(6 岁以后),且有精神分裂症的特征,如情感淡漠、人格改变、思维障碍、妄想和幻觉。

四、治疗

1.一般治疗

对 ADHD 应采取综合措施才能收到良好的治疗效果。非药物治疗已成为今后治疗的趋向。

(1)认知行为治疗:对控制多动行为,控制冲动和侵略行为是有效的。Douglas 描述了治疗该类行为是教每个人停下来,看一看,听一听,想一想。通过语言的自我指导、角色排演、自我奖赏和自我表扬的方法,改善和矫正患儿的行为问题。一般限制为 10～15 次一个疗程,每次 1 h 为好。

(2)特殊教育项目:某些国家 1/3 的 ADHD 患儿因特殊的学习困难被安排接受 1～2 年的特殊教育,帮助其解决在学校较易发生的沮丧和缺少学习动机问题。该种特殊教育不对孩子贴上落后或学习迟滞的标签,使其教育环境和方法适合于 ADHD 患儿。

(3)社会化的技能:鼓励 ADHD 患儿多与有同情心的伙伴接触,如加入某些运动队,不是仅要求 ADHD 患儿完成某些运动,而是为多动症儿童提供完成社会化的环境。

(4)躯体的训练项目:躯体的训练项目是个体运动,指导 ADHD 患儿控制冲动和攻击行为,使他们听从指导,增强自尊心和自信心。躯体的训练包括拳击、柔道、举重、健身、田径运动、游泳、网球等项目,使躯体的外观和感觉处于良好状态,改善躯体活动。近年来,有学者用感觉统合的训练方法治疗 ADHD,尤其是对伴有运动技能障碍者效果很不错。

(5)父母管理班:父母需要特殊帮助,以了解如何以较和谐的方式与孩子相处,学习如何选择较合理的期望水平。父母必须学习如何建立良好的方式来限制某些行为,指导孩子完成一些家务劳动并负一定的责任。父母需要学习前后一致的、正性的、有效的行为矫正方式。

(6)强化时间概念:给孩子准备定时器,在他们完成事情的过程中进行时间控制。孩子在家里做作业时,环境应简洁,文具、用品要简单,以减少分心的可能性。家长在一旁要专心陪伴孩子,不做其他的事情,减少孩子的分心。

(7)学校干预:普及老师对于 ADHD 的相关知识,加强父母与老师之间的沟通、联系和合作,建立积极的师生关系,帮助孩子控制冲动、集中注意和遵守纪律,提高学习技能,让孩子学会和保持适当的行为,改变和减少不适当的行为。

2.药物治疗

(1)中枢兴奋药:对多数病例有效,约 1/4 的病例疗效不满意。

哌醋甲脂(又名哌甲酯):使用原则是从小剂量开始,从每日 0.3 mg/kg 开始,每天早上课前半小时服一次。2 周后症状无改善,可加至每早 0.5～0.7 mg/kg,服一次;必要时,如下午症状加重,可在早上服药后 3 h 再服 2.5～5 mg。2 周后若仍无改善,全面检查小儿并考虑换药。为减少不良反应和耐药性,通常仅在学校开学期间使用,周末、寒暑假及节假日停用;学龄前期儿童、青春期后的年长儿原则上不用药。有癫痫、高血压、心脏病儿童宜慎用或禁用。

匹莫林:该药能改善患儿注意力不集中、自制能力不强等症状。可在哌甲酯疗效不显著时改用此药,或与哌甲酯合用。每片剂量为 20 mg,只需每日用药 1 次,免于带药到学校的麻烦。开始剂量为早餐时服 10 mg,1 周后药效不明显可递增至 20 mg。单独用药每日 1 次,最大剂量不超过 60 mg。与哌甲酯合用时两药均应相应地减量。该药起效缓慢,服药后 1~2 周才能出现疗效。不良反应较哌甲酯轻,肝功能、肾功能不全者慎用或禁用。

右苯丙胺:是最早治疗 ADHD 的药物,作用与哌甲酯相似。每日 0.15~0.3 mg/kg。药物作用时间较哌甲酯长,比匹莫林短。由于该药不良反应明显,目前已为上述的两种药替代。

(2)三环类抗抑郁药:丙咪嗪适用于合并有焦虑和抑郁的 ADHD 患儿。开始时剂量为每日早、晚各 12.5 mg,如疗效不明显可逐渐加至早、晚各 25 mg,每日总量不超过 50 mg。不良反应有嗜睡、口干、头晕、便秘、震颤等。儿童服用该药易出现心血管方面的不良反应,需谨慎。

(3)α 受体激动剂:可乐定原为治疗高血压药物,但其对 ADHD 有效,与哌甲酯合用对治疗顽固性 ADHD 和 ADHD 伴有抽动的患儿较适宜。开始剂量为每日 0.05 mg(半片),以后缓慢加量至每日 0.15~0.3 mg,分 3 次服。可有低血压、嗜睡、头昏、腹痛等不良反应。需要定时监测血压,长期服药不可突然停药,以防血压反跳。

(李 彪)

第六节 重症肌无力

重症肌无力(myasthenia gravis,MG)是指由乙酰胆碱受体抗体介导、细胞免疫依赖、补体参与、主要累及神经肌肉接头突触后膜乙酰胆碱受体的获得性自身免疫性疾病,少数患者有家族史。临床特点是自主运动时肌肉明显易疲劳性和无力,经休息或使用胆碱酯酶抑制剂治疗后症状减轻或消失。重症肌无力的发病率根据人种和环境的不同略有差异。重症肌无力在各个年龄阶段均可发病。

一、临床表现

根据发病年龄和临床特征,该病主要分为新生儿期重症肌无力和儿童期重症肌无力。

1.新生儿期重症肌无力

(1)新生儿暂时性重症肌无力:如母亲患重症肌无力,娩出的新生儿中有 5%~10% 患该病。患儿出生后数小时至 3 d,可表现为哭声无力,吸吮、吞咽、呼吸均显困难。肌肉弛缓,腱反射减弱或消失。患儿很少有眼外肌麻痹及上睑下垂。患儿可于生后 5 周内恢复。轻症者可自然缓解,但重症者需加用抗胆碱酯酶药物来治疗。

(2)先天性重症肌无力:又称新生儿持续性重症肌无力,多有家族史。它是一组常染色体隐性遗传性神经肌肉传递障碍,因遗传性 Ach-R 离子通道异常而患病,与母亲是否患重症肌无力无关。患儿出生后即可出现全身肌无力和眼外肌受累,症状很难自然缓解,胆碱酯酶抑制剂和血浆置换治疗无效。

2.儿童期重症肌无力

此类在临床上最多见,大多在婴幼儿期发病,发病高峰为 2~3 岁。该病多见于女孩。该病最突出的特点是易疲劳,目前临床上多采用 Osserman 分型,将重症肌无力分为五型。Ⅰ型(眼肌型):最多见,是指单纯眼外肌受累,无其他肌群受累的临床及电生理表现。首先症状多数见于一侧或双侧眼睑下垂,晨轻暮重,也可表现眼球活动障碍、复视、斜视等。重症患儿表现双侧眼球几乎不动。症状可以是对称的、非对称的,单侧或双侧均可出现。部分可发展为全身型。Ⅱ型:为全身型,有一组以上肌群受累。Ⅱa型(轻度全身型)进展缓慢,眼外肌受累,同时可累及咽喉部肌肉,对胆碱酯酶抑制剂的反应良好,病死率低。Ⅱb型(中度全身型)从眼外肌和咽喉部肌肉受累发展至全身肌肉,呼吸肌一般不受累,对胆碱酯酶抑制剂常不敏感。Ⅲ型(急性快速进展型):常突然发病,在数周至数月内进展迅速,早期出现呼吸肌受累,伴严重四肢肌和躯干肌受累,胆碱酯酶抑制剂反应差,常合并胸腺瘤,病死率高。Ⅳ型(慢性严重型):病初为Ⅰ型或Ⅱa型,2 年或更长时间病情逐渐发展,累及呼吸肌,对胆碱酯酶抑制剂反应不明显,常合并胸腺瘤,预后欠佳。Ⅴ型:肌萎缩型,起病半年内可出现骨骼肌萎缩。

3.重症肌无力危象和胆碱能危象

重症肌无力患儿可突然出现两种不同的危象。一是重症肌无力危象,指患儿本身病情加重或治疗不当引起呼吸肌无力所致的严重呼吸功能不全状态,此种危象患儿常常有反复感染、低钠血症、脱水、酸中毒或不规则用药史。二是胆碱能危象,患儿除有明显的肌无力症状外,还有抗胆碱酯酶过量的临床症状,如瞳孔缩小、面色苍白、呕吐、腹泻、心动过缓或黏膜分泌物增多等。若上述症状不典型,可肌内注射依酚氯铵 1 mg,行鉴别诊断或指导治疗,如用药后症状加重,则考虑为胆碱能危象,应停用抗胆碱酯酶药物;如用药后症状改善,则考虑肌无力危象,可继续应用抗胆碱酯酶药物。

二、辅助检查

1.药物诊断性试验

临床上常选用甲基硫酸新斯的明或依酚氯铵。依酚氯铵是类似于溴化新斯的明的抗箭毒类药物。正常人在肌内注射依酚氯铵后,肌力并不改变。重症肌无力患儿使用后症状常有明显改善。通常用药 30 s 起效,5 min 内药物作用消失。因依酚氯铵作用时间短,排泄快,多作首选药物,剂量为新生儿每次 0.5～1 mg;儿童体重 34 kg 以下者每次肌内注射 2 mg。皮下或肌内注射甲基硫酸新斯的明的试验剂量为每次 0.04 mg/kg,一般对婴幼儿用0.25～0.35 mg,儿童的最大剂量不超过 1 mg。用药后可使肌力一过性增强,敏感者在数分钟后即见眼裂张大,发音响亮,动作有力。

注射试验剂后应认真观察 15～45 min,注意是否有明显的肌力改善。如反应不明显可适当增大剂量,再观察。为避免新斯的明引起的腹痛、呕吐、面色苍白、心率减慢、气管分泌物增多等毒蕈碱样不良反应,注射该药前应先备好阿托品,一旦出现上述症状,可肌内注射阿托品 0.01 mg/kg。需注意的是新斯的明试验呈阴性不能完全排除重症肌无力。

2.神经重复电刺激

将皮肤电极放置在肌肉的表面,给予 3 Hz 和 5 Hz 的刺激,记录肌肉复合肌动作电位,如果动作电位的波幅下降10%以上则为阳性。但为阴性亦不能完全排除重症肌无力。

3.血清抗乙酰胆碱受体

约80%的患儿可以检测到抗乙酰胆碱受体的抗体,儿童的阳性率为60%～80%。有些患儿虽然抗乙酰胆碱抗体呈阴性,但可以检测到体内出现抗 MuSK 抗体、抗 Titin 抗体、抗 RyR

抗体、抗 LRP4 抗体等。

4.胸部 CT 检查

20％～25％的重症肌无力患儿可合并胸腺肿瘤,约 80％的重症肌无力患儿伴有胸腺增生,而胸片可能遗漏 25％左右的胸腺肿瘤,胸部 CT 或 MRI 可明显提高胸腺肿瘤的检出率。但临床上小儿重症肌无力合并胸腺肿瘤者少见。

三、诊断与鉴别诊断

1.诊断要点

根据典型的临床表现,包括上睑下垂、眼外肌麻痹、全身肌无力等,新期的明试验呈阳性和/或肌电图提示重复电刺激中反应电位波幅显著降低,血清中检测出抗乙酰胆碱受体抗体等,临床可确定重症肌无力的诊断。

2.鉴别诊断

(1)眼肌型重症肌无力的鉴别诊断如下。

Miller-Fisher 综合征:属于吉兰-巴雷综合征变异型,常表现为眼外肌麻痹,共济失调和腱反射消失,新斯的明试验及血液中 Ach-R 抗体检测都为阴性,肌电图提示周围神经传导速度减慢,脑脊液中可见蛋白-细胞分离现象。

慢性进行性眼外肌麻痹:属于线粒体脑肌病,通常表现为双侧进展性无波动性眼睑下垂,无晨轻暮重表现,伴近端肢体无力,肌电图通常提示肌源性损害,少数可伴有周围神经传导速度减慢,新斯的明试验及血液中 Ach-R 抗体检测都为阴性,行肌活检及基因检测有助于鉴别。

眼咽型肌营养不良:属于肌营养不良症,常表现为无波动性的眼睑下垂,斜视明显,但无复视,肌酶水平通常会升高,肌电图提示肌源性损害,新斯的明试验及血液中 Ach-R 抗体检测都为阴性,必要时可行基因检测。

眶内占位病变:常见眶内肿瘤、脓肿或炎性假瘤等,表现为眼外肌麻痹伴结膜充血、眼球突出及眼睑水肿,新斯的明试验及血液中 Ach-R 抗体检测都为阴性,眼眶 MRI、CT 或超声检查可予以鉴别。

毒性弥漫性甲状腺肿:属自身免疫性甲状腺病,表现为限制性眼外肌麻痹、眼睑退缩,不伴有眼睑下垂,眼眶 CT 可显示眼外肌肿胀,甲状腺功能异常,可予以鉴别。

Meige 综合征:属于锥体外系疾病,表现为单侧或双侧眼睑痉挛、眼裂缩小,伴有面、下颌及舌肌非节律性强直性痉挛。服用多巴胺受体拮抗剂和局部注射 A 型肉毒毒素对该病有效,新斯的明试验及血液中 Ach-R 抗体检测都为阴性,可予以鉴别。

(2)全身型重症肌无力的鉴别诊断如下。

吉兰-巴雷综合征:是由免疫介导的急性炎性周围神经病,常表现为弛缓性肢体肌无力,腱反射减弱或消失,新斯的明试验及血清中 Ach-R 抗体检测都为阴性,肌电图提示周围神经传导速度减慢,脑脊液可见蛋白-细胞分离现象。

慢性炎性脱髓鞘性多发性神经病:为免疫介导的慢性感觉运动周围神经病,常表现为弛缓性肢体肌无力,套式感觉减退,腱反射减弱或消失,肌电图常提示周围神经传导速度减慢、波幅降低和传导阻滞,脑脊液可见蛋白-细胞分离现象,必要时可行周围神经活检予以鉴别。

兰伯特-伊顿肌无力综合征:该病为免疫介导的累及神经肌肉接头突触前膜电压依赖性钙通道的疾病,表现为肢体近端无力,易疲劳,短暂用力后肌力增强,持续收缩后有病态疲劳,可伴有口干、直立性低血压等自主神经症状。部分患儿新斯的明试验可呈阳性,血清中无 Ach-R 抗体,低频重复神经刺激可见波幅递减,高频重复神经刺激可见明显波幅递增。该病多继发于小细胞肺癌,也可并发于其他恶性肿瘤。

进行性脊肌萎缩:属于运动神经元病亚型之一,表现为弛缓性肢体无力和萎缩、肌束震颤、腱反射减弱或消失。部分低频重复神经刺激可见波幅递减,针极肌电图呈肌源性损害,可有明显纤颤电位、巨大电位和运动单位减少,肌酶水平可有轻度升高,肌活检显示为肌源性损害,可予鉴别。

进行性肌营养不良:原发于肌肉组织的遗传病,表现为进行性加重的弛缓性肢体无力和萎缩,腱反射减弱或消失,通常有肌酶水平升高,肌电图提示肌源性损害,肌肉活检及基因检测有助于鉴别诊断。

多发性肌炎:多种原因导致的骨骼肌间质性炎性病变,表现为进行性加重的弛缓性肢体肌无力和疼痛,肌酶水平通常显著升高,肌电图提示肌源性损害,新斯的明试验呈阴性,肌肉活检有助于诊断。

其他:要注意鉴别该病与代谢性肌病、周期性瘫痪、肉毒中毒、有机磷中毒等。

(3)鉴别诊断时,应注意该病尚可伴发其他疾病。非免疫性疾病中以癫痫及肿瘤为主;免疫性疾病中以伴发类风湿关节炎、哮喘、甲状腺功能亢进、1 型糖尿病为主,临床诊治中要予以重视。

四、治疗

1. 药物治疗

(1)抗胆碱酯酶药物:应用该类药是重症肌无力的首选对症治疗方法,适用于除胆碱能危象以外的所有重症肌无力患儿。首选药物为溴吡斯的明。新生儿每次口服 5 mg,婴幼儿每次口服 10~15 mg,年长儿每次口服 20~30 mg,最大量不超过每次 60 mg,每 8 h 1 次或每 6 h 1 次。常见不良反应有腹痛和腹泻、出汗、恶心、呕吐等,应用时应注意药物是否过量,避免产生胆碱能危象。

(2)糖皮质激素:对重症肌无力全身型以及眼肌型患儿,均可应用糖皮质激素来治疗,该类药是当前治疗重症肌无力的一线用药,首选药物为醋酸泼尼松。醋酸泼尼松的应用能使重症肌无力患儿的病情得到显著改善。初始剂量为 0.5~1 mg/(kg·d),晨起顿服,每 3 d 增加 5 mg,直至足量,通常 2 周内起效,6~8 周效果最为显著。若病情稳定并趋好转,可维持 4~16 周,然后逐渐减量。病情稳定后,再逐渐减少醋酸泼尼松的用量,直至隔日服用最低有效剂量来维持,总疗程为 2 年。需要注意的是部分患儿在糖皮质激素治疗最初 1~2 周可能有一过性肌无力加重,故最初使用时最好能短期住院观察,同时要注意长期使用糖皮质激素的不良反应,应补充维生素 D 以预防骨质疏松。

(3)免疫抑制剂:对于眼肌型重症肌无力,如果糖皮质激素治疗无效或在减量过程中病情反复以及出现不可耐受的激素不良反应,可应用免疫抑制剂来治疗。常用药物有硫唑嘌呤、环磷酰胺、环孢霉素 A、他克莫司、霉酚酸酯、利妥昔单抗等。

(4)大剂量丙种球蛋白和血浆置换:对部分患儿有效,而且一次治疗维持时间短暂,需重复用药以巩固疗效,故主要用于难治性重症肌无力或重症肌无力危象的抢救、胸腺切除术前。丙种球蛋白的静脉滴入剂量为 400 mg/(kg·d),连用 5 d。多数患儿用药后第 3~4 d 可见临床好转,但通常作用时间短,对于重症患儿可在 1 个月后重复使用。血浆置换对于循环中抗 Ach-R 抗体滴度升高者可能疗效更佳。

2.胸腺切除术

相关研究表明,胸腺内免疫耐受的异常在重症肌无力发病机制中起着重要作用,约 75% 的患儿伴有胸腺增生或胸腺瘤,胸腺切除术后部分患儿的病情可以得到改善。但胸腺是人体重要的免疫和内分泌器官,胸腺切除是否会带来更加严重的后果,存在很大争议。一般来说,对于儿童眼肌型重症肌无力患儿胸腺切除不作为一线治疗,但是对于重症肌无力合并胸腺瘤、药物治疗无效的患儿,可考虑胸腺切除。

3.重症肌无力危象的治疗

(1)注意保证呼吸道通畅,必要时进行气管插管或气管切开,应用人工呼吸机以辅助呼吸,同时明确危象的种类,进行对症处理。在危象处理过程中保持气道护理的无菌操作、雾化吸入、保持呼吸道通畅、防止肺部感染及肺不张等并发症是抢救成功的关键。如患儿使用抗胆碱酯酶药物后症状改善,则考虑为肌无力危象,仍可继续应用抗胆碱酯酶药物;若用药后症状加重,则考虑胆碱能危象,应立即停用抗胆碱酯酶药物,同时静脉注射阿托品以拮抗其毒蕈碱样作用。

(2)若出现肌无力危象,可大剂量注射丙种球蛋白和血浆置换。

(3)积极控制感染,对肌无力危象患儿禁用竞争突触后膜乙酰胆碱受体的抗生素。

(李　彪)

第十八章　小儿呼吸系统疾病

第一节　儿童流感

流行性感冒(简称流感)是由流感病毒引起的一种急性呼吸道传染病,严重危害人群健康。流感病毒容易变异,传播迅速,每年可引起季节性流行,在学校、托幼机构和养老院等人群聚集的场所可发生暴发疫情。对孕妇、婴幼儿、老年人等高危人群的危害尤为严重。每年的季节性流行在全球会导致300万~500万重症病例,29万~65万人死亡。

流感病毒是单股负链RNA病毒,属于正黏病毒科,分为甲型、乙型、丙型、丁型(或称A型、B型、C型、D型),目前D型不感染人。甲型流感病毒表面的血凝素蛋白有18种亚型(H1~H18),神经氨酸酶蛋白有11种亚型(N1~N11),可分为135种亚型。甲型流感病毒抗原变异性高,多次引起世界性大流行;乙型流感病毒抗原变异幅度小,只有血凝素抗原漂移的报道,偶尔导致局部暴发,不引起世界性大流行;丙型流感病毒多以散发病例形式出现,有报道称,丙型流感病毒可引起儿童急性呼吸系统疾病,也可能发生流行,但很少引起成年人急性呼吸系统疾病。

一、流行病学

1.季节性

在温带地区流感暴发几乎只发生在冬季,热带地区全年都可能发生流感。我国流感的季节性随纬度呈高度多样化,甲型流感流行季存在地区差异:在不低于北纬33°的北方,呈冬季流行模式,每年1月至2月呈单一年度高峰;在低于北纬27°的南方,每年4月至6月呈单一年度高峰;在两者之间的中纬度地区,每年1月至2月和6月至8月呈双高峰。而乙型流感在我国大部分地区呈单一冬季高发。

2.传染源和传播途径

流感患者和隐性感染者是季节性流感的主要传染源。流感主要通过呼吸道分泌物的飞沫传播,也可以通过口腔、鼻腔、眼睛等的黏膜直接或间接接触传播。儿童是重要的传播源,经常将流感病毒传给家庭成员,或带入学校和社区。常见潜伏期为1~4 d(平均2 d),从潜伏期末到发病急性期都有传染性。一般感染者在临床症状出现前24~48 h即可排出病毒,排毒量在感染后0.5~1 d显著增加,在发病后24 h内达到高峰。成年人和较大年龄儿童一般持续排毒3~8 d(平均5 d)。儿童因相对缺乏免疫力,不仅排毒持续时间比成年人长,还是重要的病毒储存宿主。与成年人相比,婴幼儿病例中,长期排毒很常见(1~3周)。

二、临床表现

临床表现和感染的严重程度可能因感染的流感类型或亚型而有所不同。

1.普通感染

一般健康儿童感染流感病毒可能表现为轻型流感,多突然起病,主要症状为发热,体温可达 39 ℃～40 ℃,可有畏寒、打寒战,多伴有头痛、全身肌肉酸痛、极度乏力、食欲缺乏等全身症状,常有咳嗽、咽痛、流涕或鼻塞,少部分患儿出现恶心、呕吐、腹泻,儿童消化道症状多于成年人,常见于乙型流感。婴幼儿流感的临床症状往往不典型。新生儿中流感少见,但如患流感易合并肺炎,常有脓毒症表现,如嗜睡、拒奶、呼吸暂停。

儿童感染流感病毒引起的急性喉炎、急性中耳炎、气管炎、支气管炎、毛细支气管炎、肺炎较成年人常见。流感通常呈自限性,大多数无并发症的流感患儿的症状在 3～7 d 缓解,但咳嗽和体力恢复常需 1～2 周。

2.重症感染

重症患儿病情发展迅速,多在 5～7 d 出现肺炎,体温经常持续在 39 ℃以上,呼吸困难,伴有顽固性低氧血症,可快速进展为急性呼吸窘迫综合征、脓毒症、脓毒性休克、心力衰竭、心脏停搏、肾衰竭,甚至多器官功能障碍。首要死亡原因是呼吸系统并发症。合并细菌感染增加流感病死率。常见细菌为金黄色葡萄球菌、肺炎链球菌及其他链球菌属细菌。

三、流感重症与危重病例

1.流感重症病例

流感病例中出现下列 1 项或 1 项以上情况者为流感重症病例:①神志改变,如反应迟钝、嗜睡、烦躁、惊厥;②呼吸困难和/或呼吸频率加快,5 岁以上儿童的呼吸频率大于 30 次/分;1～5 岁儿童的呼吸频率大于 40 次/分;2～12 月龄婴儿的呼吸频率大于 50 次/分;新生儿至 2 月龄婴儿的呼吸频率大于 60 次/分;③严重呕吐、腹泻,出现脱水表现;④少尿,儿童尿量 <0.8 mL/(kg·h),或婴幼儿的每日尿量 < 200 mL/m²,学龄前儿童的每日尿量 <300 mL/m²,学龄儿童的每日尿量<400 mL/m²,14 岁以上儿童的每日尿量<17 mL/h;或出现急性肾衰竭;⑤动脉血压<12.0/8.0 kPa(90/60 mmHg),脉压<2.7 kPa(20 mmHg);⑥动脉血氧分压(PaO₂)<8.0 kPa(60 mmHg),或氧合指数(PaO₂/FiO₂)<300;⑦胸部 X 线片显示双侧或多肺叶浸润影,或入院 48 h 内肺部浸润影扩大超过 50%;⑧肌酸激酶(CK)、肌酸激酶同工酶(CK-MB)等酶水平迅速升高;⑨原有基础疾病明显加重,出现脏器功能不全或衰竭。

2.流感危重病例

流感病例中出现以下情况之一者为流感危重病例:①呼吸衰竭;②急性坏死性脑病;③脓毒性休克;④多脏器功能不全;⑤出现其他需要进行监护治疗的严重临床情况。

四、并发症

流感患儿发生并发症的高危因素包括年龄小于 2 岁,长期接受阿司匹林治疗,病态肥胖(即体重指数≥40 kg/m²),患慢性呼吸、心脏、肾脏、肝脏、血液、内分泌、神经系统疾病和免疫缺陷病。儿童流感的并发症有急性支气管炎、肺炎、心肌炎、脑炎等。流感危重和死亡病例多发生于有慢性基础疾病人群,特别是小于 5 岁的儿童。

1.肺炎

肺炎是流感最常见的并发症。监测发现,2003—2010 年住院的流感患儿中有 28%存在肺炎,2%合并细菌感染。流感并发的肺炎可分为原发性流感病毒性肺炎、继发性细菌性肺炎或混合性肺炎。

流感起病后 2～4 d 病情进一步加重,或在流感恢复期后病情反而加重,出现高热、剧烈咳嗽、脓性痰、呼吸困难、肺部湿啰音及肺实变体征。

2.神经系统损伤

神经系统受累包括脑炎、脑膜炎、急性坏死性脑病、脊髓炎、吉兰-巴雷综合征等。儿童急性坏死性脑病表现为丘脑为主的对称性坏死性病变,局部无明显炎症反应。长期服用阿司匹林者感染流感病毒后有可能发生瑞氏综合征。

3.心脏损伤

心脏损伤不常见,主要有心肌炎、心包炎,重症病例可出现心力衰竭。

4.肌炎和横纹肌溶解

主要症状有肌痛、肌无力、肾衰竭、血清 CK 和肌红蛋白水平升高、急性肾损伤等。

5.脓毒性休克

脓毒性休克表现为高热、休克及多脏器功能障碍等。

五、实验室检查

1.常规和生化检查

①轻症的外周血白细胞总数正常或减少,淋巴细胞计数及比例升高。重症流感病例的白细胞计数可大于 12 000/μL,C 反应蛋白含量明显升高;②出现心肌损害时,可见天冬氨酸转氨酶、CK、乳酸脱氢酶升高,部分患儿的 CK-MB 水平升高、心电图异常;③出现肌炎和横纹肌溶解时,血清 CK、肌红蛋白、血清肌酐水平升高。

2.病原学和血清学检查

病原学和血清学检查主要包括病毒抗原检测、核酸检测、病毒分离和血清抗体检测。①病毒抗原和核酸检测:用于病例的早期、快速诊断,是临床上常用的流感病原学诊断方法;②血清抗体检测:主要用于回顾性诊断,当恢复期血清的特异性抗体滴度为急性期血清特异性抗体滴度的 5 倍甚至更多时有诊断价值;③病毒分离:是流感诊断的"金标准",但阴性结果不能排除诊断。

六、诊断

诊断主要结合流行病学史、临床表现和病原学检查。出现上述流感临床表现,有流行病学证据或流感快速抗原检测呈阳性,且排除其他引起流感样症状的疾病,可考虑为临床诊断病例。

1.确诊病例

有上述流感临床表现,具有以下一种或以上病原学检测结果,可诊断为确诊病例。①流感病毒核酸检测呈阳性;②流感病毒分离培养呈阳性;③急性期和恢复期双份血清的流感病毒特异性 IgG 抗体水平为正常水平的 5 倍或更高。

2.流感疑似病例

在流感流行季节,要加强对流感样病例的重视。流感样病例是指急性发热(腋下体温＞38 ℃),伴有咳嗽或咽痛之一,缺乏实验室确定诊断为某种疾病的依据。在流感流行季节,符合下列情况之一者,考虑疑似流感病例:①发热伴有急性呼吸道症状和/或体征(婴幼儿和儿童可只出现发热,不伴其他症状和体征);②发热伴有基础肺疾病加重;③住院患儿在疾病恢复期间又出现发热,伴有或不伴有呼吸道症状。在全年任何时候,患儿发热伴有呼吸道症状,并且发病前 7 d 与流感确诊病例有密切接触,应高度怀疑为流感患儿,需及时安排流感病原学检查。

七、鉴别诊断

1.普通感冒

流感的全身症状比普通感冒重；追踪流行病学史有助于鉴别；普通感冒的流感病原学检测呈阴性，或可找到相应的感染病原证据。

2.上呼吸道感染

上呼吸道感染包括急性咽炎、扁桃体炎、鼻炎和鼻窦炎。感染与症状主要限于相应部位。局部分泌物流感病原学检查呈阴性。

3.下呼吸道感染

流感有咳嗽症状或合并气管支气管炎时需与急性气管支气管炎区别；合并肺炎时需要与其他肺炎，包括细菌性肺炎、衣原体肺炎、支原体肺炎、病毒性肺炎、真菌性肺炎、肺结核等区别。根据临床特征可做出初步判断，病原学检查可资确诊。

4.病毒性脑炎

流感出现神经系统损害时需与其他病毒感染引起的神经系统损害区别，如单纯疱疹病毒脑炎、流行性乙型脑炎、脊髓灰质炎。脑脊液检查可帮助进行初步判断，确诊需依靠特异性血清学和病原学检查结果。

八、治疗

1.治疗原则

临床评估患儿的一般状况、疾病的严重程度、症状的起始时间及当地流感的流行状况等，以确定治疗方案。在发病48 h内尽早开始以抗流感病毒药物治疗，合理地使用对症治疗的药物，避免盲目或不恰当地使用抗生素。

2.对症治疗

对高热者可进行物理降温或应用解热药物。对咳嗽、咳痰严重者给予止咳、祛痰药物。根据缺氧程度可采用鼻导管、开放面罩及储氧面罩进行氧疗。对儿童忌用阿司匹林或含阿司匹林的药物及其他水杨酸制剂。

3.抗病毒治疗

(1)抗流感病毒治疗的时机：①对重症或有重症流感高危因素的患者，应尽早给予抗流感病毒治疗，不必等待病毒检测结果。发病48 h内进行抗病毒治疗可减少并发症、降低病死率、缩短住院时间；发病时间超过48 h的重症患者依然可从抗病毒治疗中获益；②对非重症且无重症流感高危因素的患者，在发病48 h内，在评价风险和收益后，也可考虑抗病毒治疗；③对国家卫生和计划生育委员会在2018年1月9日发布的《关于做好2018年流感防治工作的通知》中明确指示：医疗机构应当采购足够的抗病毒药物，保证抗病毒药物及时足量供应，对于符合《诊疗方案》的患者要及早使用抗病毒药物，不得因任何理由影响患者使用抗病毒药物。

(2)抗流感病毒药物：针对我国目前流行的流感病毒类型，抗流感病毒治疗推荐使用神经氨酸酶抑制药剂(neuraminidase inhibitor，NAI)。我国已上市的3种NAI为磷酸奥司他韦、帕拉米韦和扎那米韦。磷酸奥司他韦：0～8月龄婴儿每次3.0 mg/kg；9～11月龄婴儿每次3.5 mg/kg；对1岁及以上年龄的儿童应根据体重给药，体重不足15 kg者，每次30 mg，每日2次；体重为15～23 kg者，每次45 mg，每日2次；体重为23～40 kg者，每次60 mg，每日2次；

体重＞40 kg者,每次 75 mg,每日 2 次。对于吞咽胶囊有困难的儿童,可选用磷酸奥司他韦颗粒剂。美国食品药品监督管理局已批准磷酸奥司他韦用于 2 周龄以上的新生儿和婴儿。有资料显示,季节性甲型(H1N1)流感对磷酸奥司他韦已出现耐药,因而对用药过程中无效或病情加重的患儿,要注意是否出现耐药的情况。

帕拉米韦:2013 年在我国上市的抗流感病毒药帕拉米韦是经静脉给药的 NAI,具有见效快、半衰期长等优点,在一定程度上弥补了其他药物的不足。对胃肠道反应明显及无法口服治疗者,可优先选择帕拉米韦,对其他 NAI 产生耐药的患者,使用帕拉米韦仍然有效。另外,有研究显示,对有重症流感高危因素的人群,帕拉米韦有更好的临床疗效;帕拉米韦能提升患儿的免疫球蛋白水平,促进体内体液免疫应答。对儿童的用法:每次每千克体重 10 mg,每日 1 次,30 min 以上单次静脉滴注。美国食品药品监督管理局推荐帕拉米韦的日剂量:年龄＜30 d,6 mg/kg;年龄 30～90 d,8 mg/kg;年龄 91 d～17 岁,10 mg/kg。对症状严重者,可每日 1 次,1～5 d 连续重复给药。扎那米韦:适用于成年人及 7 岁以上儿童及少年。用法:每日 2 次,间隔 12 h;每次 10 mg(分两次吸入)。但不建议将吸入剂用于重症或有并发症的患者。M2 离子通道阻滞剂——金刚烷胺和金刚乙胺仅对甲型流感病毒有效,但目前监测资料显示甲型流感病毒对其耐药,不建议使用。

4.重症病例的治疗

治疗原则为积极治疗原发病,防治并发症,并进行有效的器官功能支持。如出现低氧血症或呼吸衰竭,应及时给予相应的治疗措施,包括氧疗或机械通气等。合并休克时给予抗休克治疗。出现其他脏器功能损害时,给予支持治疗。出现继发感染时,给予抗感染治疗。

(李　彪)

第二节　普通上呼吸道感染

普通上呼吸道感染(简称上感),俗称感冒。其病原体以病毒多见,病毒占病原体的 90％以上,主要有鼻病毒、呼吸道合胞病毒、腺病毒、流感病毒、副流感病毒和肠道病毒等。病毒感染后可继发细菌感染,最常见的是溶血性链球菌、肺炎链球菌、流感嗜血杆菌感染。上感或鼻炎是小儿常见的疾病。由于年龄、体质、感染的病原体及病变部位的不同,上感的病情缓急及轻重可有不同,年长儿的症状较轻,婴幼儿的症状较重。

一、临床表现

婴幼儿的局部症状可不明显而全身症状重,多骤然起病,高热,甚至可致热性惊厥。年长儿的症状较轻,主要表现为鼻部症状,如打喷嚏、鼻塞、流清水样鼻涕,可有干咳、咽部不适和咽痛。2～3 d 可有鼻涕变稠。严重者可有发热、烦躁不安、头痛、全身不适、乏力等。部分患儿有食欲缺乏、呕吐、腹泻、腹痛等消化道症状。

二、体格检查

鼻腔黏膜充血、水肿、有分泌物;咽部充血,扁桃体肿大,或颌下和颈部淋巴结肿大。肺部听诊无特殊情况。肠道病毒感染者可见不同形态的皮疹。一般经 5～7 d 痊愈,伴有并发症者可致病程迁延。

三、并发症

并发症多见于婴幼儿,病变向邻近器官组织蔓延可以引起中耳炎、鼻窦炎、咽后壁脓肿、扁桃体周围脓肿、颈淋巴结炎、喉炎、支气管炎及肺炎等。

四、实验室检查

病毒性感染者外周血白细胞计数正常或偏低,中性粒细胞减少,淋巴细胞比例通常升高,但部分病毒引起的严重感染往往引起淋巴细胞减少。病毒分离和血清学检查可明确病原。免疫荧光、酶联免疫吸附试验等分子生物学技术可对病原做出早期诊断。细菌感染者外周血白细胞及中性粒细胞可增多。在使用抗菌药物前行咽拭子培养可发现病原。C反应蛋白和降钙素原对区分细菌与病毒感染有一定的帮助。

五、诊断与鉴别诊断

根据鼻咽部的症状和体征,结合外周血白细胞及分类可做出临床诊断。对上感的病原进行鉴别,可以指导治疗。同时,需与初期表现为感冒样症状的其他疾病区别。

1.变应性鼻炎

有些患儿表现为流涕、打喷嚏、鼻痒、鼻塞,持续超过2周或反复发作,而无发热,全身症状较轻,则应考虑变应性鼻炎的可能。鼻拭子涂片嗜酸性粒细胞增多有助于诊断。

2.流行性感冒

流行性感冒由流感病毒引起,多有明显的流行病史。起病急,局部症状轻,全身症状重,主要症状为高热,多伴有全身酸痛、头痛、咽痛、肌肉酸痛、乏力等。消化道症状多见于成年人,可有恶心、呕吐、腹泻。新生儿流感少见,婴幼儿流感的症状常常不典型,但易合并肺炎、心肌损害等并发症,部分并发流感相关性脑病,预后差。一般无并发症的流感患儿3～7 d症状缓解,但咳嗽和体力恢复常需要1～2周。

3.急性传染病早期

上感的表现常是各种传染病的前驱症状,要结合流行病学史、临床表现及实验室检查综合分析,并密切观察病情的变化。

4.急性阑尾炎

应鉴别上感伴有腹痛与该病。急性阑尾炎腹痛常先于发热,以转移性右下腹痛为主,呈持续性,有腹肌紧张和固定压痛点,白细胞和中性粒细胞增多。

六、治疗

1.一般治疗

让患儿多休息、多饮水,给居室通风,注意呼吸道隔离,防止交叉感染。

2.病因治疗

单纯的病毒性上感属于自限性疾病。除流感病毒引起的外,其他病毒感染引起的上感目前尚无特异性抗病毒药物,部分中药制剂有一定的抗病毒疗效。若考虑为流感病毒感染,可用磷酸奥司他韦,口服,每日2次,疗程为5 d。剂量:0～8月龄,每次3.0 mg/kg;9～11月龄,每次3.5 mg/kg;1岁及以上儿童,体重<15 kg者每次30 mg,体重为15～23 kg者每次45 mg,

体重为 23~40 kg 者每次 60 mg,体重>40 kg 者每次 75 mg。对流感高危因素患儿或无法口服治疗者,或对磷酸奥司他韦产生耐药的患儿,可选帕拉米韦针剂。剂量:30 d 者每千克体重;30~90 d 者每千克体重 8 mg;91 d~17 岁者每千克体重10 mg,静脉滴注,每日 1 次,疗程为 1~5 d。

细菌性上感或有继发细菌感染者可选用抗菌药物,常用青霉素类或头孢菌素类。

3. 对症治疗

可给予物理降温,如冷敷或温水浴;高热时可选用布洛芬或对乙酰氨基酚来退热。对发生热性惊厥者可予以镇静、止惊等处理。患儿咽痛,可用咽喉含片。患儿鼻塞,可酌情给予减充血剂。

(李 彪)

第三节　急性咽喉炎

急性咽喉炎多见于冬、春季节,为咽黏膜、黏膜下组织的急性炎症,常累及咽部淋巴组织,可单独发生,亦可伴发或继发于急性鼻炎、急性扁桃体炎、中耳炎等。该病以病毒感染多见,如柯萨奇病毒、腺病毒、鼻病毒、流感病毒及副流感病毒;若细菌感染,则以链球菌、葡萄球菌及肺炎链球菌多见。高温、刺激性气体等理化因素亦可导致该病。喉炎常见于 6 个月至 3 岁的幼儿,容易发生喉梗阻,一般在白天症状轻,夜间入睡症状后加重。喉梗阻者没得到及时抢救,可窒息而死亡。

一、临床表现

一般起病急,先有咽干,继之咽痛。可有声嘶、发声困难,出现犬吠样咳嗽和吸气性喉鸣,伴有呼吸困难、面色苍白、发绀、烦躁不安等症状;可伴有发热、头痛、呕吐、纳差等全身症状。全身症状较轻且无并发症者,一般 1 周内可自愈。

按吸气性呼吸困难的轻重,将喉梗阻分为 4 度:①Ⅰ度:活动后出现吸气性喉鸣和呼吸困难,肺部听诊呼吸音及心率无改变;②Ⅱ度:安静时亦出现喉鸣和吸气性呼吸困难,肺部听诊可闻及喉传导音或管状呼吸音,心率加快;③Ⅲ度:除上述喉梗阻症状外,因缺氧而出现烦躁不安、口唇及指/趾发绀、双眼圆睁、惊恐万状,头面部出汗,肺部呼吸音明显降低,心率快,心音低钝;④Ⅳ度:渐显衰竭,呈昏睡状态,由于无力呼吸,三凹征可不明显,面色苍白发灰,肺部听诊呼吸音几乎消失,仅有气管传导音,心律失常,心音钝、弱。

二、体格检查

咽部黏膜急性弥漫性充血、肿胀,如病情进一步发展,则可化脓,有黄白色点状分泌物,可伴有颈淋巴结肿大、压痛。如有喉梗阻,则呈吸气性呼吸困难,鼻翼扇动,有吸气性三凹征。

三、诊断与鉴别诊断

根据急性起病的犬吠样咳嗽、声嘶、喉鸣、吸气性呼吸困难等临床表现可以做出诊断。但需要鉴别该病与白喉、急性会厌炎、喉痉挛、喉或气管异物、喉先天畸形等所致的喉梗阻。

四、治疗

1.一般治疗

让患儿注意休息,多饮水,进食清淡和易消化的食物,保持呼吸道通畅,对缺氧者给予吸氧。

2.对因治疗

如为病毒感染性咽炎,多为自限性,予以对症治疗即可。如为流感病毒感染,可选用NAI,如磷酸奥司他韦或帕拉米韦。若为细菌感染,如合并鼻窦炎、化脓性扁桃体炎,可用抗生素,如青霉素类、头孢菌素。

3.对症治疗

不宜使用氯丙嗪和吗啡来镇静。若为急性喉炎喉梗阻,需要及时、有效的治疗。①吸痰及祛痰治疗;②抗感染治疗,如为细菌感染,及早选用适当、足量的敏感抗生素以控制感染;③激素治疗,病情较轻者可雾化吸入布地奈德混悬液或口服泼尼松,对Ⅱ度以上喉梗阻应静脉滴注地塞米松、氢化可的松或甲泼尼龙,地塞米松每次 $2\sim5$ mg,或氢化可的松每次每千克体重 $5\sim10$ mg,于 $4\sim6$ h滴完;甲泼尼龙 $0.5\sim2$ mg/(kg·d);④雾化吸入治疗,布地奈德混悬液每次 $1\sim2$ mg,每日 $2\sim4$ 次;⑤气管插管治疗,经上述处理仍有严重缺氧征象或有Ⅲ度喉梗阻,需气管插管、呼吸机辅助通气治疗,必要时行气管切开。

(李　彪)

第四节　疱疹性咽峡炎

疱疹性咽峡炎(herpetic angina,HA)是儿童期常见上呼吸道感染中的特殊类型,由肠道病毒感染引起,主要是柯萨奇病毒 A 组(coxsackie virus A,CoxA)引起的儿童期常见感染性疾病。现已确认 22 种肠道病毒血清型可导致疱疹性咽峡炎。婴幼儿和儿童普遍易感。其主要临床特征为急性高热和咽颊部疱疹,疱疹破溃可形成黏膜溃疡。病程为 1 周左右,一般预后良好。

手足口病和疱疹性咽峡炎存在重叠交叉病原。肠道病毒 EV71 也是疱疹性咽峡炎的病原之一。疱疹性咽峡炎的病原分布存在区域性差异。在我国 CoxA 的分布也有不同,华北地区以 CoxA10 为主,南方以 CoxA2、CoxA6 为主,东北地区病原为 CoxA5。韩国、日本报道病原为 CoxA5,泰国病原为 CoxA8,法国病原为 CoxA6。我国疱疹性咽峡炎和手足口病的流行规律相似,均为 5 月发病数开始上升,7 月发病数达到高峰,随后降低。监测数据显示,疱疹性咽峡炎的发病数高于手足口病的发病数,为手足口病发病数的 1.7 倍。

一、病理生理与发病机制

肠道病毒感染人体后,主要与咽部和肠道上皮细胞表面相应的病毒受体结合,经细胞内吞作用进入细胞,病毒基因组在细胞质内组装成病毒颗粒。肠道病毒主要在扁桃体、咽部和肠道的淋巴结大量复制后释放入血液,可进一步播散到皮肤及黏膜、神经系统、呼吸系统、心脏、肝脏、胰脏、肾上腺等,引起相应的组织和器官发生一系列炎症反应,导致相应的临床表现。少数病例因神经系统受累,血管舒缩功能紊乱,炎性介质大量释放,引起心肺衰竭。其中,局限于咽颊部局部损伤和出现第一次毒血症状的病例临床符合疱疹性咽峡炎,具备第二次毒血症状及其病理损害的则进入手足口病范畴。

二、临床表现

急性起病,患儿表现为高热、咽痛、流涎、拒食、呕吐等。咽部明显充血,咽腭弓、悬雍垂、软腭等处有数枚 2~4 mm 大小的疱疹,周围有红晕,疱疹破溃后形成小溃疡,但不见齿龈及颊黏膜疱疹。无明显局部淋巴结肿大。大部分病例热程为 3~5 d,具有较好的自限性,并发症少见,1 周可自愈。

若出现持续高热,呼吸系统、消化系统或循环系统症状,可能进一步发展而进入手足口病范畴,可能同时累及神经系统、消化系统等。

三、辅助检查

1. 常规临床检验及功能科检查

①血常规及 C 反应蛋白(C-reactive protein,CRP):多数病例白细胞计数正常,部分病例白细胞计数、中性粒细胞比例及 CRP 水平在疾病早期可升高。合并细菌感染的病例可以出现白细胞计数、中性粒细胞比例及 CRP 水平、降钙素原水平等升高;②血生化:部分病例丙氨酸氨基转移酶(glutamic-pyruvic transaminase,GPT),谷草转氨酶(glutamic-oxaloacetic trans-aminase,GOT),肌酸激酶同工酶(creatine kinase isoenzyme,CK-MB)水平轻度升高;③心电图:普通型患儿部分病例可见窦性心动过速或过缓,Q-T 间期延长,ST-T 段改变;④合并神经系统受累时,脑脊液符合病毒性脑膜炎和/或脑炎改变;⑤胸部及头颅影像学、脑电图、超声心动图等功能医学检查一般无明显异常。出现危重合并症者会检出相应变化,无疾病相关特异性。

2. 肠道病毒病原学及血清学抗体检测

①肠道病毒病原学:临床样本(咽拭子、粪便或肛拭子、血液等标本)可分离到肠道病毒或肠道病毒特异性核酸检测呈阳性;②血清学抗体检测:急性期血清相关病毒 IgM 抗体呈阳性。恢复期血清 CV-A16、EV-A71 或其他可引起手足口病的肠道病毒中和抗体为急性期的 5 倍甚至更多。

四、诊断与鉴别诊断

1. 手足口病

疱疹性咽峡炎和手足口病的发病机制相同,临床表现相似,均表现为发热、疱疹。从临床症状的差别进行鉴别,手足口病的皮疹多见于手、足、口、臀部等多个部位,口部皮疹可见口周、颊黏膜及咽颊部等多个部位,不只出现在咽颊部。疱疹性咽峡炎的疱疹仅限于咽颊部,且高热、咽痛等症状更为突出,并发症更为少见。

2. 急性化脓性扁桃体炎

双侧腭扁桃体肿大、充血,可见白色脓性分泌物附着,辅助检查支持细菌感染。

3. 单纯疱疹感染

单纯疱疹感染仅表现口腔疱疹时需要鉴别。口腔黏膜、舌部、齿龈、咽部出现水疱,继而形成溃疡,患儿局部疼痛、拒食、流涎。可伴发热及颌下淋巴结和/或颈淋巴结肿大。

4.麻疹

疾病前驱期会出现口腔麻疹黏膜斑,其为白色小点,周围有红晕,多发生在口腔颊黏膜,可蔓延及唇部黏膜。患儿通常会有流行病接触史,除发热外,卡他症状明显,全身皮疹具有特征性发疹顺序。麻疹抗体 IgM 呈阳性。

五、治疗

对疱疹性咽峡炎的普通病例一般在门诊进行治疗;对中毒症状明显的病例需住院观察并进行对症治疗,密切监测患儿的病情变化,积极处理并发症。

1.一般治疗

注意隔离,让患儿适当休息,多饮水,进食适宜易消化饮食。给患儿做好口腔黏膜护理。

2.病因治疗

目前尚无特效抗病毒药物。研究显示,干扰素-α 喷雾或雾化被认为能有效抑制咽喉部病毒增殖,减轻症状,缩短病程。利巴韦林为广谱抗病毒药,喷雾或雾化对于疱疹性咽峡炎的治疗可能具有一定的疗效。一般不使用抗生素,但年幼病重,有细菌感染可能或有并发症时可选用。

3.对症治疗

①降温,积极控制高热。对体温超过 38.5 ℃者,采用物理降温(温水擦浴、退热贴等),必要时应用退热药物;②镇静,止惊,对热性惊厥者需要及时止惊;③吸氧,出现低氧血症时需要吸氧,并保持呼吸道通畅;④营养支持,维持水、电解质平衡;⑤咽痛者可含服咽喉片,或局部用缓解症状喷剂。

4.中药治疗

中药是我国基础临床治疗的主要手段之一。根据泻火解毒的原则,予以清心凉血治疗。基本方为泻心导赤散加味或柴葛解肌汤加减;中成药制剂包括痰热清、蒲地蓝等,多种中成药都被报道能够取得较好疗效。有临床研究报道,中药治疗能有效地改善患儿的临床症状。

六、预防

增强机体抵抗力,防止病毒侵入是预防上感(包括疱疹性咽峡炎)的关键。注意锻炼,多在户外活动,提高耐寒能力;合理喂养,提倡母乳喂养,及时给婴儿添加辅食,积极防治营养不良、佝偻病、贫血等慢性疾病;避免在公共场所接触呼吸道感染患者。

由于肠道病毒是疱疹性咽峡炎的病原,该病具有与手足口病较为一致的传播方式及途径。患儿和隐性感染者为主要传染源,可通过粪便、咽喉分泌物、唾液,经粪-口途径等传播。可选择中效或高效消毒剂(如含氯/溴消毒剂)对环境、物体表面消毒,不推荐用 75% 的酒精和 5% 的来苏儿。

勤洗手,保持良好的个人卫生习惯是预防疱疹性咽峡炎的重要环节。EV-A71 型灭活疫苗作为 EV-A71 感染的主动预防措施可用于 6 月龄至 5 岁儿童,基础免疫程序为每次2剂,间隔时间为1个月,鼓励在 12 月龄前完成接种。在流行季节,应加强公共机构及医疗机构的宣传与管理。

(李 彪)

第五节　毛细支气管炎

毛细支气管炎是一种婴幼儿常见的下呼吸道感染，多见于1～6个月小婴儿。以喘憋、三凹征和气促为主要表现。呼吸道合胞病毒（respiratory syncytial virus，RSV）是毛细支气管炎最常见的病原，其他病毒如副流感病毒、流感病毒、腺病毒、博卡病毒及人偏肺病毒，少数可由肺炎支原体/衣原体引起。该病多发于冬、春两季，呈散发性或流行性发病。因该病是以喘憋为主要特征的一种特殊类型肺炎，故又称喘憋性肺炎。

一、临床表现

大多数患儿有发热、刺激性咳嗽，伴有喘息发作。2～3 d出现持续性咳嗽和发作性呼吸困难，症状轻重不等，重者出现发作性喘憋及发绀。呼吸暂停多见于小婴儿、早产儿或低出生体重儿。按严重程度，临床分为轻度、中度、重度。

1.轻度

喂养正常，轻微或没有呼吸困难，不需要吸氧（血氧饱和度＞95％）。

2.中度

中度呼吸困难，伴有鼻翼扇动，有轻微的低氧血症，需要吸氧进行纠正，进食时轻微气短或短暂的呼吸暂停发作。

3.重度

喂养困难，有严重的呼吸困难，伴有三凹征，呻吟，有低氧血症，不能通过吸氧得到纠正，可能发生呼吸暂停的频率增多和时间较长。

二、体格检查

喘憋发作时呼吸浅快，常伴有呼吸性喘鸣，可有明显的鼻翼扇动及三凹征，重症患儿有明显的阻塞性肺气肿、苍白及发绀，胸部检查可见胸廓稍饱满，叩诊呈鼓音（或过清音），听诊早期可闻及细湿啰音或中湿啰音，常伴有高调喘鸣，呼气相延长。如毛细支气管接近完全梗阻，呼吸音明显降低或听不见。

三、辅助检查

1.血常规

白细胞总数、分类及C反应蛋白多在正常范围，合并细菌感染时可升高。

2.血气分析

PaO_2 不同程度地下降，$PaCO_2$ 正常或升高。病情较重的患儿可有代谢性酸中毒，少数病例可有呼吸性酸中毒，可发生Ⅰ型或Ⅱ型呼吸衰竭。

3.胸部影像学

X线多数表现为肺纹理增多、紊乱等，亦可表现为过度通气和小的点片状阴影等非特异性征象。

4.肺功能检查

部分患儿急性期小气道存在阻塞性通气障碍，而在恢复期可缓解。对于怀疑存在先天性支气管畸形（如支气管狭窄、软化）的患儿可行纤维（电子）支气管镜来明确诊断。

四、治疗

1.加强呼吸道管理

重症患儿可采用不同方式吸氧以纠正缺氧。痰多者合理应用雾化吸入来稀释痰液,雾化后及时予以拍背、吸痰,促进痰液排出。同时要注意纠正酸中毒和电解质紊乱。

2.抗病原治疗

(1)干扰素-α:在抗炎、平喘、吸氧、补液等常规治疗基础上,可雾化吸入重组人干扰素-α(IFN-α),进行抗病毒治疗。IFN-α1b 2～4 μg/kg,每日 2 次,疗程为 5～7 d;或 IFN-α2b 10 万～20 万 U/kg,每日 2 次,疗程为 5～7 d。

(2)如有肺炎支原体/衣原体感染,可选用大环内酯类抗生素。

(3)合并细菌感染时,可用相应敏感、适当的抗生素。

3.解痉平喘

(1)支气管扩张药:喘憋较重者,根据病情选用氧气驱动或空气压缩泵压缩雾化吸入支气管扩张药,短效 β₂ 受体激动剂(如沙丁胺醇、特布他林)和胆碱能受体拮抗剂(如异丙托溴铵溶液)可使临床症状评分短期得到改善。口服长效 β₂ 受体激动剂或使用贴剂亦可达到解痉平喘的目的(不建议单独使用)。茶碱类药物和硫酸镁可使支气管平滑肌扩张,达到解痉平喘的作用,但不作为一线药。

(2)糖皮质激素:对于喘憋患儿可试用雾化吸入糖皮质激素(如布地奈德混悬液),以减轻气道高反应性,联合支气管扩张药或可能增加解痉平喘的疗效。全身性糖皮质激素并不常规用于毛细支气管炎,仅用于中毒症状重和喘憋严重的病例。

4.白三烯受体拮抗剂

白三烯受体拮抗剂可作为发作性病毒诱发喘息的治疗选择,可减轻嗜酸性粒细胞脱颗粒并降低 RSV 毛细支气管炎后复发性喘息的发生率。

5.生物制品治疗

对重症患儿可静脉注射免疫球蛋白,400 mg/(kg·d),连续用 3～5 d,能够缓解临床症状,减少患儿的排毒量和缩短排毒期限。抗 RSV 单克隆抗体对高危婴儿(早产儿、患有先天性心脏病或免疫缺陷病的婴儿)和毛细支气管炎后喘息反复发作的患儿有预防效果。

(李　彪)

第六节　支气管疾病

一、急性支气管炎

(一)诊断

(1)多先有上呼吸道感染症状,咳嗽、咳痰。可有发热,有时伴有呕吐、腹泻、腹痛。

(2)肺部呼吸音粗糙,可闻及干啰音或不固定的粗中湿啰音。

(3)胸片检查可正常,或肺纹理增多,或肺门影增浓。

(4)白细胞总数升高表明为细胞感染,正常或偏低伴分类淋巴细胞增多一般为病毒感染,痰培养、痰涂片、做免疫荧光检查,可协助确定病原。

(二)治疗

1.一般治疗

休息,发热期以流质食物或软食为主,经常变换体位,多饮水,使呼吸道分泌物易于咳出。

2.抗感染治疗

(1)抗生素治疗:由于病原体多为病毒,一般不采用抗生素。对怀疑有细菌感染者可用青霉素类或头孢菌素类,如系支原体感染,应予以大环内酯类抗生素。若患儿对青霉素类药物过敏,可选择磷霉素、红霉素、复方磺胺甲恶唑分散片等。

(2)抗病毒治疗:使用利巴韦林、干扰素、阿昔洛韦、板蓝根等。

3.对症治疗

(1)发热:可予头部温热湿敷、温水浴;在布洛芬、百服宁、酚麻美敏等退热剂中选一种。

(2)化痰止咳:如复方甘草合剂、急支糖浆或氨溴索,痰液黏稠者可用10%的氯化铵、高渗盐水雾化吸入。

(3)止咳平喘:喘憋严重者可雾化吸入布地奈德悬液2 mL+沙丁胺醇(0.03 mL/kg),一般为每日2次,严重可6~8 h吸入一次。

喘息严重者可短期使用全身糖皮质激素,如琥珀酸氢化可的松5~10 mg/kg,分2次静脉滴注。

4.抗过敏

使用抗过敏药物(如富马酸酮替芬、氯雷他定糖浆)可改善咳嗽症状。

二、喘息性支气管炎

其泛指一组有喘息表现的婴幼儿急性支气管感染。其特点:①多见于3岁以下患儿,患儿常有湿疹或其他过敏史;②有类似哮喘的表现,如呼气性呼吸困难,肺部叩诊呈鼓音,听诊双肺满布哮鸣音及少量粗湿啰音;③部分病例复发,大多与感染有关;④近期预后大多良好,到了3~4岁发作次数减少,渐趋康复,但少数有过敏性体质儿童的喘息性支气管炎可发展成为支气管哮喘。

目前有学者认为喘息性支气管炎实际是婴儿哮喘的一种表现,部分病例可发展为支气管哮喘。

(一)诊断

(1)多见于3岁以下患儿,常继发于上呼吸道感染后,部分患儿伴中低发热。

(2)有咳嗽、咳痰、喘息。

(3)呼气延长,肺部可闻及哮鸣音,或少许不固定粗、中湿啰音。

(4)有反复发作倾向。

(5)部分患儿有IgE升高,血过敏性检测呈阳性或皮肤点刺试验呈阳性。

(6)X线检查:肺纹理增多,可见肺气肿。

(二)治疗

1.一般治疗

抗感染治疗与支气管炎的抗感染治疗相同。

2.平喘药

平喘药包括沙丁胺醇、氨茶碱、泼尼松,必要时静脉滴注琥珀酸氢化可的松。

3.雾化吸入

可雾化吸入布地奈德悬液 2 mL＋沙丁胺醇(0.03 mL/kg),一般每日两次,严重可每 6～8 h吸入一次。

4.喘憋严重时适当应用镇静剂

血管活性药物酚安拉明每次 0.3～0.5 mg/kg,每 8 h一次或每 12 h一次,有心力衰竭表现时应用毛花苷 C 或地高辛。

三、气管肺炎

(一)诊断

1.临床表现

(1)一般病例:①发热、咳嗽、气促;②肺部呼吸音粗糙,可闻及固定中、细湿啰音,重者可有鼻翼扇动、点头样呼吸、口唇发绀,呈三凹征阳性。

(2)重症肺炎:重症肺炎由于严重的缺氧及毒血症,除呼吸系统改变外,可发生循环、神经和消化系统功能障碍。

肺炎合并心力衰竭:①呼吸困难突然加重,呼吸频率＞60 次/分;②心率加快,婴儿的心率＞180 次/分,幼儿的心率＞160 次/分;③极度烦躁不安,面色苍白或发绀,经过镇静吸氧不能缓解;④肝脏迅速增大,短期内大于 2 cm,质地充实;⑤心音低钝,有奔马律,颈静脉怒张;⑥少尿或双下肢水肿。

肺炎合并中毒性脑病:①烦躁、嗜睡;②双眼凝视、惊厥、昏迷;③前囟隆起,脑膜刺激征呈阳性;④颅内高压严重,出现呼吸不规则、脑疝。

肺炎伴中毒性肠麻痹、消化道出血:发生中毒性肠麻痹时表现为严重腹胀、膈肌升高,加重了呼吸困难,听诊肠鸣音消失,重症患儿还可呕吐咖啡样物,大便潜血呈阳性或有柏油样便。

发生 DIC 时,可表现为血压下降,四肢凉,脉速而弱,皮肤、黏膜及胃肠道出血。抗利尿激素分泌失调综合征(syndrome of inappropriate secretion of antidiuretic hormone,SIADH):表现为全身凹陷性水肿,血钠≤130 mmol/L,血浆渗透压＜270 mmol/L,尿钠≥20 mmol/L,尿渗透压高于血渗透压。血清抗利尿激素分泌增加,若其分泌不增加,可能为稀释性低钠血症。

2.并发症

早期合理治疗者的并发症少见。若延误诊断或病原体致病力强可引起并发症,如脓胸、脓气胸、肺大疱。

(1)脓胸:常由金黄色葡萄球菌引起,革兰阴性杆菌次之。临床表现:高热不退;呼吸困难加重;患侧呼吸运动受限;语颤减弱;叩诊呈浊音;听诊呼吸音减弱,其上方有时可听到管性呼吸音。当积脓较多时,患侧肋间隙饱满,纵隔和气管向健侧移位。胸部 X 线(立位)显示患侧肋膈角变钝,或呈反抛物线阴影。胸腔穿刺可抽出脓汁。

(2)脓气胸:肺脏边缘的脓肿破裂,与肺泡或小支气管相通,即造成脓气胸。表现为突然出现呼吸困难加剧,剧烈咳嗽,烦躁不安,面色发绀。胸部叩诊积液上方呈鼓音,听诊呼吸音减弱或消失。若支气管破裂处形成活瓣,气体只进不出,形成张力性气胸,可危及生命,必须积极抢救。立位 X 线检查可见液气面。

（3）肺大疱：由于细支气管形成活瓣性部分阻塞，气体进得多、出得少或只进不出，肺泡扩大，破裂而形成肺大疱，可形成一个，亦可形成多个。体积小者无症状，体积大者可引起呼吸困难。X线可见薄壁空洞。

以上3种并发症多见于金黄色葡萄球菌肺炎和某些革兰氏阴性杆菌肺炎。

3.几种不同病原体引起的肺炎的诊断要点

（1）金黄色葡萄球菌肺炎：①多有前驱化脓感染；②起病急，病情进展迅速，中毒症状重，多呈弛张高热，咳嗽、气促、呻吟；③可有荨麻疹、猩红热样皮疹；④易并发脓胸、脓气胸、肺大疱。

X线检查：胸部X线或胸部CT可有小片状影，病变发展迅速，甚至数小时内可出现小脓肿、肺大疱或胸腔积液，因此在短期内应重复摄片。

（2）腺病毒肺炎：为腺病毒（adenovirus，ADV）感染所致，最常见的血清型为3型、7型，其次为11型、21型。该病曾是我国小儿患病率和病死率最高的病毒性肺炎，占20世纪70年代前病毒性肺炎的第一位，病死率最高曾达33％。

该病多见于6个月至2岁小儿，冬、春季节多发。临床特点为起病急骤，高热持续时间长，中毒症状重，啰音出现较晚，X线改变较肺部体征出现早，易合并心肌炎和多器官衰竭。症状表现：①发热，可超过39 ℃，呈稽留高热或弛张热，热程长，可持续2～3周；②中毒症状重：面色苍白或发灰，精神不振，嗜睡与烦躁交替；③呼吸道症状：咳嗽频繁，呈阵发性喘憋、轻重不等的呼吸困难和发绀；④消化系统症状：腹泻、呕吐和消化道出血；⑤可因脑水肿而致嗜睡、昏迷或惊厥发作。

体检发现：①肺部啰音出现较迟，多于高热3～7 d才出现，肺部病变融合时可出现实变体征；②肝、脾增大，是由网状内皮系统反应较强所致；③有麻疹样皮疹；④出现心率加速、心音低钝等心肌炎表现，亦可有脑膜刺激征等中枢神经系统体征。

X线特点：①肺部X线改变较肺部啰音出现得早，故强调早期摄片；②大小不等的片状阴影或融合成大病灶，甚至一个大叶；③病灶吸收较慢，需数周或数月。

（3）毛细支气管炎：又称急性感染性细支气管炎，常见病毒为RSV、副流感病毒（Ⅰ、Ⅱ、Ⅲ）、流感病毒、鼻病毒、ADV、人类偏肺病毒或肺炎支原体感染所致，最常见为呼吸道合胞病毒肺炎（respiratory syncytial virus pneumonia，RSVP）简称合胞病毒肺炎，RSV只有一个血清型，但有A、B两个亚型，我国以A亚型为主。该病多见于婴幼儿，尤其多见于6周至6个月婴儿。轻症患者表现为发热、呼吸困难等症状；中症、重症者呼吸困难较明显，出现喘憋、口唇发绀、鼻扇及三凹征，早产儿、先天性心脏病儿、营养不良儿易出现心力衰竭、感染中毒性脑病、呼吸衰竭。发热可为中度、低度热或体温正常。肺部听诊早期多有哮鸣音，恢复期可闻及中、细湿哮音。X线表现为两肺可见小点片状、斑片状阴影，或不同程度的肺气肿。

（4）肺炎支原体肺炎（mycoplasmal pneumoniae pneunonia，MPP）：是学龄期儿童及青年常见的一种肺炎，近年来发病有低龄化倾向，在婴幼儿中亦不少见。该病全年均可发生，占小儿肺炎的10％～20％，一般每4～6年出现一个流行峰。该病的特点：①起病缓慢，潜伏期为2～3周，病初有全身不适、乏力、头痛。2～3 d出现发热，体温常达39 ℃左右，可持续1～3周，可伴有咽痛和肌肉酸痛；②咳嗽为该病突出的症状，一般于病后2～3 d开始，初为干咳，后转为顽固性痉挛性、刺激性剧咳，常有黏稠痰液，偶带血丝，少数病例可类似百日咳样阵咳，可持续1～4周；③肺部体征多不明显，甚至全无。少数病例可听到干、湿啰音，但很快消失，故肺部体征轻，与剧咳及发热重相互矛盾，肺部体征与胸部X线改变相互矛盾，临床发热、咳嗽重与感染、中毒症状轻相互矛盾，呈现三对矛盾现象，故既往称为非典型肺炎。婴幼儿起病急，病程长，病情较重，表现为呼吸困难、喘憋、喘鸣音较为突出，肺部啰音比年长儿多；④部分患儿可有溶血性贫血、脑膜炎、心肌炎、肾炎、吉兰-巴雷综合征等肺外表现。该病的重要诊断依据为肺部 X 线改变。可呈支气管肺炎的改变，常为单侧性，以右肺中下肺野多见。也可为间质性肺炎的改变，两肺呈弥漫性网状结节样阴影。其他 X 线发现有肺门阴影增浓和胸腔积液。上述改变可相互转化，有时一处消散，而另一处又出现新的病变，即所谓游走性浸润；有时呈薄薄的云雾状浸润影。血 MP-IgM 抗体出现在病程 7～10 d，可持续到 4 周，小于 5 岁儿童的抗体滴度低，短期需复查。

(5)衣原体肺炎：是由衣原体引起的肺炎，衣原体有沙眼衣原体(chlamydia trachomatis, CT)，肺炎衣原体(chlamydia pneumoniae, CP)，鹦鹉热衣原体及家畜衣原体。与人类关系密切的为 CT 和 CP，偶见鹦鹉热衣原体肺炎。

沙眼衣原体肺炎：①主要见于婴儿(多为 1～3 个月小儿)；②起病缓慢，多不发热或仅有低热，一般状态良好；③开始可有鼻塞、流涕等上感症状，半数患儿有结膜炎；④呼吸系统主要表现为呼吸加快和具有特征性的明显的阵发性不连贯的咳嗽，一阵急促的咳嗽后继以短促的吸气，但无百日咳样回声。阵咳可引起发绀和呕吐，亦可有呼吸暂停；⑤肺部偶闻及干啰音、湿啰音，甚至捻发音和哮鸣音；⑥X 线可显示双侧间质性或小片状浸润，双肺过度充气。CT 肺炎也可急性发病，迅速加重，造成死亡。

肺炎衣原体肺炎：①多见于学龄儿童；②大部分为轻症，发病常隐匿；③无特异性临床表现，早期多为上感症状，咽痛、声音嘶哑；④呼吸系统最多见的症状是咳嗽，1～2 周上感症状逐渐消退而咳嗽逐渐加重，并出现下呼吸道感染征象，如未经有效治疗，则咳嗽可持续 1～2 个月；⑤肺部偶闻及干啰音、湿啰音或哮鸣音；⑥X 线可见到肺炎病灶，多为单侧下叶浸润；也可为广泛单侧或双侧性病灶。

4.X 线检查

支气管肺炎表现为斑片状阴影，以中内带多见；金黄色葡萄球菌肺炎为浸润性融合病灶，其间有小脓肿，可出现多发性肺大疱；腺病毒肺炎表现为局部片状实变影及病灶周围肺气肿；毛细支气管炎以小片阴影、支气管周围炎及不同程度肺气肿为特点；典型支原体肺炎表现为以肺门为中心、沿支气管走行的云雾状游走性阴影，以单侧多见；大叶性肺炎呈大片状密度增高影，多沿肺叶分布。

5.实验室检查

(1)血常规：病毒性感染的血白细胞总数正常，分类中淋巴细胞占优势；细菌性感染的血白细胞总数及中性粒细胞升高。

(2)进行咽拭子培养、血培养。

(3)血清抗体测定：如 MP-Ab、ADV-Ab、RSV-Ab。

(4)有中毒性脑病表现时应做脑脊液检查。

(二)治疗

1.一般治疗

一般治疗与支气管炎相同。

2.抗感染

病因不明，可选择青霉素、氨苄西林、第四代头孢菌素中的一种加利巴韦林、干扰素等；疑为金黄色葡萄球菌肺炎,选择苯唑西林、万古霉素 30～40 mg/(kg·d);对腺病毒肺炎、毛细支气管炎可加用干扰素、利巴韦林;对肺炎支原体肺炎可选红霉素 30～50 mg/(kg·d),连用 7～10 d,热退后改口服阿奇霉素或克拉霉素,疗程共计 2～3 周。

3.对症治疗

(1)缺氧:给氧,可用鼻塞、口罩、头罩或氧帐,有呼吸衰竭时,用呼吸机给氧。

(2)退热、止咳、平喘:与支气管炎相同。

(3)肺炎合并心力衰竭:①取半卧位,吸氧、镇静、止咳;②强心药:毛花苷甲或毒毛花苷;③利尿剂:呋塞米每次 1 mg/kg,静脉注射,还可用氢氯噻嗪等。

(4)肺炎合并中毒性脑病:①激素:地塞米松(每次 0.25 mg/kg,每 6 h 一次);②呋塞米:每次 0.5～1 mg/kg,每 8～12 h 一次;③甘露醇:每次 0.25～0.5 g/kg,每 6 h 一次,心力衰竭时慎用或加用毛花苷甲;④镇静止痉:用地西泮每次 0.2～0.3 mg/kg,静脉注射,一次不超过 10 mg,或以水合氯醛灌肠,肌内注射苯巴比妥钠。

(5)肺炎合并中毒性肠麻痹:①以 2% 的肥皂水灌肠;②新斯的明 0.03～0.04 mg/kg,肌内注射或皮下注射;③酚妥拉明每次 0.5～1 mg/kg,静脉滴注;④肛管排气;⑤对低钾者补钾。

4.激素治疗

中毒症状严重、休克、喘憋严重、出现中毒性脑病和超高热时短期激素治疗。

5.物理治疗

病程较长、啰音经久不消可体疗或理疗。

6.并发症处理

对并发脓胸、脓气胸、自发性气胸者给予穿刺排脓、排气或胸腔闭式引流。

7.液体治疗及支持治疗

1/4 张含钠液 70～90 mL/(kg·d),对心力衰竭的用量为 60～80 mL/(kg·d)。酌情输血浆或丙种球蛋白。

(张 晶)

第七节 肺 炎

一、呼吸道合胞病毒肺炎

(一)病史

该病主要由呼吸道合胞病毒引起,主要累及毛细支气管,临床以骤发喘憋和阻塞性肺气肿为特征,属于下呼吸道感染性疾病,多见于 2 岁以内婴幼儿。

(二)临床表现

(1)全身症状轻,发热多不高,病程约 1 周左右。

(2)突然发生剧烈喘憋,以呼气困难为主,烦躁不安,严重者常有鼻煽、三凹征。

(3)肺部听诊可闻及广泛的哮鸣音,喘憋时常听不到湿啰音,趋于缓解时则可有弥漫性中小水泡音、捻发音。重症病例可并发呼吸衰竭、心力衰竭。

(三)辅助检查

(1)X线检查:两肺有不同程度的肺气肿及支气管周围炎的影像。肺泡明显受累者的 X线片可见小点片状阴影。

(2)白细胞计数正常或偏低,中性粒细胞在 50% 以下。

(3)病毒分离可呈阳性。

(4)病情较重的小婴儿的血气分析检查可见低氧血症、代谢性酸中毒或呼吸性酸中毒。

(四)治疗要点

1.保持呼吸道通畅,改善缺氧

(1)吸氧。

(2)雾化吸入:选择布地奈德加沙丁胺醇溶液或特布他林混悬液,用空气压缩泵雾化吸入,每日 3 次。

(3)对喘憋严重者,可选择甲泼尼龙,每次 1～2 mg/kg,每日 2～3 次,静脉滴注,可解除支气管痉挛状态。

(4)对喘憋严重者,可选择氨茶碱,每次 5 mg/kg,加入 10% 的葡萄糖注射液内,在 30 min 内静脉注射。

(5)对喘憋严重者,可选择硫酸镁,每次 0.2～0.4 mL/kg,加入 10% 的葡萄糖注射液,稀释成 1%,静脉注射。

可缓解气道狭窄,改善换气功能,又因对中枢神经系统有轻度的抑制作用,可有效解除烦躁,缓解喘憋。

2.病原学治疗

(1)利巴韦林是一种广谱抗病毒制剂,全身应用有一定毒性,主张雾化吸入治疗。对 2 岁以下患儿每次 10 mg,对 2 岁以上患儿每次 20～30 mg,溶于 20 mL 蒸馏水内,超声雾化吸入,每日 2 次,连续 5～7 d。

(2)双黄连具有抑制 RSV 的作用,以 60 mg/kg 配制成 1.2% 的溶液,静脉注射,每日 1 次,连用 1 周,有一定疗效。

(3)如并发细菌感染尽早用抗生素治疗。首选第二代头孢菌素、第三代头孢菌素或大环内酯类抗生素。头孢呋辛钠 50～100 g/(kg·d),分 2 次静脉滴注;头孢曲松钠每日 50～100 mg/kg,每日 1 次,静脉滴注;阿奇霉素 10 mg/(kg·d),每日 1 次,静脉滴注。

3.免疫治疗

静脉用免疫球蛋白每次 200～300 mg/kg,静脉滴注。

4.并发症的治疗

注意呼吸衰竭、心力衰竭、水和电解质紊乱等。

二、腺病毒肺炎

(一)病史

腺病毒肺炎多发于 6 个月至 2 岁小儿,多为 3 型和 7 型腺病毒感染。6 个月以下婴儿的病情多较轻。

(二)临床表现

(1)骤然发热,高热不退。

(2)感染中毒症状严重,面色苍白发灰,发病后 3～4 d 出现嗜睡、萎靡,随病情加重可有烦躁不安,重者抽风、昏迷,甚至出现脑膜刺激征。心音低钝,肝大,易合并心力衰竭。

(3)咳嗽重,表现为阵咳。发热第 3～5 d 才出现湿啰音,肺部出现实变体征。

(三)辅助检查

(1)白细胞偏低,碱性磷酸酶积分不高。

(2)X 线检查初期肺纹理增粗,第 2～6 d 可见小片状或大片状阴影,第 2 周可有胸腔积液。

(四)治疗要点

1.抗病毒药物治疗

(1)利巴韦林:多主张用吸入疗法,50 mg/(kg·d),分 2～3 次加 10 mL 蒸馏水,稀释后雾化吸入,每次 15～20 min,4～5 d 为 1 个疗程。宜早期应用。

(2)干扰素:可经静脉、皮下、肌内注射,也可通过吸入、滴眼、滴鼻等方式局部给药。以 60 000～300 000 U/kg 肌内注射,每日 1 次,连用 2～4 d。或干扰素气雾剂治疗,每日于口腔及两侧鼻孔各喷 2 次,每次各 4～6 撖(每撖含干扰素 900 000～1 300 000 U),连用3～4 d。

2.并发细菌感染

尽早选用抗生素治疗,可选第二代头孢菌素、第三代头孢菌素或大环内酯类抗生素。头孢呋辛钠50～100 mg/(kg·d),分 2 次静脉滴注;头孢曲松钠 50～100 mg/(kg·d),每日 1 次,静脉滴注;阿奇霉素:10 mg/(kg·d),每日 1 次静脉滴注。

3.免疫治疗

静脉用免疫球蛋白:每次 200～300 mg/kg,静脉滴注。

三、肺炎链球菌肺炎

(一)病史

大多数由肺炎双球菌引起,其中以 1 型、3 型毒力最强。该病是儿童时期最常见的肺炎,好发于 3 岁以上儿童。

(二)临床表现

(1)一般发热较高。新生儿和虚弱儿可不发热,表现拒食、呛奶、呕吐或呼吸困难。

(2)多数病情较轻,病程为 5～7 d。

(3)咳嗽明显,肺部体征随病情逐渐加重,两肺均有中小水泡音。

(三)辅助检查

(1)X 线检查两肺纹理重,散在点片状阴影或融合片。

(2)血白细胞总数升高,中性粒细胞明显增多和出现中毒颗粒。

(3)C 反应蛋白水平多升高。

(四)治疗要点

1.对症治疗

治疗方法有退热、补液、镇静、氧疗、雾化。

2.抗生素治疗

(1)青霉素:常用剂量为 10 万～20 万 U/(kg·d),分 2 次肌内注射或静脉滴注。

(2)头孢菌素:可选用第二代或第三代头孢菌素。头孢呋辛钠 50～100 mg/(kg·d),分

2 次静脉滴注;头孢曲松钠 50～100 mg/(kg·d),每日 1 次,静脉滴注。

(3)万古霉素:20～40 mg/(kg·d),分 2 次静脉滴注。

四、金黄色葡萄球菌肺炎

(一)病史

金黄色葡萄球菌肺炎由金黄色葡萄球菌引起,是一种严重的肺炎,发病以冬、春季较多。起病急骤,常在上呼吸道感染或皮肤破损感染数天后突然高热,病情进展迅速。该病多见于新生儿及婴儿。病变以肺组织迅速破坏与脓肿形成为特点。

(二)临床表现

(1)感染、中毒症状重,多有高热,有时惊厥,吐、泻、腹胀,甚至发生中毒性肠麻痹、心肌炎、休克及毒素性皮炎(猩红热样皮疹)。

(2)常并发肺大疱、肺脓肿、脓胸、脓气胸及身体其他部位的感染灶,如皮肤疖肿、骨髓炎、脑膜炎,甚至败血症。

(3)肺部体征出现较早,早期呼吸音减弱,有散在中小水泡音;病变迅速进展,出现肺部叩诊浊音,呼吸音及语颤明显降低;胸腔内积液、积气较多时,还可有纵隔移位。

(三)辅助检查

(1)X 线检查:短时间内可出现肺大疱或肺脓肿,易合并脓气胸,甚至并发纵隔积气、皮下气肿及支气管胸膜瘘。病灶阴影持续时间较长,可达 2 个月左右。

(2)白细胞总数明显增多,并有核左移。白细胞低常提示预后不良。

(3)胸腔积液、支气管培养物或血培养呈阳性有诊断意义。

(四)治疗要点

1. 对症治疗

治疗方法有退热、补液、镇静、氧疗、雾化。

2. 抗生素治疗

一般在体温正常后继续用药 10～14 d,疗程一般为 4～6 周。

(1)氨苄西林-舒巴坦:75～150 mg/(kg·d),分 2 次静脉滴注。

(2)万古霉素:30～50 mg/(kg·d),分 2 次静脉注射。

(3)头孢菌素:可选第三代头孢菌素。头孢哌酮钠 40～80 mg/(kg·d),分 2 次静脉滴注。

3. 脓胸及脓气胸治疗

一般推荐施行闭式引流术,如脓液量少,可采用反复胸腔穿刺抽脓治疗。

4. 合并心力衰竭的治疗

主要用强心剂,或并用利尿剂和血管扩张剂。强心剂首选毛花苷 C,或用毒毛花苷 K 或地高辛,毛花苷 C 的饱和量:2 岁以下为 0.03～0.04 mg/kg,2 岁以上为 0.02～0.03 mg/kg,首剂用饱和量的 1/2,将余量分 2 份,每 4～6 h 给药 1 次,依病情肌内注射或在药中加入 10%的葡萄糖注射液 10～20 mL,静脉滴注。毒毛花苷 K 作用快,排泄亦快,适用于急性病例,剂量为 0.007～0.01 mg/kg,缓慢静脉滴入,按病情需要 6～12 h 后可重复使用,一般不需要用维持剂量,但伴有先天性心脏病者常需以地高辛维持用药。应用洋地黄制剂时,不宜同时给钙剂,两药间隔时间不宜少于 4 h。

五、革兰氏阴性杆菌肺炎

(一)病史

革兰氏阴性杆菌肺炎多见于 3 岁以下婴幼儿,病程为亚急性,与一般急性肺炎相似。

(二)临床表现

(1)有发热、咳嗽、咳痰、呼吸困难、发绀等症状。

(2)痉挛性咳嗽,颇似百日咳,有时像毛细支气管炎。

(3)全身症状重,中毒症状明显。易并发脓胸、脑膜炎、败血症、心包炎等。

(三)辅助检查

(1)血白细胞增多明显,中性粒细胞增多,可出现核左移。

(2)胸部 X 线片:呈支气管肺炎、大叶性肺炎或肺段实变改变。下叶肺部多受累,也可呈弥漫性支气管肺炎或毛细支气管炎改变。可呈粟粒状阴影,常于肺底部融合。肺炎吸收后可形成肺大疱。

(3)痰液、胸腔积液或血培养呈阳性则更有意义。

(四)治疗要点

1.对症治疗

治疗方法有退热、补液、镇静、氧疗、雾化。

2.抗生素治疗

一般宜选有协同作用的抗生素联合应用。

(1)氨苄西林-舒巴坦:75～150 mg/(kg·d),分 2 次静脉滴注。

(2)第三代头孢菌素:头孢哌酮钠 40～80 mg/(kg·d),分 2 次静脉滴注;头孢曲松钠 50～100 mg/(kg·d),每日 1 次静脉滴注。

六、支原体肺炎

(一)病史

病原体为肺炎支原体,可散发或有小的流行,全年均可发病,多见于 5～15 岁儿童。婴幼儿患病常表现为毛细支气管炎。该病的预后良好。

(二)临床表现

(1)多数为亚急性起病,发热无定型,或体温正常,咳嗽较重,初期为刺激性干咳,常有咽痛、头痛等症状。

(2)可出现多系统多器官的损害,皮肤黏膜表现为麻疹样或猩红热样皮疹;偶见非特异性肌痛和游走性关节痛;也有表现心血管系统损害、神经系统损害、血尿及溶血性贫血等。

(3)全身症状比胸部体征明显。体检时肺部体征不明显,偶有呼吸音稍低及少许干啰音、湿啰音。

(三)辅助检查

(1)X 线改变明显,多为单侧病变,也可见双侧病变,以下叶为多见,有时病灶呈游走性,少数呈大叶性阴影;病程 2～3 周不等,X 线阴影完全消失比症状消退延长 2～3 周,偶有延长至 6 周者。

(2)白细胞大多正常或减少,伴血沉增快。

(3)血清冷凝集反应阳性,滴度>1∶128有诊断意义,50%～60%的患儿的冷凝集试验呈阳性,滴度>1∶32可做辅助诊断。

(4)血清抗体检测呈阳性,滴度>1∶160有诊断意义。

(5)支原体培养呈阳性为诊断金标准,但实验要求高,一般实验室很难开展。

(四)治疗要点

1.对症治疗

治疗方法有退热、氧疗、雾化、补液、镇静。

2.抗生素治疗

首选大环内酯类抗生素,疗程一般不少于2周,停药过早易复发。

(1)阿奇霉素:10 mg/(kg·d),溶于5%的葡萄糖注射液中,静脉滴注。

(2)红霉素:20～30 mg/(kg·d),溶于5%的葡萄糖注射液中,静脉滴注。

七、衣原体肺炎

(一)病史

衣原体肺炎可散发,可流行,潜伏期为6～14 d。沙眼衣原体肺炎主要在新生儿及小婴儿中发病,由感染的母亲直接传染。鹦鹉热衣原体肺炎为人通过接触受感染的鸟类或吸入受其分泌物及粪便污染的尘埃而发生肺部感染。肺炎衣原体通过呼吸道进入人体,在单核细胞内繁殖并释放毒素,经血流播散至肺及全身组织。

(二)临床表现

1.沙眼衣原体肺炎

症状多在出生后2～12周出现。起病缓慢,患儿多不发热或偶有低热,可有轻度呼吸道症状,然后出现咳嗽和气促,吸气时常有细湿啰音或捻发音,少数有呼气性喘鸣。约50%的患儿同时患有结膜炎或有结膜炎病史。

2.鹦鹉热衣原体肺炎

潜伏期为6～14 d。发病呈感冒样症状,常有发热,咳嗽初期为干咳,之后有痰,呼吸困难,或轻或重。有相对缓脉、肌痛、胸痛、食欲缺乏,偶有恶心、呕吐。如为全身感染,可有中枢神经系统感染症状或心肌炎表现,偶见黄疸,多见肝、脾大。

3.肺炎衣原体肺炎

临床表现无特异性,与支原体肺炎相似。起病慢,病程长,一般症状轻,常伴咽炎、喉炎及鼻窦炎。上呼吸道感染症状消退后,出现干啰音、湿啰音等支气管炎、肺炎表现。咳嗽症状可持续3周以上。

(三)辅助检查

1.胸部X线片表现

(1)沙眼衣原体肺炎:双肺广泛间质和肺泡浸润,过度充气征比较常见,偶见大叶实变。

(2)鹦鹉热衣原体肺炎:从肺门向周边,特别是向下肺野可见毛玻璃样阴影中间有点状影。

(3)肺炎衣原体肺炎:无特异性,多为单侧下叶浸润,表现为节段性肺炎,严重者呈广泛双侧肺炎。

2.血白细胞总数

一般正常,嗜酸性粒细胞增多。

3.衣原体抗体诊断标准

双份血清抗体滴度升高至原来的 5 倍或更多。

(四)治疗要点

1.对症治疗

对症治疗包括退热、氧疗、雾化、补液、镇静。

2.抗生素治疗

首选大环内酯类,疗程一般不少于 2 周,停药过早易于复发。

(1)阿奇霉素:10 mg/(kg·d),溶于 5% 的葡萄糖注射液中,静脉滴注。

(2)红霉素:20~30 mg/(kg·d),溶于 5% 的葡萄糖注射液中,静脉滴注。

(张 晶)

第八节 哮喘持续状态

哮喘发作时出现严重呼吸困难,合理应用拟交感神经药物和茶碱类药物仍不见缓解,病情进行性加重,称为哮喘持续状态,又称哮喘严重发作。由于哮喘持续状态时支气管呈严重阻塞,它是一种威胁生命的严重状态,一旦确定诊断,应积极进行治疗。

一、临床表现

哮喘急性发作或加重时突然出现气促、咳嗽、胸闷等症状,或进行性加重,常伴有呼吸窘迫、呼气流速下降。其发作可由数小时内接触致敏原等刺激物,呼吸道感染或治疗失败所致,病情加重可在数天、数小时内出现,亦可在数分钟内危及生命。在病情危重时患儿因喘息说话困难,语言不连贯,出大汗,呼吸频率为 25~30 次/分,心率大于 140 次/分,峰流速(PEFR)低于预计值的 60%,呼吸减弱,呼吸音甚至听不到,并出现发绀、烦躁、意识障碍甚至昏迷,为致命性哮喘发作。

二、危险因素及表现

1.病史

病史包括激素依赖的慢性哮喘;存在 ICU 抢救史或多次住院史;有机械通气史;既往 48 h 反复去过急诊室;有突然开始的严重的呼吸困难,治疗效果甚差;在严重发作时患儿、家属及医师均认识不足;不按医嘱服药;具有心理社会学问题,如精神抑郁;否认本身症状的严重性及脑水肿低氧惊厥。

2.体检

奇脉:正常人呼吸时,脉波大小多无变化,或只有轻度变化(低于 1.33 kPa),如脉波在呼气终了时变强,吸气时衰弱,差别明显增加,则称为奇脉,如差别为 2.67 kPa,多伴有严重肺气肿,气道阻塞,这是判断严重哮喘的一个可靠指标(除非患儿有心包收缩及填塞情况);还可有低血压、心动过速、呼吸加快、发绀、气短、昏睡、激动、出现三凹征、严重呼吸困难、呼吸音减弱。

三、实验室检查

1 峰流速(PEFR)及一秒钟用力呼气容积(FEV₁)的测定

此项检查特别有助于应用支气管舒张剂前后的对比,如重复给予 β_2 支气管舒张药后 PE-FR 或 FEV₁ 仍小于 40%预计值,意味患者已处于哮喘持续状态。

2. 血气测定

血气测定对肺泡通气情况的评估很有意义。如为正常 $PaCO_2$ 值,意味着呼吸肌疲劳即将出现,如 $PaCO_2$ 超过正常值,就必须小心监测。

3. 胸部 X 线检查

当患儿疑有感染或有急性哮喘并发症(气胸、纵隔气肿或肺不张)或疑有气道异物时可进行胸部 X 线检查(尽量在床边检查)。

4. 氨茶碱的血药浓度测定

平时应用氨茶碱的患儿需要进行血药浓度测定,以指导氨茶碱的进一步使用。

5. 血电解质的测定

血电解质的测定有助于补液。

四、治疗

严重哮喘一旦被确定即需要急诊治疗、住入重症监护病房,进行心脏监测。

1. 氧疗

为保证组织有充分的氧气,应保持供养,吸氧浓度以 40%为宜,流量相当于 6~8 L/min,应用氧气帐,因为氧气不会到达下气道,氧气对有些哮喘患儿有刺激而引起咳嗽或病情加重,且不宜观察病情。多数患儿经 30%~50%给氧后即可纠正低氧血症,但有的患儿给予充分氧疗后 PaO_2 仍处于 6.7~8.0 kPa(50~60 mmHg),应考虑可能其由大量分泌物、肺不张或肺炎所引起,此时除积极输氧外还要清除痰液,虽然多数哮喘患儿血氧过低甚至严重缺氧,但氧分压低于 8.0 kPa(60 mmHg)的情况不多见,由于 8.0 kPa 氧分压相当于动脉血氧饱和度的90%,故很少有哮喘患儿发绀或大脑功能受损,一旦出现发绀,意味着严重哮喘发作。在急性哮喘发作时,输氧量很少会使 $PaCO_2$ 升高(慢性肺心病的患儿除外),因此没有必要用特殊的面罩或装置输氧。

2. 镇静

缺氧及早期的呼吸性碱中毒可使哮喘患儿出现烦躁、不安、恐惧,有的甚至出现因刺激所致的持续性、痉挛性咳嗽,此时应考虑使用镇静药。应选择不抑制呼吸中枢的镇静药,如 5%的水合氯醛。禁用或少量慎用麻醉药或巴比妥酸盐类药物(地西泮等),若在气管插管下可不受限制。

3. 紧急的药物治疗

(1)吸入 β_2 受体激动剂:为首选,其对于急性重症哮喘患儿的治疗效果及安全性已无争议。β_2 受体激动剂的作用较为持久,且 β_2 受体激动剂所产生心血管不良反应较少,常用的有沙丁胺醇和特布他林。在第 1 h 内每 20 min 吸 1 次,1 h 内吸 3 次,以后可以酌情连续吸入,每 2~4 h 时可重复吸入 1 次,直至病情稳定。

(2)皮质激素:皮质激素和 β_2 受体激动剂联合作用是治疗严重哮喘的基础,皮质激素应用不足已被证明是哮喘致死的主要因素。皮质激素对哮喘的作用是抑制炎症细胞趋化效应和炎性反应,减少炎性和细胞因子的释放,降低黏膜上皮和微血管的通透性,减轻黏膜水肿,并通过腺苷酸环化酶增强 β_2 受体激动剂的效应,减轻支气管的痉挛作用。严重哮喘对皮质激素的反应迟缓,通常在 $4\sim6$ h 还见不到明显的效应,而轻中度患儿的反应约需 1 h,对严重哮喘发作应尽早使用皮质激素。可应用甲泼尼龙 $2\sim6$ mg/(kg·d),分 $2\sim3$ 次输注,或氢化可的松(对酒精过敏者禁用),或琥珀酸氢化可的松,通常静脉注射 $5\sim10$ mg/kg,必要时可加大剂量。一般静脉注射糖皮质激素 $1\sim7$ d,症状缓解后即停止静脉用药。若需持续使用糖皮质激素,可改为口服泼尼松 $1\sim2$ mg/(kg·d)(每日最大量为 40 mg),分 $2\sim3$ 次服,经 $3\sim4$ d 停用。短期使用皮质激素的不良反应很少,严重哮喘是一种危险情况,绝不要因担心不良反应而对皮质激素的应用有所犹豫。无甲泼尼龙时,可用地塞米松,每次 $0.25\sim0.75$ mg/kg,但效果不如前者。也可以雾化吸入布地奈德,每次 $0.5\sim1.0$ mg,2 次/天,可以与沙丁胺醇和异丙托溴铵一起吸入。

(3)抗胆碱药:抗胆碱药在体内与乙酰胆碱竞争结合 M 受体,主要通过抑制分布于气道平滑肌上的 M 受体,从而松弛平滑肌;可降低细胞内环鸟苷酸(cGMP)水平、提高环磷酸腺苷(cAMP)水平与 cGMP 水平的比值,抑制肥大细胞的介质释放,有一定支气管舒张作用,目前临床联合应用异丙托溴铵(溴化异丙托品)与 β_2 受体激动剂能增加疗效。对不大于 2 岁的患儿剂量为125 μg(0.5 mL);对大于 2 岁的患儿剂量为 250 μg(1 mL),每日 $3\sim4$ 次雾化吸入。

(4)氨茶碱:小儿慎用,氨茶碱是茶碱和乙烯二氨组成的一种复合物,因而易溶于水。氨茶碱具有较明显中枢性呼吸刺激作用,可加强呼吸肌收缩,在急性重症哮喘发作时,氨茶碱仍为有价值的药物。氨茶碱的支气管舒张效应与其血药浓度呈明显的相关,由于氨茶碱的有效剂量和中毒剂量相近,应用时需要进行血清氨茶碱浓度的测定。

在哮喘严重发作时,可给予负荷剂量的氨茶碱,年龄不同,病情不同,应用氨茶碱的量不同,在用负荷剂量后 $30\sim60$ min,有条件者可测量氨茶碱的血药浓度,如大于 20 μg/mL,则停止继续给维持量,如低于 10 μg/mL,可适当增加药量(增加 20% 的注射量)。之后可在给药 12 h、24 h 后取血,查血药浓度。

氨茶碱开始负荷剂量为 $5\sim6$ mg/kg,要求在 $20\sim30$ min 静脉滴入,之后小于 9 岁者的剂量为1.1 mg/(kg·h),大于 9 岁者的剂量为 0.7 mg/(kg·h),静脉给药,不要用负荷剂量,可每次 $3\sim4$ mg/kg,以后给 $0.7\sim1.1$ mg/(kg·h)。如不用维持静脉给药亦可用氨茶碱每次 $4\sim5$ mg/kg,每 6 h 重复静脉滴注 1 次,以 $20\sim30$ min 静脉滴入。2 岁以下因氨茶碱的清除率低,最好持续维持给药,其持续给药剂量:$2\sim6$ 个月,0.5 mg/(kg·h);$6\sim11$ 个月,0.7 mg/(kg·h)。

(5)硫酸镁:镁离子舒张支气管的机制未完全清楚,一般认为镁能调节多种酶的活性,能激活腺苷酸环化酶,使三磷腺苷生成环磷腺苷(cAMP),提高 cAMP 水平与 cGMP 水平的比值,使肥大细胞介质不易释放,能激活低下的肾上腺素能受体功能,并降低支气管平滑肌的紧张度,使支气管扩张而改变通气情况,故目前硫酸镁在哮喘急性发作中是较安全的治疗哮喘的药物,一般在静脉注射后 20 min 有明显支气管扩张作用,尤其是对极度烦躁患儿有一定镇静作用。儿童用量为每次 0.025 g/kg(25% 的硫酸镁每次0.1 mL/kg)加 20 mL 10% 的葡萄糖注射液,在 20 min 内静脉滴注,每日 $1\sim2$ 次。用以上剂量静脉注射比较安全,但注射时仍应注意患儿呼吸、血压的变化,少数患儿出现乏力、胸闷、呼吸减弱、呼吸困难情况,可静脉注射

10％的葡萄糖酸钙。

(6)注射用 β₂ 肾上腺素受体激动剂：对于能够使用雾化器或面罩的患儿，注射用药不但没有帮助，反而会增加毒性。因此，此种方法只用于呼吸严重受抑的患儿。皮下注射肾上腺素：在吸入 β₂ 受体激动剂、静脉滴注氨茶碱不能缓解症状时，或对于那些极度烦躁，无法吸入 β₂ 受体激动剂或在气道上存在广泛黏液栓塞，或有严重的支气管痉挛，以致吸入药物无法起到作用者，可每次皮下注射 1：1 000 肾上腺素 0.01 mL/kg，对儿童最大不超过0.3 mL。

静脉注射沙丁胺醇：小儿很少用。如雾化吸入沙丁胺醇及静脉滴注氨茶碱后病情未见好转，可以静脉注射沙丁胺醇，学龄儿童剂量为每次 5 μg/kg。如病情十分严重，亦可将沙丁胺醇 2 mg 加入 250 mL 10％的葡萄糖注射液中，静脉滴注，速度为 1 mL/min，即速率保持在 8 μg/min左右，静脉滴注 20～30 min，起效时间为 20～30 min，密切观察病情。若病情好转速度减慢，维持时间一般为 4～6 h，故 6～8 h 可重复用药。有时注射 β₂ 受体激动剂会引起心律不齐，因此要进行心电监护；静脉注射 β₂ 受体激动剂常引起严重低钾血症。当出现心律失常或肌肉无力情况时，应随时注意，对学龄前期小儿沙丁胺醇的剂量应减半。

异丙肾上腺素：在以上治疗措施无效时可静脉滴注异丙肾上腺素，最初以每分钟 0.1 μg/kg缓慢滴注(向 0.5 mg 异丙肾上腺素加入 100 mL 10％葡萄糖注射液，5 μg/mL)，在心电图及血气监护下可每 10～15 min 增加剂量，按 0.1 μg/(kg·min) 的速度增加直到 PaO_2 及通气功能改善，或心率达到 180～200 次/分时停用。有时可发生心律失常，如室性心动过速、室颤，故必须进行心电监护及血气监测才可应用，症状好转可维持用药 24 h。

4.维持体液及酸碱平衡

哮喘持续状态由于呼吸增加及摄入量不足常伴有轻度脱水，适当补充水分以维持血容量，使黏稠的黏液栓塞排出，但液体输入过多可能会引起肺水肿，严重急性哮喘存在明显胸内负压，较易在肺间质内蓄积液体，可进一步加重小气道阻塞。由于哮喘急性期抗利尿激素分泌，如果过多输液亦可出现低钠血症及水中毒。在临床上患者常因轻度脱水而需要补液，开始可给1/3张含钠液体，最初 2 h 内给 5～10 mL/kg，以后用 1/5～1/4 张含钠液维持，见尿后补钾，根据年龄及脱水程度，一般补液量为每天 50～120 mL/kg。对哮喘持续状态时的呼吸性酸中毒，应以改善通气来纠正；代谢性酸中毒常可用吸氧及补液来纠正；对明显的代谢性酸中毒可使用碳酸氢钠，稀释至等张液(碳酸氢钠为 1.4％)后滴注，未能纠正时可重复使用相同剂量 1 次。

5.抗心力衰竭治疗

低氧血症、高碳酸血症、酸中毒可导致肺动脉痉挛，然后肺动脉压力增大，发生充血性心力衰竭。同时双肺严重气肿，心舒张功能受限，体循环、肺循环瘀血，心力衰竭加重。抗心力衰竭的原则是吸氧、镇静、强心、利尿及减轻心脏前后负荷。

6.抗生素

有细菌感染指征，可给予抗生素。勿大量、长期使用抗生素。青霉素类药物可增加气道的敏感性。红霉素类药物对气道反应性的影响不大，但可减慢氨茶碱的代谢。脱水及肾上腺素治疗后，外周血白细胞可明显增多，应与感染区别。胸部 X 线片上，斑点状肺不张可与肺炎相混淆。

7.气管插管及机械通气

对以上治疗无反应的呼吸衰竭患儿，需用呼吸辅助通气治疗。机械呼吸的指征：①有持续严重的呼吸困难;②呼吸音降低到几乎听不到哮鸣音及呼吸音;③过度通气和呼吸肌疲劳而使胸廓运动受限;④出现意识障碍、烦躁或抑制甚至昏迷;⑤吸入 40％氧气后发绀毫不缓解;⑥$PaCO_2 \geqslant 8.6\ kPa(65\ mmHg)$。机械通气的目的是在尽量减少气压伤的基础上提供足够的氧气和维持通气直至其他治疗充分显效。

（张　晶）

第十九章 小儿消化系统疾病

第一节 消化性溃疡

消化性溃疡主要指胃、十二指肠黏膜及其深层组织被胃消化液所消化（自身消化）而造成的局限性组织丧失，主要指胃和十二指肠的溃疡。该病可发生于小儿任何年龄，以学龄儿童为主。消化性溃疡分原发性（特发性）溃疡和继发性（应激性）溃疡，根据部位分为胃溃疡、十二指肠溃疡、复合性溃疡（胃溃疡和十二指肠溃疡并存）。消化性溃疡的确切的发病机制未明。消化性溃疡的发生与黏膜损害因素增强，保护因素（胃黏膜屏障、黏液重碳酸盐屏障、血沉、前列腺素、细胞生长因子等）减弱以及幽门螺杆菌（helicobacter pylori，HP）感染有关。

十二指肠溃疡的发病以损害因素增强为主，而胃溃疡的发病则以保护因素减弱为主。

一、诊断要点

1.临床表现

（1）新生儿期：此期胃溃疡多于十二指肠溃疡，以急性应激性溃疡多见，通常见于早产儿，有窒息、缺氧史患儿，低血糖患儿，呼吸窘迫综合征患儿，严重中枢神经系统疾病患儿。消化性溃疡以突然上消化道出血及穿孔为主要特征，大多在出生 24～48 h 发生，起病急骤，呕血、便血、腹胀、休克，易被误诊，往往在手术或尸解时才被确诊。少数患儿表现为哭闹、拒奶、呕吐等非特异症状。

（2）1 个月至 3 岁：此年龄期仍以急性应激性溃疡为多，胃溃疡和十二指肠溃疡的发病率相同。应激性溃疡的临床表现危急，呕血、便血、穿孔可以是首发症状。原发性溃疡则多表现为食欲差，呕吐，进食后阵发性哭闹、腹胀不适，呕吐和吃奶差引起生长发育迟缓，也可表现呕血和黑便。

（3）3～6 岁：原发性溃疡逐渐增多，胃溃疡和十二指肠溃疡的发病率相近。临床表现多有腹痛，呈不规则间歇性，常位于脐周，与进食无明显关系，有时也表现为"心窝部疼痛"，进食后加重，部分患儿有夜间痛，清晨腹痛。进食后呕吐是另一种常见的临床表现。黑便、呕血可为主要症状。

（4）6 岁以上儿童：以原发性溃疡及十二指肠溃疡多见。临床症状渐渐与成人接近。腹痛为最常见的临床表现，大多呈间歇性，偶尔为持续性或周期性。腹痛部位多为剑突下，也可在脐周。多为隐痛，也可为剧烈烧灼感，与进食无关。有时进食后腹痛缓解，但数小时后又再度发作。还可出现嗳气、泛酸、便秘、消瘦。一些患儿无慢性腹痛，突然呕吐、有黑便、昏厥甚至休克。也有表现为慢性贫血伴粪便隐血呈阳性。

并发症：消化道出血、溃疡穿孔、幽门梗阻，以出血为多见。

2.确诊需要依靠 X 线检查和内镜检查

（1）胃镜检查：胃镜检查是诊断消化性溃疡最可靠的方法，具有确诊价值，不但诊断率高，达 95%，而且在确定溃疡的数目、形状、部位和分期情况下更为可靠。溃疡多呈圆形、椭圆形，少数呈线形、不规则形。十二指肠溃疡有时表现为一片充血黏膜上散在小白苔，形如霜斑，称霜斑样溃疡，在小儿中不少见。根据胃镜所见分三期：①活动期：溃疡基底部有白色或灰白色厚苔，边缘整齐，周围黏膜充血、水肿，有时易出血，黏膜向溃疡集中。霜斑样溃疡属于活动期。②愈合期：溃疡变浅，周围黏膜充血水肿消退，基底出现薄苔。③瘢痕期：溃疡基底部白苔消失，遗下红色瘢痕，之后红色瘢痕转为白色瘢痕，其四周黏膜呈辐射状，表示溃疡完全愈合，可遗留轻微凹陷。

(2)X 线检查：应用硫酸钡进行胃肠造影。壁龛或龛影是唯一确诊溃疡的 X 线直接征象。

一些征象如局部压痛、胃大弯痉挛切迹、幽门梗阻、十二指肠球部激惹、痉挛、畸形，能提示溃疡的存在，但不能作为确诊依据。X 线诊断小儿消化性溃疡的准确性大约为 60%。急性溃疡浅表，愈合快，更易误诊。

(3)HP 的检测：常规检测 HP，在胃窦距幽门 5 cm 内取胃黏膜组织，做细菌培养、组织切片染色等，或进行^{13}C-尿素呼气试验。

二、治疗

消化性溃疡的治疗应达到 4 个目的：缓解症状、促进愈合、预防复发、防止并发症。对所有无严重并发症的患儿应首先进行内科治疗，只有在内科治疗无效或发生大出血、穿孔、器质性幽门梗阻时，才考虑外科手术治疗。内科治疗包括药物治疗，消除有害的因素，减少精神刺激，注意休息。

(一)一般治疗

饮食方面以容易消化、刺激性小的食物为主；饮食有节制，定时、适量进餐；少吃冷饮、糖果、油炸食品，避免喝含碳酸盐饮料、浓茶、咖啡、刺激性食物。培养良好的生活习惯，有规律地生活，保证充足睡眠，避免过分疲劳和精神紧张。继发性溃疡患者应积极治疗原发病。

(二)药物治疗

消化性溃疡的药物治疗包括抑制胃酸分泌、强化黏膜防御能力、根治 HP 感染。

1.抑制胃酸治疗

抑制胃酸治疗是消除侵袭因素的主要途径。

(1)组胺 H_2 受体拮抗剂：常用的 H_2 受体拮抗剂为雷尼替丁，每天 3~5 mg/kg，每日 2 次或睡前一次，疗程为 4~8 周；西咪替丁，每日 10~15 mg/kg，每日 2 次，疗程为 4~8 周；法莫替丁，0.9 mg/kg，睡前一次，疗程为 2~4 周。一般来说，H_2 受体拮抗剂为相当安全的药物，严重的不良反应发生率很低。常见的不良反应有腹泻、头晕、嗜睡、疲劳、肌痛、便秘。少见的不良反应有泌乳，男性乳房发育(雷尼替丁几乎无此不良反应)，中性粒细胞减少，贫血，血小板减少，血清肌酐水平升高，大剂量静脉注射可引起血清转氨酶水平升高、心动缓、低血压、精神错乱。

(2)质子泵抑制剂：奥美拉唑，每日 0.6~0.8 mg/kg，清晨顿服，疗程为 2~4 周，溃疡绝大多数能愈合。

(3)中和胃酸的药物：氢氧化铝凝胶、铝碳酸镁等，起缓解症状和促进溃疡愈合的作用。

(4)胃泌素 G 受体阻止剂：丙谷胺，主要用于溃疡病后期，其他制酸药(尤其是质子泵抑制剂)停药后维持治疗时抗胃酸反跳，促进溃疡愈合，防止复发。抗胆碱能制剂很少应用。

2.强化黏膜防御能力

(1)硫糖铝:疗效相当于 H_2 受体拮抗剂,常用剂量为每日 10～25 mg/kg,分 4 次,疗程为 4～8 周,主要优点是安全,偶尔可引起便秘、恶心。该药分子中含铝,长期服用,尤其当肾衰竭时会导致铝中毒。

(2)铋剂类:胶态次枸橼酸铋钾、果胶酸铋钾、复方铝酸铋。剂量为每日 6～8 mg/kg,分 3 次,疗程为 4～6 周。次枸橼酸铋钾治疗消化性溃疡的疗效与 H_2 受体拮抗剂相似,主要优点在于能减少溃疡的复发率。这可能与其对 HP 有杀灭作用有关。它可导致神经系统的不可逆转损害、急性肾衰竭。应用于小儿时应谨慎,严格掌握剂量和用药时间。最好有血铋监测。

(3)柱状细胞稳定剂:麦滋林-S、替普瑞酮、吉法酯等。其主要作为溃疡病的辅助用药,尤其与抗胃酸分泌类药物联合使用,有促进溃疡愈合作用,也用于溃疡疾病恢复期维持治疗,以促进溃疡愈合及胃黏膜功能恢复,防止复发。

(4)其他:以表皮生长因子、生长抑素等治疗溃疡已在临床研究中。

3.抗 HP 治疗

临床常用的药物:次枸橼酸铋钾每日 6～8 mg/kg,阿莫西林每日 50 mg/kg,甲硝唑每日 25～30 mg/kg,替硝唑每日 10 mg/kg,呋喃唑酮每日 5～10 mg/kg,克拉霉素每日 10～15 mg/kg。治疗方案:一类是以铋剂与两种抗生素(阿莫西林、甲硝唑、替硝唑、呋喃唑酮中的两种)联合,一类为质子泵抑制剂联合两种抗生素(克拉霉素、阿莫西林、甲硝唑或替硝唑中的两种),使用1～2 周,组成"三联"方案。

(三)治疗实施

初期治疗:H_2 受体拮抗剂或奥美拉唑作为首选药物,硫糖铝也可作为第一线治疗药物。对 HP 阳性患儿应同时进行抗 HP 治疗。

维持治疗:停用抗酸药物后可用柱状细胞稳定剂、丙谷胺维持治疗。患儿多次复发、症状持久不缓解,伴有并发症,合并危险因素(如胃酸高分泌),持续服 NSAID 或 HP 感染等,可给予 H_2 受体拮抗剂或奥美拉唑维持治疗。

(四)手术治疗

消化性溃疡手术是切除大部分胃液分泌的部位,切断迷走神经以防止胃酸产生。手术指征:①溃疡病合并大出血、急性穿孔和器质性幽门梗阻;②顽固性溃疡,经积极内科治疗不愈;③术后复发性溃疡;④怀疑为恶性溃疡。

(张　晶)

第二节　胃食管反流病

胃食管反流(gastroesophageal reflux,GER)是指胃内容物包括从十二指肠流入胃的胆盐和胰酶反流入食管,分生理性和病理性两种。病理性反流伴临床症状称胃食管反流病。病理性胃食管反流是由下食管括约肌的功能障碍、食管廓清能力降低、食管黏膜的屏障功能破坏及胃、十二指肠功能失常所引起。

一、诊断要点

(一)临床表现

1. 食管内症状

(1)呕吐:是小婴儿 GER 的主要临床表现。除一般性溢乳外,还有进行性喷射性呕吐。呕吐物多为乳汁和乳块,亦可为黄色或草绿色胃内容物,说明伴有十二指肠胃食管反流。部分呕吐物为血性或伴咖啡样物,反映并发食管炎所致出血。

(2)反胃:是年长儿 GER 的主要症状。空腹时反胃为酸性胃液反流,称为反酸。但也可有胆汁、胰液溢出。发生于睡眠时的反胃常不被患儿察觉,醒来可见枕上遗有胃液或胆汁痕迹。

(3)胃灼热:是年长儿的最常见症状,多为上腹部或胸骨后的一种温热感或烧灼感,典型情况下,多出现于饭后 1～2 h。

(4)胸痛:也见于年长儿,疼痛位于胸骨后、剑突下或上腹部,常放射到胸、背、肩、颈、下颌、耳和上肢,向左臂放射较多,少数患者有手和上肢的麻木感。

(5)吞咽困难:由炎症刺激引起食管痉挛所致。无语言表达能力的婴儿则表现为喂食困难,患儿有较强的进食欲望及饥饿感,但吃一口后即表现出烦躁、拒食。

2. 食管外症状

(1)呼吸系统的症状:反复呼吸道感染、慢性咳嗽、吸入性肺炎、哮喘、窒息,早产儿呼吸暂停、喉喘鸣等呼吸系统疾病。

(2)咽喉部症状:咽部异物感、咽痛、咳嗽、发音困难、声音嘶哑、喉喘鸣、喉炎等症状。

(3)口腔症状:反复口腔溃疡、龋齿、多涎,为反流物刺激损伤口腔黏膜所致。

(4)全身症状:贫血、营养不良多见。少见症状:①婴儿哭吵综合征:指婴儿病理性 GER 伴神经精神症状,表现为应激性提高,进食时哭吵,烦躁不安;②桑迪弗综合征:是指病理性 GER 患儿类似斜颈的一种特殊的"公鸡样"的姿态,同时伴有 GER、杵状指、蛋白丢失性肠病及贫血貌。

(二)实验室和其他检查

(1)24 h 食管动态 pH 值监测:为首选诊断方法。它不仅可以发现反流,还可以区分生理性还是病理性。食管 pH 下降到 4 以下持续 15 s 以上定义为一次反流。Biox-Ochia 评分>11.6 考虑为病理性胃食管反流。

(2)食管钡餐造影:X 线分级对判断 GER 的程度有一定帮助。①0 级:无内容物反流入食管下端;②Ⅰ级:少量胃内容物反流至食管下端;③Ⅱ级:反流至食管,相当于主动脉弓平面;④Ⅲ级:反流至颈部食管;⑤Ⅳ级:频繁反流至咽部,且伴有食管运动障碍;⑥Ⅴ级:反流合并吸入气管或肺。Ⅰ～Ⅲ级为轻度,Ⅳ、Ⅴ级为重度。5 min 内有 3 次反流即可确立有 GER 存在。

(3)食管动力功能检查:下食管括约肌压力低下,腹段括约肌或总长度短于正常儿者常伴有 GER,但压力正常并不能排除 GER。

(4)食管内镜检查及黏膜活检:通过内镜及活组织检查可确定是否有食管炎的病理改变,并能确定其程度,但不能反映反流的严重程度。

(5)胃-食管核素闪烁扫描:可诊断有无 GER,并能观察食管功能。同时了解胃排空、食管清除等作用,当肺内出现标记的 ^{99m}Tc,即可证实呼吸道症状与 GER 有关。

以上各种方法均存在一定的假阳性、假阴性。目前推荐联合应用两种测定方法,保证诊断的准确性。以食管吞钡造影配合食管动力检查与 24 h 食道 pH 动态监测最为常用。

二、治疗

凡诊断为病理性 GER 的患儿,需要及时进行治疗。

GER 治疗的目的:缓解症状,治愈食管炎症、溃疡,预防复发,防治并发症。主要通过增加抗反流机制及消除反流物的作用进行治疗。

1.一般治疗

一般治疗包括体位治疗和饮食治疗。

(1)体位治疗:新生儿、婴幼儿的体位以前倾俯卧 30°最佳,但此体位可能增加婴儿猝死的危险,应慎重。年长儿取右侧卧位,抬高 15～20 cm,以利于胃排空、减少反流。

(2)饮食和喂养方式:新生儿宜少食多餐,以减少胃容量。对婴儿以稠奶(配方奶加米糊以增厚)喂养。年长儿少食多餐,以高蛋白、低脂饮食为主。

2.药物治疗

根据 GER 的发病机制,药物治疗目的为增加食管下端括约肌压力,抑制胃酸分泌,促进食管蠕动及胃排空。

(1)促胃肠动力剂:多潘立酮系多巴胺 D_2 受体拮抗剂,使胃肠道上部的蠕动和张力恢复正常,促进胃排空,增加胃窦和十二指肠运动,协调幽门收缩,增加食管蠕动和食管下端括约肌的张力。剂量:每次 0.3 mg/kg,每天 3～4 次。

西沙必利为 5 -羟色胺受体激动剂,刺激肠肌间神经丛的乙酰胆碱释放,加强并协调全胃肠运动;增加食管下端括约肌压力,缩短食管酸暴露时间,减少 GER 参数。不良反应为短暂的腹痛、肠鸣、稀便,有报道称其可致心电图 Q-T 延长,应用时应注意心电图的监测。剂量:新生儿每次 0.1 mg/kg,婴幼儿每次 0.15～0.2 mg/kg,儿童每次 0.3 mg/kg,每天 3～4 次,最大剂量为每次 5 mg。

(2)止酸药:抑制胃酸分泌的药物主要包括组胺 H_2 受体拮抗剂、质子泵抑制剂。可选用西咪替丁,每天 10～15 mg/kg,分 4 次使用;雷尼替丁,每天 3～5 mg/kg,每天 2 次;质子泵抑制剂:奥美拉唑(洛赛克),每天 0.7 mg/kg,一天 1 次。

3.手术治疗

绝大多数 GER 患儿经一般疗法和药物治疗后能痊愈,如有下列情况可考虑手术治疗。

(1)内科治疗 6～8 周和严格的药物治疗无效,有严重的并发症(消化道出血、营养不良、生长迟缓)。

(2)患儿有严重的食管炎或缩窄形成或有裂孔疝。

(3)有呼吸道并发症,如呼吸道梗阻、反复吸入性肺炎或窒息、伴支气管肺发育不良。手术应严格掌握适应证。目前多采用 Nissen 胃底折叠术加胃固定术来抗反流。

(张　晶)

第三节 儿童胃炎

胃炎(gastritis)是指物理性、化学性或生物性有害因子引起的胃黏膜或胃壁炎性病变。

一、症状与体征

小儿慢性腹痛临床较为常见,慢性胃炎约占慢性腹痛的 1/3。反复发作、无规律的腹痛是多数患儿的临床主诉,年龄越小,症状越不典型,单凭临床症状诊断较为困难,要注意详细询问病史,确诊主要依靠内镜检查及病理组织活检。必要时可通过血液学、B 超、腹部立位 X 线片、消化道造影、24 h 食管 pH 监测等,排除肝、胆、胰腺疾病,消化性溃疡,反流性食管炎,特别应注意早期鉴别胃炎与过敏性紫癜、肠套叠、胃穿孔或阑尾炎。幼儿腹痛可仅表现不安和正常进食行为改变。通常在进食后疼痛加重,疼痛部位多不确切,多在脐周。年长儿的症状似成人,常诉上腹痛,其他症状包括恶心、呕吐、腹胀、反酸、嗳气、早饱、呃逆等,胃黏膜糜烂出血者可有呕血、黑便。无特异性体征,部分患儿有脐上或脐周压痛。

急性胃炎起病较急,症状轻重不一,多表现为畏食、恶心、呕吐,腹部不适、疼痛,严重者可出现呕血、黑便,可出现于胃黏膜糜烂或剧烈、反复呕吐致食管胃底黏膜损伤等情况,可由严重疾病应激状态诱发或由误服腐蚀性食物所致。

二、辅助检查

1. 胃镜检查

胃镜检查是胃炎的确诊手段。可直接观察胃黏膜形态的改变,并可于病变部位取组织以进行病理学检查。2002 年 6 月广州第 4 届全国小儿消化系统疾病学术会议通过的小儿慢性胃炎胃镜诊断标准如下。

(1)黏膜斑:黏液增多,牢固地附着于黏膜,以水冲后,黏膜表面发红或糜烂剥脱。

(2)充血:与邻区比较,黏膜明显呈斑块状或弥漫性变红。

(3)水肿:黏膜肿胀、稍苍白、反光强,胃小凹明显,黏膜脆弱,容易出血。

(4)微小结节形成:又称胃窦小结节或淋巴细胞样小结节增生,胃壁平坦时,与周围黏膜比较,增生处胃黏膜呈微细或粗颗粒状或结节状。

(5)糜烂:局限或大片发生,伴新鲜或陈旧出血点,当糜烂位于黏膜层时称平坦型糜烂,高于黏膜层时称隆起型糜烂,隆起呈小丘疹状或疣状,顶部有脐样凹陷。

(6)花斑:红白相间,以红为主。

(7)出血斑点:胃黏膜出现散在小点状或小片状新鲜或陈旧出血。

符合以上(1)~(5)项中任何一项即可诊断;符合(6)、(7)项,应结合病理诊断。

2. HP 检测

HP 感染是小儿慢性胃炎的主要病因,临床应常规做 HP 检测。HP 感染的检测方法包括侵入性和非侵入性两方面。侵入性方法即通过胃镜取胃黏膜活检组织进行快速尿素酶试验、组织切片染色镜检、胃黏膜细菌培养及 PCR 检查法。细菌培养操作难度大、费用高。尿素酶试验快速、简便、实用,敏感性及特异性超过 90%。

非侵入性检查包括[13]C 尿素呼气试验、粪便 HP 抗原检测、血清及分泌物(唾液和尿液等)HP 抗体检测等,[13]C 尿素呼气试验的敏感性超过 95%。HP 抗原检测是新的非侵入性诊断方法,敏感性和特异性与^{13}C 尿素呼气试验相仿,但易受多种因素(尤其是药物)的影响。

符合下述 3 项之一者可判断为 HP 现症感染:①胃黏膜组织快速尿素酶试验、组织切片染色或培养中任意一项呈阳性;②^{13}C 尿素呼气试验呈阳性;③HP 抗原检测检测(经过临床验证的单克隆抗体法)呈阳性。血清 HP 抗体的检测呈阳性提示曾经感染,从未治疗者可视为现症感染。

3. 其他

胃酸、促胃液素、维生素 B_{12} 和相关自身抗体(抗壁细胞抗体和抗内因子抗体)等的检测可能有助于萎缩性胃炎的诊断。

三、分类及诊断

胃炎分为急性胃炎、慢性胃炎和特殊类型胃炎。急性胃炎患儿经治疗后多数能在短期内恢复正常。慢性胃炎的发病率在各种胃病中占首位,且随年龄增长发病率升高,慢性胃炎分为非萎缩性(浅表性)胃炎和萎缩性胃炎,根据慢性炎症病变部位又分为胃窦胃炎、胃体胃炎和全胃炎。

儿童慢性胃炎中非萎缩性(浅表性)胃炎最常见,占 90%～95%,萎缩性胃炎极少,病因未完全明确。特殊类型胃炎有嗜酸细胞性胃炎、淋巴细胞性胃炎、非感染性肉芽肿性胃炎等,在儿童中罕见。

确诊慢性胃炎必须依靠胃镜及病理学检查。已证实 HP 感染是慢性胃炎的主要病因,HP的检测有助于诊治。

四、治疗

无症状者无须治疗。对 HP 相关性胃炎进行 HP 根除治疗;对未能检出 HP 的慢性胃炎,应分析其病因,如由非甾体抗炎药引起,应立即停服并用抗酸药或胃黏膜保护剂来治疗;如由胆汁反流引起,对胆汁反流者应用促动力药和/或有结合胆酸作用的胃黏膜保护剂(如铝碳酸镁制剂),其可增强胃黏膜屏障功能并结合胆酸,从而减轻或消除胆汁反流所致的胃黏膜损害;如有胃动力学的改变,可服多潘立酮等对症治疗。常用药物如下。

1. 抑制胃酸分泌药物

(1)H_2 受体拮抗剂:用于腹痛明显及有上消化道出血者,治疗周期为 2 周,不作为常规用药。例如,西咪替丁 10～15 mg/(kg·d),分 2 次口服或每晚睡前 1 次口服,雷尼替丁4～6 mg/(kg·d),分 2 次口服或每晚睡前 1 次口服。

(2)质子泵抑制剂:如奥美拉唑 0.6～0.8 mg/(kg·d),晨服。

2. 胃黏膜保护剂

(1)胶体枸橼酸铋,剂量为 6～8 mg/(kg·d),分 2 次空腹服用。

(2)硫糖铝:10～25 mg/(kg·d),分 3 次口服,周期为 4～8 周,肾功能不全者慎用。

(3)复方谷氨酰胺颗粒:有抗炎及促进组织修复作用,每次 30～40 mg/kg,餐后服用。

3. 胃肠动力药

以腹上区饱胀、恶心或呕吐等为主要症状者可以应用促动力药物。多潘立酮0.2～0.3 mg/kg,每天 3～4 次,餐前 15～30 min 服用。

4. 抗 HP 治疗

根除 HP 可减轻消化不良症状,改善胃黏膜组织学、预防消化性溃疡,可能降低成人阶段胃癌发生的危险性,特别适用于伴有胃黏膜糜烂、萎缩及肠化生、异型增生者,有消化不良症状者,有胃癌家族史者。

(李　彪)

第四节　儿童便秘

便秘是常见的儿童排便功能障碍综合征之一,临床表现为排便次数减少,排便时间延长,粪便粗大、干结,排便困难或费力,有时伴有大便失禁。引起儿童便秘的因素包括器质性因素和功能性因素。根据便秘的病因采取个体化综合治疗是治疗儿童便秘的关键。

一、器质性便秘

器质性便秘是指由各种器质性因素导致,临床上可找到明确病因的便秘,包括以下因素。

1.肛门直肠畸形

肛门直肠畸形如肛门狭窄、肛门前移位、骨盆腔肿瘤(骶部畸胎瘤)、直肠重复畸形等。

2.肠神经节细胞发育异常

肠神经节细胞发育异常如先天性巨结肠、肠神经元发育不良症。先天性巨结肠是由于直肠或结肠远端的肠管持续痉挛,粪便淤滞在近端结肠,使该肠管肥厚、扩张,其基该病理变化是痉挛段肠管、肠壁肌间和黏膜下神经丛缺乏神经节细胞。临床表现为胎便排出延迟、顽固性便秘、腹胀、呕吐、发育不良。直肠指检显示直肠壶腹部空虚,拔指可排出恶臭气体和大便。钡灌肠造影可显示典型的痉挛段、移行段和扩张段。

3.全身性、系统性疾病

全身性、系统性疾病如甲状腺功能减退症、糖尿病、胶原病、硬皮病、肾小管性酸中毒、牛奶蛋白过敏、中枢神经系统病变。

4.药物因素

药物因素包括抗组胺药、苯巴比妥、硫糖铝、制酸剂、抗胆碱能类、抗抑郁药、拟交感神经药等。

二、功能性便秘

对于那些排除器质性疾病的便秘应考虑为功能性便秘。

儿童便秘90%属于功能性便秘(functional constipation,FC)的范畴,FC为儿童胃肠门诊常见的病症。目前国际上对儿童FC的诊断主要按照2006年修订的罗马Ⅲ诊断标准,包括新生儿/婴幼儿和儿童/青少年FC的诊断标准。

1.新生儿/婴幼儿FC的罗马Ⅲ诊断标准

(1)每周排便2次或少于2次。

(2)在自己能控制排便后每周至少有1次大便失禁。

(3)有大便潴留病史。

(4)有排便疼痛和费力史。

(5)肠内存在大量粪便团块。

(6)巨大的粪便足以阻塞马桶。

新生儿至 4 岁幼儿,至少出现以上 2 条症状,达 1 个月,即可诊断。伴发症状包括易激惹、食欲下降和/或早饱。随着大量粪便排出,伴随症状可很快消失。

2.儿童/青少年 FC 的罗马Ⅲ诊断标准

(1)每周排便不多于 2 次。

(2)每周至少有 1 次大便失禁。

(3)有大量粪便潴留或有与粪便潴留有关姿势。

(4)有排便疼痛或困难病史。

(5)直肠内存在大粪块。

(6)巨大的粪便足以阻塞马桶。

年龄至少为 4 岁的儿童,必须满足以上 2 条或更多表现,而且不符合肠易激综合征的诊断标准,确诊前至少 2 个月满足上述标准,并且每周发作至少 1 次。

三、儿童便秘的鉴别诊断

儿童便秘的诊断首先应明确是否为器质性便秘。器质性便秘可找到明确的病因。排除器质性便秘即考虑 FC。临床上应详细询问病史,有针对性地进行辅助检查。

1.病史

病史包括便秘发生和持续的时间、便秘的特点和伴随症状。患儿为新生儿,要询问家长胎便排出时间,详细询问喂养史,包括喂养方式,饮食成分是否均衡,食物中纤维素含量是否合适,食物摄入量是否充足,了解是否服用特殊药物(如抗抑郁药、抗组胺药)。

注意有无全身各大脏器疾病史,如结缔组织疾病、神经系统疾病、内分泌代谢性疾病。

2.体格检查

注意有无腹胀,左下腹是否触及粪块。肛门指诊有无触到粗而坚硬的粪块,同时估计在静息和用力排便时肛管张力的变化。肛门有无裂隙、狭窄或肿物压迫,有无痔疮和直肠脱出。注意检查内裤或尿垫有无污便。同时应注意有无可引起便秘的全身性疾病的体征。

3.辅助检查

辅助检查也是鉴别诊断便秘的主要手段,具体项目包括以下几个方面。

(1)腹部 X 线检查:了解肠管胀气及结肠内粪便潴留情况。

(2)腰骶椎 X 线检查:了解有无脊柱裂和椎体畸形。

(3)X 线钡剂造影:包括钡餐和钡灌肠检查,前者了解胃肠道运动功能及有无梗阻性疾病;后者可了解结肠器质性病变情况。

(4)内镜检查:可直接了解结肠、直肠的结构改变,观察有无炎症、痉挛梗阻或肿瘤等。

(5)直肠肛管测压:了解肛门直肠动力及感觉功能,先天性巨结肠提示肛门直肠抑制反射消失。

(6)直肠黏膜活检和直肠肌层活检:了解直肠神经节细胞有无减少或缺乏。

(7)血甲状腺功能检查:排除甲状腺功能低下。

四、儿童便秘的治疗

近年来,胃肠专家公认的儿童便秘的规范化治疗策略包括诊断评估、教育、清除嵌塞、维持治疗、长期随访和外科手术。

1.诊断评估

儿童便秘多为FC,经过详细的病史采集和彻底体格检查,即可开始个体化综合治疗,对少数提示有器质性病因及初治无效的顽固性慢性便秘患儿,应进行专科检查,明确病因,进行对因治疗。

2.教育

教育的目的是帮助患儿减轻焦虑、增强信心、配合治疗。教育的内容包括便秘的病理生理机制和长期治疗的目的、措施和必要性。

3.清除嵌塞

长期持续顽固性便秘患儿存在直肠粪便嵌塞,清除嵌塞是维持治疗效果的关键。直肠栓剂、灌肠和口服乳果糖、聚乙二醇均显示临床疗效。

4.维持治疗

一旦清除嵌塞完成,治疗的目标就是采用各种措施以维持疗效,主要内容如下。

(1)行为治疗:进行定时排便的训练。①应指导幼儿患者家长在适当的时间、采用适当方法帮婴幼儿建立健康的排便习惯。如使用色彩鲜艳、外观吸引儿童的坐便器,每天1次,逐渐形成习惯,并可采用奖励以促进效果。②指导较大儿童在适当的时间(一般在晚餐后),选用适当的坐便器,采取适当的排便姿势,放松腿和脚,双膝稍高于臀部,深呼吸,屏气的同时向下用力,反复训练,直至正常如厕。③对有盆底肌协调障碍的便秘患儿,进行生物反馈治疗。

(2)饮食治疗:包括提供适于患儿年龄段的均衡饮食、适量的水分摄入以及适量饮食纤维素,即(年龄＋5)g/d。部分婴儿便秘与牛奶蛋白过敏相关,哺乳的母亲应避免食用牛奶,对人工喂养儿用水解蛋白配方奶。

(3)药物治疗:在没有形成规律排便前,相当长时期内应辅以缓泻药物以维持疗效。目前,国内外多推荐口服渗透泻剂(如乳果糖和聚乙二醇),通过增加结肠的渗透负荷,增加粪便量,促进排便。水、生理盐水和矿物油均可用于灌肠。

(4)体育运动:对于学龄期及更年长的患儿,适当增加运动能增强疗效。

(5)手术治疗:存在结直肠解剖异常的便秘患儿在明确病因后需要手术治疗。

(李 彪)

第五节 小儿腹泻

小儿腹泻病是一组由多病原、多因素引起的以大便次数增多和大便性状改变为特点的儿科常见病,6个月至2岁婴幼儿的发病率高。临床上分为感染性(病毒、细菌、寄生虫等感染)和非感染性(饮食性、过敏性、症状性小儿腹泻与其他腹泻病)。以腹泻、呕吐为主要表现,严重者可引起脱水、酸中毒及电解质紊乱。

一、诊断

(一)轻型腹泻

多数轻型腹泻是由饮食不当或肠道外感染引起,少数可因致病性大肠埃希菌或肠道病毒感染所致。

(1)临床症状较轻,腹泻次数多少于每天10次,大便为黄色或黄绿色,偶有呕吐。

(2)患儿的精神状态较好,无明显脱水及电解质紊乱症状。

(3)大便镜检仅有少量白细胞及脂肪球。

(4)常伴发肠道外感染的病灶。

(二)重型腹泻

重型腹泻为致病性大肠埃希菌或病毒感染引起,或由轻型转为重型。

1.腹泻

一般每天腹泻20次,大便呈水样或蛋花汤样,为黄色或绿色,含水较多,呕吐较频繁,每天可超过10次。

2.全身中毒症状

患儿烦躁、精神萎靡、意识朦胧甚至昏迷。

3.脱水及电解质紊乱

脱水及电解质紊乱由腹泻与呕吐导致液体丢失及摄入不足而引起。

(1)脱水:按血清中钠离子浓度分为等渗性脱水、低渗性脱水、高渗性脱水。临床上以等渗性脱水多见,低渗性脱水见于营养不良伴腹泻患儿,高渗性脱水见于高热伴急剧大量腹泻患儿。按脱水程度分为轻度、中度、重度。

(2)低钾血症:精神萎靡,肌张力低下,心音低钝,腹胀,肠鸣音减少或消失,膝反射迟钝或消失。心电图显示T波低平、倒置,出现U波,Q-T间期延长,ST段下移。低钾血症多见于营养不良儿的慢性腹泻或急性腹泻脱水纠正后。

(3)代谢性酸中毒:轻度仅呼吸加快、恶心、呕吐,口唇呈樱桃红色;重症萎靡、嗜睡、昏迷,当pH<7.20时,心率减慢,可发生低血压、心力衰竭。

(三)各型腹泻临床特点

1.轮状病毒性肠炎

(1)该病多发生于秋、冬季节,多见于6个月至2岁小儿。

(2)病初常伴发热等呼吸道症状,多出现等渗性脱水。

(3)大便呈蛋花汤样,无腥臭味,有少量黏液,镜检有少量白细胞。

(4)病程为3~8 d,抗生素治疗无效。

2.致病性大肠埃希菌性肠炎

(1)该病多发生于5~8月。

(2)起病较缓,轻者无全身症状,重者有发热、脱水及电解质紊乱。

(3)大便呈蛋花汤样,有腥臭味,伴黏液。

(4)镜检有少量白细胞。

3.侵袭性大肠埃希菌性肠炎

(1)该病多发生于5~8月,潜伏期为1~2 d。

(2)起病急,腹泻频繁,常伴呕吐、高热、腹痛和里急后重。严重者出现中毒症状或休克。

(3)大便呈胶冻状,有脓血。

4.金黄色葡萄球菌性肠炎

(1)起病急,中毒症状重,多发生于大量应用广谱抗生素后。

(2)有脱水和电解质紊乱,易并发循环衰竭。

(3)大便呈墨绿色,似海水样,每日腹泻10~20次。

(4)镜检见大量脓细胞和革兰氏阳性菌。

5.真菌性肠炎

(1)多见于营养不良或长期应用广谱抗生素后。

(2)常伴鹅口疮。

(3)大便为黄色,泡沫多,呈豆腐渣样。

(4)镜检见真菌孢子及菌丝。

(四)腹泻病程分类

1.急性腹泻

病程在2周之内。

2.迁延性腹泻

持续腹泻,病程为2周至2个月。

3.慢性腹泻

持续腹泻,病程为2个月以上。

二、治疗

(一)饮食疗法

轻型腹泻患儿可继续采用平日饮食。鼓励患儿进食、进水,呕吐、腹泻严重者禁食(6~8 h)。脱水基本纠正,呕吐、腹泻好转后逐渐恢复饮食。对疑有双糖酶缺乏者,给不含乳糖的食物。

(二)控制感染

(1)对侵袭性大肠埃希菌、空肠弯曲菌、耶尔森菌、鼠伤寒杆菌等,用氨苄西林、庆大霉素、吡哌酸、呋喃唑酮等。

(2)对病毒性肠炎和非侵袭性细菌所致的腹泻,以饮食和支持疗法为主,不宜长期滥用抗生素,以免发生菌群失调。

(3)对金黄色葡萄球菌肠炎用万古霉素、苯唑西林。

(4)对假膜性肠炎用万古霉素和甲硝唑,对真菌性肠炎用制霉菌素或克霉唑。

(三)对症治疗

1.止泻

止泻可应用思密达、鞣酸蛋白。

2.腹胀

腹泻时肠道细菌分解糖而产气,可从肛管排气;若为缺钾引起的,可纠正低钾血症;重症感染时有肠道微循环障碍,可用酚妥拉明、间羟胺。

3.呕吐

呕吐轻者可随病情好转而自愈,重者可口服吗丁啉等。

(四)微生态制剂

微生态制剂可以补充肠道正常菌群,恢复微生态平衡,提高肠道抗病原微生物的能力,有利于腹泻的恢复,包括金双歧、妈咪爱、乳酶生、促菌生等。

(五)液体疗法

1.口服补液

WHO 推荐的口服补液配方:NaCl 3.5 g,KCl 1.9 g,NaHCO$_3$ 2.5 g,葡萄糖 20 g,加水至 1 000 mL。适用于腹泻时预防脱水及轻度、中度脱水。轻度脱水:50 mL/kg,4 h 内服完;中度脱水:100 mL/kg,6 h 以内服完。对小于 2 岁的患儿每 1～2 min 喂 1 小勺,大于 2 岁的患儿每次10～20 mL,频繁口服。口服补液溶液为 2/3 张含钠液,在预防脱水和维持输液及治疗病毒性肠炎时,为防止高钠血症的发生,须适当补充水分。

2.静脉补液

静脉补液适用于中度以上脱水、吐泻重或腹胀的患儿。

(1)第 1 d 补液量=累积损失量+生理需要量+继续损失量

累积损失量:轻度脱水,50 mL/kg,中度脱水,50～100 mL/kg,重度脱水,100～120 mL/kg。液体种类:等渗性脱水用 1/3～1/2 张含钠液;低渗性脱水用 2/3 张含钠液;高渗性脱水用 1/5～1/3 张含钠液。

继续损失量:选用 1/5～1/3 张含钠液。

生理需要量:60～80 mL/kg,补 1/3 张维持液。

(2)补液速度

扩容阶段:适用于各种性质的脱水伴有周围循环障碍患儿。2:1 等张含钠液 20 mL/kg,30～60 min 静脉推注或快速滴注。

纠正脱水:补足累积损失量,如无明显周围循环障碍不必扩容,直接从本阶段开始补液,8～10 mL/(kg·h),8～12 h 滴完。

维持补液:补继续损失量和生理需要量,5 mL/(kg·h),12～16 h 滴完,用 1/3～1/2 张含钠液体。

(3)纠正离子紊乱:补钾原则为见尿补钾,不能静脉直推,浓度<0.3%,补钾速度不能过快,每日静脉输液时间不少于 6 h。静脉补钾需维持 4～6 d。轻度低钾血症:氯化钾 200～300 mg/(kg·d),口服。重度低钾血症:氯化钾 300～400 mg/(kg·d),静脉注射。

(4)纠正酸中毒:提高二氧化碳结合力(carbondioxide combining power,CO$_2$-CP)5 mmol/L,需要 5%NaHCO$_3$5 mL/kg。临床常用以下公式计算 5%NaHCO$_3$ 的所需量:5% NaHCO$_3$=ABE×体重/2,其中,ABE 为实际碱剩余,先补 1/2 量,复查血气后再补。

(5)补钙:在脱水纠正后易发生低钙抽搐。10% 的葡萄糖酸钙 1～2 mL/kg,1 次用量<10 mL,监测心率,防止外渗。

(6)补镁:补钙抽搐不见缓解,须补镁。

(7)第 2 d:补生理需要量和继续损失量,继续补钾。生理需要量为 60～80 mL/(kg·d),对于异常损失量,丢多少补多少,用 1/3～1/2 张含钠液。这两部分液体于 12～24 h 输入。

3.营养不良

患儿腹泻,须补维生素 A、B 族维生素、维生素 C、维生素 D,少量输血。注意纠正离子紊乱和酸碱平衡。

(李　彪)

第二十章 小儿血液系统疾病

第一节 缺铁性贫血

营养性缺铁性贫血(iron deficiency anemia,IDA)指由多种原因所致体内铁的缺乏,是儿童贫血中的最常见疾病。表现为小细胞低色素性贫血,骨髓增生活跃,铁代谢检查显示机体铁缺乏,铁剂治疗有效。

一、病因及发病机制

先天储铁不足、铁摄入量不足、生长发育过快、铁的吸收障碍和铁丢失过多都是铁缺乏的原因。铁是合成血红蛋白的原料,缺铁时血红素生成不足,进而血红蛋白合成减少,导致新生的红细胞内血红蛋白含量不足,细胞质减少,细胞变小;而缺铁对细胞的分裂增殖影响较小,故红细胞数量的减少程度不如血红蛋白的减少程度,因而形成小细胞低色素性贫血。缺铁可影响肌红蛋白合成,并使多种含铁酶的活性降低,从而造成细胞功能紊乱,产生一些非造血系统的临床表现。

二、诊断

1. 临床表现

6个月至2岁多发,起病缓慢,贫血症状的轻重与贫血发生或进展的速度及贫血的程度有关。表现为皮肤黏膜逐渐苍白,易疲乏无力,年长儿可诉头晕、眼前发黑、耳鸣等,可有轻度肝、脾大。亦可出现非造血系统症状,如烦躁不安或萎靡不振、精神不集中、记忆力减退、食欲缺乏、异食癖、呕吐、腹泻、乳头萎缩,明显贫血时心率加快,心脏扩大,甚至发生心力衰竭。细胞免疫功能低下,常合并感染。上皮组织异常而出现反甲。

2. 辅助检查

(1)血常规:呈小细胞低色素性贫血,红细胞中心苍白区扩大,红细胞平均容积(MCV)<80 fL,红细胞平均血红蛋白(MCH)<27 pg,红细胞平均血红蛋白浓度(MCHC)<310 g/L。

(2)骨髓象:红细胞系统增生活跃,以中、晚幼红细胞为主,其他系统正常。

(3)骨髓铁染色:细胞外铁和细胞内铁含量均降低。

(4)血清铁(SI)含量降低、总铁结合力(TIBC)增大和运铁蛋白饱和度(TS)降低。血清铁蛋白(SF)含量降低,红细胞游离原卟啉(EFP)含量升高。

3. 中华医学会儿科学分会血液学组于1988年制定的诊断标准

(1)贫血为小细胞低色素性:①红细胞形态有明显小细胞低色素的表现,MCHC<310 g/L,MCV<80 fL,MCH<26 pg;②贫血诊断标准,按目前国内诊断标准。

(2)有明显的缺铁病因,如铁供给不足、吸收障碍、需要量增多或慢性失血。

(3)血清(浆)铁含量<10.7 μmol/L(60 μg/dL)。

(4)总铁结合力>62.7 μmol/L(350 μg/dL);运铁蛋白饱和度<0.15有参考意义,运铁蛋

白饱和度<0.1有确诊意义。

(5)骨髓细胞外铁明显减少(0～+)。铁粒幼细胞比例<15%。

(6)红细胞原卟啉含量>0.9 μmol/L(50 μg/dL)。

(7)血清铁蛋白含量<16 μg/dL。

(8)铁剂治疗有效,用铁剂治疗6周后,血红蛋白含量上升20 g/L以上。

符合第(1)条和(2)～(8)条中至少2条者,可诊断为缺铁性贫血。

三、治疗

1.一般治疗

加强护理,避免感染,注意休息等。

2.消除病因

应消除病因,尽快针对引起缺铁的原因进行治疗,如调整饮食、驱除钩虫、治疗消化性溃疡。不同的年龄段常有不同的病因,婴幼儿常以喂养不当为主,而年长儿除非有严重的偏食,否则病因常为消化道出血,治疗时应注意。

3.铁剂治疗

其是特异性治疗,常用口服铁剂的方法,剂量以元素铁计算,每次1～2 mg/kg,每天2～3次,可与维生素C同时服用以促进铁的吸收。患儿口服铁剂时应注意观察有无铁剂的毒副作用,如果有恶心、呕吐、腹泻等,应调整用药剂量。因为铁剂对胃黏膜有刺激,口服铁剂最好在饭后给予,同时避免和牛奶、咖啡或制酸剂一起服用,以免影响铁质的吸收。注射铁剂的疗效并不优于口服铁剂,并且可能出现严重的不良反应,故注射铁剂仅用于口服铁剂消化道不能耐受,经调整铁剂种类仍不能解决者以及诊断明确而口服铁剂确实无效者。常用注射铁剂有右旋糖酐铁、山梨醇枸橼酸铁复合物。肌内注射铁剂时注射部位宜深,以防铁剂渗入皮下组织,造成注射部位疼痛、皮肤着色、局部发炎等不良反应。

4.对症治疗

一般病例不需要输血。重症贫血并且心功能不全或明显感染时可输浓缩红细胞,每次5～7 mL/kg,贫血越严重,输血量应越少,输血速度应越慢,必要时可使用利尿剂以减轻心脏负荷,或采用换血疗法。

5.应注意各种铁剂的特点

硫酸亚铁为二价铁,含铁量为20%,其在十二指肠及空肠上段吸收,不良反应主要为胃部不适、恶心、呕吐、腹泻或便秘、黑便,溶液剂可使牙齿变黑。富马酸亚铁含铁量较高,为33%,较难被氧化,生效较快,主要不良反应为胃肠道反应,较轻。琥珀酸亚铁是一种结合铁蛋白的有机络合物,含铁量高达35%,在水溶液中高度溶解,其吸收平稳,无很高的吸收峰,较其他铁剂有更高的吸收率,生物利用度高,口服后胃肠道反应明显低于硫酸亚铁。葡萄糖酸亚铁含铁量为11.6%,胃肠道反应较轻。

(李　彪)

第二节　营养性巨幼细胞性贫血

营养性巨幼细胞贫血是体内维生素 B_{12} 和/或叶酸缺乏,导致造血细胞及其他增殖较快的细胞的 DNA 合成障碍,从而产生的一种大细胞性贫血。该病常见于 6 个月至 2 岁婴幼儿。

一、病因及发病机制

摄入量不足、需要量增加以及吸收或代谢障碍等均可导致维生素 B_{12} 和/或叶酸缺乏。叶酸经叶酸还原酶的还原作用和维生素 B_{12} 的催化作用变成四氢叶酸,四氢叶酸是 DNA 合成过程中必需的辅酶。

当维生素 B_{12} 和/或叶酸缺乏,四氢叶酸减少,导致 DNA 合成减少。幼稚红细胞内的 DNA 合成减少使其分裂和增殖时间延长,出现细胞核的发育落后于细胞质的发育,而血红蛋白的合成不受影响,使红细胞的胞体变大,形成巨幼红细胞。由于红细胞生成速度变慢,巨幼红细胞在骨髓内易被破坏,进入血液循环的红细胞寿命也较短,从而出现贫血。

二、诊断

1.临床表现

(1)起病缓慢,全身症状与贫血的程度不一定成正比。厌食,腹胀,恶心,面色苍黄,口唇苍白。可有轻度肝、脾大。

(2)由维生素 B_{12} 缺乏所致者可有明显精神神经症状,表现为智力及动作发育落后或倒退、表情呆滞、嗜睡或烦躁不安、少哭不笑,出现锥体外系或锥体束受累症状,如全身颤抖、步态不稳、共济失调、肌张力增大、腱反射亢进、浅反射消失、踝震挛。叶酸缺乏者可有轻微的精神症状,如躁动或抑郁、记忆力减退。

2.辅助检查

(1)外周血象显示大细胞性贫血,平均红细胞体积及红细胞平均血红蛋白浓度均高于正常值,网织红细胞计数正常或减少;中性粒细胞计数可减少,中性粒细胞胞体增大,常分叶过多。血小板可减少。中性粒细胞 4 叶以上者至少占 15% 或 5 叶以上者至少占 5%,应考虑该病。

(2)骨髓增生活跃或明显活跃,红系增生为主,各系均表现成熟延迟,红系以原红细胞和早幼红细胞阶段为主,巨幼红细胞可达 30%。粒系可见巨大晚幼粒细胞及杆状核及分叶过多,巨核系可见巨幼变及分叶过多,巨幼红细胞是诊断该病的主要依据,原始巨幼红细胞 >5% 或早巨幼红细胞 >10% 或者两者之和 >15% 即可确诊巨幼细胞性贫血。

(3)血清维生素 B_{12} 或叶酸含量的测定有助于确诊。

三、治疗

1.营养性巨幼红细胞性贫血

应早发现、早诊断、早治疗。

2.消除病因

消除引起维生素 B_{12} 或叶酸缺乏的病因,如改善饮食结构、均衡营养、及时添加辅食、治疗肠道疾病、纠正营养不良。

3.维生素 B$_{12}$ 和叶酸治疗

补充所缺乏的维生素 B$_{12}$ 和/或叶酸,一般情况可明显改善。

(1)补充维生素 B$_{12}$：维生素 B$_{12}$ 500～1 000 μg,一次肌内注射;或每次肌内注射 100 μg,每周 2～3 次,连用 2～4 周或直至血常规恢复正常。这类方法适用于维生素 B$_{12}$ 缺乏引起者。

(2)补充叶酸：口服叶酸 5～20 mg/d,最好同时服用维生素 C 200 mg/d,这种方法适用于叶酸缺乏引起者。

(3)维生素 B$_6$ 治疗：维生素 B$_6$ 10 mg,一天 3 次,这种方法适用于维生素 B$_{12}$ 缺乏所致者,与维生素 B$_{12}$ 合用,有助于神经精神症状的恢复。

(4)对症治疗：贫血严重或伴有感染时或输注红细胞。

(李　彪)

第三节　获得性再生障碍性贫血

再生障碍性贫血(aplastic anemia),简称再障,系由一种或多种原因引起造血干细胞及造血微环境损伤或免疫机制改变,导致骨髓造血功能衰竭,表现为全血细胞减少的一组综合征。

一、病因及发病机制

获得性再生障碍性贫血的常见病因与电离辐射、感染、药物及化学物质等因素有关。其发病机制复杂,常常是多种因素共同参与,通过多种机制发挥致病作用。较为公认的机制有造血干细胞的质和量异常、造血微环境异常、免疫因素。不同患儿上述三种机制占的比例可能有所差别。

二、诊断

1.临床表现

贫血、出血和感染是再障最常见的临床表现,一般不会有肝、脾大,但当反复输血或有继发感染时可有肝、脾大。

2.辅助检查

外周血显示三系减少,网织红细胞计数减少。骨髓增生明显低下,红系、粒系,特别是巨核细胞明显减少,非造血细胞增多。

3.诊断标准

参考 2002 年中华医学会儿科学分会血液学组《小儿再生障碍性贫血的诊疗建议》。

(1)再障：①全血细胞减少,网织红细胞绝对值减少(如二系减少,其中必须有血小板减少);②一般无脾大;③骨髓至少 1 个部位增生减少或重度减少(有条件则应做骨髓活检);④排除其他全血细胞减少的疾病,如夜间阵发性血红蛋白尿、骨髓增生异常综合征、急性白血病等;⑤一般抗贫血药物治疗无效。根据上述标准诊断再障后,再进一步分型为急性型再障或慢性型再障。

(2)急性型再障(重型再障Ⅰ型)：①起病急,贫血呈进行性加剧,常伴严重感染、出血;②除血红蛋白含量进行性下降外须具有下列 3 项中的 2 项：网织红细胞相对值＜1%或绝对值

$<15\times10^9/L$；白细胞明显减少，中性粒细胞绝对值$<0.5\times10^9/L$；血小板含量$<20\times10^9/L$；③骨髓象：多部位增生减少，三系造血细胞明显减少，非造血细胞明显增多，淋巴细胞增多（$>70\%$）；骨髓小粒中非造血细胞明显增加。

（3）慢性型再障：①起病慢，病情进展缓慢，贫血轻度或中度，感染和出血均较轻；②血常规：网织红细胞、白细胞、血小板3项中至少有2项减少；③骨髓象：二到三系细胞减少，淋巴细胞增多（$>30\%$）。骨髓小粒中非造血细胞增多。

（4）重型再障Ⅱ型：如慢性型再障病情加重，网织红细胞、白细胞、血小板减少。

三、治疗

1.治疗原则

对急性再障多采用联合免疫抑制疗法，对慢性再障常采用雄激素等刺激造血的激素类药物、中药和环孢素联合治疗。对慢性重型再障参照急性再障方法治疗。

2.加重护理

加重护理是再障的主要治疗手段之一。应尽量把重型再障患者安置在无感染环境，最好是安置在层流病房，做好皮肤和黏膜护理，给予软食，注意饮食卫生，必要时可治饮食和用具消毒，以减少感染和出血的发生。

3.支持治疗

再障的支持治疗尤其重要，应积极预防与控制感染，粒细胞减少者可用粒细胞集落刺激因子（granulocyte colony-stimulating factor，G-CSF）或粒细胞-巨噬细胞集落刺激因子（granulocyte-macrophage colony-stimulating factor，GM-CSF），一旦发生感染，应联合使用强有力的杀菌型抗生素，或按药敏试验选药。输血使血红蛋白含量维持$60\sim70$ g/L以上；血小板含量$<10\times10^9/L$者应及时输注血小板，血小板含量超过$10\times10^9/L$但有出血表现，亦应输注血小板。

4.联合免疫治疗

（1）大剂量丙种球蛋白：丙种球蛋白作为免疫系统的重要组成部分，在免疫调节与防御感染中起着重要作用，能提供大量保护性抗体，发挥免疫过继作用，帮助机体渡过难关，减轻症状，为治疗赢得时间，适用于急性再障。

（2）大剂量甲泼尼龙：甲泼尼龙为人工合成的中效类糖皮质激素，具有较强的抗炎作用，水钠潴留作用较小，一般不引起电解质紊乱，且对肾上腺皮质抑制作用较轻，适用于急性再障未并发感染者。首剂每天$20\sim30$ mg/kg，静脉输注，每连用$3\sim7$ d，减量1/2，直至每天总剂量为1 mg/kg，总疗程为$1\sim1.5$个月。治疗期间监测血压和血电解质水平，积极预防感染、保护消化道，应用钙剂以防治骨质疏松。大剂量甲泼尼龙的疗效有争议，有人认为其有免疫抑制作用，可能加重感染；但亦有人认为其对急性再障有明显的早期疗效，有减轻出血的作用，可减轻抗胸腺细胞球蛋白或抗淋巴细胞球蛋白的不良反应。大家较为公认的是其对急性再障无明显的远期疗效。

（3）抗胸腺细胞球蛋白（ATG）和抗淋巴细胞球蛋白（ALG）常用剂量：猪-ATG（P-ATG，国产武汉生物制品研究所）：$20\sim25$ mg/(kg·d)；兔-ATG（法国Merieux，德国Fresen IUs公司）：$2.5\sim5$ mg/(kg·d)；马-ALG（法国Merieux公司）：$10\sim20$ mg/(kg·d)。把上述剂量ATG/ALG溶于生理盐水后，行缓慢静脉滴注，连用5 d。应用之前，先行皮肤过敏试验。

（4）环孢霉素 A（cyclosporin A，CsA）：CsA 通过调节 T 细胞亚群比例，抑制 IL-2 及 IFN-γ 的生成与作用，促进骨髓造血功能恢复。CsA 的疗效发挥得较慢，口服胶囊剂量为 $5\sim8\ mg/(kg \cdot d)$，分两次口服。

（5）环磷酰胺：有人用大剂量环磷酰胺治疗急性再障取得较好疗效，但此方法不良反应大，易感染，目前应用尚少。

5. 雄性激素

其适用于慢性型再障，是目前治疗慢性再障的首选药物之一。雄性激素显效时间多在用药后 $2\sim4$ 个月。临床常用的制剂：①十一酸睾酮，$80\sim160\ mg/d$；②司坦唑醇（康力龙），$6\sim12\ mg/d$；③美雄酮（大力补），$10\sim15\ mg/d$。以上为成人剂量，对儿童按体重调节用药量。

6. 中医中药

中药对慢性再障有一定的疗效，可与雄激素、环孢素合用。

7. 造血干细胞移植

如联合免疫抑制疗法对重型再障无效，可选用异基因造血干细胞移植。如决定移植，则应尽量少输血，以减少移植排斥。

（李　彪）

第二十一章　小儿营养障碍性疾病

第一节　营养不良

蛋白质-能量营养不良（protein-energy malnutrition，PEM）是多种原因所致能量和/或蛋白质缺乏的一种营养缺乏症，简称营养不良，多见于3岁以下婴幼儿。临床常见三种类型：能量供应不足为主的消瘦型、蛋白质供应不足为主的水肿型以及介于两者之间的消瘦-水肿型。

一、病因

1. 长期喂养不当

此类病因有母乳不足而未及时添加其他乳品，乳品配制得过稀；母乳喂养时间过长而未及时添加辅食，婴幼儿期以低能量辅食取代乳类，婴幼儿有不良的饮食习惯，如偏食，挑食，吃零食过多而影响正餐。此外，在快速生长发育阶段或早产儿、双胎婴幼儿等因追赶生长而需要量增加时，未予补充足够营养，亦可引起营养不良。

2. 疾病因素

消化系统解剖或功能上的异常（如唇裂、腭裂、幽门梗阻、腹泻）而影响食物的摄入、消化和吸收。各种急性、慢性传染病以及糖尿病、甲状腺功能亢进、恶性肿瘤等消耗性疾病可使营养素的消耗增多而导致营养不良。

3. 社会环境因素

很多研究表明，儿童营养不良与家庭经济状况、其父母的受教育程度、母亲营养知识的掌握程度、饮食习惯、居住环境等密切相关。

二、诊断

主要根据小儿年龄、喂养史、临床表现、实验室检查结果及体格测量结果来诊断。

1. 临床表现

体重不增是消瘦型营养不良最先出现的症状，继而体重下降，皮下脂肪逐渐减少或消失，皮肤干燥、苍白，逐渐失去弹性，肌张力逐渐降低，肌肉松弛，肌肉萎缩，严重者呈干瘦老人样。患儿常伴有多脏器功能受损，精神萎靡，反应迟钝，甚至智力发育落后；食欲低下，心率缓慢，心音低钝；常出现便秘或饥饿性腹泻，大便量少，带有黏液。蛋白质严重缺乏所致的水肿型营养不良又称恶性营养不良病，常同时伴有能量摄入不足。

水肿通常出现得较早，因此体重下降并不明显。最突出的表现为凹陷性水肿，多自下肢开始，严重者全身水肿，甚至引起胸腔及腹腔积液。常伴毛发、指（趾）甲改变，如毛发干枯、稀疏、易脱落，指（趾）甲生长慢、脆、薄、易断。

因患儿免疫力低下易并发各种感染，特别是婴儿腹泻，常迁延不愈，又可使营养不良加重，形成恶性循环，重度营养不良时可突然出现自发性低血糖，患儿甚至突然死亡。同时可合并其他营养素及微量元素缺乏，维生素A缺乏最常见，也可出现贫血、锌缺乏等。

2.体格测量

临床常根据体格测量的三个指标(体重/年龄、身高/年龄和体重/身高)来判断 5 岁以下儿童营养不良的分型与分度,符合一项即可诊断为 PEM。

(1)体重低下:体重低于同年龄、同性别参照人群值的均值与 2 SD(标准差)之差为轻度体重低下。体重为同年龄、同性别参照人群值的均值与 2～3 SD 之差为中度体重低下。体重低于同年龄、同性别参照人群值的均值与 3 SD 之差为重度体重低下。该项指标主要反映慢性或急性营养不良。

(2)生长迟缓:身长小于同年龄、同性别参照人群值的均值与 2 SD 之差为轻度生长迟缓。身长小于同年龄、同性别参照人群均值与 2～3 SD 之差为中度生长迟缓。身长小于同年龄、同性别参照人群值的均值与 3 SD 之差为重度生长迟缓。此指标主要反映慢性长期营养不良。

(3)消瘦:体重低于同性别、同身高参照人群值的均值与 2 SD 之差为轻度消瘦。体重低于同性别、同身高参照人群值的均值与 2～3 SD 之差为中度消瘦。体重低于同年龄、同性别参照人群值的均值与 3 SD 之差为重度消瘦。此项指标主要反映近期、急性营养不良。

三、治疗

血清蛋白(如血清清蛋白、维生素 A 结合蛋白、前清蛋白、甲状腺结合前清蛋白和转铁蛋白)降低具有早期诊断价值;此外,血胆固醇、血脂、各种电解质及微量元素浓度均可有不同程度的下降。

1.去除病因

查明病因,并积极治疗原发病。

2.调整饮食及补充营养物质

营养不良患儿的消化道已适应低营养的摄入,故在治疗过程中应根据病情轻重、消化功能好坏,循序渐进地增加能量和蛋白质,不能操之过急。对轻度营养不良患儿可从每天 250～330 kJ/kg(60～80 kcal/kg)开始,对中度、重度营养不良患儿可参考原来的饮食情况,从每天 167～250 kJ/kg(40～60 kcal/kg)开始,逐渐增加至每天 502～627 kJ/kg(120～150 kcal/kg),待体重接近正常后再恢复至推荐摄入量。蛋白质的摄入量从每天 1.5～2.0 g/kg 开始,逐步增加到 3.0～4.5 g/kg。同时应注意补充维生素和微量元素。除通过食物补充营养物质外,必要时也可添加酪蛋白水解物、氨基酸混合液或要素饮食。如不能耐受肠道喂养或病情严重需禁食时,可考虑采用全静脉营养或部分静脉营养等方式。

3.促进消化和改善代谢功能

促进消化和改善代谢功能可口服 B 族维生素、胃蛋白酶、胰酶等以促进消化。为促进蛋白质合成,可肌内注射蛋白质同化类固醇制剂,如苯丙酸诺龙,每次 10～25 mg,每周 1～2 次,连续 2～3 周,但在用药期间应供给充足的能量和蛋白质。对食欲差的患儿可注射胰岛素,降低血糖,增加饥饿感以提高食欲,通常每天一次,皮下注射胰岛素 2～3 U,注射前应先让患儿服葡萄糖 20～30 g,每 1～2 周为一个疗程。锌剂可提高味觉敏感度,有增加食欲的作用,每天可口服锌元素 0.5～1 mg/kg。中药如参苓白术散能调理脾胃功能。

4.并发症治疗

及时处理严重腹泻、各种感染、贫血、自发性低血糖、电解质紊乱及各种维生素缺乏。

(李　彪)

第二节　维生素 A 缺乏症

维生素 A 缺乏症(vitamin A deficiency)是体内缺乏维生素 A 所引起的以眼和皮肤黏膜病变为主的全身性疾病。各年龄均可发病,多见于 5 岁以下婴幼儿。在典型症状出现之前可仅有免疫功能下降,导致易感性上升,被称为亚临床状态维生素 A 缺乏。

一、病因

1.摄入不足

摄入不足多因膳食中长期缺乏维生素 A 和胡萝卜素,如患儿长期进食脱脂乳且不添加辅食,被单用淀粉类食物喂养或忌食荤腥、油脂。

2.吸收不良

膳食中脂肪含量过低,一些引起胆汁和胰腺酶分泌减少的疾病(如胰腺炎或胆石症),一些造成胃肠功能紊乱的消化道疾病(如急性肠炎、慢性肠炎、脂肪泻)均可影响维生素 A 和胡萝卜素的消化和吸收。

3.利用障碍

患儿有严重肝病、糖尿病、甲状腺功能减退等疾病,胡萝卜素转变成维生素 A 有障碍,导致维生素 A 缺乏。此外,锌、铁、蛋白质等缺乏可影响维生素 A 的转运和利用,从而引起维生素 A 缺乏症。

4.需要量增加

有肿瘤、严重感染(如麻疹、结核病)时,机体对维生素 A 的需要量增加。此外,新生儿血浆中维生素 A 结合蛋白仅为成人的 1/2,如不注意给小婴儿补充维生素 A,则极易出现维生素 A 缺乏症。

二、诊断

诊断主要依据维生素 A 摄入不足、消耗增加的病史,以及典型的眼部、皮肤表现;辅助检查有助于诊断早期可疑病例或亚临床状态维生素 A 缺乏。

1.临床表现

(1)眼部表现:夜盲或暗光中视物不清最早出现,继而出现眼干、不适、结膜和角膜干燥,有毕脱斑、角膜软化,严重时可发生角膜穿孔,虹膜、晶状体脱出,导致失明。

(2)皮肤表现:皮肤干燥、易脱屑,上皮角化增生,角化物充塞毛囊并突出于皮面,形成"鸡皮"样,触之有粗砂样感觉,以四肢伸面、肩部明显;此外,尚有指(趾)甲多纹、易折断,毛发干枯、易脱落等。皮肤症状多见于年长儿,可单独出现而无眼部症状。

(3)生长发育障碍:患儿的体格和智能发育轻度落后;牙齿釉质发育不良,易发生龋齿;常伴有营养不良、贫血和其他维生素缺乏。

(4)亚临床状态:当维生素 A 储备不足时,可无上述典型维生素 A 缺乏的临床表现,仅表现为免疫功能低下,如反复发生消化道、呼吸道和泌尿系统感染,且迁延不愈。

2.辅助检查

(1)血浆维生素 A 的测定:婴幼儿血浆维生素 A 的正常水平为 300～500 μg/L,年长儿和成人的血浆维生素 A 的正常水平为300～800 μg/L,低于 200 μg/L 可诊断为维生素 A 缺乏,

$200\sim300~\mu g/L$ 为亚临床状态维生素 A 缺乏可疑。在高度怀疑维生素 A 缺乏时可以使用相对剂量反应试验(RDR)进一步确诊。具体方法:先测定空腹血清维生素 A 水平(A0),然后让患儿口服维生素 A 制剂 $450~\mu g$,5 h 后再次测定血清维生素 A 水平(A5),按公式 RDR%=(A5-A0)×100/A5 计算 RDR 值,如 RDR 值>20% 为阳性,表示存在亚临床状态维生素 A 缺乏。

(2)血浆维生素 A 结合蛋白(RBP)测定:血浆 RBP 水平能比较敏感地反映体内维生素 A 的营养状态,其正常水平为 $23.1~\mu g/L$,低于此水平提示维生素 A 缺乏的可能。

(3)尿液脱落细胞检查:加 1% 甲紫于新鲜中段尿中,摇匀,给尿中上皮细胞计数,如无泌尿系统感染,超过 3 个/mm^3 为异常,尿沉渣高倍镜检查找到角化上皮细胞具有诊断意义。

(4)暗适应检查:对能够合作的儿童用暗适应计和视网膜电流变化检查,如暗光视觉异常,有助于诊断。对婴幼儿可观察黄昏时的异常行为,如安静不动或不能准确取物。

三、治疗

1.一般疗法

去除病因,积极治疗原发病;调整饮食,提供富含维生素 A 的动物性食物或含胡萝卜素较多的深色蔬菜。

2.维生素 A 制剂治疗

轻症维生素 A 缺乏症患儿可每天口服维生素 A 制剂 $7\,500\sim15\,000~\mu g$,分 $2\sim3$ 次服用,2 d 后减至 $1\,500~\mu g/d$。对有肠道吸收障碍或眼部病变严重患儿,可先采用深部肌内注射维生素 AD 注射剂(每支含维生素 A $7\,500~\mu g$ 和维生素 D $62.5~\mu g$)$0.5\sim1~mL$,每天 1 次,连用 $3\sim5~d$,病情好转即改为口服。

3.眼部局部治疗

为预防眼部继发感染,可采用抗生素眼药水(如 0.25% 氯霉素)或眼膏(如 0.5% 红霉素或金霉素)来治疗,每天 $3\sim4$ 次。如果角膜出现软化和溃疡时,可采用抗生素眼药水与消毒鱼肝油交替滴眼,约 1 h 一次,每天不少于 20 次。另可用 1% 阿托品扩瞳,防止虹膜粘连。

(李　彪)

第三节　维生素 D 缺乏性佝偻病

营养性维生素 D 缺乏性佝偻病(rickets of vitamin D deficiency)是维生素 D 不足引起体内钙、磷代谢紊乱,产生的一种以骨骼病变为特征的全身慢性营养性疾病。典型的表现是正在生长着的长骨干骺端和骨组织矿化不全或骨质软化症。该病多见于 2 岁以内婴幼儿。

一、病因

1.围生期维生素 D 不足

母亲孕期特别是孕后期维生素 D 不足,早产、双胎均可使婴儿的体内贮存不足。

2.日照不足

机体内维生素 D 的主要来源:皮肤中的 7-脱氢胆固醇经日光中紫外线的光化学作用转变

而成维生素 D。如日照不足,则可引起内源性维生素 D 缺乏。日光中的紫外线不能通过普通玻璃,婴幼儿户外活动少,高层建筑阻挡以及大气污染(如烟雾、尘埃)均可影响日光中的紫外线的照射。

3.生长速度快

婴儿尤其是早产儿、双胎儿生长发育快,对维生素 D、钙、磷的需求量增多,且体内贮存的维生素 D 不足,易发生该病。

4.维生素 D 摄入不足

天然食物中维生素 D 的含量少或食物中钙和磷的含量不足、比例不适宜等均可导致佝偻病的发生。

5.疾病或药物影响

胃肠道或肝胆疾病均可影响维生素 D、钙、磷的吸收及利用;肝、肾严重损害可致维生素 D 羟化障碍,25-(OH)D 或 1,25-(OH)$_2$D 生成不足而引起佝偻病。长期服用抗惊厥药物(如苯妥英钠、苯巴比妥)可使维生素 D 和 25-(OH)D 加速分解而失去活性;糖皮质激素能拮抗维生素 D 对钙的转运。

二、诊断

诊断主要依据年龄、病史、临床表现、血生化及骨骼 X 线检查综合分析。血清 25-(OH)D 水平为最可靠的诊断指标。

1.临床表现

该病在临床上可分为四期。

(1)初期(早期):多见于 6 个月内(特别是 3 个月内)婴儿。主要表现为神经兴奋性升高,如易激惹、夜惊、汗多且与室温无关,患儿因汗多刺激头皮而摇头擦枕,出现枕秃。此期血清 25-(OH)D 含量下降,1,25-(OH)$_2$D 含量正常或稍高,血钙、血磷浓度正常或稍低,碱性磷酸酶含量正常或稍高。骨骼 X 线检查可正常,或临时钙化带模糊变薄,干骺端稍增宽。

(2)活动期(激期):除初期症状外,主要表现为骨骼改变和运动功能发育迟缓。

骨骼系统表现:3～6 个月的婴儿主要表现为颅骨软化,检查者用双手固定婴儿的头部,用手指按压枕骨或顶骨的后部,可有压乒乓球样的感觉;8～9 个月婴儿可出现方颅、鞍形头和十字形头等;也可见乳牙萌出延迟、前囟增大或延迟闭合。肋骨可出现肋串珠、肋软骨沟,1 岁左右患儿可出现鸡胸、漏斗胸。6 个月以后的小儿手腕、足踝部可形成"手镯""足镯"。小儿开始站立与行走后可出现 O 形腿或 X 形腿。患儿会坐后因负重而致脊柱后突或侧弯,严重患儿可造成骨盆畸形。

肌肉系统表现:肌肉松弛、肌张力低下、运动发育落后等。

其他表现:可有神经系统发育迟缓,语言发育落后;免疫功能下降,反复感染。此期血钙浓度稍低,血磷浓度明显下降,碱性磷酸酶含量明显升高,血清 25-(OH)D 含量下降,1,25-(OH)$_2$D含量显著降低。X 线检查可见长骨干骺端临时钙化带消失,干骺端增宽,呈毛刷样或杯口状;骨骺软骨盘增宽(>2 mm);严重者可有骨干弯曲畸形或骨折。

(3)恢复期:初期或活动期患儿经治疗或日光照射后,临床症状和体征逐渐减轻或消失。血生化改变及 X 线改变也逐渐恢复至正常。

(4)后遗症期:多见于 3 岁以后的儿童。血生化及骨 X 线检查结果均正常,仅残留不同程度的骨骼畸形。

2.临床分度

依据骨骼改变的程度可分为轻度、中度、重度。

(1)轻度:可见颅骨软化、囟门增大、轻度的方颅、肋串珠、肋软骨沟等改变。

(2)中度:可见典型的串珠、手镯、肋软骨沟、轻度或中度的鸡胸、漏斗胸、O 形或 X 形腿,也可有囟门晚闭、出牙迟缓等改变。

(3)重度:可见明显的肋软骨沟、鸡胸、漏斗胸、脊柱畸形、O 形或 X 形腿、病理性骨折等改变。

三、治疗

目的在于控制活动期,防止骨骼畸形。治疗原则以口服药为主,一般剂量为50～100 $\mu g/d$(2 000～4 000 IU),或 1,25-(OH)$_2$D$_3$ 0.5～2.0 $\mu g/d$,1 个月后改为预防量——10 $\mu g/d$(400 IU)。口服困难或腹泻等影响吸收时,可大剂量肌内注射维生素 D,3 750～7 500 μg(15 万～30 万 IU)一次,1～3 个月后改为预防量,治疗 1 个月后应复查,如临床表现、血生化与骨骼 X 线检查无恢复征象,应考虑其他疾病,注意鉴别诊断。乳类是婴幼儿钙的可靠来源,一般佝偻病的治疗可不补钙。

此外,需注意其他多种维生素的摄入,坚持每天户外活动。对严重骨骼畸形可以考虑以外科手术来矫正。

(李　彪)

第四节　维生素 D 缺乏性手足搐搦症

维生素 D 缺乏性手足搐搦症(tetany of vitamin D deficiency)是由于维生素 D 缺乏时,血钙浓度下降而甲状旁腺不能代偿性分泌增加,使低血钙不能恢复,当血钙浓度降低到一定程度时则可引起神经肌肉兴奋性增强,出现抽搐。该病多见于 6 个月以下的小婴儿。

一、诊断

诊断主要依据临床表现及实验室检查结果。

1.临床表现

主要临床表现为惊厥、喉痉挛和手足搐搦,并有程度不等的活动期佝偻病的表现。

(1)惊厥:最为常见,呈突然阵发性发作的抽搐。一般不发热,轻者可仅有短暂的眼球上窜和面肌抽动,神志清楚,发作的次数和持续时间长短可不一致。

(2)手足搐搦:多见于较大婴幼儿,突发手足痉挛,呈弓状,腕部屈曲,手指强直,拇指内收,足部踝关节伸直,足趾同时向下弯曲。

(3)喉痉挛:多见于婴儿,因喉部肌肉及声门突发痉挛而出现吸气性呼吸困难及喉鸣,严重者可发生窒息而死亡。

(4)隐性体征:当患儿血清钙浓度降低至临界水平时,没有典型发作的症状,但神经肌肉兴奋性增强,刺激周围神经,可诱发局部肌肉抽搐。

2.实验室检查

总血钙浓度低于 1.75 mmol/L,离子钙浓度低于 1.0 mmol/L。血碱性磷酸酶含量升高,血磷浓度可降低、正常或升高。

二、治疗

1.急救处理

首先应迅速控制惊厥或喉痉挛,可用 10％水合氯醛,每次 40～50 mg/kg,保留灌肠,或地西泮每次 0.1～0.3 mg/kg,肌内或静脉注射,注意保持呼吸道通畅及吸氧。

2.钙剂治疗

尽快给予 10％葡萄糖酸钙 5～10 mL,加入 10％葡萄糖注射液 10～20 mL,缓慢静脉注射(＞10 min)或滴注。惊厥反复发作时,可每天注射 2～3 次,直至惊厥停止,改口服钙剂。

3.维生素 D 治疗

急诊情况控制后,按维生素 D 缺乏性佝偻病补充维生素 D 来治疗。

(李　彪)

第五节　锌缺乏

锌是人体必需微量元素之一,作为多种酶的组成成分,广泛地参与多种代谢活动。其缺乏可导致多种功能紊乱。

一、病因

1.摄入不足

植物性食物含锌少,故素食者容易缺锌。长期静脉营养而不补锌亦可出现锌缺乏。

2.吸收障碍

膳食中某些物质如植酸盐、纤维素、过量的钙等可妨碍锌的吸收;肠道吸收不良综合征、脂肪泻、肠病性肢端皮炎等疾病均可造成锌吸收不良。此外,牛乳中锌的吸收率远低于母乳中锌的吸收率,故长期以纯牛乳喂养也可致缺锌。

3.需要量增加

在生长发育迅速的婴儿阶段,或组织修复过程中,或营养不良恢复期等状态下,机体对锌的需要量增多。

4.丢失过多

反复失血、溶血、长期透析、外伤以及应用金属螯合剂等均可造成锌丢失过多而出现锌缺乏。

二、诊断

诊断主要依据缺锌的病史、临床表现、血清锌浓度测定结果以及对锌剂治疗的综合判断。

1.临床表现

患儿味觉减退、厌食、有异嗜癖,生长发育落后,性发育延迟,性腺功能减退,智力发育迟滞,毛发稀疏、脱落,皮肤干燥、有皮炎,反复口腔溃疡,伤口愈合不良,贫血,夜盲,缺锌可致胸腺萎缩、细胞免疫功能低下,患儿易发生感染。

2.实验室检查

(1)空腹血清锌测定:正常最低值为 11.47 μmol/L(75 μg/dL)。

(2)餐后血清锌浓度反应试验(PICR):测空腹血清锌浓度(A0),将其作为基础水平,然后给予标准饮食,2 h 后复查血清锌(A2),按公式 PICR=(A2-A0)/A0×100% 计算,若 PICR>15% 提示缺锌。

(3)发锌测定:发锌难以反映近期体内的锌营养状况,现已很少用于临床诊断,仅用于大规模的普查。

三、治疗

每天口服锌元素 0.5~1.0 mg/kg,常用葡萄糖酸锌,疗程一般为 2~3 个月。长期静脉输入高能量者,每天锌用量:早产儿 0.3 mg/kg;足月儿~5 岁儿童 0.1 mg/kg;大于 5 岁者 2.5~4 mg/d。鼓励患儿多进食富含锌的动物性食物,如肝、鱼、瘦肉、禽蛋、牡蛎。此外,应积极寻找病因,治疗原发病。

(李　彪)

第六节　小儿肥胖症

儿童肥胖症(obesity)是由于机体能量摄入超过消耗,体内脂肪过度增生、堆积使体重超过一定范围的一种营养障碍性疾病。

它不仅影响小儿健康,还与胰岛素抵抗、2 型糖尿病、高血压、高脂血症、冠心病等代谢综合征的发生密切相关。临床上儿童肥胖症分为单纯性肥胖和继发性肥胖。本节只讨论单纯性肥胖。

一、病因

单纯性肥胖占肥胖的 95%~97%,其病因与多种因素有关,常见的因素如下。

1.能量摄入过多

能量摄入过多为主要病因。长期摄入的能量超过机体消耗,多余的能量便转化为脂肪,贮存于体内,导致肥胖。人体脂肪细胞数目的增多主要在出生前 3 个月、生后第 1 年和 11~13 岁三个阶段,若肥胖发生在这三个阶段,即可引起脂肪细胞增多性肥胖,治疗较困难且易复发。

2.活动过少

长期活动过少、缺乏适当的体育锻炼使能量消耗过少。肥胖儿童常羞于参加集体活动或不喜爱运动,可形成恶性循环。

3.遗传因素

肥胖双亲常有肥胖儿童,这可能与遗传倾向及家庭环境因素有关。父母肥胖,其子女肥胖的发生率高达 70%~80%;双亲之一肥胖,其后代肥胖发生率为 40%~50%;双亲正常的后代发生肥胖者仅 10%～14%。

4.其他

多种原因导致下丘脑饱食中枢和饥饿中枢调节失衡,例如,饥饿中枢亢奋时食欲大增,导致摄入过多而肥胖。此外,精神创伤以及心理异常等因素亦可导致儿童过量进食。

二、诊断

诊断主要依据体格发育指标。

1.体格发育指标

(1)体重/身高:小儿体重超过同性别、同身高参照人群均值的 10%～19%,为超重;超过 20%者可诊断为肥胖症。小儿体重超过同性别、同身高参照人群均值的 20%～29%,为轻度肥胖;小儿体重超过同性别、同身高参照人群均值的 30%～49%,为中度肥胖;小儿体重超过同性别、同身高参照人群均值的 50%,为重度肥胖。

(2)体质指数(body mass index,BMI):是评价肥胖的另一种指标。BMI 是指体重(kg)/身长(m)的平方。小儿的 BMI 随年龄、性别而有差异。

2.临床表现

肥胖主要发生于婴儿期、5～6 岁和青春期。小儿食欲佳,喜吃甜食和高脂肪食物。体格检查可见体态肥胖,皮下脂肪厚,分布均匀,腹壁可出现白纹或紫纹。骨龄常正常或略超过同龄儿。性发育一般正常,有时可提早。患儿因过胖行动不便,易疲劳、出汗,严重者因胸廓、膈肌运动受限,出现肺泡换气不足,而引起低氧血症、气急、发绀、红细胞增多、心脏扩大或出现充血性心力衰竭甚至死亡,称肥胖-换氧不良综合征。此外,肥胖患儿由于怕被别人讥笑而不愿与其他小儿交往,故常有心理上的障碍,如自卑、胆怯、孤独。

三、治疗

治疗原则是使体重控制在理想水平,同时又不影响儿童身体健康及生长发育。

1.饮食疗法

推荐低脂肪、低糖类和高蛋白食谱,注意提供适量的维生素和微量元素。食物的体积在一定程度上会使患儿产生饱腹感,故应鼓励其多吃体积大而热能低的蔬菜和水果。

2.运动疗法

鼓励和选择患儿喜欢、有效且易于坚持的运动,如晨跑、散步、做操、游泳,活动量以运动后轻松愉快、不感到疲劳为原则,避免剧烈运动而激增食欲。

3.行为矫正

行为矫正包括调整饮食行为及生活行为。避免晚餐过饱或进食太快,不吃零食,少食多餐等。创造有助于肥胖儿童坚持体重控制训练的环境。鼓励儿童写减肥日记,例如,记录所有食物的摄入时间、种类、数量,每天的活动时间、活动类型,行为矫正过程中的体验、困难,定期测量体重,学习计算 BMI,进行自我监督。

4.药物治疗

目前一般不主张儿童应用药物减肥。

(李　彪)

第二十二章　小儿感染性疾病

第一节　麻　疹

麻疹是由麻疹病毒引起的一种急性呼吸道传染病,临床以发热、咳嗽、流涕、结膜炎、口腔麻疹黏膜斑(又称 Koplik's spots)及全身斑丘疹为主要特征,多见于 6 个月～5 岁小儿。传播方式主要为空气飞沫传染。

一、病因及发病机制

麻疹病毒属副黏液病毒科,无亚型,为单股 RNA 病毒。当麻疹病毒侵入易感者的呼吸道黏膜或眼结膜时,在其局部繁殖,感染后第 2～3 d 少量病毒释放入血,引起第一次病毒血症。继之病毒在全身的单核-巨噬细胞系统复制活跃,感染后第 5～7 d,大量病毒释放入血,引起第二次病毒血症。此时病毒可播散至全身组织器官,但以口、呼吸道、眼结膜、皮肤及胃肠道等部位为主,并表现出一系列的临床症状及体征。呼吸道病变最明显,可表现为鼻炎、咽炎、支气管炎及肺炎。肠道黏膜可有受累,严重时可并发脑炎。

二、诊断

对典型病例不难诊断。根据当地有麻疹流行,患儿有接触史,典型麻疹的临床表现,如急性发热,上呼吸道卡他症状,结膜充血、畏光,口腔麻疹黏膜斑即可诊断。对非典型病例,需依赖于实验室检查。

1.临床表现

(1)典型麻疹

潜伏期:一般为 6～18 d,可有低热及全身不适。

前驱期:一般持续 3～4 d,主要表现为上呼吸道及眼结膜炎的表现,有发热、咳嗽、流涕、流泪、眼结膜充血、畏光、咽痛和周身乏力。病后的第 2～3 d,于第二磨牙相对应的颊黏膜处,可见直径约 1.0 mm 灰白色小点,外周有红晕,即麻疹黏膜斑,为麻疹前驱期的特异性体征,有诊断价值。初起时仅数个,1～2 d 内迅速增多,可波及整个颊黏膜,甚至唇部黏膜,于出疹后 1～2 d 迅速消失。部分患者也可有头痛,呕吐、腹泻等消化道症状。

出疹期:多于发热后的 3～4 d 出疹,此时发热、呼吸道症状达高峰。皮疹先出现于耳后、发际,逐渐发展至前额、面、颈,自上而下至胸、腹、背及四肢,最后达手掌和足底,2～3 d 波及全身。皮疹初为淡红色斑丘疹,被压时褪色,疹间皮肤正常,继之转为暗红色,可融合成片,部分病例可出现血性皮疹。此期全身浅表淋巴结及肝、脾轻度肿大,肺部可有湿啰音。

恢复期:出疹 3～4 d,按出疹先后顺序依次消退。此期体温下降,全身症状明显减轻。疹退后,皮肤有糠麸状脱屑及浅褐色色素沉着,7～10 d 痊愈。

(2)非典型麻疹

轻型麻疹:多见于对麻疹具有部分免疫力者,如 6 个月以内婴儿、近期接受过被动免疫或接种过麻疹疫苗者。前驱期较短,发热及上呼吸道症状较轻,麻疹黏膜斑不典型或不出现,皮疹稀疏,无并发症,病程 1 周左右。

重型麻疹:多见于全身状况差、免疫力低下或继发严重感染者。起病急骤,持续高热,全身中毒症状重,可出现中毒性麻疹、出血性麻疹、休克型麻疹、疱疹性麻疹。此型病情危重,病死率高。

异型麻疹(非典型麻疹综合征):多见于接种麻疹灭活疫苗或减毒活疫苗后 4~6 年,再次感染麻疹者。表现高热、头痛、肌痛、乏力等,多无麻疹黏膜斑,2~3 d 后出疹,但从四肢远端开始,渐及躯干及面部。皮疹为多型性,有斑丘疹、疱疹、紫癜或荨麻疹等。

无皮疹型麻疹:多见于应用免疫抑制剂者。全病程无皮疹,不出现麻疹黏膜斑,呼吸道症状可有可无、可轻可重。因此,临床诊断较困难,主要依据流行病学及实验室检查诊断。

2.实验室检查

(1)血常规:白细胞总数减少,淋巴细胞相对增多。若白细胞总数增多,尤其是中性粒细胞增多,提示继发细菌感染;如淋巴细胞严重减少,常提示预后不良。

(2)血清学检查:酶联免疫吸附试验(enzyme linked immunosorbent assay,ELISA)测定血清特异性 IgM 和 IgG 抗体,敏感性及特异性较好。IgM 抗体于病后 5~20 d 最高,故测定其是诊断麻疹的标准方法。恢复期 IgG 抗体数为早期的5 倍以上也有意义。

(3)病原学检测:取患儿鼻咽部分泌物、血细胞及尿沉渣细胞,应用免疫荧光检测麻疹病毒抗原,可做出早期诊断。此外,逆转录-聚合酶链反应也是一种敏感和特异的监测方法。

3.诊断标准

诊断主要依据麻疹流行病史,麻疹接触史,典型麻疹的临床表现(如急性发热,上呼吸道卡他症状,结膜充血、畏光,口腔麻疹黏膜斑及皮疹)。对非典型病例,需依赖于实验室检查。注意与风疹、幼儿急诊、猩红热、药物疹等鉴别。

三、治疗

目前尚无抗麻疹病毒的药物。其主要治疗原则为对症治疗、加强护理和防止并发症的发生。

1.一般治疗

让患儿卧床休息,保持室内空气新鲜,注意温度及湿度。保持眼、鼻及口腔清洁,避免强光刺激,给予营养丰富并易于消化的食物,注意补充维生素,尤其是维生素 A 和维生素 D。

2.对症治疗

患儿有高热,可采用物理降温或酌情用小剂量退热药;患儿咳嗽可适当用镇咳祛痰剂;患儿惊厥时可给予镇静止惊剂;对体弱病重患儿可早期静脉注射丙种球蛋白。此外,还应保持水、电解质及酸碱平衡。

3.并发症治疗

根据各种并发症的发生,及时给予相应的有效治疗。抗生素无预防并发症的作用,故不宜滥用。

(李　彪)

第二节 水 痘

水痘是由水痘-带状疱疹病毒引起的急性传染病,临床以斑疹、丘疹、疱疹和结痂共同存在为特征。水痘具有较强的传染性,以冬春季为多见,常呈流行性。

一、病因及发病机制

水痘-带状疱疹病毒经口、鼻侵入人体,首先在呼吸道黏膜内增殖,2~3 d 入血,产生毒血症,并在单核-吞噬细胞系统内增殖后再次入血,产生第二次毒血症,并向全身扩散,导致器官病变。其主要损害部位在皮肤,较少累及内脏。皮疹分批出现与间隙性病毒血症相一致。通常在皮疹出现后 1~4 d,特异性抗体产生,病毒血症消失,症状也随之缓解。

二、诊断

对典型病例,根据其流行病学及皮疹特点,诊断不难。对非典型病例的诊断需要结合实验室检查。

1.临床表现

(1)潜伏期:一般为 14 d 左右(10~20 d)。

(2)前驱期:婴幼儿常无前驱症状或症状轻微,皮疹和全身表现多同时出现。年长儿可有畏寒、低热、头痛、乏力及咽痛等表现,持续 1~2 d,出现皮疹。

(3)出疹期:发热数小时至 24 h 出现皮疹。皮疹先于躯干和头部,后波及面部和四肢。皮疹初为红色斑疹,数小时变为丘疹,再数小时发展成疱疹。疱疹为单房性,疱液初清亮,呈珠状,后稍混浊,周围有红晕。1~2 d 疱疹从中心开始干枯、结痂,红晕消失。1 周左右痂皮脱落,一般不留瘢痕。皮疹呈向心性分布,主要位于躯干,其次位于头面部,四肢相对较少,手掌、足底更少。皮疹分批出现,故可见丘疹、疱疹、痂疹同时存在。水痘多为自限性疾病,10 d 左右可自愈。除了上述的典型水痘外,可有疱疹内出血的出血型水痘,该型病情极严重,常为血小板减少或弥散性血管内出血所致。此外,若妊娠期感染水痘,可引起胎儿畸形、早产或死胎。

2.实验室检查

(1)血常规:白细胞总数正常或稍低。

(2)疱疹刮片:刮取新鲜疱疹基底组织,涂片,用瑞氏染色法或吉姆萨染色法可发现多核巨细胞,用苏木素-伊红染色可见核内包涵体。

(3)血清学检查:补体结合抗体高滴度或双份血清抗体滴度升高至原来的 5 倍以上,可明确病原。

(4)病毒分离:将疱疹液直接接种于人胚成纤维细胞,分离出病毒,再进一步鉴定。该方法仅用于非典型病例。

(5)核酸检测:PCR 检测患儿呼吸道上皮细胞和外周血白细胞中的特异性病毒 DNA,是敏感、快速的早期诊断方法。

3.诊断标准

目前临床广泛应用外周血检测抗原、抗体,该方法敏感、可靠。应注意鉴别水痘与丘疹性荨麻疹和能引起疱疹性皮肤损害的疾病(如肠道病毒和金黄色葡萄球菌感染、虫咬性皮疹、药物和接触性皮炎)。

三、治疗

1.一般治疗

对水痘患儿应严密隔离。对轻者给予易消化的食物和注意补充水分,对重者必要时可静脉输液。加强护理,保持皮肤清洁,防止继发感染。患儿皮肤瘙痒,可为其局部涂擦炉甘石洗剂。疱疹破裂,可涂甲紫或抗生素软膏。发热患儿应卧床休息,并保持水、电解质平衡。

2.抗病毒治疗

阿昔洛韦是目前治疗水痘-带状疱疹病毒的首选抗病毒药物。但须在水痘发病后 24 h 内应用效果佳。此外,也可应用更昔洛韦、α-干扰素等。

3.防治并发症

继发细菌感染时应及早给予抗生素,并发脑炎时应适当应用脱水剂,但对水痘患儿不宜应用肾上腺皮质激素。

(李　彪)

第三节　流行性腮腺炎

流行性腮腺炎是由腮腺炎病毒引起的急性呼吸道传染病。其临床特征为腮腺(包括下颌下腺和舌下腺)的非化脓性肿胀、疼痛和发热,并有累及多种腺体及器官的可能。传染性仅次于麻疹、水痘。预后良好,感染后可获得终生免疫。

一、病因及发病机制

病原体为腮腺炎病毒,该病毒为副黏液病毒科的单股 RNA 病毒。病毒首先侵犯口腔和鼻黏膜,在其局部增殖,并释放入血,形成第一次病毒血症。病毒经血液至全身各器官,首先累及多种腺体,如腮腺、下颌下腺、舌下腺及胰腺、生殖腺,并在其内增殖,再次入血,形成第二次病毒血症,进一步波及多个器官。

二、诊断

1.临床表现

潜伏期为 14~25 d,多无前驱症状。起病较急,可有发热、头痛、咽痛、食欲缺乏、恶心及呕吐等,数小时至 1~2 d,出现腮腺肿大,初为一侧腮腺肿大,继之对侧也出现肿大。腮腺肿大以耳垂为中心,并向前、后、下方发展,边界不清,表面热而不红,触之有弹性感。当腮腺肿大明显时出现胀痛,咀嚼或进酸性食物时疼痛加剧。腮腺导管口(位于上颌第二磨牙旁的颊黏膜处)在早期常有红肿。腮腺肿 1~3 d 达高峰,一周左右消退,整个病程为 10~14 d。此外,下颌下腺和舌下腺也可同时受累。不典型病例可无腮腺肿大,仅以单纯睾丸炎或脑膜炎的症状为临床表现。

2.实验室检查

(1)一般检查包括以下几个方面。

血常规:白细胞总数大多正常或稍高,淋巴细胞相对增多。

血清及尿淀粉酶测定:其升高程度常与腮腺肿胀程度相对应。90%的患儿发病早期血清淀粉酶及尿淀粉酶含量升高,有助于诊断。

脑脊液检测:约半数腮腺炎患者在无脑膜炎症状和体征时,脑脊液中白细胞含量可轻度升高。

(2)血清学检查:ELISA 法检测血清中腮腺炎病毒核蛋白的 IgM 抗体可作为近期感染的诊断;近年来应用特异性抗体或单克隆抗体检测腮腺炎病毒抗原,可早期诊断;逆转录 PCR 技术检测腮腺炎病毒 RNA,可提高对可疑患者的诊断率。

(3)病毒分离:可从患儿唾液、血、尿及脑脊液中分离出病毒。

3.诊断标准

依据流行病学、接触史及腮腺非化脓性肿大的特点,临床诊断并不困难。对疑似病例需依靠血清学检查或病毒分离确诊。鉴别诊断包括其他病原(细菌、流感病毒、副流感病毒等)引起的腮腺炎和其他原因引起的腮腺肿大。

三、治疗

主要对症处理。急性期应避免吃刺激性食物,多饮水,保持口腔卫生。对高热患儿可采用物理降温或使用解热剂,对严重头痛和并发睾丸炎者可酌情应用止痛药,此外,也可采用中医方法与中药内外兼治。对有重症脑膜脑炎、睾丸炎或心肌炎者,可采用中等量的糖皮质激素治疗 3～7 d。也可试用干扰素,但一般抗生素和磺胺类药物无效。此外,氦氖激光局部照射来治疗腮腺炎,对止痛、消肿有一定疗效。

(李　彪)

第四节　猩红热

猩红热是一种由 A 族溶血性链球菌所致的急性呼吸道传染病,临床以发热、咽峡炎、全身弥漫性红色皮疹及疹退后皮肤脱屑为特征。该病多见于 3～7 岁的儿童。少数患儿于病后 2～3 周可发生风湿热或急性肾小球肾炎。

一、病因及发病机制

病原菌为 A 族 β 型溶血性链球菌。溶血性链球菌从呼吸道侵入咽、扁桃体,引起局部炎症,表现为咽峡及扁桃体急性充血、水肿,有中性粒细胞浸润,纤维素渗出,可为卡他性、脓性或膜性,并可向邻近组织、器官扩散,亦可通过血源播散。炎症病灶处溶血性链球菌产生红斑毒素,经吸收后使机体表皮毛细血管扩张,真皮层广泛充血,在毛囊口周围有淋巴细胞及单核细胞浸润,形成猩红热样皮疹。

恢复期表皮细胞角化过度,并逐渐脱落,形成临床上的脱皮。舌乳头红肿、突起,形成"杨梅舌"。重型患者可有全身淋巴结、肝、脾等网状内皮组织增生,心肌发生中毒性退行性变。部分患者于 2～3 周出现变态反应,主要表现为肾小球肾炎或风湿热。

二、诊断

1.临床表观

(1)潜伏期：通常为 2～3 d，短者 1 d，长者 5～6 d。外科型猩红热的潜伏期较短，一般为1～2 d。

(2)前驱期：从发病到出疹为前驱期，一般不超过 24 h，少数病例可达 2 d。起病多急骤，当局部细菌繁殖到一定数量，并产生足够的外毒素时即出现症状，有畏寒、高热伴头痛、恶心、呕吐、咽痛等。婴儿在起病时烦躁或惊厥。检查时可见咽部炎症，轻者仅咽部或扁桃体充血，重者咽及软腭有脓性渗出物和点状红疹或出血性红疹，或可有假膜形成。颈及下颌下淋巴结肿大，有压痛。

(3)出疹期：多见发病后 1～2 d 出疹。皮疹从耳后、颈及上胸部迅速波及躯干及上肢，最后到下肢。全身皮肤弥漫性发红，其上有点状红色皮疹，高出皮面，扪之有粗糙感，压之褪色，有痒感，疹间无正常皮肤，以手按压则红色可暂时消退数秒钟，出现苍白的手印，此种现象称为贫血性皮肤划痕，为猩红热的特征之一。在皮肤皱褶处，如腋窝、肘弯和腹股沟，皮疹密集成线，压之不消退，称为帕氏线，为猩红热特征之二。前驱期或发疹初期，舌质淡红，其上被覆灰白色苔，边缘充血、水肿，舌刺突起，2～3 d 舌苔由边缘消退，舌面清净，呈牛肉样深红色，舌刺红肿明显，突出于舌面上，形成"杨梅舌"，为猩红热特征之三。猩红热患者还可出现口周苍白区，口周皮肤与面颊部发红的皮肤比较相对苍白，但其诊断价值不及以上特征重要，因其他发热性疾病（如肺炎、麻疹）有时亦会出现类似情况。

(4)恢复期：皮疹于 3～5 d 颜色转暗，逐渐隐退。并按出疹先后顺序脱屑，皮疹愈多，脱屑愈明显。轻症患者的皮屑呈细屑状或片状。重症患者有时呈大片脱皮，以指(趾)部最明显。此时全身中毒症状及局部炎症也很快消退。此期约 1 周。除了上述典型的临床表现外，随着细菌毒力的强弱、侵入部位的差异和机体反应性的不同，又有其特殊表现，如下。

脓毒型：咽峡炎明显，渗出物多，局部黏膜可坏死而形成溃疡。细菌扩散到附近组织，发生化脓性中耳炎、鼻旁窦炎、乳突炎及颈部淋巴结炎，重者导致败血症。目前该型已较少见。

中毒型：全身中毒症状重，高热 40 ℃以上。患儿往往出现意识障碍、萎靡、嗜睡或烦躁，重者谵妄、惊厥及昏迷，亦可呈循环衰竭及中毒性心肌炎表现。皮疹可为出血性，延时较久，但咽峡炎不明显。此型患儿易引起全身或局部的细菌感染性并发症。自抗生素应用以来，已很少见到此型。

外科型(包括产科型)：病原菌通过咽外途径(如伤口、产道、烧伤创面、烫伤创面或皮肤感染)侵入人体，引起发病，其皮疹先出现于细菌入侵部位附近，邻近的淋巴结炎较显著，全身症状轻，咽扁桃体无炎症，预后良好。

2.实验室检查

(1)血常规：患儿的白细胞总数增加，为$(10～20)×10^9/L$，中性粒细胞可达 80％以上，严重者可出现中毒颗粒。

(2)血清学检查：可用免疫荧光法检测咽拭涂片，进行快速诊断。

(3)细菌培养：从鼻咽拭子或其他病灶内取标本，做细菌培养。

3.诊断标准

典型皮疹、帕氏线、"杨梅舌"等是诊断猩红热的主要依据，再结合全身症状(如发热、咽痛、扁桃体红肿)以及流行病学特点,诊断并不难。诊断困难者多为极轻的和极重的或就诊时恰在出疹期与脱屑期之间,缺乏显著症状的病例。应仔细询问病史,体检时尤需注意该病的特征性表现。咽拭子细菌培养呈阳性有助于诊断。应鉴别该病应与风疹、麻疹、药物疹、金黄色葡萄球菌败血症等疾病。

三、治疗

1.一般治疗

供给充分的营养、热量。在发热、咽痛期间可给予流质或半流质饮食,保持患儿的口腔清洁。较大儿童可用温盐水漱口。对高热者,应物理降温或用退热剂。

2.抗菌治疗

青霉素能迅速消灭病原菌,预防和治疗脓毒并发症,是治疗猩红热的首选药物。更重要的在于预防并发症(如急性肾小球肾炎和急性风湿热)。治疗开始得愈早,预防效果愈好。青霉素剂量每天 5 万 U/kg,分 2 次肌内注射。对严重感染者,剂量可加大到 10 万~20 万 U/kg,静脉滴注。对青霉素过敏者可用红霉素,剂量为每天 30 ~ 40 mg/kg,分 4 次口服,疗程7~10 d。

(李　彪)

第五节　巨细胞病毒感染

巨细胞病毒感染是由人巨细胞病毒(human cytomegalovirus,HCMV)引起的先天性或后天获得性感染。人群普遍对 HCMV 易感。新生儿通过母婴传播及水平传播感染,婴幼儿期及成年人的感染途径隐匿。巨细胞病毒感染能造成全身多脏器损伤,常见累及肝脏、神经系统、肺脏等。巨细胞病毒感染累及呼吸系统的损伤表现为间质性肺炎,临床往往按一般肺炎抗感染治疗无好转。在先天感染、免疫缺陷、器官和骨髓移植患儿中 HCMV 感染可引起严重感染。更昔洛韦为一线抗病毒治疗药物。

一、病原学及病理生理

HCMV 即人疱疹病毒 5 型(human herpes virus 5,HHV-5),属于疱疹病毒科 β 疱疹病毒亚科,为 dsDNA 病毒。HCMV 基因组编码的囊膜糖蛋白和基质蛋白是诱导人体产生免疫反应的主要抗原。HCMV 基质蛋白是介导产生细胞免疫的靶抗原,其中 pp65 含量丰富,pp65能够阻止急早期蛋白被宿主免疫系统所识别,抑制宿主细胞免疫功能分子的合成,进而介导体液免疫逃逸和细胞免疫逃逸。HCMV 可直接导致受感染的细胞损伤,病毒引起的机体免疫病理损伤可间接导致感染宿主的多器官损伤。该病的基该病理特征为受感染的细胞体积增大,细胞核和细胞质内出现包涵体,继而感染细胞坏死,形成脏器功能异常。人是 HCMV 的唯一宿主。巨细胞病毒(CMV)感染机体后可持续排出病毒。HCMV 可在某些表面存活长达 6 h,因此能够通过污染物传播。HCMV 的感染途径隐匿,密切接触是确定的传播途径。母婴传播途径包括垂直传播及出生后密切接触水平传播。我国一般人群血清 HCMV 抗体的阳性率为86%~96%。妊娠期原发感染率为 1%~4%,其胎儿、新生儿的感染率为 24%~75%。国内先天感染率被报道为 $0.2\%\sim2.5\%$。HCMV 感染后体内产生特异性抗体,具备免疫保护作用。CMV 感染抗体的产生顺序时间谱:IgM 抗体于初次感染后第 $2\sim3$ 周开始产生,于第 $8\sim9$ 周迅速上升,$5\sim6$ 个月下降;IgG 抗体于第 $6\sim8$ 周出现,并于第 10 周迅速上升,其后 IgG 抗体在体内可长期存在,有一定免疫保护作用。再次感染时约 10% CMV 感染者的 IgM 数可持续升高。

二、临床表现

1.临床感染类型

按感染 HCMV 的时间前后,分为原发性感染、复发性感染;按临床表现的有无,分潜伏性感染和激活性(活动性)感染。人感染 HCMV 以潜伏性和再次激活为特征,临床症状表现与人体免疫力状态有关,CMV 初次感染,侵入免疫正常人体后,多呈无症状感染、病毒携带状态。当机体免疫功能下降时,CMV 可重新活化,造成复发性激活感染。CMV 感染,免疫抑制个体、胎儿和幼小婴儿可出现明显病症。

2.感染主要表现

CMV 感染主要表现为肝功能损害、黄疸、肺炎,少数表现为血液系统疾病、中枢神经系统疾病、心肌损害、肾损害、胃肠道损害等。原发性 CMV 感染大多数没有症状表现,活动性感染表现为发热、疲劳、头痛等。HCMV 感染可出现多系统症状。

(1)消化系统症状:食欲缺乏、腹泻、呕吐等症状,出现肝炎表现(如肝功能异常、黄疸、有白陶土粪便),这些症状见于先天性感染。

(2)呼吸系统症状:肺炎,表现为咳嗽、呛奶、呼吸困难、气急,伴有或不伴有发热,按一般肺炎治疗后无好转。婴儿期后天获得性感染多见。

(3)凝血功能异常相关症状:如鼻出血、注射部位有出血倾向。

(4)神经系统症状:小头畸形、智力低下、有视力障碍、脑瘫、抽搐及神经性耳聋等,这些症状多见于先天性感染。

(5)免疫缺陷者感染:原发性免疫缺陷、艾滋病、器官及骨髓移植患儿,可合并肺炎、肝炎、脑炎、视网膜炎、胃溃疡、糖尿病等多器官受累的相应临床表现。

(6)新生儿感染:主要为先天性感染。先天性感染 CMV 的新生儿中约 10% 有活动性感染,出现临床症状;90% 在出生时并无临床表现,但其中 $10\%\sim15\%$ 在几个月或几年后发生远期后遗症,其中最常见的是感觉神经性耳聋和智力障碍。有症状的先天性巨细胞病毒感染称为巨细胞病毒包涵体病,累及全身多个器官,常见于神经系统和网状内皮系统,主要临床表现有肝、脾大、小头畸形、黄疸、皮肤有出血点、肌张力减退、昏睡及癫痫发作等。有症状的先天性 CMV 感染可遗留神经系统功能障碍。早产儿的 CMV 感染可能很严重。

(7)婴幼儿感染:多为原发感染,并随着年龄的增长,HCMV 血清阳性率逐渐升高。HCMV 感染的临床主要表现为婴儿肝炎综合征和黄疸,婴儿胆汁淤积综合征、胆汁性肝硬化等疾病的病因均与 HCMV 感染相关。还表现为呼吸系统疾病,包括急性上呼吸道感染、支气管炎和支气管肺炎。其他表现包括腹泻、血小板减少性紫癜等。

三、体格检查

皮肤巩膜黄疸,皮肤有出血点,浅表淋巴结肿大,智力发育及体格发育落后,小头畸形,视力减退,听力损害,气急,发绀,呼吸困难,肺部有啰音,肝、脾大,腹部膨隆,腹壁静脉怒张,有移动性浊音,神经系统体征呈阳性。

四、辅助检查

1.血清学检查

最常用的检测指标是 CMV 特异性 IgG 和 IgM 抗体。抗 HCMV-IgM 是原发感染或活动性感染的标志。①先天性感染:IgM 不能通过胎盘,如果脐血或出生后 2 周 HCMV-IgM 呈阳性,可诊断为先天性感染。母亲抗 HCMV-IgG 可以通过胎盘,婴儿出生后抗 HCMV-IgG 逐渐减少,6~8 周降至最低,如 3~6 个月时抗 HCMV-IgG 的滴度一直维持在低水平,可以排除先天感染的可能。

如抗 HCMV-IgG 滴度持续升高 6 个月以上,应考虑为宫内或生后感染;②儿童 HCMV-IgM 呈阳性表示新近感染。抗 HCMV-IgG 转阳表明原发感染,双份血清抗体效价升至原来的 5 倍提示活动性感染。HCMV 抗体亲和力的测定有助于分辨或正确判断原发感染和继发感染状态。

2.HCMV 抗原检测

目前最常用 CMV 特异的基质蛋白 PP65 抗原检测,通过免疫荧光、免疫过氧化物酶等方法,根据外周血多形核白细胞(PMNLs)中 HCMVpp65 抗原阳性细胞数可判断 HCMV 的激活程度。PP56 为病毒活动性感染早期标志物,检测灵敏度为 89.18%,特异度为 100%,有助于 HCMV 激活感染的诊断、疗效及预后监测。

3.HCMV 核酸检测

常用检测方法有核酸杂交和 PCR,其具有快速、特异性强、敏感性高等特点。HCMV-mRNA 的检出或高载量 HCMV-DNA 提示有活动性感染。

4.HCMV 分离或巨细胞病毒的检测

从血、尿、唾液、脐血等受检标本中培养出病毒,若呈阳性即可确诊,但阳性率和敏感性低。病毒培养法不再被推荐为实验室诊断 HCMV 感染的一线方法。

五、诊断与鉴别诊断

需要明确感染的有无、感染状态,损害脏器的范围及损伤程度。

1.诊断

新生儿出现不明原因的黄疸、肝大、脾大、严重紫癜、贫血同时伴有脑或眼损害,听力异常;儿童不明原因发热,淋巴细胞比例>50%,异性淋巴细胞占 10% 以上,嗜异性凝集试验呈阴性,均应高度怀疑该病。生后 14 d 内证实有 CMV 感染者可诊断先天感染,3~12 周证实有 CMV 感染者多为围生期感染。对器官移植、输血后、恶性肿瘤出现难治性肺炎或不明原因肝炎都要考虑 HCMV 感染可能。由于 HCMV 感染与其他病原感染的临床表现很难鉴别,故病原学诊断是唯一可靠依据。

2.鉴别诊断

应鉴别严重先天感染与其他宫内感染(如先天性风疹、单纯疱疹病毒感染和新生儿败血症)。应鉴别后天感染与传染性单核细胞增多症、病毒性肝炎、肺炎等。

六、治疗

对活动性感染病例进行对症治疗,症状明显的病例需住院治疗。合理处理并发症,针对性随访感染者的脏器功能状态。

1. 抗病毒治疗

抗病毒药物如更昔洛韦、膦甲酸钠、西多福韦,已广泛用于治疗 CMV 感染的免疫功能低下的患者。更昔洛韦可抑制受感染细胞中 CMV-DNA 合成,是目前抗 HCMV 感染的首选药物。静脉给药,时间需超过 1 h。治疗方案:诱导治疗,每次 5 mg/kg,每 12 h 1 次,持续 2～3 周;维持治疗,每次 5 mg/(kg·d),连续用 7 d。若维持阶段疾病进展,可考虑再次诱导治疗。更昔洛韦的主要不良反应为骨髓抑制,其他不良反应有肝功能损害、呕吐、皮疹等。肾损害者应减量使用。为预防不良反应需注意:①用药前检查血常规、肝功能、肾功能。②诱导治疗期间,每2～3 d 复查血常规,每周复查肝功能、肾功能。诱导治疗期结束后再复查,并检查 CMV-DNA 水平,以观察疗效。③维持治疗期间每周复查血常规,每2～4 周复查 1 次肝功能。CMV 感染新生儿的治疗:把抗 CMV 药物(包括更昔洛韦)应用于新生儿治疗前,应在考虑其疗效的同时考虑其可能的不良反应。口服更昔洛韦能提高或保持有症状的先天性 CMV 感染婴儿的听力。

2. 膦甲酸钠(foscarnet,PFA)

膦甲酸钠是病毒 DNA 聚合酶抑制药,可用于更昔洛韦治疗无效者,也可与更昔洛韦联合应用。治疗方案为诱导治疗:每次 60 mg/kg,每 8 h 1 次,连用 2～3 周,改为维持治疗,每次 90～120 mg/(kg·d),再用 2～3 周。PFA 的主要不良反应是肾毒性,其他不良反应有红细胞数下降、电解质紊乱、胃肠不适等。儿童使用较少。

3. 西多福韦

西多福韦为脱氧胞苷酸类似物,不需要病毒酶激活,除具有抗 HCMV 活性外,对其他病毒(如腺病毒、单纯疱疹病毒)也具抗病毒活性。研究发现,干细胞移植受者巨细胞病毒感染的初次抗病毒治疗失败后,西多福韦可作为二线药物,该药对某些耐药病毒株的治疗具重要意义。

4. 对症治疗

有肝炎时应给予降酶、退黄、护肝治疗;并发肺炎有呼吸困难时,予以吸氧等;注意防治二重感染。

5. 随访观察重点

①先天性感染:观察黄疸、皮肤和黏膜出血、粪便呈陶土色。注意智力落后及听力减退情况,咳嗽、呼吸困难有无加重,按一般肺炎治疗有无好转。重点随访黄疸、肝和脾大、腹腔积液、出血倾向、肺部体征及神经系统体征。常规随访血常规、肝功能、凝血血象、胸部 X 线片、腹部 B 超、脑电图、听觉诱发电位。必要时行胸腹部 CT 及头颅 MRI 检查。②获得性感染:观察黄疸、肝和脾大的程度,是否合并肺炎。定期随访肝功能、腹部 B 超、胸部 X 线片等。

(李 彪)

第二十三章 小儿常见急危重症

第一节 急性颅内压增高

颅内压增高综合征是指多种原因引起颅内容物增加而导致颅内压力增高,从而表现头痛、呕吐、意识障碍及抽搐等一系列表现的临床综合征,是儿童常见危重症。颅内压急骤升高,发生脑疝时常可导致患儿突然死亡。儿科很多疾病都可继发小儿颅内压增高,常见的有急性感染、中毒、颅脑损伤、颅内占位性病变、缺氧、水和电解质紊乱及脑血循环障碍等。颅腔内容物包括脑、脑膜、颅内血管(约占7%)、脑脊液(约占10%);病理情况下还包括病损物,如血肿、脓肿及肿瘤。颅骨坚硬,颅腔容积固定,其中任一部分容积增加必然导致其余部分容积减少,以维持颅内压恒定。脑及脑膜不易被压缩。为维持脑功能,脑血流量亦相对恒定,因而最早通过脑脊液发生变化进行代偿,全颅腔的代偿空间仅8%~15%,如超过此代偿能力,即出现颅内压增高,导致脑缺血、缺氧而出现一系列临床表现。严重时颅腔内容物因受压而变形,部分脑组织移位,造成脑血流中断、脑疝等严重后果。

一、临床表现

小儿急性颅内压增高的临床表现与颅内压增高的病因、发展速度及颅内病变性质、所在部位有关。早期临床表现缺乏特异性,当存在前述引起颅内压增高的原因,出现以下表现时应警惕颅内压增高的可能。

1.剧烈头痛

颅内压增高时脑膜、血管或神经受压、牵扯以及炎症刺激引起剧烈头痛,常为弥漫性、持续性,清晨较重。可因咳嗽、用力、体前屈、大量输液而加剧。婴儿不会表达,则烦躁不安,尖声哭叫,有时拍打头部。

2.喷射性呕吐

其为颅内压增高,刺激第四脑室底部及延髓呕吐中枢所致。呕吐与饮食无关,不伴恶心。婴幼儿无其他诱因而频繁呕吐,多提示第四脑室或后颅凹存在占位性病变。

3.意识障碍

意识障碍迅速出现并加深,大脑皮层广泛损害及脑干上行网状结构受累,使患儿不能维持觉醒状态,而出现程度不等的意识障碍,并有迅速加深倾向,短期内可出现昏迷,常伴躁动或狂躁。

4.呼吸障碍

脑干受压可引起呼吸节律不齐、呼吸暂停、潮式呼吸、下颌运动等,多为脑疝前驱症状。

5.肌张力改变及惊厥

脑干、基底节、大脑皮层和小脑某些部位的锥体外系受压迫,可使肌张力显著增大。主要表现为去大脑强直(伸性强直、伸性痉挛和角弓反张)和去皮层强直(病变在中脑以上,患儿一侧或双侧上肢痉挛,呈半屈曲状,伴下肢伸性痉挛)。脑疝时肌张力减小。脑缺氧或炎症刺激大脑皮层,可引起抽搐甚至癫痫样发作。

6.血压升高

血压升高为延髓血管运动中枢的代偿性加压反应,由拟交感神经兴奋性增强或脑干缺血、受压与移位引起。此时收缩压上升 2.67 kPa(20 mmHg)以上,脉压增大,血压音调增强。

7.颅骨改变

前囟膨隆紧张、骨缝裂开、头围增大、头面部浅表静脉怒张,破壶音阳性等体征为亚急性或慢性代偿机制,与婴幼儿颅骨骨缝尚未完全闭合、颅骨骨质软及有一定弹性有关。

8.体温调节及循环障碍

下丘脑体温调节中枢受累,肌张力增大造成产热增加,交感神经麻痹,泌汗功能减弱等,使体表散热不良,引起高热或过高热。此时因加压反应,周围血管收缩,皮肤及面色苍白、发灰,肢端凉,指(趾)发绀,直肠温度较体表温度显著升高。

9.眼部改变

眼部改变可有眼球突出,球结膜充血、水肿,眼外肌麻痹,眼内斜(展神经麻痹),眼睑下垂(提上睑肌麻痹),落日眼(颅前凹压力增高),视野缺损等。瞳孔改变包括双侧大小不等、忽大忽小、形态不规则等,具有重要临床意义。眼底检查可发现视盘水肿。视盘水肿为慢性颅压增高的主要症状,由眼底静脉回流受阻所致,急性脑水肿时很少见,婴幼儿更为罕见。有时伴有视网膜反光度增强,眼底小静脉瘀血扩张及小动脉变细。一般眼部改变多提示中脑受压。意识障碍,瞳孔扩大以及血压增高伴缓脉称库欣三联征,常为脑疝的前兆。

10.脑疝

脑疝指脑实质受挤压,离开原有间隙,位置发生改变的病理状态。发生嵌顿时,可发生脑疝危象,因压迫邻近组织及脑神经,引起一系列症状和体征。常见的有小脑幕切迹疝(又称为沟回疝)与枕骨大孔疝(即小脑扁桃体疝)。

(1)小脑幕切迹疝:由于动眼神经受累,病侧瞳孔先缩小后扩大,对光反射迟钝或消失,眼睑下垂。对侧肢体呈中枢性瘫痪。由于脑干受压,还可出现中枢性呼吸衰竭,意识障碍加重,继而心率、血压不稳定。颅内压增高可不严重。

(2)枕骨大孔疝:表现昏迷迅速加深,双瞳孔散大,光反应消失,眼球固定,常因中枢性呼吸衰竭而呼吸骤停。幕上占位性病变所致枕骨大孔疝多发生在小脑幕切迹疝之后。但若疾病发展迅速,可能观察不到小脑幕切迹疝的表现,即突然发现患儿双侧瞳孔散大,呼吸停止。幕下占位性病变易造成枕骨大孔疝,而不并发小脑幕切迹疝。

二、辅助检查

1.脑脊液检查

脑脊液检查可以测定颅内压,同时有助于病因诊断。压力值受穿刺时体位及有无梗阻影响。应在无后颅窝体征或颈项强直时慎重进行该检查,建议在给予脱水剂半小时后进行腰穿密闭测压。

2.必要的选择性检查依据

选择血常规、血电解质、血糖、凝血功能、血培养及免疫项目检查,有助于明确颅内压增高的原因及鉴别诊断。

3. 头颅 CT 或 MRI

对于具有颅内压增高的客观体征或神经系统检查有阳性发现或临床上高度怀疑颅内压增高的患儿,应早期行 CT 或 MRI 检查,这有助于观察是否存在脑水肿、颅内结构异常(占位、出血及脑疝等)及病变严重程度。

4. 脑电图

小儿急性颅内压增高导致脑组织缺血及功能障碍,从而在受累部位可见慢波,有助于判断病情的严重程度与发生部位。

三、诊断与鉴别诊断 ·

1. 诊断

儿童颅内压增高的临床表现缺乏特异性,及时诊断有赖于临床警惕性,同时结合临床表现进行判断,诊断要点包括以下几个方面。

(1)患儿病史中存在前述引起颅内压增高的原因。

(2)临床具备颅内压增高的症状与体征:患儿无典型的头痛、呕吐、视盘水肿、库欣三联征的表现。患儿的表现满足 2 个主要条件或 1 个主要条件加 2 个次要条件,可以临床诊断。

主要条件:①呼吸节律异常;②有不明原因高血压;③有视盘水肿;④瞳孔不等大或扩大,前囟隆起,压力增大。次要条件:①意识障碍;②抽搐或肌张力高;③呕吐;④头痛;⑤甘露醇治疗有效。

(3)颅内压测定:颅内压测定是确诊颅内压增高的金标准,临床最常用方法为腰椎穿刺,测脑脊液压力。不同年龄阶段儿童的脑脊液压力范围:新生 $0.098 \sim 0.19$ kPa($10 \sim 20$ mmH$_2$O),婴儿 $0.294 \sim 0.784$ kPa($30 \sim 80$ mmH$_2$O),幼儿 $0.392 \sim 1.47$ kPa($40 \sim 150$ mmH$_2$O),年长儿 $0.588 \sim 1.76$ kPa($60 \sim 180$ mmH$_2$O)。

2. 鉴别诊断

(1)应鉴别该病和血管性头痛、癫痫发作、低血糖及药物中毒等疾病。这类疾病可有头痛、意识障碍及抽搐等表现,但这些表现与颅内压力无关,进行针对性处理后症状自然消失。

(2)诊断为该病后,尚需结合病史、临床表现、实验室及影像学检查对导致它的原发病(如脑外伤、颅内感染、颅内出血、颅内占位性病变及脑积水)进行鉴别。

四、治疗

小儿急性颅内压增高进展迅速,可突发脑疝,导致死亡,必须及早诊治。治疗原则包括消除病因、维持呼吸、血压等稳定、纠正水和电解质紊乱、降低脑细胞代谢及降低颅内压。治疗的核心是维持脑组织血流灌注。除病因治疗外,具体措施如下。

1. 一般治疗

(1)液体疗法:控制液体入量,防止快速输液,保持患儿处于轻度脱水状态,每天一般限制在生理需要量的 $60\% \sim 80\%$。应根据患儿对脱水药物的反应、尿量多少、中心静脉压及电解质的变化等因素综合考虑液体的入量及输液速度。

(2)体位:采取头高脚低位,卧位时把患儿的头部抬高 30°,以利于静脉回流。有脑疝表现时则应保持平卧位。

(3)生命体征的维持:注意维持基本生命体征稳定,特别是血氧与血压在正常范围。需要强调的是,脱水治疗是在不影响血压的情况下进行。血红蛋白需维持在 100 g/L 以上,以保证脑组织的氧供。

（4）降低脑细胞代谢：减少刺激性操作，注意控制体温，适当镇静，出现惊厥时应积极控制，尽可能减少脑组织能量的消耗。

2.降颅压治疗

（1）使用渗透性脱水剂：静脉注射一定量的高渗物质，使脑与脑脊液中水分进入血浆，进而由肾排出，达到脱水、降颅压目的。常用药物：20％的甘露醇每次 0.5～1 g/kg，4～6 h快速静脉滴注；3％的高张盐水每小时 0.5～1 mL/kg，持续滴注。对于容量负荷过多的患儿使用甘露醇较合适，而对于脱水或循环不稳定的患儿，则应使用高张盐水。使用过程中应注意液体与电解质平衡，特别是血钠维持在 145～160 mmol/L 为宜。对于低蛋白血症患儿，特别是小婴儿，需积极补充清蛋白，用量为每次 0.5～1 g/kg。

（2）利尿剂：通过利尿使全身脱水，达到间接使脑组织脱水的目的，利尿剂有减轻心负荷，抑制脑脊液生成的作用。常选用呋塞米或依他尼酸钠，剂量为每次 0.2～2 mg/kg。乙酰唑胺多用于慢性脑积水患儿，可减少脑脊液生成，剂量为 20～30 mg/(kg·d)。

（3）肾上腺皮质类固醇：国内外均公认肾上腺皮质类固醇对减轻脑水肿疗效确切。对血管源性脑水肿效果最佳，且持续时间长。一般用药 5～8 h 出现效果，4～5 d 作用最强，6～9 d 作用消失，无反跳。一般选用地塞米松，剂量为每次 0.5～1 mg/kg，1～3 次/天。也可用氢化可的松 10～20 mg/(kg·d)。

（4）手术治疗：①控制性脑脊液引流。通过前囟或颅骨钻孔后穿刺，将穿刺针留置于侧脑室，借助颅压监测控制脑脊液引流速度。无条件监测颅内压时，可通过调整引流瓶的位置控制脑脊液流出速度。插入引流瓶的针尖的顶点应高于穿刺部位 80～120 mm，如颅内压超过此数，液体即可自行流出。一般脑脊液每分钟均匀流出 2～3 滴即可。引流速度过快，可出现恶心、呕吐等不良反应，甚至引起脑室塌陷或低颅压综合征。②去骨瓣减压：选择脑水肿严重或病变明显侧，打开颅骨，从而扩大颅腔而达到减压目的。通常对其他治疗无效的患儿使用，需注意术后控制感染，情况允许，及早关颅。

（5）过度通气：通过控制性人工通气，使 PaO_2 及 $PaCO_2$ 分别维持在 12～20 kPa（90～150 mmHg）及 3.33～4 kPa（25～30 mmHg）。$PaCO_2$ 及 PaO_2 升高可引起脑小动脉平滑肌收缩，使脑血管容量减少，从而降低颅内压。一般过度通气数分钟即起作用，持续使用时间不超过1 h，其作用维持 2～3 h。在其他治疗不能马上起作用时临时使用，避免长时间使用及 $PaCO_2$ 过低，可引起脑缺血、缺氧。

（李　彪）

第二节　惊厥持续状态

惊厥持续状态是伴有明显运动症状的癫痫持续状态，即惊厥性癫痫发作持续状态（convulsive status epilepticus，CSE），简称惊厥持续状态，是对人体危害最大的一种癫痫持续状态。若不伴有明显运动症状的癫痫发作则称为非惊厥性癫痫发作，相应的持续状态则称为非惊厥性癫痫发作持续状态（NCSE），简称非惊厥持续状态。惊厥持续状态的传统定义是 1 次癫痫发作时间持续 30 min 以上,或反复多次发作持续超过 30 min,且发作间期意识不能恢复至发作前的基线状态。国际抗癫痫联盟(ILAE)2015 年更新了癫痫持续状态的定义:1 次发作持续时间大大超过该型癫痫发作中大多数患儿发作的时间,或反复发作,在发作间期患儿的意识状态不能恢复到基线状态。新定义提出 t1 和 t2 的概念,即癫痫持续状态是由终止癫痫的机制失灵或有了新的致痫机制,导致异常持久(t1 时间后)的痫性发作。癫痫持续状态可能有长期后果(t2 时间后)。依发作类型和发作持续时间不同,造成的长期损伤不同,包括神经元死亡、神经元损伤、神经元网络改变。t1 表示初始治疗时间点,t2 表示可能出现长期风险的时间点。

为了方便临床操作,将全面性惊厥性癫痫持续状态进行以下分类。

(1)早期惊厥持续状态,癫痫发作>5 min。

(2)确定性惊厥持续状态,癫痫发作>30 min。

(3)难治性惊厥持续状态,癫痫发作>60 min,癫痫对二线药物治疗无效,需要全身麻醉治疗。

(4)超级难治性惊厥持续状态,全身麻醉治疗 24 h,仍不能终止发作,其中包括减停麻醉药物过程中复发。惊厥持续状态的病因与年龄关系密切。

发生新生儿期惊厥,首先考虑急性缺氧缺血性脑病,颅内感染,颅内出血或代谢紊乱(低血糖、低血钙、低血镁、维生素 B_6 缺乏症等)。对婴儿期的惊厥多考虑脑炎、代谢紊乱或全身感染。生后第二年的惊厥多见热性惊厥、感染、代谢性疾病或原发癫痫等。颅内出血及肿瘤性疾病亦不少见。对学龄前儿童应注意食物和药物中毒的可能。对年长儿应注意继发性高血压导致高血压脑病所致的惊厥。

一、临床表现

惊厥持续状态的临床表现除惊厥发作形式不同外,往往有其他的伴随症状,这些症状的表现形式与原发病因有密切关系。惊厥持续状态的发作表现如下。

1.惊厥性癫痫持续状态(强直-阵挛持续状态)

发作时伴有严重意识障碍,表现有全面性惊厥性持续状态、局灶性发作转变为双侧惊厥性持续状态、不能确定为全面性或部分性发作的惊厥持续状态。

2.肌阵挛持续状态

可伴有或不伴有昏迷。

3.局灶运动性持续状态

其包括重复的局灶运动性癫痫(杰克逊癫痫样)、部分性癫痫持续状态、扭转持续状态、眼睑肌阵挛持续状态。

二、辅助检查

(1)一般项目:血常规、电解质、血气分析、血糖、肾功能等。

(2)尽快完成脑电图监测以证实发作并指导治疗。病情许可的情况下完善头颅 CT、MRI 检查,对新生儿和前囟未闭合的婴儿可首选头颅超声,初步了解颅内情况。

(3)如怀疑相关疾病则行血、尿毒物分析、遗传代谢性疾病的相关检查。

(4)如伴有发热等感染征象则需要做血培养、脑脊液检查等。

(5)如患儿为既往诊断癫痫患儿,则应检查抗癫痫药物的血药浓度。

三、诊断与鉴别诊断

惊厥持续状态本身不难诊断,但需注意鉴别其与一些非癫痫性发作的事件。

四、治疗

惊厥持续状态是一种危及生命的状态,治疗目的是积极评估和干预,尽快终止发作,保护神经元免受发作损伤。抢救可按以下流程进行。

1.初始评估和一般处置(0～5 min)

心电监护,评估和稳定患儿的情况(气道、呼吸系统、循环系统、神经系统的异常检查),记录发作时间。给患儿吸氧,开放气道,必要时气管插管。静脉注射维生素 B_6。测血糖,若有低血糖,立即纠正。

开放静脉通路,查电解质,根据病情选择是否行毒物筛查及检测抗癫痫药物浓度。如果抽搐未能缓解,进入下一步处理。

2.一阶段治疗(6～20 min)

(1)选择下述两种药物中的一种,作为一线选择:无静脉通路时肌内注射咪达唑仑(0.2 mg/kg;单次)或选地西泮,直肠给药(0.3～0.5 mg/kg,最大量为 20 mg,单次)。有静脉通路时静脉注射地西泮(0.2～0.3 mg/kg,最大量为 10 mg),给药后观察 5 min,如仍发作,可重复该剂量一次。

(2)如果上述选择均不可用,则选择静脉注射苯巴比妥(15 mg/kg,单次)。如果抽搐仍未缓解,进行下一步处理并考虑将患儿收入 ICU,以监护治疗。

3.二阶段治疗(21～40 min)

(1)静脉注射丙戊酸(20～40 mg/kg,最大量为 3 000mg),持续 10 min 以上。对怀疑遗传代谢疾病患儿慎用。

(2)如果以上选项不可用,且尚未使用苯巴比妥,则静脉注射苯巴比妥(15 mg/kg)。如果抽搐仍未缓解,进行下一步处理。

4.三阶段治疗(41～60 min)

(1)重复二线疗法。

(2)以麻醉剂量的硫喷妥钠、咪达唑仑、戊巴比妥或丙泊酚持续静脉维持治疗。使用以上药物时持续监测脑电图,使脑电达到暴发抑制状态,发作终止后维持至少 24 h。可添加口服抗癫痫药物。

麻醉治疗只能在 ICU 中气管插管、呼吸机辅助通气下进行,应注意低血压、心脏抑制以及麻醉药物的肝、肾毒性作用。持续输注丙泊酚对小儿可诱发致命的丙泊酚输注综合征,尤其在合用激素及儿茶酚胺类药物时,应予以重视。

针对超级难治性惊厥持续状态,目前缺乏公认有效的治疗手段,应积极寻找病因。可尝试免疫治疗、生酮饮食、低温治疗、外科治疗。

(李　彪)

第三节 脑积水

一、定义

脑积水是指过多的脑脊液在脑室和蛛网膜下隙内积聚。其原因是脑脊液的产生和吸收之间失去平衡,导致脑室系统或蛛网膜下隙扩大。通常,脑脊液循环通道上的阻塞,使脑脊液不能到达其吸收部位或吸收部位发生障碍。脉络丛乳头状瘤等所引起的脑脊液分泌过多所致脑积水极为罕见。如果大量脑脊液积聚在大脑半球表面蛛网膜下隙,则称为硬膜下积液。脑室系统内过多的液体积聚称为脑室内脑积水。儿童脑积水多见于新生儿及婴儿,常伴有脑室系统扩大,颅内压增高及头围增大。

二、病因

脑积水可以由下列三个因素引起:脑脊液过度产生,脑脊液的循环通路梗阻以及脑脊液的吸收障碍。目前多认为先天性脑积水的发病原因是脑脊液循环通路的梗阻。造成梗阻的原因可分为先天性发育异常与非发育性病因。在先天性脑积水中,先天性发育异常约占2/5,而非发育性病因则占3/5。

1.先天性发育异常

(1)大脑导水管狭窄、胶质增生及中隔形成:以上病变均可导致大脑导水管的梗死,这是先天性脑积水最常见的原因,通常为散发性,性连锁遗传性导水管狭窄在所有先天性脑积水中仅占2%。

(2)小脑扁桃体下疝畸形:因小脑扁桃体、延髓及第四脑室疝入椎管内,使脑脊液循环受阻引起脑积水,常并发脊椎裂和脊膜膨出。

(3)第四脑室孔闭塞综合征:第四脑室中孔及侧孔先天性闭塞而引起脑积水。

(4)扁平颅底:通常合并小脑扁桃体下疝畸形,阻塞第四脑室出口及环池,引起脑积水。

(5)其他:无脑回畸形、脑穿通畸形、软骨发育不良、第四脑室孔闭塞综合征及第三脑室囊肿、第五脑室囊肿、第六脑室囊肿等均可引起脑积水。

2.非发育性病因

(1)新生儿缺氧和产伤所致的颅内出血、脑膜炎继发粘连是非发育性先天性脑积水的常见原因。

(2)新生儿颅内肿瘤和囊肿,尤其是颅后窝肿瘤常导致脑积水。

(3)各类颅脑损伤导致的颅内出血都有可能使脑脊液的循环通路阻塞,从而出现继发性脑积水。

3.脉络丛乳头状瘤

脉络丛乳头状瘤可使脑脊液分泌异常增多,也可产生脑积水。

三、症状

1.婴儿期表现

(1)头颅形态的改变:表现为在婴儿出生后数周或数月内头颅进行性增大,前囟也随之扩大和膨隆。头颅的外形与脑脊液循环的阻塞部位紧密相关。中脑导水管阻塞时,头颅的穹窿扩张而后颅窝窄小,蛛网膜下隙阻塞时整个头颅对称性扩大,第四脑室的出口阻塞,常引起后颅窝选择性扩大。头颅与躯干的生长比例失调,头颅由于过大、过重而垂落在胸前。颅骨菲薄,头皮有光泽,浅静脉怒张。头颅与脸面不相称,头大面小,前额突出,下颌尖细。

(2)神经功能缺失:随着脑积水的进一步发展,第三脑室后部的松果体上隐窝显著扩张,压迫中脑顶盖部或由于脑干的轴性移位,产生类似帕里诺眼肌麻痹综合征,即上凝视麻痹,使婴儿的眼球上视不能,出现所谓的落日征。第六对脑神经的麻痹常使婴儿的眼球不能外展。

由于脑室系统的进行性扩大,使多数病例出现明显的脑萎缩,在早期尚能保持完善的神经功能,到了晚期则可出现锥体束征、运挛性瘫痪、去脑强直等。患儿的智力发育也明显比同龄的正常婴儿差。

(3)颅内压增高:随着脑积水进行性发展,颅内压增高的症状逐渐出现,尽管婴儿期的颅缝具有缓冲颅内压力的作用,但仍然是有限度的。婴儿期颅内压力增高的主要表现是呕吐,由于婴儿尚不会说话,常以抓头、摇头、哭叫等表示头部的不适和疼痛,病情加重时可出现嗜睡或昏睡。

2.儿童期表现

儿童期由于骨缝闭合,脑积水的临床表现与婴儿期迥然不同。根据脑积水发生的速度,可分为急性脑积水、慢性脑积水、正常颅内压脑积水和静止性脑积水。

四、辅助检查

脑积水的辅助检查有许多种,包括头颅 X 线片、前囟穿刺、侧脑室-腰穿双重穿刺试验、脑脊液酚红试验、脑室或气脑造影、颈动脉造影、放射性核素扫描等。但是 CT 问世以来,由于上述检查具有局限性和有创性,已逐步为临床医师所放弃。特别是对于儿童,不主张进行有创检查。所以,在临床上脑积水的辅助检查首选头颅 CT,有条件的行头颅 MRI 检查。

1.颅脑 CT

颅脑 CT 能准确地观察有无脑积水、脑积水的程度、梗阻部位、脑室周围水肿等,且可反复动态观察脑积水的进展情况。颅脑 CT 为判断疗效及预后提供必要的客观指标。颅脑 CT 判断有无脑积水以及脑积水的程度目前尚无统一的可靠指标。1979 年 Vassilouthis 提出以脑室-颅比率为侧脑室前角后部(尾状核头部之间)的宽度与同一水平颅骨内板之间的距离之比。若脑室-颅比率小于 0.15,为正常;若脑室-颅比率为 0.15～0.23,为轻度脑积水;若脑室-颅比率大于 0.23,为重度脑积水。

颅脑 CT 能够明确许多后天性梗阻的病因。

(1)脑室内梗阻性脑积水:一侧室间孔阻塞(室间孔闭锁)而引起单侧脑积水或不对称性脑积水时,导致该侧脑室扩张。当双侧室间孔或第三脑室孔阻塞而引起对称性脑积水时,双侧脑室扩张。

(2)若导水管阻塞(导水管狭窄)可引起侧脑室和第三脑室扩张,而第四脑室的大小和位置一般正常。

(3)第四脑室出口处梗阻(侧孔和正中孔闭锁)则引起全脑室系统特别是第四脑室扩张,如第四脑室囊性变。

2.颅脑 MRI 检查

MRI 检查是目前最理想的诊断方法。它除了具备 CT 检查的一切优点和功能外,还可看颅内一切结构的清晰图像,使一些脑积水的病因和病理状态一目了然。脑积水的 MRI 表现为脑室系统扩大,其标准与 CT 相同。在 MRI 上可根据以下表现来判断有无脑积水:①脑室扩大程度与蛛网膜下隙的大小不成比例;②脑室额角或颞角膨出或呈圆形;③第三脑室呈气球状,压迫丘脑并使下丘脑下移;④胼胝体升高与上延;⑤有脑脊液透入室管膜的重吸收征等。

五、诊断

诊断典型的先天性脑积水,根据病史、临床表现、头颅增大快速等特点,结合头颅 CT 或 MRI 等影像学表现,一般不难。但对于早期不典型脑积水,需要与下列病症相鉴别。

(1)慢性硬膜下积液或血肿:常有产伤史,病变可为单侧或双侧,常有视盘水肿,落日征为阴性。前囟穿刺硬膜下腔吸出血性或淡黄色液体即可明确诊断。

(2)新生儿颅内肿瘤:新生儿颅内肿瘤常有头围增大或继发性脑积水,头颅 CT 扫描及 MRI 可确诊。

(3)佝偻病:头围可增大,呈方形颅,前囟扩大,张力不高。

(4)先天性巨颅症:无脑积水征,落日征为阴性,脑室系统不扩大,无颅内压增高,CT 扫描可确诊。

六、治疗

脑积水的治疗主要是手术治疗。除了少数病例系因肿瘤阻塞脑脊液通路,需行肿瘤切除外,国内外历来的手术方法都是针对脑脊液的循环而设计的。先天性脑积水的手术适应证目前尚无统一标准。但多数学者都认为应早期采取手术治疗。患儿大脑皮质的厚度不应小于 1 cm,合并其他脑与脊髓严重先天畸形,应谨慎手术。术前应明确脑积水的类型、梗阻部位等。

脑积水的外科治疗迄今已超过一个世纪,手术方法各种各样,大致可分为以下三种类型。①病因手术治疗:针对引起脑积水的病因手术,例如,行大脑导水管成形术或扩张术,对第四脑室孔闭塞综合征行第四脑室正中孔切开术,对扁平颅底和小脑扁桃体下疝畸形行后颅窝和上颈髓减压术,行脉络丛乳头状瘤切除术。②脉络丛电灼术:1922 年 Dandy 提出应用脑室内镜行脉络丛电灼术,之后 Puteman、Stkey、Scarff 和北京儿童医院的张金哲等都应用过此术式,并有相应的改良。但因总的效果不稳定,到 20 世纪 50 年代后不再应用。③脑脊液分流术:将脑脊液通路改变或利用各种分流装置将脑脊液分流到颅内或颅外其他部位去。脑脊液分流术又分为颅内分流术和颅外分流术。颅内分流术主要用于脑室系统内阻塞引起的脑积水,颅外分流术适用于阻塞性或交通性脑积水。

(一)脑脊液分流术

脑脊液分流术是治疗各种类型脑积水的有效方法。100 余年来,各国学者尝试了许多种分流方法,如侧脑室-枕大池分流术、第三脑室造瘘术、大脑导水管成形术或扩张术、侧脑室-环池造瘘术、侧脑室-胼胝体周围脑池分流术、侧脑室-腹腔分流术、侧脑室-蛛网膜下隙分流术、侧脑室-输卵管分流术或腰蛛网膜下隙-输卵管分流术、腰蛛网膜-大网膜囊分流术、侧脑室/腰蛛网膜下隙-右心房/上腔静脉分流术、侧脑室-淋巴管分流术、侧脑室-胸膜腔分流术、侧脑室-静脉窦分流术。但是,由于许多种分流方式在理论上可行,而应用到临床则面临手术打击大、成功率低、并发症多、手术病死率高等问题,难为广大临床医师所接受。目前,实际效果最佳、病死率及并发症都最低手术的为侧脑室-腹腔分流术。随着分流装置及手术的改进,国内、外临床医师已普遍采用侧脑室-腹腔分流术治疗各种类型的脑积水。

(二)侧脑室-腹腔分流术

1905 年,Kamek 首先施行侧脑室-腹腔分流术,但未成功。1908 年,Cushing 对 12 例脑积水患者进行腰蛛网膜下隙-腹腔分流术,其中 2 例发生肠套叠而死亡。1910 年,Hartwell 首先报道 1 例以侧脑室-腹腔分流术治疗脑积水获得成功。1914 年,Heile 首先报道采用静脉和橡胶管作为分流材料,但未获成功。1929 年,Davidoff 在实验中采用自体移植皮管行腰蛛网膜下隙-腹腔分流术,但未应用于临床。20 世纪 50 年代以前由于缺乏单向引流的分流装置,手术效果均不佳,直到高分子医用材料研制成功,才使脑室-腹腔分流术取得成功。1963 年,Scarff 总结 230 例此类手术,55%的患者脑积水得以控制,但 58%的患者分流管阻塞,病死率为 13%。近年来侧脑室-腹腔分流术有 1 年以上良好效果者超过 70%。手术病死率已降至 0～4.7%。随着分流管及手术技术的改进(例如,抗虹吸阀门的设计能防止颅内压过度下降,把腹腔导管置于肝脏上以防止导管被大网膜和小肠阻塞,应用微孔过滤器以防止肿瘤通过脑脊液播散),手术病死率大大降低,近年来已接近 0。侧脑室-腹腔分流术是将带有活瓣分流装置的脑室管插入侧脑室枕角或额角,腹腔管的插入借助于隧道套管探针,经头皮切口至皮下,经头、颈、胸,最后到达腹部的皮下隧道,将导管末端置于腹腔的肝脏表面或直肠膀胱陷凹内。侧脑室-腹腔分流术的并发症发生率为 24%～52%,并发症如下。

(1)分流管阻塞:发生率为 14%～58%,是分流失败的最常见的原因。脑室端阻塞多为脑组织、血块及脉络丛引起。腹腔端阻塞主要因大网膜包绕、管端周围炎症及异物等,在这种情况下,多需要再次手术,更换分流管。

(2)感染:发生率为 12%,包括腹膜炎、分流管皮下通道感染、脑脊液漏继发感染等。1975 年 Leibrock 曾报道 1 例在分流术后,发生表现极似阑尾炎的腹膜炎。文献报道的大多数致病菌为表皮葡萄球菌和金黄色葡萄球菌。目前,对于分流感染,没有令人满意的处理方法。常见公认的治疗方法包括除去感染的分流装置,并立即重新插入新的分流装置,施行脑室引流,感染控制后随即插入新的分流装置。

(3)分流装置移位:最常见的是腹腔导管自腹部切口脱出,其次是有分流装置进入胸部、头皮下、硬膜内或脑室内。

(4)腹部并发症:侧脑室-腹腔分流术的腹部并发症较多。文献报道导管从脐孔穿出、腹腔积液、脐孔漏、导管进入阴囊内、胸膜积液、腹痛、大网膜囊肿扭转、腹腔假性囊肿、阴道穿孔、小肠穿孔、结肠穿孔、肠扭转、肌内囊肿、导管散落、肠套叠等。

(5)颅内血肿:Aodi(1990)报告 120 例脑室-腹腔分流术中,发生大块颅内血肿及脑室内出血 3 例,占 2.5%,慢性硬膜下血肿占 1.7%,硬膜下血肿在带阀门分流管的病例中发生率为 5%。

(6)裂隙脑室综合征:发生率为 1.6%,多发生在没有抗虹吸装置的分流病例中。直立时脑室内压低于大气压,导致分流过度,造成引流管周围脑室塌陷,分流系统不可逆地梗阻,使颅内压急剧升高。对裂隙脑室综合征没有满意的处理办法,调换中等压的分流瓣膜为高压分流瓣膜,或颞下减压可有帮助。

(7)颅脑不称(比例失调):分流术后脑室缩小,致使膨隆的颅盖和脑的凸面之间形成无效腔,该腔常常由脑脊液填充。由颅脑不对称面构成的无效腔,随着颅缝和囟门以及脑的逐渐增长而逐渐缩小。

（8）孤立性第四脑室：脑室系统邻近的导水管萎陷，而第四脑室仍保持扩张，孤立性的扩张被认为是由导水管和第四脑室出口的炎性梗阻所致。脑脊液引流只来自幕上的分隔间隙，形成双分隔间隙的脑积水，可出现小脑上蚓部突然向上通入小脑幕切迹的危险。在这种情况下，或者另外插入一个分流管进入第四脑室（双分流），或者在第四脑室开口，用强制性的措施对孤立性第四脑室减压。

（9）分流后颅缝早闭：在分流术后几个月之后，头围减少，直到脑生长充满由颅脑不称引起的无效腔。如在脑生长到最大之前行分流术，可发生颅缝早闭，特别是矢状缝的骨性联合和增厚。

七、预后

脑积水的预后和手术治疗的效果取决于是否合并其他异常。单纯性脑积水（不存在其他畸形的脑积水）比伴有其他畸形的脑积水（复杂性脑积水）的预后要好。通常伴有脑积水的畸形包括脑穿通畸形、胼胝体发育不全、脑叶发育不全、积水性无脑畸形、小脑幕发育不全、小脑扁桃体下疝畸形、第四脑室孔闭塞综合征、前脑无裂畸形等。对患单纯性脑积水的婴儿在出生后3～6个月进行分流手术，一般效果较好。近年来，随着分流装置的不断发展及手术技术的不断提高，越来越多的先天性脑积水患儿已经能够和健康儿童一样正常学习、生活。

（余梦楠）

第四节　儿童烟雾病

烟雾病是一种原因不明的慢性进行性的脑血管闭塞性疾病，主要表现为颈内动脉（internal carotid artery，ICA）远端、大脑中动脉（middle cerebral artery，MCA）和大脑前动脉（anterior cerebral artery，ACA）近端狭窄或闭塞伴颅底异常细小血管网形成。因异常血管网在脑血管造影中的表现如同徐徐上升的烟雾，而"moyamoya"一词在日语中即为"徐徐上升的烟雾"之意，故该病以"烟雾"命名。烟雾病最早于1957年由日本学者Tekeuchi报告，当时曾认为此病仅为日本所特有。Subirana于1962年报告该病病例，1967年由铃木二郎首次命名后，包括南美洲和欧洲在内的病例报告不断增加。近年来，烟雾病在世界各地，尤其在中国和韩国等东亚地区国家的检出率不断增大。该病已成为儿童缺血性卒中常见的原因之一。

一、病理学改变

颅内狭窄段血管表现为内弹力层破坏、变薄、不规则扭曲、断裂、崩解、增厚、分层折叠；中层平滑肌细胞破坏、增生和再破坏交替反复进行，最终致中层变薄或萎缩；远端血管则出现管腔塌陷和类似的内弹力层和中层改变；而代偿增生的烟雾状新生血管、表现为薄壁扩张的或因新近微血栓形成或管壁增厚而闭塞的小动脉，伴或不伴弹性组织变性和纤维化。在这些小动脉网中常可见到微动脉瘤。心脏和肾脏等器官的血管也可见到与狭窄的颅内病变段血管相同的病理组织学改变。目前尚未发现在血管壁内炎症细胞浸润的报道。同时，可见大脑兼有缺血和出血改变，表现为多发脑梗死、脑软化、脑萎缩。

二、诊断

烟雾病的诊断标准是,数字减影血管造影(digital subtraction angiography,DSA)或磁共振血管成像(magnetic resonance angiography,MRA)显示双侧或单侧颈内动脉分叉以上狭窄或闭塞性改变,伴烟雾状血管形成及通过颈外动脉系统建立吻合支。

(一)临床表现

烟雾病的主要临床表现为大脑供血障碍或颅内出血产生的脑损伤表现,儿童以反复发作的脑缺血表现为主,而成人则多以脑出血为主。Fukuvama 和 Maizunfi 等根据烟雾病的临床特点,将其分为四型。

(1)出血型:以意识障碍为主。

(2)梗死型:以持续性偏瘫为主。

(3)惊厥型:以反复抽搐为主。

(4)短暂性脑缺血发作(transient ischemic attack,TIA)型:即 TIA 型,以 TIA 为主。

青少年和儿童烟雾病的症状以 TIA 型和惊厥型多见,梗死型和出血型相对较少,95％的患儿以脑缺血为首发症状。其中,儿童以 TIA 型最为常见,而青春期患儿则以惊厥型多见。TIA 主要表现为可逆性神经功能障碍、感觉异常、癫痫发作或急性偏瘫,头痛和不自主的舞蹈样运动也多有报道,其中,肢体运动功能障碍最为常见,神经功能障碍多在 24 h 内完全恢复。因此,临床上以肢体无力或偏瘫为主要表现,并有头痛、头晕、呕吐、惊厥的患儿,在排除其他常见中枢原因后,应高度注意烟雾病的可能。患儿的智商受到影响比较多见。

(二)辅助检查

1. 数字减影血管造影(DSA)

DSA 可快速、连续、实时显像,并动态观察血管成像过程,同时又是一种安全的微创检查,能明确血管病变的性质、部位及有关的动静脉异常。烟雾病 DSA 的特征性表现:①颈内动脉虹吸部狭窄;②大脑前动脉或大脑中动脉起始部有不同程度的狭窄或闭塞;③颅底有烟雾状异常血管网,可见动脉瘤或微动脉瘤形成;④侧支循环广泛开放;⑤双侧脑血管病变相似,但常有差异;⑥可见脑内血肿。除上述特点外,还发现:①循环时间延长,部分病例颅后窝静脉早期显影;②广泛的侧支循环中以成人组侧支代偿较好,并存在后循环向前循环的代偿。一般认为,DSA 是烟雾病的首选检查手段,也是诊断的金标准,但它不能显示脑实质的病变,而且毕竟是一种创伤性检查,同时潜在造影剂引发不良反应的风险。

2. 磁共振技术

近年来,随着磁共振技术的发展,MRI 和 MRA 能快速、简便、无创地显示颈内动脉和颅底血管以及脑内病变的异常表现,为临床提供准确的影像学诊断依据,逐渐成为诊断烟雾病的理想影像学方法。在诊断缺血性脑血管病方面 MRI 能更敏感、更精确地显示病变,对诊断颅底异常血管网方面特异性和敏感性较高,主要表现:①脑实质因缺血或出血引起的改变,如多发性脑梗死等;②侧支循环血管形成,表现为颅底向上走行的条状迂曲的低信号影。MRA 是一种全新概念的血管成像技术,可非创伤性地显示主要的颅内动脉,在诊断血管闭塞方面敏感性及特异性高。由于 MRA 无须造影剂,并具有无痛性和无创性,MRA 成为临床尤其对于儿科患者诊断的首选方法。近年来发现,弥散加权成像(diffusion weighted imaging,DWI)和灌注加权成像(perfusion weighted imaging,PWI)也有助于评价脑血流动力学。另外,磁共振波谱(magnetic resonance spectroscopy,MRS)分析是无创性检查脑代谢变化的方法之一,对烟雾病的手术效果评价、监测随访有一定帮助。

3.其他

CT可显示脑出血、较明显的脑梗死和可能的脑萎缩,也可成为较理想的随访手段之一。多排螺旋CT观察颅外-颅内重建的血管通路与传统的血管造影效果相似,而且是一种无创性检查。目前正电子发射体层摄影和单光子发射计算机断层成像术应用也较多,它们是评估脑血流动力学、脑代谢、脑神经元密度和评价手术效果的较为灵敏的手段。

三、治疗

虽然目前尚未得出外科手术治疗明显优于药物治疗的明确结论,但手术治疗已成为主流。

1.内科治疗

在缺血或出血的急性期,特别是有不自主运动症状的患者,可给予甘露醇和皮质激素以控制脑水肿。抗血小板聚集药、扩血管药和改善微循环药也可用于缺血性发作。但目前尚无任何保守治疗能够阻止病变的发展或防止缺血和出血再次发作。

2.外科治疗

外科手术是治疗烟雾病的主要方法。手术的主要目的是建立充分的侧支循环,改善缺血脑组织的血供,减轻神经功能缺损。研究表明,手术治疗比药物治疗或自然病程的预后相对好,特别是对脑缺血为主的患者更有帮助。

(余梦楠)

第五节　心跳呼吸骤停

心跳呼吸骤停为儿科危重急症,表现为心跳、呼吸停止,意识丧失,突发面色青紫或苍白,或伴有抽搐,脉搏消失,血压测不出。心跳骤停在儿科除见于心脏病变(如病毒性心肌炎、严重心律失常、心包填塞)外,更多是继发于呼吸功能衰竭或呼吸停止的疾病,如肺炎、窒息、溺水、有气管异物。低血压可导致冠状动脉灌注不足及组织灌注不良,造成缺血、缺氧、酸中毒,导致心跳骤停。另外电解质紊乱(如高血钾、低血钾、严重酸中毒、低血糖)也可导致心跳骤停。

近年来,交通意外、高处坠落伤害等导致颅脑及胸部严重创伤,电击、中毒等意外伤害导致儿童心跳骤停事件的发生率也有增加趋势。心导管检查、纤支镜检查、心包穿刺、气管插管或切开、心脏手术以及麻醉过程中均可发生心跳骤停,可能与缺氧、麻醉过深、心律失常或迷走神经张力过高有关。

儿科呼吸骤停的常见原因主要有以下几种:①急性上、下气道梗阻:包括气道炎性分泌物堵塞气道、有气管异物、喉痉挛、胃食管反流、喉头水肿、严重哮喘持续状态、强酸强碱导致气道灼伤等;②严重肺组织疾病:如重症肺炎;③意外及中毒:溺水、颈部绞缢、中毒等;④中枢性疾病:颅脑损伤、炎症、肿瘤等;⑤胸廓病变或张力性气胸;⑥肌肉神经疾病:如重症肌无力、吉兰-巴雷综合征、肌营养不良;⑦代谢异常:如新生儿低血钙、低血糖、甲状腺功能异常等;⑧继发于惊厥或心脏停止。另外婴儿猝死综合征也可能导致心跳呼吸骤停,原因不明,可能继发于某些代谢异常或心肌病变。

一、临床表现

1. 神志突然丧失

出现昏迷,部分病例可有一过性抽搐。

2. 瞳孔散大

心脏停搏后 30～40 s 瞳孔开始扩大,对光反射消失。

3. 颈动脉和股动脉等大动脉搏动消失

血压测不出。

4. 心音消失

心脏完全停搏时心音消失,有时患儿心率极低,小婴儿的心率少于每分钟 80 次,儿童的心率少于每分钟 60 次,心音极微弱,心排血量极低。

5. 呼吸停止或濒死喘息

患儿胸腹式呼吸运动消失,听诊无呼吸音,面色发绀或灰暗、苍白。应注意呼吸过于微弱或缓慢,濒死样喘息时,也无有效气体交换。病理改变与呼吸停止。

6. 心电图

心电图常呈等电位线、室颤、无脉室速或无脉性电活动。

二、辅助检查

患儿发生心跳呼吸骤停往往情况紧急,需要紧急处理。实验室检查往往是滞后的,一旦条件允许,应尽快获得血浆/骨髓标本,完善血气分析、电解质、血糖及床旁 X 线片或超声等相关检查。尽早应用自动体外除颤器(automated external defibrillator,AED)或心电监护装置,有利于早期识别造成心跳骤停的心律失常原因并进行电流治疗。

三、诊断与鉴别诊断

凡突然昏迷或失去反应,呼吸不正常(无呼吸或仅濒死样喘息),伴大动脉搏动或心音消失即可确诊。

四、治疗

心跳骤停及呼吸骤停往往互为因果,救治时需兼顾两者,分秒必争地开始心肺复苏(cardiopulmonary resuscitation,CPR)。对可疑病例应先行复苏,不可因反复触摸动脉搏动及判断呼吸而延迟心脏按压,以保证心、脑、肾等重要脏器的血流灌注及氧供应。

美国心脏协会(American Heart Association,AHA)和美国儿科协会制定的心肺复苏指南(2015 版)是目前救治患儿的标准。2015 版指南鼓励社区工作人员迅速识别无反应情况,快速启动应急反应系统,鼓励非专业人士在发现患儿没有反应时或呼吸不正常(无呼吸或濒死喘息)时,立即进行 CPR,单一施救者应先开始心脏按压,再进行人工呼吸,以减少按压中断。如配备有 AED 或就近场所有 AED,应尽快获得并使用。将基本生命支持(basic life support,BLS)要点内容总结如下。

1. 院外心脏骤停

进行生存链识别和启动应急反应系统,即时高质量 CPR,快速除颤,提供基础及高级急救医疗服务、高级生命支持和骤停后护理。

2.开放气道和通气

(1)如患儿无呼吸或仅濒死叹气样呼吸,但仍有脉搏,可以判断为呼吸骤停,及时启动急救程序,提供急救呼吸。可以使用防护装置(如球囊面罩),如现场没有急救设施,施救者可给予口对口或口对口鼻的人工呼吸。对婴儿和儿童,每3~5 s给予1次呼吸(每分钟12~20次),每次呼吸1 s,每次呼吸应当产生可见的胸廓隆起,约每2 min检查一次脉搏。

(2)如发现有灌注不足表现(四肢湿冷,意识/反应持续下降,脉搏微弱,皮肤苍白、有花斑、发绀)或者即使给予足够的急救呼吸,婴儿或儿童的心率仍少于60次/分,马上开始心脏按压。

(3)人工通气的注意事项:①充分开放气道,对儿童和婴儿可在肩部垫棉垫,但应避免头部过度后仰。②球囊加压给氧时选择合适的面罩,应能遮住鼻子和嘴,但不应压住眼睛。③对成人及儿童可进行口对口人工呼吸,对于小婴儿最好使用口对口鼻技术。④每次呼吸持续1 s,应可见胸廓抬起。口对口人工呼吸前正常吸一口气,不必深吸。避免吹气过急,应提供刚好通气量(见到胸廓抬起即可),以避免胃胀气。⑤每次通气后均要观察胸廓是否抬起,如无胸廓抬起,应重新开放气道,尝试2次后如仍无法对患儿进行通气,应迅速恢复胸外按压。

3.对心跳呼吸骤停常用的抢救药物

(1)肾上腺素:适用于无脉性心脏骤停或有症状的心动过缓。①静脉、骨髓通路的给药剂量:0.01 mg/kg(0.1 mL/kg,1:10 000标准浓度),在心脏骤停期间,每3~5 min给药1次(单次最大剂量1mg);②气管内给药剂量:0.1 mg/kg(0.1 mL/kg,1:1 000高浓度),对于心脏骤停患儿,每3~5 min给药1次,直到建立静脉、骨内通路;③持续静脉、骨髓通路输注:输注剂量为0.1~1 μg/(kg·min),逐渐调整剂量直至患儿有反应。

(2)胺碘酮:用于顽固性室颤和无脉性室速。向静脉、骨髓通路推注5 mg/kg;可在24 h内重复静脉、骨髓通路推注5 mg/kg,直至达到总剂量15 mg/kg,单次最大剂量为300 mg。

(3)利多卡因:用于室颤、无脉性室速、宽波群心动过速(有脉搏)。负荷剂量:向静脉、骨髓通路注射1 mg/kg。维持剂量:静脉/骨髓通路的维持剂量为20~50 μg/(kg·min),气管内给药的维持剂量为2~3 mg/kg。

(4)阿托品:用于有症状的心动过缓。①静脉、骨髓通路:0.02 mg/kg,单次最大剂量为0.5 mg,每3~5 min可重复给药,儿童最大总剂量为1 mg,青少年最大总剂量为3 mg。治疗有机磷中毒时,可能需要更大剂量。②气管内给药:0.04~0.06 mg/kg。

(5)葡萄糖:治疗低血糖。静脉、骨髓通路:0.5~1 g/kg,推荐的最大静脉给药浓度、骨内给药浓度为25%。相当于50%的葡萄糖每次1~2 mL/kg(需与灭菌注射用水按1:1配比),25%是葡萄糖每次2~4 mL/kg,10%的葡萄糖每次5~10 mL/kg,5%的葡萄糖每次10~20 mL/kg(需注意患儿是否能耐受扩容)。

(6)碳酸氢钠:用于代谢性酸中毒(重度)、高钾血症,不推荐将其用于心跳骤停的常规治疗。其缓冲作用会产生二氧化碳,使用时必须保证通气充分。儿童剂量为1 mmol/kg,静脉注射10~15 min。可以使用5%的碳酸氢钠1.5 mL/kg,可以重复给予,但需要注意高钠血症的发生。

(7)10%的葡萄糖酸钙:因其可导致细胞损伤,在复苏期间不推荐常规使用,不推荐将其用于心跳骤停或无脉性电活动的常规治疗,除非证实或疑似低钙血症、高钾血症,或考虑存在高镁血症或钙通道阻滞剂过量。使用剂量:静脉、骨髓通路的使用剂量为60 mg/kg

（0.6 mL/kg），缓慢给药（＞20 min），推注过快可导致低血压、心动过缓或心跳停止。使用时尽量选择中心静脉，避免外渗，切勿与碳酸氢钠混合。

（李　彪）

第六节　急性呼吸衰竭

急性呼吸衰竭（acute respiratory failure，ARF）是指在较短时间内呼吸系统和非呼吸系统疾病所致呼吸中枢和/或呼吸器官病变引起通气和换气功能障碍，由此产生一系列生理功能和代谢紊乱的临床综合征。

按呼吸系统的生理功能分为泵衰竭和肺衰竭，按病变部位分为中枢性和周围性呼吸衰竭，按血气分析结果分为Ⅰ型（单纯低氧血症）和Ⅱ型（低氧血症伴高碳酸血症）呼吸衰竭。缺氧和二氧化碳潴留是呼吸衰竭的基该病理生理改变。机体的气体交换分为通气和换气，因此呼吸衰竭可简单分为通气障碍和换气障碍。

一、病因

1.呼吸系统本身的疾病

（1）肺实质和间质性疾病：肺炎、肺栓塞、肺出血、弥散性血管内凝血、肺水肿、结缔组织病、呼吸窘迫综合征。

（2）气道阻塞性疾病：喉气管异物、先天性气道狭窄软化、毛细支气管炎、哮喘等。

2.呼吸泵异常

（1）神经肌肉系统疾病：急性感染性多发性神经根炎、脑炎、脑疝、颅内出血、重症肌无力、先天性肌肉疾病、药物中毒等。

（2）张力性气胸、血胸、胸膜炎。

（3）胸廓外伤或畸形。

3.继发于全身疾病

该病继发于全身疾病，如多脏器功能不全综合征、休克、败血症、溶血危象。

二、临床表现

1.呼吸困难

患儿可有呼气性、吸气性或混合性呼吸困难。患儿感觉空气不足，客观表现为呼吸用力，伴有呼吸频率、深度与节律的改变。

2.发绀

口唇、甲床、耳垂和口腔黏膜呈现青紫色。

3.精神神经症状

初期患儿有头痛、兴奋躁动、肌肉抽搐、夜间失眠而白天嗜睡，逐渐出现反应迟钝、语言和定向力障碍、谵妄，甚至昏迷。

4.水、电解质紊乱和酸碱平衡失调

患儿可出现呼吸性酸中毒、呼吸性碱中毒，也可同时合并代谢性酸碱失衡及电解质紊乱。

5.循环系统症状

此类症状有心率加快、血压升高、多汗、球结膜充血水肿、浅表静脉充盈。严重缺氧可以出现心肌损害、各种类型心律失常甚至心脏停搏，也可引起血压下降、周围循环衰竭、四肢厥冷、休克等。

6.其他脏器功能障碍

其他脏器功能障碍包括黄疸、尿中出现蛋白质及管型、血浆尿素氮及肌酐水平升高、呕血、黑便等。

7.引起呼吸衰竭基础疾病的临床症状与体征

例如，神经肌肉病患儿存在肌力下降、胸廓畸形。

三、诊断与鉴别诊断

1.有引起呼吸衰竭的病因

了解引起呼吸衰竭的原发或继发病变是诊断呼吸衰竭的前提条件。详细询问患儿的病史，不仅有助于了解呼吸衰竭的基础，还有助于进行针对性的治疗。询问内容应包括患儿现患何种疾病，有无创伤、感染、大手术，有无遗传代谢病、肾衰竭或糖尿病酸中毒。

了解有无引起呼吸衰竭的意外，有无药物中毒的可能，既往有无哮喘、神经肌肉病及过敏史，对于新生儿还应注意围生期情况及母亲用药史。

2.有符合呼吸衰竭的呼吸系统症状

周围性呼吸衰竭多有呼吸做功增加，表现为呼吸频率加快、呼吸费力、鼻翼扇动、呻吟。中枢性呼吸衰竭可表现为呼吸节律不规则。呼吸肌受累时出现呼吸动度减弱或消失。小婴儿还可出现呼吸暂停。

3.明确分型有赖于动脉血气分析

在标准大气压下，患儿处于静息状态，呼吸空气，并排除心内膜解剖分流和原发于心排出量降低等因素。但如果患儿的病情过重，不可能停止氧疗去测血气，这时应计算氧合指数。

四、实验室检查

(1)做血常规、尿常规、粪便常规检查。

(2)检查肝功能、肾功能及电解质。

(3)血气分析：Ⅰ型呼吸衰竭缺氧而无二氧化碳潴留（$PaO_2 < 60$ mmHg，$PaCO_2$ 降低或正常）；Ⅱ型呼吸衰竭：缺氧伴二氧化碳潴留（$PaO_2 < 60$ mmHg，$PaCO_2 > 50$ mmHg）。其中血pH 可提示病情严重程度，而碳酸氢根水平则是病情急缓的线索。

(4)做胸部 X 线检查。

(5)病原学检查：检查细菌、病毒、支原体、结核、真菌等。

五、治疗

1.病因治疗

病因治疗是治疗呼吸衰竭的根本，对肺部感染的患儿给予抗感染治疗，对有张力性气胸或大量胸腔积液的患儿积极给予穿刺排气或排液，对颅高压者积极降颅压，对重症哮喘患儿给予激素及支气管解痉药物。

但对于濒危患儿应先积极抢救，争取时间，再进行病因治疗。

2.气道管理及氧疗

(1)气道管理。

对上气道梗阻患儿,如患儿有会厌炎、咽后壁脓肿,应允许患儿有舒适体位,可允许家长将小婴儿抱坐于膝上,避免强迫患儿改变体位。如果患儿是小婴儿或意识障碍导致患儿排痰困难,口鼻腔分泌物较多,可以用吸痰装置吸痰。

对于意识清楚、有明确异物梗阻的儿童,可使用哈姆利克手法解除异物梗阻。具体做法:站在或跪在患儿身后,并将双手环绕在患儿腰部,一只手握拳,将握拳的拇指紧抵在患儿的腹部,位于脐上和胸骨下的腹中线上,另一只手握住攥拳的手,向上快速冲击患儿的腹部,反复、快速地冲击,直到异物从气道内排出或患儿失去反应。

如小婴儿发生异物梗阻,可跪下或坐下,将前臂靠在大腿或膝盖上支撑婴儿,使婴儿的脸朝下,用手托住婴儿的头部和下颌,使其头部略低于胸部,此时注意不要将婴儿跌落,垫在下方的手也应避免压迫婴儿的喉部,另一只手的掌根在婴儿的肩胛之间用力拍5下,尝试清除异物,拍打5下之后,将手放在婴儿的背部,用手掌托住婴儿的枕部,双手夹住婴儿,将其翻转,使其面朝上,将托住婴儿的前臂垫于自己另一侧大腿上,空出来的手在婴儿胸骨下半部给予5次快速按压。之后双手交替,翻转婴儿,进行拍打和按压,重复5次,直到异物清除或婴儿失去反应。如患儿失去反应,则应立即进行CPR。

对于已经出现意识障碍的患儿,应尽快帮助患儿开放气道,如使其头、颈后仰、下颌向前,防止舌后坠,可将患儿的头偏向一侧,用示指清除可见的异物。

对于已经陷入昏迷的患儿还可使用鼻咽通气道或口咽通气道,必要时气管插管。

(2)氧疗:可依次采用鼻导管、面罩、头罩,非重呼吸面罩给氧,常规给氧无效时,可机械通气,采用任何给氧方式,均应注意湿化。

鼻导管给氧:儿童的氧流量为1～2 L/min,婴幼儿的氧流量为0.5～1 L/min,新生儿的氧流量为0.3～0.5 L/min,吸入氧浓度为25%～40%。

简易面罩给氧:儿童的氧流量为3～5 L/min,婴幼儿的氧流量为2～4 L/min,新生儿的氧流量为1～2 L/min,吸入氧浓度为40%～60%。

头罩给氧:氧流量通常为3～6 L/min,氧浓度为40%～50%。

非重呼吸面罩:氧流量为10～12 L/min,可给予100%纯氧。

持续气道正压给氧及机械通气:需借助一定设备,由受过专门培训人员使用。

3.营养及液体支持

呼吸衰竭患儿因呼吸费力可能存在进食困难,长期疾病患儿可能存在蛋白质摄入不足,气促导致不显性失水增多。因此合理喂养可增强免疫功能,有利于恢复,适当补液可减轻痰液黏稠程度,有利于痰液排出。

4.药物治疗

(1)解除支气管痉挛

肾上腺素β受体兴奋剂:沙丁胺醇,用定量吸入器型,4～8喷/次,20 min后可重复;用雾化剂型,体重低于20 kg,每剂2.5 mg,体重高于20 kg,每剂5 mg/kg,每20 min一次。在重度哮喘或严重过敏反应时,可每小时持续吸入0.5 mg/kg(最大剂量为20 mg/h)。

肾上腺皮质激素:①地塞米松用于喉炎,可口服、肌内注射、静脉注射0.6 mg/kg,共1剂(最大剂量为16 mg);②甲基泼尼松龙琥珀酸钠用于哮喘持续状态、过敏性休克,负荷剂量,静脉、骨髓内、肌内给药 2 mg/kg(最大剂量为 60mg);维持剂量为 0.5 mg/kg,每 6 h 一次,或 1 mg/kg,每 12 h 一次,每日最多 120 mg。

硫酸镁:用于对 β 肾上腺素能药物无反应的哮喘持续状态,静脉或骨髓内给药, $25\sim50$ mg/kg(25%的硫酸镁 $0.1\sim0.2$ mL/kg),持续给药 $15\sim30$ min(最大剂量为 2 g)。

(2)控制感染:及时应用有效抗生素。

(3)必要时应用呼吸兴奋剂,药物中毒或麻醉剂过量时可给予拮抗剂。

纳洛酮:用于酒精中毒或阿片受体类药物导致的呼吸抑制,可按需每 2 min 给予 0.1 mg/kg(最大剂量为 2 mg),可通过静脉、骨髓内、肌内、皮下给药;因可能逆转镇痛作用,在用于麻醉剂过量时要考虑给予非阿片类镇痛剂。

氟马西尼:用于苯二氮䓬类药物过量导致的呼吸衰竭或解救乙醇中毒,儿童剂量为每次 $4\sim8$ μg/kg,静脉慢推,1 min 无显效,增加半量,使用该药后仍应继续评估患儿的清醒程度。有癫痫病史或严重肝功能不全的患儿(尤其是有苯二氮䓬类长期用药史或在有混合药物过量的情况下),使用该药癫痫发作风险增加,因此不推荐用于长期接受苯二氮䓬类药物治疗的癫痫患儿。对本品过敏及严重抗抑郁药物中毒的患儿禁用。

(4)动脉血气:pH 低于 7.20,在保障通气的情况下,可以适当补充碱性药物,及时纠正低血钾和代谢性碱中毒。

(李　彪)

第七节　胃肠功能衰竭

胃肠道是完成消化、吸收功能的重要器官。小儿的肠管比成人的肠管长而薄,新生儿的肠壁肌层较薄,黏膜富于血管和细胞。正常情况下,新生儿和小婴儿的肠管可含有气体,呈膨胀状态,稍大儿童及成人仅胃与结肠含气,故小婴儿和新生儿腹部饱满,可见肠型。新生儿出生时肠道无菌,生后细菌迅速从口及肛门侵入,3 d 后肠内细菌的数量接近高峰,胃内多不含细菌,十二指肠及小肠近端仅含少量细菌,小肠远端含菌量渐增,结肠含菌最多。小儿的肠黏膜对不完全的分解产物尤其是微生物通透性比成人高,分泌功能及胃肠蠕动易受肠内外因素的影响而发生胃肠功能紊乱,引起全身感染和变态反应性疾病,在危重病状态时甚至出现胃肠功能障碍或衰竭。

一、概念

胃肠功能衰竭常发生在危重病的过程中,无论是感染性还是非感染性因素,如严重感染、败血症、窒息、创伤、休克所致的危重症都可引起胃肠功能衰竭。危重症时所继发的细菌感染,多为来自肠道的细菌(如肠球菌、表皮葡萄球菌、白色念珠菌、大肠埃希菌)感染,证明危重症与胃肠功能衰竭的关系十分密切。危重症患儿一旦出现腹泻、肠鸣音减弱或消失、口吐咖啡色样液体,则提示病情加重、预后不良,其实这就是胃肠功能衰竭的临床表现。

二、发病机制

生理条件下,由于肠黏膜起着屏障的作用,能阻止细菌及毒素侵入血液及组织中,故不引起疾病。胃肠黏膜又是毛细血管最丰富的部位,有充足的血液灌流,以利于营养物质的消化、吸收及维持肠黏膜的屏障功能。一旦缺血、缺氧,肠黏膜又是最敏感、最先受累的部位。许多危重病的病理生理基础是一致的,都可导致微循环障碍,引起全身血液的重新分配,胃肠是首先遭受缺血、缺氧损害的器官。20世纪80年代就有学者提出"胃肠道是多器官功能衰竭的始动器官",亦有外科医师称"胃肠道是外科打击后的中心器官",故胃肠功能障碍或衰竭,在整个危重症的发展过程中起着关键性的作用。

1.肠黏膜屏障功能的破坏及内毒素血症

肠黏膜上皮细胞、免疫球蛋白 A(IgA)和肠壁细胞紧密结合成具有免疫力的、防止细菌侵入血液的屏障,称为肠黏膜屏障。该屏障具有机械屏障功能、生物屏障功能、免疫屏障功能,对机体起着保护的作用,避免肠道菌侵入血液。当肠黏膜屏障功能被破坏、机体免疫功能低下及肝脏 Kupffer 细胞清除功能障碍时,肠道内细菌及毒素移位,侵入血液循环及组织,引起全身内毒素血症,内毒素血症又可加剧肠黏膜屏障功能的破坏,促使更多的肠道菌及毒素侵入血行,加速了危重症的发展过程。

2.菌群失调

正常条件下肠道内细菌保持动态平衡,对机体起着有益的作用,如促进肠蠕动、合成维生素、拮抗致病微生物。在发生危重症时,胃酸分泌减少,胃肠蠕动减慢,靠胃酸抑制或杀灭细菌及肠蠕动排除细菌的能力下降,这有利于细菌在胃肠道内过度生长。滥用抗生素使肠道内厌氧菌的数量减少,而耐药菌、机会致病菌过度增生。以上都是导致菌群失调的重要因素,肠道菌和毒素可直接损伤肠黏膜,也可通过全身炎性反应间接损伤肠黏膜,使黏膜屏障功能破坏。

3.炎性介质异常释放与全身炎性反应综合征

内毒素血症使补体系统过量被激活,产生活性产物 C3a、C3b、C5a 等,激活单核-巨噬细胞等,释放大量炎性介质,如肿瘤坏死因子(TNF-α)、白细胞介素-1(IL-1)、白细胞介素-6(IL-6)、白细胞介素-8(IL-8)、血小板活化因子(PAF),导致全身炎性反应综合征,该反应是一种超常的应激反应,是疾病发展过程中的重要环节,对机体造成的损害往往比原发打击所致的损害还要严重。如未能及时中止其发展,可使病变继续扩散到远离病灶的组织器官,甚至累及周身脏器,引起多器官功能障碍综合征,以至发展成多器官功能衰竭。TNF-α、IL-1 水平在炎性反应过程中都起着重要的作用,两者的升降具有一致性,互相影响,故任意阻断其一,均可改善炎性反应的过程。

三、临床表现

1.腹胀

腹胀即腹部膨隆是肠腔胀气、肠道自主神经功能紊乱,使消化功能失调等原因所致,全身感染、败血症、休克、呼吸衰竭等病理状态下,产生微循环障碍,血液再分配,使胃肠道缺血,导致扩张无力而发生腹胀;腹膜炎、腹部损伤时产生肠麻痹,气体吸收障碍亦可导致腹胀。腹胀是一种临床症状,常高出剑突,若持续腹胀不瘪并有张力增加,则可认为是病理性的,多伴有急性病容和严重中毒症状。麻痹性肠梗阻时有腹痛、呕吐、不排气、不排便,肠鸣音减弱或消失。危重病患儿出现腹胀常是病情恶化和不可逆转的征兆。

湖南省儿童医院 PICU 的病例观察表明,腹胀多发生于婴儿期,占 88.43%,伴有营养不良等基础疾病时易发生;腹胀伴吐咖啡样液体占 47.93%,伴肠鸣音减弱或消失者占 38.02%;腹胀发生前器官障碍数量平均为 1.92 个,以呼吸系统障碍和脑水肿较多见,病情恶化出现腹胀后发展至 3.41 个器官功能障碍,微循环、肾功能障碍及肺出血等明显增多。还观察到 60% 的危重患儿在严重腹胀后出现循环衰竭,且 71.7% 的患儿于 48 h 内死亡。说明肠道作为休克不可逆转的"枢纽"器官,预后较差。

腹胀时监测血清电解质,仅 19.83% 的患儿存在低血钾,常伴有高血糖和尿素氮水平升高,部分患儿存在明显酸血症、低氧血症等。患儿一旦发生腹胀,应充分排除机械性肠梗阻、肠穿孔等外科急腹症,立位 X 线片能了解有无肠胀气、液气平面或膈下游离气体等。

2. 应激性溃疡

应激性溃疡是机体严重的应激反应。胃肠道缺血、黏膜能量代谢障碍及防御机制破坏是发生应激性溃疡的重要原因。胃酸是一种重要的黏膜损伤因子,黏液-碳酸氢盐屏障防御 H^+ 反向弥散以维持黏膜内 pH 值梯度,胆汁反流和自由基作用造成胃黏膜防御功能破坏,加上缺血、缺氧等损伤因素而致应激性溃疡。病变主要位于胃底及胃体部,最早出现点状苍白缺血区,很快发生充血、水肿及点片状出血,甚至浅表糜烂和并发消化道出血,严重者扩展到十二指肠及整个胃肠道黏膜和造成穿孔。早期临床表现往往不十分明显,少数患儿可出现不同程度的腹胀、上腹痛、恶心等,因原发病危重,掩盖了消化系统症状,常以出现黑便(柏油便)、突然发生呕血或吐咖啡样胃内容物为早期表现。纤维胃镜检查是早期确诊的主要方法,选择性血管造影可见造影剂外溢成一团,积聚在血管旁而久不消散,X 线片见腹腔内有游离气体时提示溃疡穿孔,超声图像可有胃壁增厚、黏膜皱襞肥大等。胃管内抽出咖啡样物质和大便隐血试验呈阳性是早期简易辅助检查指标。

四、辅助检查

1. 胃肠黏膜内 pH(pHi)监测

该技术于 20 世纪 80 年代正式用于临床,是使用方便、无创、结果可靠的一项新技术。胃肠道灌注和氧代谢的资料难以获得,而测量出的胃肠黏膜内酸度可作为其替代指标。检测采用间接方法,根据 $pH=6.1+\lg(HCO_3^-/0.03\ PaCO_2)$,假定组织间液中 HCO_3^- 浓度与动脉血 HCO_3^- 浓度相等,半透膜囊内生理盐水 $PaCO_2$ 与动脉血 $PaCO_2$ 相同(因 CO_2 具有强大的弥散能力),则 $pHi=6.1+\lg(HCO_3^-/0.03\ PaCO_2)$($PaCO_2$ 为半透膜囊内生理盐水分压,0.03 为溶解度,HCO_3^- 浓度的单位为 mmol/L),正常值为 7.35～7.45。选择一根胃内测压导管,排空囊内气体后将导管插入胃腔,向囊内注入 4 mL 生理盐水,30～90 min 后抽出,舍弃前1.5 mL,保留后 2.5 mL,做血气检测,同时抽动脉血来做血气分析,然后根据测定值进行计算。该技术用于病情的早期检测、指导治疗和预测并发症的发生。

2. 动脉乳酸监测

动脉乳酸浓度的正常值为 1 mmol/L,有危重病时达到 2 mmol/L。应激、休克和低灌注导致糖乏氧代谢和高乳酸血症,缺氧时高乳酸血症严重,且常伴有酸中毒。但乳酸半衰期为30 min 至十余小时,动脉乳酸监测难以反映休克和复苏的即时变化。

3. 其他

胃肠道出血时粪便隐血试验呈阳性,血红蛋白水平降低;监测细胞因子(如 TNF、IL-1、IL-6、IL-8、PAF)可了解机体的炎症反应和炎性介质的释放情况;血清电解质、血糖、血气、血浆渗透压反映机体内环境是否平衡；对腹胀者的肝功能、肾功能、血清心肌酶谱等的监测可以了解全身各脏器功能的损伤程度。

五、诊断

1.诊断要点

在急性危重病状态下突然或逐渐出现严重腹胀、肠鸣音减弱或消失、吐咖啡样物质或便血时，均可考虑胃肠功能障碍。Fry(1991 年)在 MODS/MSOF 诊断标准中将腹胀及不能耐受经口进食 5 d 以上称为胃肠功能障碍，出现应激性溃疡需输血时称胃肠功能衰竭。全国危重病会议(1995 年)在 MODS 病情分期与严重程度评分标准中，对腹部胀气、肠鸣音减弱记 1 分，对高度腹部胀气、肠鸣音近于消失者记 2 分，对麻痹性肠梗阻或应激性溃疡出血者记 3 分。小儿危重病例评分(1996 年)将胃肠功能障碍作为 10 项评分指标之一，出现应激性溃疡记 6 分，应激性溃疡伴肠麻痹时记 4 分，把发生应激性溃疡出血、需输血者及出现中毒性肠麻痹、有高度腹胀者列为小儿胃肠功能障碍的标准。

2.诊断注意事项

了解原发疾病，该病多在严重感染、缺血、缺氧、休克或创伤、手术等急性危重病基础上发生；及时排除胃肠本身疾病和外科急腹症，如坏死性小肠结肠炎、机械性肠梗阻、肠穿孔、出血、腹腔积液；密切监测其他器官的功能状态，胃肠功能障碍常是 MODS/MSOF 的一部分；注意全身状态和内环境监测，全面估计病情。

六、治疗

(一)病因治疗

积极控制病因是治疗的基础，消除各系统器官的功能障碍，保护重要脏器的功能，改善循环。控制感染和清除病灶，合理选择抗生素。做好液体疗法和热量供给。

(二)缓解腹胀

1.禁食

在腹胀持续存在且进食后腹胀加重或有胃潴留和上消化道出血时宜禁食，症状好转后及时喂养。

2.胃肠减压

可减少吞咽气体的存积，吸出消化道内滞留的液体和气体，减低胃肠内压力，还可尽早发现胃内咖啡样液体。

3.肠管排气或用生理盐水 20～50 mL 灌肠

肠管排气或用生理盐水 20～50 mL 灌肠可以刺激结肠蠕动。

4.补充电解质

对缺钾者适量补充氯化钾。

5.应用新斯的明

该药每次 0.045～0.06 mg/kg，皮下注射，可抑制胆碱酯酶，增加肠管蠕动，促进排气。

6.应用酚妥拉明

该药每次 0.2～0.5 mg/kg，每 2～6 h 1 次，病情严重时，每 0.5～1 h 静脉滴注 1 次，能提高肺通气，兴奋肠道平滑肌，使肠蠕动增加而减轻腹胀。

7.穴位针刺或在脐部敷药

穴位针刺(足三里穴、合谷穴、中脘穴等)或在脐部敷药(葱白或芥末)能刺激神经末梢,促进肠蠕动。

(三)应激性溃疡

控制原发病是防治的关键,减少胃内氢离子浓度而保护胃黏膜,应用氢氧化铝凝胶(抗酸药)、雷尼替丁或西咪替丁(H_2-受体拮抗剂)、奥美拉唑(抑制 H^+/K^+ 泵)等药物。湖南省儿童医院在禁食时先用冷盐水或 1.4% 碳酸氢钠洗胃,胃内注入西咪替丁,每次 10～20 mg/kg,有良好的止血作用,有效率达87%,一般应用 1 或 2 次可充分控制。超氧化物歧化酶和别嘌呤醇能拮抗氧自由基而减少应激性溃疡的发生率并阻止肠道细菌移位,非甾体类抗炎药物具有清除 OH 自由基的作用,维生素 E 及多种中草药(复方丹参、小红参醌等)也有明显拮抗自由基的作用。大出血时应立即建立静脉通道和及时输血,酌情给患儿口服云南白药、凝血酶等,静脉滴注氨甲环酸、酚磺乙胺、巴曲酶等,选择性插管,灌注血管升压素或经内镜止血。对保守治疗无效、血压不能维持者考虑手术治疗。

(四)肠道细菌移位与选择性消化道去污染术

肠内细菌向肠外组织迁移称为细菌移位(易位或迁移)。肠黏膜屏障功能障碍,肠道细菌生态紊乱(某些细菌过度繁殖)和机体(包括肠道本身)免疫功能受损,是肠道细菌移位的重要诱发因素。机体免疫功能持续严重低下引起脓毒血症即肠源性感染,肠胀和肠梗阻时肠蠕动分泌障碍造成"冲洗"机制失灵、黏膜微结构损伤及长时间滞留的细菌过度生长,这些是细菌移位的基本原因。腹胀、肠鸣音减弱或消失,提示肠麻痹存在,肠内容物滞留也是细菌过度繁殖的重要原因之一。

有学者已把胃肠道作为应激的"中心器官"和 MODS 的"始动器",因此,采取各种措施保持胃肠黏膜屏障功能十分重要。选择性消化道去污染术改善肠道微生态环境,属于抗生素的生态疗法,选用对大部分潜在性致病菌敏感、对原籍菌(专性厌氧菌)的活性几乎无影响、口服不易吸收、不受食物及粪便中诸多成分影响的抗生素,如 NAC 方案(诺氟沙星、两性霉素 B、复方新诺明),疗程一般为 1 周。

(五)保护胃肠黏膜的屏障功能和防治内源性感染

肠道被称为多器官功能紊乱的"始动器",在肠黏膜屏障结构破坏时通过细菌移位和毒素侵入激发全身性炎症反应,导致脓毒血症和 MODS。

1.避免和纠正持续低灌注

复苏中可使用维生素 C、维生素 E 等自由基清除剂,及时纠正隐性代偿性休克,使胃肠尽早摆脱缺氧状态,使动脉乳酸水平接近正常。

2.代谢支持

在循环支持和呼吸支持的基础上保证营养,胃肠外营养不能充分替代肠道营养,尽可能采用经口摄食,提高蛋白质含量及减少糖的供给量,宜在静脉营养液中添加谷氨酰胺,热量维持在 125 kJ/(kg·d),其中碳水化合物为 5 g/(kg·d),脂肪少于 1 g/(kg·d),蛋白质为 0.15～2.0 g/(kg·d)。

3.免疫治疗

全身炎症反应以内毒素为触发剂,可试用人抗血清、免疫球蛋白、抗内毒素的单克隆抗体、抗 TNF-α 抗体、IL-1 受体拮抗剂、γ-干扰素、人脂多糖结合蛋白抗体和杀菌/通透性增加蛋白等,不滥用皮质激素和免疫抑制剂。

4.微生态制剂

微生态疗法采取"坚固"原则,补充大量生理性细菌以保持原籍菌处于优势菌状态,限制肠道细菌异常繁殖。可采用威特四联加金双歧或丽珠肠乐,金双歧或丽珠肠乐每次 0.1 g/kg,每天 2 次。

5.中药大黄

大黄使异常增殖的细菌和释放内毒素保持低密度和低水平;还有抗凝止血作用,抑制肠道厌氧菌繁殖和内毒素血症,抑制蛋白质分解和降低炎性介质作用。

6.合理应用抗生素

不滥用和不长期使用抗生素,不常规应用抗厌氧菌药物。

(李俊利)

第八节　急性肝功能衰竭

急性肝功能衰竭(acute hepatic failure,AHF)是指原本"健康"的肝脏突然发生大量肝细胞坏死或肝细胞功能严重受损,肝脏的合成、分泌、排泄和解毒等功能严重减弱而引起的一种临床综合征,常伴发肝性脑病。AHF 主要由肝炎病毒、非肝炎病毒感染以及药物及肝毒性物质中毒引起,进展快,病死率高,预后差。由于小儿的肝脏再生能力强,数天至数十天就可能有肝细胞再生,故小儿该病的预后较成人略好。

一、病因

儿童肝功能衰竭的病因与年龄关系较大,婴儿主要是由巨细胞病毒(cytomegalovirus,CMV)感染、遗传代谢病和胆道疾病等引起,年长儿以乙型肝炎病毒(hepatitis B virus,HBV)和甲型肝炎病毒(hepatitis A virus,HAV)感染为主。药物/毒物性肝功能衰竭越来越得到重视,尤其是广泛应用对乙酰氨基酚所致的 AHF 逐年上升,在英国、美国,药物引起急性肝衰竭占首位。危重患儿的循环衰竭、肝血管闭塞、严重心律失常、休克等造成肝脏的缺血、缺氧可发生急性肝功能衰竭,需常规监测肝功能。

二、发病机制

涉及致病因子与宿主易感性之间的关系,许多问题尚不清楚。肝细胞的大量坏死,可以是病毒、毒素、药物等的直接毒性作用,也可以是免疫损伤。对乙酰氨基酚、异烟肼等药物进入机体内,形成肝细胞毒性代谢产物,引起肝细胞损伤,这种损伤可能与特异性体质有关;肝细胞再生能力减弱、肝血流灌注减少、内毒素血症、严重感染、电解质紊乱、手术、单核-吞噬细胞系统功能受损等因素可促发肝功能衰竭。病毒株的毒力、机体的免疫系统参与起重要作用。近年来注意到内毒素血症和细胞因子(如 TNF)在发病中的作用。发生 AHF 时肝清除内毒素功能降低,内毒素血症的发生率可以超过 70%,能加重肝衰竭及诱发多脏器功能障碍。细胞因子中被研究得较多的是 TNF,其在 AHF 中的主要作用有介导内毒素的多种生物学作用;诱导肝脏发生非特异性超敏反应,引起局部微循环障碍;可激活磷脂酶 A,诱导血小板活化因子、白三烯、IL-1和IL-6等参与肝脏的炎症反应和组织损伤;诱发细胞内自由基产生,导致细胞膜脂质过氧化和杀细胞效应;引起肝窦内皮细胞损伤而诱发DIC,与肝功能衰竭关系密切、互为因果。严重肝脏损伤时,发生物质代谢障碍和肝脏解毒功能障碍,毒性物质侵入神经系统导致脑细胞的代谢和功能发生障碍,导致肝性脑病。肝性脑病的发生与高血氨、假性神经递质水平升高、氨基酸比例失衡、γ-氨基丁酸受体的活性增强等有关。

三、诊断

(一)临床诊断依据

①迅速发生的肝细胞功能衰竭,即在短期内出现黄疸或黄疸进行性加深、消化道症状、出血倾向等;②伴肝性脑病或肝臭;③过去无肝病史;④实验室检查提示肝功能异常,如至少在早期发现丙氨酸氨基转移酶值升高和凝血酶原时间明显延长,且后者难以被维生素K纠正。如肝病患儿经治疗症状无改善,而肝脏出现缩小趋势,需特别警惕。

根据中华医学会感染病学分会和肝病学分会2006年制定的肝功能衰竭诊疗指南,将肝功能衰竭分为AHF、亚急性肝功能衰竭(SAHF)、慢加急性(亚急性)肝功能衰竭(ACHF)和慢性肝功能衰竭(CHF)。其中AHF是指急性起病,2周以内出现Ⅱ度以上以肝性脑病为特征的肝功能衰竭,可有以下表现:①极度乏力,并有明显厌食、腹胀、恶心和呕吐等严重消化道症状;②短期内黄疸进行性加深;③出血倾向明显,凝血酶原活动度≤40%,且排除其他原因;④肝脏进行性缩小。主要病理表现为肝细胞呈一次性坏死,坏死面积≥肝实质的2/3,或亚大块坏死,或桥接坏死,伴存活肝细胞严重变性,肝窦网状支架不塌陷或非完全性塌陷。SAHF指起病较急,15天～26周出现肝功能衰竭的临床表现;ACHF在慢性肝病基础上,短期内发生急性肝功能失代偿;CHF是指在肝硬化基础上肝功能进行性减退和失代偿。

(二)相关检查

1.肝功能检查

血清总胆红素含量明显升高,常在171 μmol/L以上,与肝功能衰竭程度成正比,如进行性升高提示预后不佳;丙氨酸氨基转移酶值早期升高,后期肝细胞大量坏死时反而下降,出现酶胆分离。监测丙氨酸氨基转移酶与天门冬氨酸氨基转移酶水平的比值对诊断肝细胞损伤有意义,比值减小预示肝细胞坏死,预后不良。

2.凝血功能检查

凝血酶原时间(prothrombin time,PT)延长。如伴血小板减少,应考虑弥散性血管内凝血,应进行相关检测。如发现纤维蛋白降解产物增多,优球蛋白溶解时间缩短,则考虑纤溶亢进。

3.血浆蛋白检查

血浆清蛋白及前白蛋白降低。检测甲胎蛋白,如为阳性,提示有肝细胞再生。若有肝细胞进行性坏死为阴性,而浓度逐渐升高,提示有肝细胞新生,预后良好。

4.血清胆固醇与胆固醇脂

胆固醇与胆固醇脂主要在肝细胞内合成,血清胆固醇浓度低于2.6 mmol/L提示预后不良。

5.病原检测

检测血清肝炎病毒相关抗原及抗体,对并发感染患儿多次查血,做血培养及真菌培养等。

6.脑电图和影像学检查

脑电图检查有助于肝性脑病的诊断,表现为节律变慢,呈 Q 波、三项波或高波幅 δ 波;B 超检查有助于检测肝、脾、胆囊的大小及有无腹腔积液等。

7.肝活体组织检查

该项检查能对肝炎、遗传代谢性肝病等弥散性肝病变协助诊断,或有助于判断预后。

8.其他

其他检查包括血常规、血糖、血尿素氮、肌酐、电解质、血气分析等。

四、治疗

AHF 是一种病死率高、进展迅速而多变的疾病,故必须让患儿处于强化监护之下,尽可能地确定病因,并对 AHF 的严重度做出估计和追踪,随时根据病情的变化调整治疗方案。肝脏的功能极丰富,其功能衰竭可产生众多的并发症,特别是多脏器功能衰竭综合征,造成许多的治疗矛盾,故对 AHF 患者必须全面评估,抓住主要矛盾。目前强调采取综合性治疗措施,早期诊断,强化基础支持,针对病因治疗,预防和治疗各种并发症,阻止肝脏进一步坏死,支持患儿度过数天,以利于肝脏修复和再生。

(一)一般支持治疗

密切监护生命指征、肝功能的变化,注意凝血功能异常和肝性脑病的早期表现;注意肺部、口腔和腹腔等感染的发生;选择高糖、低脂、适当蛋白饮食,酌情补充白蛋白、新鲜血浆或凝血因子、维生素;维持水、电解质及酸碱平衡,纠正低血糖、低钠和低钾等;维持循环稳定,纠正低血压或休克;让患儿绝对卧床休息。

(二)抗病毒治疗

对是否应用抗病毒药物治疗病毒性肝炎所致的肝功能衰竭,目前还存在争议。有学者认为如确定或疑似为单纯疱疹病毒或巨细胞病毒引起的 AHF,用阿昔洛韦治疗有一定的作用。对于甲型、丙型、丁型和戊型肝炎所致肝衰竭,目前多不推荐抗病毒治疗。对于 HBV 复制活跃的病毒性肝炎所致的肝功能衰竭患者,及时采用有效的抗病毒治疗,如用拉米夫定、阿德福韦酯、恩替卡韦和替比夫定,可阻止肝炎病毒的复制,继而阻止免疫病理损伤,但是在选择抗病毒药物种类时应谨慎,仔细权衡 4 种药物的起效速度、抑制 HBV 复制的强度、费用、耐药发生率以及潜在不良反应等。干扰素在肝功能衰竭时一般不使用。

(三)药物性肝功能衰竭治疗

对于药物性肝功能衰竭,应首先停用可能导致肝损害的药物。对乙酰氨基酚中毒所致者,可给予 N-乙酰半胱氨酸来治疗,口服给药首剂 140 mg/kg,以后每 4 h 70 mg/kg 来维持;静脉给药首剂 150 mg/kg,快速输注,以后每 4 h 50 mg/kg 来维持,或每 16 h 100 mg/kg 来维持。为快速降低血药浓度,改善肝功能,对过量摄入 3～4 h 以内的患者给予口服活性炭,减少胃肠道吸收,有条件可尽快进行血液净化和血浆置换。

(四)抗内毒素治疗

发生肝衰竭,除免疫病理损伤外,内毒素血症继发肝内微循环障碍也是一个重要环节,肠源性内毒素的释放激活肝内外单核-巨噬细胞,释放大量的炎性介质,如肿瘤坏死因子α(TNF-α)、IL-1、白三烯、转化生长因子 β、血小板活化因子,导致肝内皮细胞损伤,血栓形成,肝内微循环障碍,造成肝细胞缺血、缺氧,肝细胞大量坏死。因此,抗内毒素治疗也是治疗肝衰竭的重要环节。但目前尚缺乏疗效满意的药物。间歇应用广谱抗生素以抑制肠道菌内毒素的释放,口服乳果糖或拉克替醇以促进肠道内毒素排泄。还可以用生大黄 10～20 g 泡饮,达到缓泻排毒的作用。抗内毒素单克隆抗体和抗 TNF-α 单克隆抗体理论上可有效阻断内毒素和 TNF-α 的有害作用,有开发前景。此外,细胞因子在机体的炎症防御反应中起着一定的保护作用,但细胞因子也可能对某些患者不利。CD14 是脂多糖(lipopolysaccharide,LPS)的膜受体,因此阻断两者的结合是抗内毒素治疗的重要手段,细胞外的可溶性 CD14 和内毒素的结合蛋白是内源性 LPS 清除剂,针对可溶性 CD14 和 LPS 结合位点的单克隆抗体目前已在研究中。

(五)保肝、护肝及促进肝细胞再生

目前已知能够促进肝细胞生长的因子达 20 余种,如表皮生长因子、血小板生长因子,其中,主要的是促肝细胞生长因子(HGF),是从胎肝、再生肝和乳幼动物肝脏中提取的混合物,它能改变细胞膜离子转运机制,调节细胞内 cAMP 的水平,促进肝细胞 DNA 合成,抑制 TNF 的活性。HGF 还能使肝摄取氨基酸的量增加,为修复肝细胞提供能源和原料,保护肝细胞。HGF 在治疗肝衰竭时越早使用效果越好。前列腺素 E_1(prostaglandin E_1,PGE_1)作为一种改善肝脏血流的药物,对肝细胞膜具有"稳定"和"加固"作用,国内外文献报道在综合治疗的基础上,加用 PGE_1,可以降低病死率,但该药的不良反应大,易出现高热、头痛及消化道症状,限制了它在临床上的应用。甘草酸可保肝、缓解炎症,还原型谷胱甘肽、必需磷脂(易复善)具有抗氧化作用。

(六)防治并发症

1.预防感染和抗感染

继发感染是肝功能衰竭患儿的死亡原因之一。肠道内毒素吸收和细菌移位促进内源性感染、自发性腹膜炎、肺炎、脓毒症和泌尿道感染的发生,常见金黄色葡萄球菌、大肠埃希菌、肠球菌、白色念珠菌等感染。口服乳果糖、生大黄和庆大霉素/新霉素等以清理肠道,加服微生态调节剂以调节肠道菌群,并促进神经毒性代谢物质排出。一旦存在感染,应根据细菌培养和药物敏感试验选用抗生素。而抗生素预防感染的疗效和抗内毒素治疗尚未得到证实。加强无菌操作,无菌管理各类管道,减少院内感染。

2.肝性脑病

肝性脑病的治疗包括积极消除诱因,限制蛋白质的摄入,调节肠道菌群,促进肠道氨类物质等排出,酌情使用精氨酸、谷氨酸等降氨药物,补充支链氨基酸以调节血浆支链/芳香族氨基酸的比例。

脑水肿是肝功能衰竭最严重的并发症,在控制液体摄入量,应用甘露醇、袢利尿剂等降颅压的同时,要注意维持足够的血容量,对重症病例可用亚低温辅助治疗。如有惊厥发生,可应用小剂量止惊剂。

3.出血

由于凝血因子及其抑制物合成不足、消耗增加、血小板异常,几乎所有病例都有凝血功能障碍,应定期补充新鲜血浆、凝血酶原复合物及维生素 K。对门脉高压性出血患儿,首选生长抑素及其类似物,亦可使用垂体后叶素,可用三腔管压迫止血,或行内镜下硬化剂注射或套扎治疗来止血,内科保守治疗无效时,可急诊手术治疗。如发生 DIC,可补充新鲜血浆、凝血酶原复合物和肝素,对血小板显著减少者可输注血小板,对有纤溶亢进证据者可应用氨甲环酸或氨

甲苯酸等抗纤溶药物。

4.肝肾综合征

AHF 的患儿常合并肾衰竭，表现为急性肾小管坏死。治疗肝肾综合征的关键在于预防。原则为合理补液，对少尿者适当应用利尿剂，对肾灌注压不足者可用白蛋白扩容或加用多巴胺等血管活性药物。一旦发生尿毒症、容量超负荷和其他代谢紊乱（酸中毒、高钾血症）的肾衰竭，血管活性药物的疗效并不理想，使用人工肾疗法（如连续血液透析），效果可能更好。

(七)其他治疗

人工肝支持治疗及肝移植是目前 AHF 的重要治疗措施，肝干细胞移植技术处于研究阶段。

1.人工肝支持治疗

AHF 需要肝移植时要等待肝源，人工肝可暂时替代衰竭肝脏，辅助肝功能的恢复，甚至可能会部分取代肝脏整体器官移植。连续性血液滤过透析与分子吸附再循环系统是近年来先后用于 AHF 治疗的新型血液净化技术，均能全面清除蛋白结合毒素及水溶性毒素、降低颅内压、改善肾功能。该技术应用于成人患者已经积累了不少经验，但该技术在儿科应用的经验不多，疗效也尚不确定。

2.肝移植

肝脏移植是目前唯一对各种暴发性肝功能衰竭均有效的治疗手段，特别是对患儿效果佳，其总体生存率高于其他疗法。需要紧急肝移植的指征：①凝血酶原时间＞50 s；②血清胆红素水平＞300 μmol/L；③年龄＜10 岁或年龄＞40 岁；④出现黄疸与肝性脑病的间隔时间＞7 d；⑤动脉血酮体比（乙酰乙酸盐/β-羟丁酸盐）＜0.4；⑥血清人肝细胞生长因子水平＞10 ng/L。肝移植的绝对禁忌证包括不能控制的颅内高压、难治性低血压、脓毒症和成人呼吸窘迫综合征。目前国内外肝移植已成为治疗 AHF 切实有效的措施。

3.其他药物

对毒蕈中毒所致者可应用解毒剂青霉素 G 和水飞蓟宾；免疫调节药物胸腺素 α_1（Tα_1）可应用于 AHF 早期；肾上腺糖皮质激素在肝衰竭治疗中的应用尚存在争议，对于非病毒感染的 AHF，可酌情应用肾上腺糖皮质激素，但应个体化，根据具体情况对其疗效和可能的不良后果做出评估，一般以短期应用为宜；静脉注射免疫球蛋白（intravenous immunoglobulin，IVIG）可预防和控制各类感染及减少炎症反应，推荐使用。

（李俊利）

第九节　急性坏死性小肠结肠炎

急性坏死性小肠结肠炎（acute necrotizing enterocolitis，NEC）又称急性坏死性肠炎、急性出血性坏死性肠炎、节段性出血坏死性肠炎等，临床上以腹痛、腹泻、便血、呕吐、腹胀、发热及中毒症状为主要表现。

腹部 X 线片以肠道充气、肠壁囊样积气为特征；病理上以小肠和结肠的坏死为特点。起病急骤，病情变化快，重症可出现败血症和中毒性休克，病死率较高。该病以学龄儿童发病居多。

一、病因及发病机制

病因目前尚不完全清楚,可能与下列因素有关。

(一)感染

1.C型产气荚膜杆菌感染

国外报道病例的病原体多为C型产气荚膜杆菌,该菌是一种耐热细菌,其产生的β毒素能引起肠黏膜组织坏死,导致坏死性肠炎。从患者的肠黏膜、粪便和可疑食物中可分离出C型产气荚膜杆菌。

将该种菌液灌注给豚鼠,可导致豚鼠的小肠坏死及出现类似于人类的坏死性肠炎的病理改变;如果先用这种β毒素免疫,则可预防该病发生。C型产气荚膜杆菌分泌的β毒素是一种蛋白质,可被肠内胰蛋白酶分解而失去致病作用。因此,胰蛋白酶在防止该病发病中有重要作用。在国内并未证实此为首要病因。

2.非特异性感染

不少学者对探查坏死性小肠炎细菌或病毒病原做了许多工作,结果未发现特异病原。某研究对80例坏死性小肠炎患儿的粪便做了细菌培养,结果病原菌是多种多样的,没有发现任何特异病原。他们认为任何细菌引起肠道不能控制的严重感染,最终有可能导致坏死性肠炎。

(二)缺氧

该病在窒息新生儿中发病率高,窒息时肠道缺氧严重,休克、呼吸窘迫综合征等亦可同时发生肠壁微循环障碍,有的同时合并DIC,使肠壁发生缺氧,诱发坏死性小肠炎。

(三)饮食因素

(1)有人认为可能患儿有双糖酶缺陷,双糖(包括乳糖、蔗糖等)不能被消化分解,这些未经消化的双糖被吸收进肠壁,发酵而形成肠壁气样囊肿。

(2)在以高渗乳汁喂养的婴儿中,乳汁的渗透压超过460 mmol/L时发病率增加,因高渗乳汁可损伤肠黏膜。

(3)母乳喂养的婴儿发病率低,因母乳内含有抗体SIgA和巨噬细胞,能增强对细菌感染的抵抗力,而且母乳的渗透压适合婴儿胃肠的消化吸收。

(4)有人认为该病与摄入含胰蛋白酶抑制物的饮食,使胰蛋白酶的活性降低有关。国外发现经常食用甘薯和玉米等含有丰富的耐热性胰蛋白酶抑制物的食物,可导致肠内胰蛋白酶的活性显著降低,使机体易患该病。

(四)急性微循环障碍

有学者观察到中毒型细菌性痢疾及严重鼠伤寒沙门菌感染后期合并急性坏死性肠炎的症状表现。急性坏死性肠炎的一个共有的发病机制是肠道急性微循环障碍,微循环障碍是许多疾病共有的病理生理过程,应给予足够的重视。急性微循环障碍因发生的脏器不同,临床表现亦有不同类型:①脑型;②休克型(以皮肤内脏微循环障碍为主);③肺型;④肠型(以肠微循环障碍为主),急性坏死性肠炎属此型;⑤混合型(上述几型并发)。

急性微循环障碍的病情发展阶段可分为:①微血管痉挛缺血缺氧期;②微血管淤血缺氧期;③弥散性微血管内凝血(DIC)期;④脏器功能衰竭期。以上各期在急性坏死性肠炎中都能见到,①、②、③期属于功能损伤期,治疗及时、得当,尚可治愈。第④期脏器功能衰竭、组织坏死,治疗就非常困难。因肠道血管呈节段性分布,而坏死性肠炎的病灶亦多呈节段性,这可能与 DIC 期某些微小动脉内血栓栓塞,所管肠段发生缺血性坏死有关。

(五)其他

其他还尚有新生儿期,其见于新生儿窒息缺氧、红细胞增多症、脐动脉插管、先天性青紫性心脏病、输血、换血疗法、缺血性脑病等。因此,目前多数学者认为急性坏死性肠炎是多病原、多因素造成的,是非特异性的。急性坏死性肠炎是多种病原或因素发展到严重阶段的结果。

二、流行病学

在 20 世纪,国外有两次该病的暴发流行,除此之外多为散发。急性坏死性肠炎的暴发流行经常发生在食物缺乏(尤其是蛋白质缺乏)的地区。例如,该病曾经是巴布亚新几内亚高原儿童生病和死亡的主要原因。乌干达、泰国、印度、新加坡和斯里兰卡等国亦有散发病例的报道。

该病在发达国家十分少见。国内以辽宁和广东两省报道的病例数多。农村该病的发病率显著高于城市。该病在全年均可发病,以夏秋季高发。任何年龄均可发病,儿童为主要发病对象,青少年次之。

三、病理变化

从食管到结肠均可受累,但多见于空肠与回肠。病变呈散在灶性或节段性(与肠系膜血管走行有关)。可发生一段或数段,长度数厘米。受累肠管扩张,呈暗红色,与正常肠段分界清楚;肠腔内有血性内容物,肠壁增厚、较硬,肠间隔充血、水肿、增宽。肠黏膜表面有散在的凝固性坏死灶,脱落后形成浅表溃疡,可有肠壁囊样积气。腹腔内可有脓性或血性渗出液。显微镜下所见主要为充血、水肿、出血、坏死。血液停滞,血栓形成,炎症细胞浸润。肌层平滑肌变性、断裂,肌间神经节细胞退变,甚至消失。浆膜层可有纤维素性渗出。严重者引起肠壁全层坏死,甚至发生肠穿孔及腹膜炎。病变恢复后不遗留慢性病变,但由于肠腔内的纤维素渗出,可发生肠腔内粘连。

四、临床表现

起病急骤,一般无前驱症状。主要表现为腹痛、腹泻、血便、呕吐、发热及全身中毒症状。

(1)急性腹痛:腹部压痛点不固定,有发热,伴有全身中毒症状,重者并发休克。

(2)起病初有稀便,然后出现血丝便、血水便、果酱样便或脓血便,亦可呕吐咖啡样物质。

(3)随着病情恶化,腹胀逐渐加重,严重者表现为麻痹性肠梗阻。

(4)严重病例常合并 DIC,可合并肠穿孔、腹膜炎、中毒性肝炎及中枢性呼吸衰竭。

(5)腹部体征相对较少。早期可有不固定的压痛点,腹稍胀,但仍柔软,肠鸣音亢进。发生麻痹性肠梗阻时,腹胀明显,肠鸣音消失。发生腹膜炎时可有腹肌紧张、压痛、反跳痛。肝浊音界消失提示已发生肠穿孔。

五、临床分型

1.腹泻便血型

该型以肠黏膜渗出性病变为主,腹软无压痛。对该型以内科保守治疗为主。

2.肠梗阻型

该型肠管主要因为肠管肌肉层受严重侵害而浸润、肿胀,肠管变得僵直,丧失蠕动能力,临床上出现麻痹性肠梗阻症状。

3.腹膜炎型

浆膜层亦有大量炎症浸润、渗出,腹腔内有大量炎性渗出液,或因坏死而为血性液。临床上有腹膜炎症状。

4.中毒休克型

中毒症状严重,早期出现面色苍白,精神萎靡无力,四肢厥冷,血压低甚至测不出,舌质红,稍带紫暗,同时伴有血便、脱水及电解质失衡。

六、实验室检查

1.血常规

白细胞增多,以中性粒细胞增多为主,常见核左移及中毒颗粒,可有红细胞、血红蛋白及血小板降低。

2.大便常规

大便一般呈暗红或鲜红色,或潜血试验呈阳性,显微镜下可见大量红细胞、少量或中量白细胞或脓细胞,偶见脱落的肠黏膜。

3.凝血象

凝血象异常,常合并 DIC 表现,有凝血功能异常,血电解质紊乱。

七、X 线检查

X 线表现有特征性改变:腹部 X 线片显示麻痹性肠梗阻,可见小肠积气,肠管外形僵硬,肠壁增厚,黏膜皱襞变粗,肠间隙增宽。部分病例可见肠(胃)壁间积气(气样囊肿)及门静脉积气,腹腔有渗液,肠襻固定扩张,出现气腹。

八、诊断与鉴别诊断

诊断依据:①诱发因素;②呕吐、腹泻、进行性腹胀;③便血或大便潜血试验呈阳性;④腹部 X 线特征性改变。重症病例症状与 X 线表现都较典型,诊断不难,需要鉴别该病初期、轻症病例与下列疾病。

(1)新生儿出血症以胃肠道出血为主,但无腹胀,腹部 X 线片也无肠腔充气和肠壁积气。

(2)功能性肠麻痹缺氧、严重腹泻和败血症都可引起功能性肠麻痹,但无便血。

(3)急性肠套叠在婴幼儿中多见,腹部可摸到肠套叠肿物,钡灌肠或空气灌肠可以确诊和复位。

(4)绞窄性机械性肠梗阻为完全性肠梗阻,X 线检查见有高张力肠积气的液平面,结肠无气。

九、治疗

(一)饮食

1.禁食

禁食是治疗该病的重点,临床一旦考虑有坏死性小肠炎的可能,即应开始禁食,对中度及重度腹胀者应同时进行胃肠减压。禁食时间一般为 10 d(8～12 d)。过早恢复饮食有复发的可能。腹胀消失和粪便潜血阴转是试行进食的指征。开始进食需从少量逐渐增加。此时,如又出现腹胀和呕吐,应再行禁食至症状消失,重新开始试喂食。

2.全静脉营养

为维持营养,在禁食期间可采用全静脉营养。

3.去双糖饮食

近年来有报道认为小婴儿坏死性小肠炎与双糖酶缺乏、对乳糖及蔗糖不能消化利用有关,在试喂养过程中可采用去双糖饮食,如去乳糖牛奶粉或去乳糖豆奶粉及高度水解蛋白的牛奶粉,也可采用豆浆喂养(100 mL 豆浆加 5～10 g 葡萄糖),可显著提高疗效。

(二)补液

如有脱水,可按脱水程度给 2/3 张液以纠正累积损失。腹泻、呕吐严重或有胃肠减压时,应累计每天继续丢失的液体量,以 1/3～2/3 张液补充。禁食期间应静脉补充最低生理需要量,每天 60～90 mL/kg(或每天 1 200～1 500 mL/m^2)。患儿都存在一定程度的代谢性酸中毒,轻度或中度者经 4：3：2 液(4 份生理盐水、3 份 5％或 10％的葡萄糖溶液和 2 份 1.4％的碳酸氢钠溶液)纠正脱水后即可得到矫正,重度酸中毒则需根据碱剩余(base excess,BE)或二氧化碳结合力计算,可按 5％碳酸氢钠 2.5～5 mL/kg,可提高血 HCO_3^- 3～5 mmol/L 来计算补给量,一般将计算量稀释成等张含钠液(1.4％的碳酸氢钠溶液)补充。分次给予,首次可给计算量的 1/2。

患儿丢失钾也较多,禁食期间应每天补充氯化钾 100～300 mg/kg。电解质的需要量依据年龄、体重、肾功能和个体内分泌素的反应有所不同,最好能根据电解质的测定数加以调整。

(三)山莨菪碱(654-2)的应用

该药用于改善微循环能显著提高疗效。对一般病例每天用 2～3 mg/kg,6～8 h 静脉滴注,疗程为 7～14 d。

(四)酚妥拉明的应用

本品为 α 受体阻滞剂,可解除微血管痉挛,改善微循环,有助于减轻肠壁水肿,消除腹胀,对麻痹性肠梗阻有一定作用,对治疗坏死性小肠炎有较好效果。剂量为 2～4 μg/(kg・min),可 24 h 持续泵入,可联合多巴胺使用。亦可应用酚苄明,每次 0.5～1 mg,由于其作用时间较长,每 4～8 h 静脉滴注一次即可。小婴儿对山莨菪碱的耐受性差,易造成腹胀加重,心率增快明显,采用酚妥拉明或酚苄明改善微循环较合适。

(五)抗休克

严重坏死性小肠炎常合并休克,采用山莨菪碱(突击量)等血管活性药纠正微血管舒缩紊乱,改善微循环。同时配合扩充血容量、纠正酸中毒、强心等综合措施治疗休克。

(六)抗凝血

有人对 40 例该病患儿进行 DIC 的实验室检查,发现阳性者 28 例。Margartten 进行凝血功能检查,提示 2/3 的病例有 DIC,故对重症病例进行抗 DIC 治疗是必要的。根据凝血功能选择肝素及其他治疗。

(七)抗感染

控制肠道内感染可减轻临床症状及缩短病程。抗菌药物治疗主要针对革兰氏阴性杆菌和厌氧菌,最好根据药物敏感试验结果选择敏感抗生素。若无细菌培养结果,可选用针对肠道细菌敏感的广谱抗生素。常用药物有氨苄西林、第三代头孢菌素、多黏菌素、甲硝唑等。

(八)胰蛋白酶

有人认为,该病的发生与肠道胰蛋白酶的活性降低有关,建议常规口服胰蛋白酶,每天 3 次,每次 0.5～1 g。有休克或病重者另加肌内注射,每次 1 000 IU,每天一次。该药既可水解产气荚膜杆菌的 B 毒素,减少其吸收,又可清除肠道坏死组织,有利于病变修复。

(九)肾上腺皮质激素

为了抑制变态反应,减轻中毒症状,有人建议应用氢化可的松,每天 4～8 mg/kg;或地塞米松(氟美松)每天 0.25～0.5 mg/kg,静脉滴注。

(十)对症治疗

高热时降温,可予解热药、物理降温以及亚冬眠疗法;对烦躁不安者予以镇静剂;一般腹痛可用 654-2 每次 0.5～1 mg/kg,肌内注射,必要时每 4～6 h 重复 1 次,腹痛较重时,可以静脉滴注 654-2;腹胀时可采用禁食、胃肠减压、肛管排气及药物治疗,如注射新斯的明每次 0.03～0.04 mg/kg;对出血者可给予止血药,如维生素 K_1、酚磺乙胺(止血敏)、卡巴克洛(安络血)。可适时给氧,纠正低氧血症等。

(十一)手术治疗

出现下列情况可考虑手术治疗:①肠穿孔;②肠梗阻症状明显或进行性加重;③反复大量肠道出血,经内科治疗无效;④有明显的腹膜炎征象,腹腔内有脓性或血性渗液;⑤腹部症状体征加重,全身中毒症状明显和/或出现休克倾向,疑有肠坏死。可根据肠管病变的程度选择肠切除吻合、减压造瘘及腹腔引流等。

十、预后

如能及早诊断,及时、正确地治疗,可防止疾病进展,降低病死率。该病 20 世纪 60 年代的病死率高达 85%,60 年代后病死率降至 10%～30%。术后的患儿还可能出现肠瘘、肠功能不良等并发症。该病痊愈后一般不转为慢性。

十一、预防

积极治疗原发病,防止进入肠功能衰竭期。加强饮食卫生,避免摄入变质肉食与隔夜食物;防治营养不良;注重膳食的合理搭配,避免单一、长期地摄入甘薯、玉米等含有胰蛋白酶抑制物的食物。

(李俊利)

第十节 肠梗阻

肠内容物不能正常运行、顺利通过肠道称为肠梗阻。肠梗阻为常见急腹症之一,按发生的原因分为机械性、动力性、血运性和原因不明的假性肠梗阻;按肠壁血运障碍分为单纯性和绞窄性肠梗阻;按梗阻部位分为高位(空肠)和低位(回肠和结肠)肠梗阻,倘若一段肠袢两端完全阻塞,则称闭袢性肠梗阻;按梗阻程度分为完全性和不完全性肠梗阻;按发展过程的快慢可分为急性和慢性肠梗阻。

一、临床表现

1.症状

(1)腹痛:机械性肠梗阻呈阵发性剧烈绞痛,腹痛部位多在腹中部,发作时年长患儿自觉有肠蠕动感,且有肠鸣,有时见到隆起的肠形和肠蠕动波。婴儿表现为哭闹不安,手足舞动,表情痛苦。麻痹性肠梗阻腹胀明显,腹痛不明显。

(2)呕吐:早期梗阻呕吐物为食物或胃液。高位梗阻时呕吐出现早而频繁,呕吐物为胃及十二指肠内容物;低位梗阻时呕吐出现迟,呕吐物初为胃内容物,后期可呈粪汁样;呕吐物如呈棕褐色或血性,则提示肠管有血运障碍;麻痹性肠梗阻患儿呕吐多呈溢出性。

(3)腹胀:高位肠梗阻腹胀不明显或可见胃型;低位及麻痹性肠梗阻,呈全腹膨胀;闭袢式肠梗阻出现局限性腹胀。

(4)排便排气停止:是完全性肠梗阻的表现,梗阻早期,梗阻部位以下肠内积存的气体或粪便可以排出。绞窄性肠梗阻可排出血性黏液样便。

2.体征

(1)单纯性肠梗阻早期,全身情况多无明显改变,梗阻晚期或绞窄性肠梗阻患儿可有明显缺水征、中毒和休克征象。机械性肠梗阻可观察到肠型及肠蠕动,肠扭转时腹胀多不对称,麻痹性肠梗阻则腹胀均匀。触诊时,单纯性肠梗阻患儿腹软,可有轻度压痛。绞窄性肠梗阻时,可有固定压痛及腹膜刺激征。压痛的包块常为绞窄的肠袢。腹部叩诊多呈鼓音,绞窄性肠梗阻移动性浊音可呈阳性。听诊肠鸣音亢进,有气过水声及金属音,为机械性肠梗阻表现。麻痹性肠梗阻时肠鸣音减弱或消失。

(2)直肠指检:直肠空虚、无粪便,提示有完全性肠梗阻;指套上染有血迹,提示肠管有血运障碍。如触及肿块,可能为直肠肿瘤、肠套叠的套头或低位肠腔外的肿瘤。

二、实验室检查

1.化验检查

肠梗阻早期化验指标变化不明显。病情发展后白细胞计数、血红蛋白、红细胞比容及尿比重增高,血电解质与酸碱平衡发生紊乱。行血液生化检查以了解酸碱失衡、电解质紊乱和肾功能状况。高位梗阻可出现低钾、低氯、代谢性碱中毒。低位梗阻,可有电解质普遍降低与代谢性酸中毒。发生绞窄性梗阻或腹膜炎时测定指标改变明显。呕吐物和粪便检查有大量红细胞或大便隐血试验呈阳性,提示肠管有血运障碍。

2.X线检查

一般在发病后 $4\sim6$ h,X线检查即显示出肠腔内气体;立位或侧卧位透视或拍片,可见多数液平面及气胀肠袢。梗阻部位不同,X线表现也各有特点,空肠胀气时黏膜环状皱襞可显示"鱼刺"状,回肠扩张时可见阶梯状液平面,结肠胀气位于腹部周边,显示结肠袋形。怀疑结肠梗阻时可行钡餐灌肠或CT检查。对小肠梗阻忌用胃肠造影方法。

3.腹腔穿刺

腹腔液混浊、呈脓性表明有腹膜炎,血性腹腔液或大量清亮腹腔积液说明已有绞窄性肠梗阻。当肠管有明显胀气或肠管与腹膜粘连时,不宜进行腹腔穿刺。如误穿入肠腔,应将肠内容物吸净后再拔针。

三、治疗

（一）基础治疗

基础治疗如下。

（1）禁食，胃肠减压。

（2）纠正水、电解质与酸碱失衡：对急性肠梗阻，先给予平衡盐液，有血液生化测定结果后再纠正电解质与酸碱紊乱。对单纯性肠梗阻晚期或绞窄性肠梗阻需补充血浆、全血或血浆代用品。

（3）抗生素：应用抗生素预防或控制感染，联合应用抗需氧菌的广谱头孢菌素及抗厌氧菌的甲硝唑类抗生素。

（4）其他治疗：如吸氧，应用减少胃肠液分泌的药物、镇静剂、解痉剂来对症治疗，慎用止痛剂。

（二）非手术治疗

非手术治疗主要适用于单纯性粘连性（特别是不完全性）肠梗阻，麻痹性或痉挛性肠梗阻，蛔虫或粪块堵塞引起的肠梗阻，肠结核等炎症引起的不完全性肠梗阻、肠套叠早期。除上述基础疗法外，还包括中医中药治疗、口服或胃肠道灌注生植物油、针刺疗法、根据不同病因采取低压空气或钡灌肠、经乙状结肠镜插管、腹部按摩等多种复位法。

（三）手术治疗

对各种类型的绞窄性肠梗阻、肿瘤及先天性肠道畸形引起的肠梗阻以及非手术治疗无效的患儿，应采用手术治疗，以在最短的手术时间内，用最简单的方法解除梗阻或恢复肠腔的通畅。

1. 单纯解除梗阻的手术

这类手术包括粘连松解术、切断粘连束带、肠套叠或肠扭转复位术等。

2. 肠切除吻合术

如果肠梗阻是由肠管器质性病变（如肠肿瘤、梅克尔憩室、炎症性狭窄）所致，或肠绞窄引起肠坏死，或分离粘连造成较大范围肠损伤，则需考虑将有病变的肠段切除吻合。

3. 肠短路吻合

当梗阻的部位切除有困难，或是粘连广泛、难以剥离，可分离梗阻部远端、近端肠管，作短路吻合，旷置梗阻部。

4. 肠造瘘术或肠外置术

肠造瘘术或肠外置术主要适用于低位肠梗阻。肠梗阻部位的病变复杂或腹腔污染严重，不允许一期吻合，可行肠造瘘术。

如已有坏死或肠肿瘤，但患儿情况差，不能耐受吻合术，可切除坏死或有肿瘤的肠段，在两断端外行造瘘术，以后再行二期吻合术。

（孙加升）

第十一节　重症急性胰腺炎

急性胰腺炎(acute pancreatitis,AP)在儿童中并不常见,但其病死率较高,尤其是儿童重症急性胰腺炎的病死率可高达50％。

一、病因

儿童急性胰腺炎的致病因素与成人不同,主要包括:特发性(原因不明,30％),腹部外伤(如车祸、虐待等),胰胆管系统畸形(如先天性胰胆管发育异常、先天性奥狄括约肌发育异常、胰腺分裂、胆总管囊肿、胆总管结石病),并发于多系统疾病(如系统性红斑狼疮、克罗恩病),药物和中毒,病毒感染(如腮腺炎病毒、风疹病毒、柯萨奇B病毒和人类免疫缺陷病毒感染),遗传因素和代谢异常等。在美国,腹部外伤占到了17％～34％。

二、发病机制

急性胰腺炎的发病机制并未完全阐明,目前的共识是胰酶消化自身胰腺和消化周围组织,引起化学性炎性反应,而引发胰腺炎。源于细胞因子网络的免疫损伤被认为是重症急性胰腺炎发病的重要机制之一。虽然免疫功能紊乱导致重症急性胰腺炎的具体机制还不完全清楚,但有研究发现重症急性胰腺炎病死率高的主要因素包括早期阶段的免疫失调和后期的继发感染及胰腺坏死。

三、临床表现

儿童急性胰腺炎的症状和体征可以多种多样,但多表现为腹痛伴有呕吐,腹部压痛和腹胀。此外,部分患儿可出现发热、心率加快、黄疸、低血压、腹肌紧张、反跳痛和肠鸣音减弱。

腹痛可在24～48 h急剧加重。个别重症急性胰腺炎患儿的脐部或腰部皮肤出现青紫块,前者称为卡伦征,后者称为格雷·特纳征,为外溢的胰液穿透腹部、腰部肌肉,分解皮下脂肪,引起毛细血管出血所致。重症急性胰腺炎常常并发全身炎症反应综合征、急性呼吸窘迫综合征、弥散性血管内凝血、消化道大量出血、全身或腹腔感染和多脏器功能障碍,因此病死率很高。

四、临床分型

1.急性胰腺炎

临床上表现为急性、持续性腹痛(偶无腹痛),血清淀粉酶活性升高,影像学提示胰腺有或无形态改变,排除其他疾病,可有或无其他器官功能障碍。少数病例的血清淀粉酶活性正常或轻度升高。

2.轻症急性胰腺炎(mild acute pancreatitis,MAP)

具备急性胰腺炎的临床表现和生化改变,而无器官功能障碍或局部并发症,对液体补充治疗反应良好。Ranson评分<3,或APACHE-Ⅱ评分<8,或CT分级为A、B、C。

3.重症急性胰腺炎(severe acute pancreatitis,SAP)

具备急性胰腺炎的临床表现和生化改变,且具下列之一:局部并发症(胰腺坏死、假性囊肿、胰腺脓肿),器官衰竭,Ranson评分≥3,APACHE-Ⅱ评分≥8,CT分级为D、E。

五、并发症

1.急性液体积聚

其发生于病程早期,胰腺内或胰周或胰腺远隔间隙液体积聚,并缺乏完整包膜。

2.胰腺坏死

增强 CT 检查提示无生命力的胰腺组织或胰周脂肪组织。

3.假性囊肿

有完整非上皮性包膜包裹的液体积聚,内含胰腺分泌物、肉芽组织、纤维组织等,多发生在急性胰腺炎起病 4 周以后。

4.胰腺脓肿

胰腺内或胰周的脓液积聚,外周为纤维囊壁。

六、实验室检查

1.C 反应蛋白及白细胞介素-6(IL-6)

目前大多数学者认为 C 反应蛋白及白细胞介素-6(IL-6)是重症急性胰腺炎发生的实验记录非常好的预测因子。发病后 72 h C 反应蛋白水平高于 150 mg/L 提示胰腺组织坏死的可能。

2.血清淀粉酶的测定

血清淀粉酶的测定对诊断急性胰腺炎有临床意义,但血清淀粉酶含量的高低与病情无明显相关性,在起病 2～12 h 血清淀粉酶即升高,48 h 达到高峰,3～5 d 逐渐恢复正常;尿淀粉酶含量在发病 12～24 h 升高,持续时间超过 5 d。血脂肪酶含量在发病 4～8 h 升高,24 h 到高峰,8～14 d 降至正常,较淀粉酶含量升高的持续时间长,这对诊断有重要的临床意义,尤其是血清淀粉酶含量恢复正常就具有较高的诊断价值。

3.B 超检查

在发病初期 24～48 h 行 B 超检查,可以初步判断胰腺组织形态学变化,同时有助于判断有无胆道疾病。但常规超声有局限性,近年来超声造影显著提高了常规超声对急性胰腺炎的诊断水平,能准确显示是否存在坏死灶,确定坏死灶的大小,可判定皂化区内存活组织的多少,便于超声引导下的积液引流和冲洗。

4.CT 扫描及增强

CT 扫描是目前急性胰腺炎诊断、分期、严重度分级及并发症诊断最准确的影像学方法。CT 影像上胰腺炎性反应的严重程度分级为 A～E 级。A 级:影像显示正常胰腺(0 分);B 级:胰腺实质改变,包括胰腺局部或弥散性大;C 级:胰腺实质及周围的炎性反应改变,胰腺周围软组织也有炎性反应改变;D 级:除 C 级外,胰周渗出显著,胰腺实质内或胰周单个液体积聚;E 级:有广泛的胰腺内、外积液,包括胰腺和脂肪坏死、胰腺脓肿。但 CT 对胰腺坏死的判断在时间上有一个滞后期,只有起病 72 h 后进行增强 CT 扫描才能准确判断胰腺的坏死,增强 CT 对判断坏死灶有无感染不准确。

七、治疗

目前小儿急性胰腺炎的治疗遵循以非手术方式为主的综合治疗原则,主要包括:支持治疗,加强监护;镇痛、解痉,让胰腺休息;防治感染;营养支持;中药治疗。近年来持续血液净化也被应用于重症急性胰腺炎的治疗中。

1. 支持治疗

防止低氧血症和保证充分补液,是治疗急性胰腺炎患者的关键。推荐于第一个24～48 h 给予氧气,尤其是对应用麻醉剂镇痛者。血氧饱和度≤95%或其他临床表现提示低氧血症(包括劳力性呼吸困难或静脉输液不能纠正的低血压)时应进行血气分析。早期积极液体复苏对重症急性胰腺炎的处理非常重要。专家建议至少在第 1 个 48 h 内液体速度为250～300 mL/h,或维持尿量≥0.5 mL/(kg·h)。临床上液体补充是否充分应通过监测生命体征、尿量和中心静脉压,根据血气结果,调整和补充钾、钙离子以及纠正酸碱失衡,应注意输注胶体物质和补充微量元素、维生素。对急性胰腺炎患儿应加强监护,出现器官功能不全需转诊 ICU,持续性低氧血症、静脉输液无效的低血容量和肾功能不全(如 Cr 水平>2 mg/dL)者应立即转诊 ICU。如患儿需补液以纠正血液浓缩或存在劳力性呼吸困难,也需转诊 ICU 以利于监测心、肺状况,测算补液量及判断是否需插管及辅助通气。在发病早期,观察的重点应放在循环上,防止和纠正休克;同时注意肺功能的变化,监测血氧饱和度,保证呼吸道的通畅;主要监测肾功能,每天复查肌酐和尿素氮,观察尿量和尿比重的变化;密切观察腹部体征的变化,对大量血性腹腔积液可考虑腹腔穿刺灌洗;病情稳定后,若腹部及其他体征和症状再次加重,应考虑感染的可能,复查血常规和腹部 CT 或 B 超,必要时行腹腔穿刺、抽液培养。

2. 禁食、胃肠减压

禁食、胃肠减压可缓解腹胀、呕吐,更重要的是减少胃液、胃酸对胰酶分泌的刺激,从而减少胰酶和胰液的分泌,使胰腺得到休息。此外,可使用药物来抑制胰腺的分泌,常用的药物如下。①抑制胃酶药物:雷尼替丁、法莫替丁、奥美拉唑等可减少胃酸的分泌,并能抑制胰酶的作用;②抑制胰腺外分泌物:生长抑素及其类似物(奥曲肽)可以通过直接抑制胰腺外分泌而发挥作用,主张在重症急性胰腺炎治疗中应用。奥曲肽的用法:首次推注 0.1 mg,继以25～50 μg/h维持治疗。生长抑素制剂的用法:首次剂量为 250 μg,继以 250 μg/h 维持;停药指征:临床症状改善,腹痛消失和/或血清淀粉酶活性降至正常。乌司他丁作为一种广谱的胰酶抑制剂和膜稳定剂,也已广泛用于临床治疗该病,10 万～20 万 U/d。疼痛剧烈时考虑镇痛治疗,麻醉药是首选的止痛治疗措施,包括每 2～4 h 给予哌替啶 1 mg/kg。不推荐应用吗啡或胆碱能受体拮抗剂,如阿托品、654-2,因前者会收缩奥狄括约肌,后者则会诱发或加重肠麻痹。

3. 抗生素治疗

对于轻型、中型急性胰腺炎患儿,预防性使用抗生素是无效的。对于重症急性胰腺炎患儿是否使用抗生素来预防感染存在争议。临床随机对照试验显示抗生素治疗并不能预防受感染的胰腺发生坏死,且高效广谱抗生素可能导致真菌二重感染。因此美国急性胰腺炎临床指南指出,除非有进一步的证据,不推荐对坏死性胰腺炎患者预防性应用抗生素,无指征间质性胰腺炎患者常规使用抗生素。抗生素的抗菌谱应以革兰氏阴性菌和厌氧菌为主,应脂溶性强,能够通过血-胰屏障,在局部达到有效浓度。推荐的经验治疗方案如下。

(1)碳青霉烯类:亚胺培南、美罗培南、多尼培南。

(2)青霉素＋β内酰胺酶抑制剂:哌拉西林-他唑巴坦。

(3)第三代、第四代头孢菌素＋抗厌氧菌抗生素:头孢吡肟＋甲硝唑/头孢他啶＋甲硝唑。

(4)氟喹诺酮＋抗厌氧菌抗生素:环丙沙星＋甲硝唑,左氧氟沙星＋甲硝唑。

经验治疗一般疗程为1周,之后根据细菌培养结果选择抗生素,治疗应持续至病原菌从病灶中清除。要注意对真菌感染的诊断,临床上无法用细菌感染来解释发热等表现时,应考虑到真菌感染的可能。可经验性应用抗真菌药,同时进行血液或体液真菌培养。

4.血液透析/滤过治疗

血液透析/滤过治疗可直接清除血浆中的胰酶等,通过一定孔径的滤膜选择性地清除血浆中小于滤膜孔径的抗炎和致炎炎症介质和细胞因子,从而降低全身炎症反应强度和胰腺损害程度,使病情得到控制和好转,这是目前早期清除重症急性胰腺炎患者血浆中的胰酶、炎症介质和细胞因子的最有效方法。而且它能排出体内过多的水分,减轻组织间质水肿,改善组织的氧利用;清除代谢产物,纠正水、电解质、酸碱失衡,维持内环境稳定,为营养与支持创造条件,改善心、肺、肾、肝脏等器官的功能。目前,对于重症急性胰腺炎患者何时开始血液净化治疗尚无定论。大多数学者认为,治疗时间越早,疗效越好,一般应在确诊48 h内进行。有研究发现高容量模式较低容量模式治疗预后好。何时停用血液净化治疗还没有统一标准,通常在患者临床症状改善、体温正常、血压平稳的情况下就可以结束。

5.及时、合理的营养治疗

营养治疗已成为急性胰腺炎患儿治疗中的一个重要环节。营养治疗的目的是在不刺激胰腺分泌和加剧胰腺自身消化的基础上,满足新陈代谢的需要,提高机体对多因素刺激的耐受性。对于轻型、中型的急性胰腺炎患儿一般在病程的4 d内即能进食,不需要空肠营养或静脉营养治疗。对于重症急性胰腺炎患儿根据病情发展和转归,分阶段选择营养途径及方式。在疾病早期,患儿需要禁食、胃肠减压,肠外营养是较为理想的营养支持方式。但长期肠外营养治疗及禁食状态会导致肠道黏膜萎缩,肠道通透性增加,肠道细菌和内毒素易位,触发MODS,并导致胰腺二次感染,甚至胰腺坏死。因此,在经过动态CT扫描等检查,明确胰腺坏死灶局限、炎症减轻、渗出消退、无继发感染、胃肠功能恢复、全身状况稳定的条件下应尽早开始肠内营养治疗。肠内营养的投给有3种主要途径:①经鼻空肠置管;②经皮内镜空肠造瘘;③术中空肠造瘘。经鼻空肠置管由于其具有无创性,应用较广泛,但对小年龄儿童,经鼻空肠置管较困难。肠内营养的实施宜从小剂量开始,循序渐进,根据患者的代谢情况,调整肠内营养的剂量,最好应用输液泵控制连续滴注。病情稳定后可过渡到口服饮食。进行肠内营养治疗时,应注意患者的腹痛、肠麻痹、腹部压痛等胰腺炎症状体征是否加重,并定期复查电解质、血脂、血糖、总胆红素、血清清蛋白水平、血常规及肾功能等,以评价机体的代谢状况,调整肠内营养的剂量。

6.中西医结合治疗

近年来,中西医结合治疗急性胰腺炎正在被接受并迅速推广。中医药可通过清洁肠道、促进肠道动力恢复、维护肠道黏膜屏障、保护胰腺、抑制胰酶活性、减少炎性细胞因子的释放、抗氧化和清除自由基来延缓病情恶化并促进疾病的恢复。对不需胃肠减压的患儿实行"禁食、不禁中药"的原则外,对必须进行胃肠减压的患儿,可以定时从胃管鼻饲中药,将胃肠减压与鼻饲中药结合起来。常用复方清胰汤加减,每日3~6次,注入后夹管2 h;单用生大黄15 g,用沸水化开、滤渣,胃管内灌注,每日2次;腹部外敷芒硝,每次500 g,1周左右更换。

7.手术治疗

仅少数急性胰腺炎患者需要手术,要严格掌握手术的指征和时机。在疾病早期,除不能遏制的、严重的且影响呼吸等生命体征的腹腔间隔室综合征外,胆源性胰腺炎伴胆道梗阻、非手术治疗不能遏制病情的急剧恶化和暴发性胰腺炎均不再是绝对的手术指征。在疾病后期,手术指征主要针对胰周感染和其他局部并发症。近几年微创治疗在重症急性胰腺炎的手术治疗中占据了很重要的位置。它包括辅助治疗的微创化和局部并发症的微创治疗,前者包括胆道引流微创化、B超或CT引导下经皮腹腔积液引流;后者包括假性囊肿的穿刺引流、胰周脓肿的穿刺引流和胰腺坏死感染的微创治疗等。

(李俊利)

第十二节　中毒型痢疾

中毒型痢疾是细菌性痢疾的一种严重类型,起病急、发展快、病情重,若不及时诊断、治疗,病死率很高。20世纪50年代,我国儿童曾发生中毒型痢疾流行,限于医疗条件,病死率达20%~30%。近年来,由于卫生条件改善,中毒型痢疾仅呈散发,但仍需对它认识、了解,以免漏诊而延误治疗,带来严重后果。

一、病因

病原为痢疾杆菌,属于肠杆菌科志贺菌属。根据菌体O抗原的结构不同可分为A(志贺痢疾杆菌)、B(福氏痢疾杆菌)、C(鲍氏痢疾杆菌)、D(宋内痢疾杆菌)4个群。国内病原以B群为主,其次是D群。所有痢疾杆菌均能产生内毒素,都能引起普通型和中毒型痢疾。

二、发病机制

痢疾杆菌经口进入胃肠后,可直接侵入肠黏膜上皮细胞并在其内繁殖,然后进入固有层继续繁殖,引起结肠的炎症反应。志贺菌的黏附力、侵袭力、肠毒素、调控蛋白是其感染致病的主要毒力因子。病情轻重除与细菌毒力有关外,机体的免疫反应起了很重要的作用。中毒型痢疾往往存在免疫功能失调。痢疾杆菌释放的内毒素或脂多糖可诱导机体大量促炎细胞因子释放,如肿瘤坏死因子α(tumor necrosis factor α,TNFα),白细胞介素1 (interleukin-1,IL-1),IL-6。炎性反应细胞、多种促炎因子互相作用,形成连锁反应,从而引起全身炎症反应。各种致炎因子通过多种途径引起全身毛细血管损伤、血管通透性增加、微循环障碍、微血栓形成,导致组织缺氧、细胞代谢障碍、代谢性酸中毒等一系列病理生理变化,最终可发展成为感染性休克和多脏器功能衰竭。

在出现促炎反应同时,为防止过度炎症反应,机体会代偿性释放抗炎因子,如IL-4、IL-10,即出现代偿性抗炎反应。这一负反馈机制有保护作用。但是,过强、过久的抗炎反应同样有害。有些重危患者经抢救一度好转,但最终死于难以控制的感染,与机体免疫功能持续受抑制有密切关系。促炎反应和抗炎反应适当平衡,免疫功能逐渐恢复是患儿康复的基础。

上述病理生理变化表明中毒型痢疾属于严重脓毒症,它与其他病原感染引起的脓毒症在发病机制上有许多相似之处,但也有其特殊性,痢疾属于肠道细菌感染。肠道屏障功能受损,是严重脓毒症发生、发展的重要环节,这可能是小儿中毒型痢疾特别凶险的原因之一。

三、病理

中毒型痢疾由于全身炎症反应严重,病情发展迅速。肠道病变并不显著,与病情危重程度不平行。可见肠黏膜充血、水肿,黏膜表层糜烂,上皮细胞脱落,固有层内可有局限性出血灶。

多脏器可有显著病理改变。其中脑微循环障碍导致的脑缺氧、脑水肿尤为明显。脑干部第四脑室附近水肿更显著,这可能是患者中枢性呼吸衰竭、早期死亡的原因。肺脏可有淤血、肺泡内及间质水肿、小血管血栓形成及肺内出血。心肌可有淤血、间质水肿、细胞变性。部分病例有肾上腺皮质萎缩、重量减轻,偶有出血。肝脏有脂肪变性。

四、临床表现

中毒型痢疾好发于 2~7 岁小儿,起病急、发展快,突然高热,体温高达 40 ℃,甚至出现41 ℃以上的超高热。发病早期即出现神经系统症状,精神萎靡、嗜睡、反复惊厥、昏迷,可于数小时内出现呼吸衰竭或循环衰竭而死亡。早期消化道症状常不明显,用温生理盐水灌肠,可发现脓血便,取粪便沉渣化验,有较多白细胞及红细胞。该病按临床特点不同可分为以下类型。

1.脑型

此型最多见,痢疾伴有惊厥患儿数可占痢疾住院患儿数的 12%~45%,主要表现是颅内压增高。轻度表现为面色发灰、精神萎靡、嗜睡、昏迷、惊厥、呼吸加快、四肢肌张力增大,血压正常或轻度升高,可有频繁呕吐或喷射性呕吐。重度或晚期患者面色如死灰,血压偏高,反复惊厥,瞳孔不等大,呼吸节律不整,深浅不均,双吸气,有叹息样呼吸等。有时严重惊厥 1~2 次或持续惊厥后,呼吸突然停止。

2.休克型

早期表现:①意识改变:烦躁不安或萎靡,表情淡漠。意识模糊,甚至昏迷、惊厥(多见于失代偿休克)。②皮肤改变:面色苍白发灰,唇周、指趾发绀,皮肤有花纹,四肢凉。若面色潮红,四肢温暖,皮肤干燥,为暖休克。③心率脉搏:外周动脉搏动细弱,心率、脉搏增快。④毛细血管再充盈时间≥3 s(需排除环境温度影响)。⑤尿量<1 mL/(kg·h)。⑥代谢性酸中毒(排除其他缺血、缺氧及代谢因素)。

晚期或失代偿期,除早期临床表现加重外,伴血压下降。收缩压<该年龄组第 5 百分位或<该年龄组正常值 2 个标准差。1~12 个月患儿的收缩压小于 9.33 kPa(70 mmHg),1~10 岁患儿的收缩压小于 9.33 kPa(70 mmHg)+[2×年龄(岁)],不小于 10 岁患儿的收缩压小于 12.0 kPa(90 mmHg)。

3.肺型

肺型即急性呼吸窘迫综合征,此型少见,常在脑型或休克型中毒型痢疾的基础上发展而来。呼吸增快,进行性呼吸困难,发绀,呼吸音减低,出现管状呼吸音、细小水泡音。X 线检查两肺可见弥漫性、浸润性阴影,严重时出现"白肺"。早期病情较轻时,血氧分压下降较少,又称为急性肺损伤。病情进一步发展,可致典型的急性呼吸窘迫综合征。

4.混合型

上述 2 型或 3 型同时出现或先后出现,病情严重、复杂。严重病例常合并弥散性血管内凝血、肾衰竭,偶尔合并溶血尿毒综合征。

五、诊断与鉴别诊断

中毒型痢疾全年均可发病，以夏、秋季发病率高。以高热伴反复惊厥起病，出现循环及（或）呼吸衰竭的临床表现，可初步诊断为中毒型痢疾。患儿多有痢疾接触史或不洁饮食史。粪便检查（若未出现腹泻，可通过盐水灌肠取得粪便标本）发现多量白细胞、红细胞和巨噬细胞，有助于细菌性痢疾的诊断，最后确诊依靠粪便细菌培养。但粪便细菌培养有假阴性，存在漏诊。例如，按临床标准诊断为细菌性痢疾的患者 409 例，其中经细菌学检查确定为福氏或志贺痢疾杆菌感染者仅 19 例，细菌学检查结果与临床诊断符合率仅为 4.6%。有学者用多重 PCR（multiplex PCR）同时扩增志贺菌侵袭质粒基因（ipaH）和侵袭相关基因位点（ial）基因，较常规培养、生化检测志贺菌的阳性率高。

PCR 检测痢疾杆菌的致病基因有简便、快速、特异、敏感和不需要培养等特点，经过更多地积累资料，有可能在临床应用。

其他实验室检查也有参考价值。外周血白细胞总数升高，多为 $(10\sim20)\times10^9/L$，个别患者可出现类似白血病的反应，中性粒细胞比例大于 70%，可看到中毒颗粒。在疾病早期，偶见白细胞不高者。心电图可见心律不齐、心率快、P-R 间期延长、ST-T 下降等心肌炎表现。血生化检查可发现血钾、血钠、血钙、血镁浓度降低，血糖浓度升高。血气分析可有血 pH 值下降、低氧血症、二氧化碳分压升高。肺型患者有血气改变和典型的胸部 X 线表现。应鉴别该病与以下疾病。

1. 热性惊厥

6 个月～3 岁多见热性惊厥，患儿多有高热惊厥史。在一次发热过程中，一般仅发作 1 次，连续发作 2 次以上者少见。惊厥后意识恢复清楚，面色红润。而中毒型菌痢惊厥者可反复多次惊厥，恢复后，面色灰白或苍白，精神萎靡。

2. 流行性乙型脑炎

流行性乙型脑炎临床表现为高热、惊厥、昏迷等，与中毒型菌痢脑型相似。但乙型脑炎起病较中毒型菌痢和缓，多在起病第 4 d 后才发生惊厥。以意识障碍为主，休克极少。除意识改变外，还伴有明显颈项强直、喷射性呕吐等颅内压增高表现，克氏征（＋），巴氏征（＋）。脑脊液检查异常，蛋白质及细胞增多，糖及氯化物一般正常，乙型脑炎特异性 IgM 呈阳性。中毒性痢疾脑脊液多正常。流行性乙型脑炎病程中无腹泻症状，发病早期经流动灌肠取大便标本，对标本行常规检查，无异常发现。

3. 流行性脑脊髓膜炎

此病多发生于冬、春季，70% 以上的患儿可见皮肤、黏膜出血点及瘀斑，瘀点压片可找到革兰氏阴性双球菌。患儿常有头痛、呕吐、颈项强直，克氏征（＋），巴氏征（＋）。脑脊液压力升高，脑脊液浑浊，以中性粒细胞为主，蛋白质增多，糖量降低。

4. 大叶性肺炎

发病急，有胸痛及呼吸道征象，也可发生休克及脑水肿。外周血白细胞总数及中性粒细胞增多，胸部 X 线检查有大叶性或节段性阴影。

5. 脱水性休克

腹泻合并重度脱水时，可出现低血容量休克。休克出现前有严重吐泻症状，相对中毒症状较轻，而脱水表现明显，如眼窝凹陷、口渴、皮肤弹性差，也不一定有高热。

6.其他疾病

应注意鉴别其他原因引起的休克、脑型疟疾等。

六、治疗

由于中毒型痢疾起病急、发展快,及时抢救是提高存活率的关键。同时要对生命体征进行监测,及时发现病情变化并进行适当处理。

(一)抗感染治疗

自广泛应用抗生素以来,志贺菌耐药情况不断增加,且可呈多重耐药,对以往常用的抗生素(如庆大霉素、呋喃唑酮、氨苄西林、哌拉西林钠、氯霉素、复方磺胺甲恶唑、利福平)多出现耐药。治疗时应注意抗菌药物的选择。

1.三代头孢菌素

三代头孢菌素是治疗小儿痢疾比较安全、有效的药物。例如,头孢曲松每天50~100 mg/kg,分2次静脉滴注,疗程为5 d。

2.阿奇霉素

10 mg/kg,每天1次口服,连服3 d。不少医院对儿童使用阿奇霉素静脉制剂,但缺乏可靠的临床试用资料,是否安全尚不确定。

3.环丙沙星

环丙沙星属于新的全合成第三代喹诺酮类抗生素,具有高效、广谱抗菌活性。喹诺酮类药物对骨骼发育未完全的幼儿是否可致软骨损害争议颇多。但近年来国内外一些临床研究均未发现此类不良反应。国内学者将48例小儿急性细菌性痢疾患儿分成治疗组32例和对照组16例,对治疗组每天静脉滴注环丙沙星10 mg/kg,分2次,每次滴注时间不少于30 min,对对照组每天静脉滴注头孢噻肟钠80~100 mg/kg,分2次,总疗程3~8 d。治疗组和对照组总有效率分别为90.6%和37.5%,前者的疗效优于后者,且随访1~4年未见明显不良反应。有人认为,对儿童使用环丙沙星需注意使用范围,严格掌握适应证,每天10~15 mg/kg,分2次静脉滴注,或10~15 mg/kg,每天2次口服,疗程为5 d。

近来,国内学者报道,住院痢疾患儿中,产超广谱β内酰胺酶的志贺菌的检出率高达35%,且产酶株存在多重耐药现象。研究认为,一旦确定这样的菌株,应当立即停止使用第三代、第四代头孢菌素及单环β内酰胺类抗菌药物,首选亚胺培南等碳青霉烯类抗生素,其次是含酶抑制剂的复合剂及头霉素类抗生素。

(二)颅内压增高治疗

防治脑水肿、降低颅内压(intracranial pressure,ICP)是治疗脑型中毒型痢疾的关键措施。如果ICP持续高于2.67 kPa(20 mmHg)则预后不良。应保持ICP低于2.67 kPa(20 mmHg),脑灌注压应在6.00~8.67 kPa(45~65 mmHg)。应加强监护和一般治疗,患儿宜取侧卧位,防止胃内容物反流而引起窒息。把患儿的上半身抬高20°~30°,以利于静脉回流,对降低ICP有一定帮助。但合并有休克时应采用平卧位以防脑灌注压降低,加重脑水肿。移动头部时需极为小心,避免脑疝发生。保证供氧,保持气道通畅,对昏迷和频繁惊厥者应气管插管。

1.脱水疗法

(1)甘露醇:仍为目前国内外降低ICP的首选制剂,因为它降低ICP作用快,在静脉注射甘露醇后10 min左右ICP已开始降低,到30 min时作用达高峰。根据年龄与病情,甘露醇首剂为每次 0.5～1 g/kg,其作用一般维持 4 h 左右。必要时每隔 4～6 h 重复应用。甘露醇与利尿剂呋塞米联合应用,发挥协同作用,可减少甘露醇的用量与延长用药的间歇时间。甘露醇为渗透性脱水剂,应注意监测血浆渗透压,血浆渗透压不宜超过 320 mmol/L,过高的渗透压可致肾衰竭。

对于外伤性颅高压,国外将静脉输注 3‰氯化钠作为标准疗法之一。其作用原理与甘露醇相似,同时有助于恢复细胞膜电位和细胞体积,有刺激心钠素分泌、抑制炎症、增加心排血量的作用。对甘露醇治疗不满意时,高张盐水仍可能有效。使用高张盐水时,血浆渗透压不宜超过 360 mmol/L。国内学者已将高张盐水用于治疗小儿感染性脑水肿 ICP 增高。26 例患儿在使用甘露醇等降低 ICP 药物的基础上加用高张盐水,具体用量根据公式:Na^+(mmol)=(150-测得血清 Na^+)mmol/L×0.6×体重。首次给予 1/3 计算出的 Na^+ 需要量,以后每天1 次,每次提高血清 Na^+ 1.2～3 mmol/L,共 5 d。对 49 例对照组患儿仅用常规治疗。结果显示,加用高张盐水的患儿好转率明显高于对照组患儿,且 2 组患儿治疗前后血清钠水平并无显著差异。

(2)利尿剂:肌内或静脉注射呋塞米,静脉注射后 2～5 min 发生利尿作用,作用持续4～8 h,肌内注射后约 6 h 颅内压开始降低,可持续 10 h。因呋塞米利尿后减少血容量,可减少心脏负荷与改善肺泡通气,故对于婴幼儿或其他有心、肺、肾功能障碍者,呋塞米均为降低颅内压的首选药物。用量为每次 0.5～1 mg/kg,之后根据尿量与颅内压,每天用 2～6 次。

治疗的第 2～3 d,则应交替应用该类药与其他降低颅内压的药物,以避免其作用衰减与反跳。可交替应用的药物:①白蛋白:每次 0.5～1 g/kg,每天 2 次;②50%的甘油:每次 1 g/kg,每4 h一次,用等量水或果汁冲淡,口服或鼻饲;③10%的甘油:每次 0.5～1 g/kg,静脉滴注,每3～6 h 一次。

2.亚冬眠疗法

该法除可使脑血流量下降、脑体积缩小、ICP 降低外,还可降低脑代谢率,保护血脑屏障,增强对缺氧的耐受力,因此特别适用于颅内高压伴高热者。具体方法:在补液开始后,静脉推注氯丙嗪与异丙嗪,每次各 1 mg/kg,同时肌内注射,每次各 1～2 mg/kg。给予 1 剂水合氯醛、苯巴比妥钠或副醛,诱导患者进入深眠状态(即对冰敷毫无反应)。而后用 37 ℃湿毛巾全身擦浴,并置冰袋于大血管经过部位(如颈两侧、腋下、腹股沟),使体温在 2～3 h 下降至35 ℃～37 ℃。以后每 4 h 再用冬眠药物 1 次,维持冬眠 12 h。然后撤去冬眠药物与冰袋,令体温自行恢复。

3.过度通气疗法

过度通气疗法适用于机械通气伴颅内高压的患儿,过度通气使血二氧化碳分压下降,后者可引起脑的小动脉平滑肌收缩,使脑血容量减少,从而降低 ICP。过度通气疗法作用快,但不持久。一般 $PaCO_2$ 降至 3.3～4.0 kPa(25～30 mmHg),维持 1～2 h 可达治疗目的,但 $PaCO_2$不能小于 2.7 kPa(20 mmHg),否则可致脑细胞缺血、缺氧而死亡。过度通气疗法只用于颅内高压的短期急诊处理。

4.其他治疗

(1)糖皮质激素:理论上糖皮质激素有多重功效,可减少血脑屏障的通透性,减少脑脊液生成,稳定脑细胞膜离子通道,维持膜对 Na^+、Ca^{2+} 等离子的主动转运,重建细胞内外 Na^+、Ca^{2+}的正常分布。稳定溶酶体膜,拮抗氧自由基,抑制脑细胞膜脂质过氧化反应,减轻脑水肿,并有利尿作用,可使尿中 Na^+、K^+、Cl^- 排出增多。有人主张用地塞米松,开始为每次静脉注射 $0.5\sim1$ mg/kg,每 4 h 一次,$2\sim4$ 次可迅速减量至每次 $0.1\sim0.5$ mg/kg,每 $6\sim8$ h 一次,根据病情共用 $2\sim7$ d。

对是否使用糖皮质激素及如何使用,存在不同看法。国外治疗创伤性脑水肿指南就不推荐常规使用激素。有报道称对创伤性脑水肿患儿,大剂量地塞米松并不增加疗效,反而有增加继发感染和抑制内源性皮质醇分泌的不良作用。对于严重脓毒症,若患者有肾上腺皮质功能不全,可以使用皮质激素,首选半衰期短的氢化可的松。目前主张小剂量、中疗程,氢化可的松 $3\sim5$ mg/(kg·d),分 $2\sim3$ 次给予,可用至 7 d。

(2)止惊:反复惊厥可加重脑缺氧,应选用快速止惊药物,例如,地西泮 $0.3\sim0.5$ mg/kg,最大不超过 10 mg,缓慢静脉推注,必要时 20 min 后重复使用。使用地西泮时应密切注意患儿呼吸、心率的变化。也可用氯丙嗪与异丙嗪,每次各 $0.5\sim1$ mg/kg,缓慢静脉推注。此外,也可选用水合氯醛、苯巴比妥。

(3)液体疗法:进行脱水治疗时,需限制液体入量,但又必须保持水和电解质平衡。急性脑水肿时每天给液量一般限制在 1 000 mL/m² 左右或 $30\sim60$ mL/kg,$1/3\sim1/5$ 张含钠液,输液速度很重要,应均匀滴入 24 h 液量。记录出入量,入量应略少于出量。有额外丢失时,需酌情补充。

(三)感染性休克治疗

在尽快静脉输注有效抗生素的基础上,进行综合治疗。

1.液体复苏

发生感染性休克时,微循环障碍,血液淤滞在微循环内,毛细血管通透性增加,使大量的血管内液体渗漏到血管外组织间隙。血液分布异常,使有效循环血量急剧减少,心排血量明显下降。因此,不论患儿有无额外体液丢失,液体复苏都是重要治疗措施。在感染性休克早期,往往需大容量的液体复苏,每天的液体输入量往往高于出量。

(1)液体选择:用晶体液或胶体液均可。因为文献显示等张晶体液或胶体液用于液体复苏的最终疗效无明显差别。生理盐水价廉易得,可作为首选。有学者建议,若患儿脉压小,用胶体液可能对恢复正常的脉压更有效。

对于使用碱性药物,现在有不同看法。过去认为感染性休克患者存在代谢性酸中毒,用碱性药物纠酸十分必要,同时纠正酸中毒可改善细胞功能,增加心肌收缩力及血管活性药物的活性,碳酸氢钠本身也可以起到扩充血容量的作用。但目前认为感染性休克患儿的酸中毒只不过是组织缺氧的表现,纠正酸中毒最好的办法是恢复组织灌注。而适度的酸性环境有利于氧与血红蛋白分离,可向组织细胞提供更多的氧,因此纠酸的标准应该有所改变。两项研究比较了生理盐水和碳酸氢钠等张液对代谢性酸中毒患者的疗效,结果表明碳酸氢钠的使用并没有增加患儿的心输出量,也不能减少对血管活性药物的需求。进入血液的碳酸氢钠转变成 CO_2 和 H_2O,实际增加了患者呼出气中 CO_2 的浓度。国内学者多认为对于血pH>7.15的成年感染性休克患者,不推荐使用碳酸氢钠。对儿童患者在保证通气前提下,可根据血气分析结果给予碳酸氢钠,使 pH 达 7.25 即可。

(2)输液速度和量:①第 1 h 快速输液:常用 0.9% 的氯化钠,首剂 20 mL/kg,$10\sim20$ min 推注完。然后评估循环与组织灌注情况(心率、血压、脉搏、毛细血管再充盈时间等)。若循环无明显改善,可再给予第 2 剂、第 3 剂,每剂均为 $10\sim20$ mL/kg,总量可达 $40\sim60$ mL/kg。

第 1 h 输液既要重视补足液量,又要注意心肺功能(如肺部啰音、奔马律、肝大、呼吸做功增加)。条件允许应监测中心静脉压。②继续和维持输液:血液重新分配及毛细血管渗漏等,感染性休克的液体丢失和持续低血容量可能要持续数天,因此要继续和维持输液。继续输液可用 1/2~2/3 张液体,可根据血电解质测定结果进行调整,6~8 h 输液速度为 5~10 mL/(kg·h)。维持输液用 1/3 张液体,24 h 内输液速度为 2~4 mL/(kg·h),24 h 后根据情况进行调整。

2.血管活性药物

在液体复苏基础上休克难以纠正,血压仍低或仍有明显灌注不良表现,可考虑使用血管活性药物以提高血压、改善组织灌注。

(1)去甲肾上腺素:现被列为抗休克治疗的首选药物,是强有力的 α 受体激动剂,也有一定的 β 肾上腺能作用。开始用 0.05 μg/(kg·min),每 3~5 min 可增加 0.05~0.1 μg/(kg·min),最大不超过 1~2 μg/(kg·min)。成人资料显示对感染性休克患儿应用去甲肾上腺素并未发现有减少肾脏血流的不良反应,且疗效优于多巴胺。

(2)多巴胺:曾为首选药物,现被列为去甲肾上腺素的替代药物。多巴胺主要通过增加心脏每搏输出量增加心排血量,对全身血管阻力的影响较小。开始用 5 μg/(kg·min),根据情况每 3~5 min 可调高 2.5 μg/(kg·min),最大不超过 20 μg/(kg·min)。虽然多巴胺从外周静脉漏出对组织损伤较小,但外周静脉给药效果不如通过中心静脉导管给药。不主张常规使用小剂量多巴胺,小剂量多巴胺并无明显的改善肾脏和肠道灌注的效果。

(3)肾上腺素:也较常用,以 0.05~2 μg/(kg·min)持续静脉泵注。与去甲肾上腺素相比,肾上腺素有较强的 β 肾上腺素能作用,多用于冷休克,而去甲肾上腺素多用于暖休克。小剂量静脉滴注,小于 0.3 μg/(kg·min)可产生 β 肾上腺素能药理作用(强大的正性肌力作用及全身血管阻力减小),剂量 >0.3 μg/(kg·min),可产生 α 肾上腺素能的缩血管作用。所以要从小剂量开始,逐步增加剂量,直至达到理想效果。应注意肾上腺素的不良反应,例如,可引起心肌耗能增加、心动过速及心律失常,其对内脏血管的作用也不确定,可引起肠系膜缺血。

(4)多巴酚丁胺:为正性肌力药物,若患儿伴有心功能障碍可使用,剂量为 5~10 μg/(kg·min),持续静脉泵注,根据血压调整剂量,最大剂量不宜超过 20 μg/(kg·min)。因其有血管扩张作用,可根据病情与多巴胺或去甲肾上腺素合并使用。米力农、氨力农亦属于正性肌力药物,是磷酸二酯酶抑制剂,有 β 受体刺激作用,当有儿茶酚胺抵抗时可以选用。

过去在对感染性休克患者液体复苏治疗后,针对可能出现心功能障碍,常使用洋地黄类药物,如毛花苷 C 或毒毛花苷 K。这类药物虽可增强心肌收缩力,能增加心排血量及减慢心率,但与多巴胺、多巴酚丁胺(半衰期 2 min)相比,这些药的半衰期较长,且不良反应大。儿科病情多变,使用剂量不易控制,因此不主张将其常规用于感染性休克的急性心功能不全,更不宜作预防性用药。

3.肾上腺皮质激素

严重感染及感染性休克患者可能存在相对肾上腺皮质功能不全(relative adrenal insufficiency,RAI),文献报道 RAI 在危重病患者中的发生率为 30%,在严重感染和感染性休克患者中甚至高达 50%~60%,不经治疗的 RAI 患者的病死率明显升高。在这种情况下应用皮质激素是合理的。

临床研究已证实,大剂量、短疗程使用激素,不良反应大,疗效差。目前主张小剂量、中疗程使用激素。例如，氢化可的松 3～5 mg/(kg·d)，分 2～3 次给予，可用至 7 d。

4.休克合并 ICP 增高的治疗

休克合并 ICP 增高多见于混合型中毒型痢疾。治疗休克需要有效的液体复苏，治疗 ICP 增高需用脱水疗法，若患儿既有休克又有 ICP 增高，显然治疗难度增大。临床一般采用"边补边脱"的原则，即既进行扩容，补充循环血容量，又进行脑脱水治疗。应注意侧重疾病的主要矛盾。如病变以脑水肿、颅高压为主，而循环相对稳定，则应注重降颅压治疗。若休克比较严重，则应"先补后脱"或"快补慢脱"。治疗中应严密监测循环血压和 ICP，使患儿既维持轻度失水状态，又保持一定尿量和正常血压。两方面情况均不稳定时，可考虑使用白蛋白，其具有给脑细胞脱水和扩容的双重作用。

(四)呼吸衰竭治疗

中毒型痢疾患儿既可出现中枢性呼吸衰竭(多见于脑型)，也可出现外周性呼吸衰竭(多见于肺型)。机械通气是重要的治疗措施。进行机械通气治疗时，要根据病情选择合适的通气模式和呼吸机参数。

肺保护策略的选择比通气模式的选择更重要，应尽量避免机械通气对肺造成二次损伤。例如，给有急性肺损伤/急性呼吸窘迫综合征的患儿机械通气时，常用的呼吸机参数是吸气峰压(吸气末平台压) < 2.94 kPa (30 cmH$_2$O)，潮气量 < 6 mL/kg，呼气末正压 > 0.49 kPa(5 cmH$_2$O)。

(五)弥散性血管内凝血(DIC)的治疗

中毒型痢疾并发 DIC 者占 10%～20%。在感染早期，患儿出现全身反应综合征时，已存在一定程度的凝血障碍。目前主张，在出现典型的 DIC 以前，就可早期给予小剂量肝素 5～10 IU/kg，皮下注射或静脉输注(注意不能皮下注射肝素钠)，每 6 h 一次。若已明确有 DIC，则应按常规治疗 DIC。治疗的原则如下。

1.一般治疗

积极控制感染，治疗原发病。

2.抗凝治疗

抗凝剂在 DIC 的治疗过程中具有十分重要的作用，特别是肝素，其疗效确切，价格低廉，广泛应用于临床治疗。以低剂量静脉持续输注肝素，5～10 IU/(kg·h)。因肝素可增加出血的危险，在 DIC 的消耗性低凝期和纤溶亢进期，临床上应慎用或禁用普通肝素。在应用时应注意其适应证，并严格地进行凝血、抗凝和纤溶功能的监测。低分子肝素的抗凝作用更强，出血的不良反应更小，剂量为 75 IU/(kg·d)，也可根据情况选择。

3.补充血小板和抗凝因子

过去，有人主张发生 DIC 时应慎用浓缩血小板和新鲜冷冻血浆，理由是当血中抗凝酶水平较低时，输注上述成分将使血中纤维蛋白原增加，从而引起广泛微血栓形成，导致多器官功能障碍，但大量临床资料证明这种担心是不必要的。发生 DIC 时凝血因子过度消耗，会进一步加重凝血障碍，为了阻止疾病的发展、防止发生出血，应该及时补充血小板、凝血因子。在适当使用肝素的基础上，可给予如下治疗。

(1)新鲜全血:一次输入全血 20～30 mL/kg，可在短时间内补充血小板(大于 50×10^9/L)及凝血因子(活性达正常的 50% 以上)。

(2)新鲜血浆:每次 10～20 mL/kg，每毫升内可加肝素 2.5～5 IU。

(3)血小板悬液:剂量是 1 IU/5 kg。1 U 血小板相当于 400 mL 全血中的血小板量。

(4)重组人活化蛋白 C:目前已不推荐用于临床。

(六)M-胆碱能受体阻断药物

该类药物主要有阿托品、山莨菪碱(654-2)、东莨菪碱,可解除血管痉挛,改善微循环。

1.阿托品

剂量为每次 0.03~0.05 mg/kg,10~15 min 静脉推注一次,好转后,延长间隔时间。不良反应较多,目前已被山莨菪碱取代。

2.山莨菪碱

剂量为每次 0.5~1 mg/kg,10~15 min 静脉推注一次,好转后,延长间隔时间,逐渐停药。

3.东莨菪碱

剂量为每次 0.01~0.1 mg/kg,15~30 min 静脉推注一次,好转后减量。

这类药物国内治疗中毒型痢疾时曾广泛使用,而国外较少使用。近年研究表明,这类药物有细胞保护作用,能提高细胞对缺血、缺氧的耐受性,稳定细胞膜及溶酶体和线粒体等细胞器的膜结构,减少溶酶体的释放和抑制花生四烯酸代谢产物的产生和休克因子的形成,还可降低毛细血管壁的通透性,减少炎症时的渗出反应。长托宁(盐酸戊乙奎醚注射液)是新型抗胆碱药,具有选择性 M1、M3 和 N1、N2 受体拮抗作用,对中枢和外周均有很强的抗胆碱作用,而对 M2 受体无明显作用。该药已用于临床治疗成人患者,儿科尚缺乏使用经验。这类药物过去广泛用于临床,取得不少经验和成绩,应继续推荐使用,并应组织力量对其临床疗效和作用机制进行更多的研究。

(李俊利)

第十三节　手足口病

手足口病(hand-foot-mouth disease,HFMD)是由肠道病毒感染引起的急性丙类传染病,多发于学龄前儿童,尤以 3 岁以下年龄组发病率最高。引起该病的病毒以柯萨奇 A 组 16 型(CoxA16)、肠道病毒 71 型(EV71)常见。主要症状为手、足、口腔等部位的斑丘疹、疱疹。少数重症病例可出现脑膜炎、脑炎、脑脊髓炎、神经源性肺水肿、循环障碍等,多由 EV71 感染引起。致死原因主要为重症脑干脑炎及神经源性肺水肿。患儿和隐性感染者均为传染源。该病主要通过消化道、呼吸道和密切接触等途径传播。

一、流行病学

手足口病流行无明显的地区性。一年四季均可发病,肠道病毒感染以 5~7 月多见,而非肠道病毒感染全年均可散发。人是肠道病毒的唯一宿主,患者和隐性感染者均为该病的传染源。各年龄组均可感染发病,但以≤3 岁年龄组发病率最高。肠道病毒主要经粪-口和/或呼吸道飞沫传播,亦可经接触患者皮肤、黏膜疱疹液而感染。通常以发病后 1 周内传染性最强。患者的粪便、疱疹液和呼吸道分泌物及其污染的手、毛巾、手绢、牙杯、玩具、食具、奶具、床上用品、内衣以及医疗器具等均可造成该病传播。人对肠道病毒普遍易感,显性感染和隐性感染后均可获得特异性免疫力,持续时间尚不明确。病毒的各型间无交叉免疫。

二、病因

手足口病的主要病原为小 RNA 病毒科肠道病毒属的柯萨奇病毒 A 组 4、5、7、9、10、16 型,B 组 2、5、13 型;埃可病毒(ECHOviruses)和肠道病毒 71 型(EV71),其中以 EV71 及柯萨奇病毒 A16 型(CoxA16 型)常见。肠道病毒呈正 20 面体,无胞膜,直径 27～30 nm。衣壳由 60 个相同壳粒组成,每个壳粒由 VP1、VP2、VP3 和 VP4 四种多肽组成。其中 VP1、VP2、VP3 暴露于衣壳表面,带有中和特异性抗原的位点,VP4 位于衣壳内部。功能蛋白至少包括依赖 RNA 的 RNA 聚合酶和两种蛋白酶。肠道病毒基因组为单股正链 RNA,长 7.2～8.5 kb,基因组两端为保守的非编码区,中间为连续的开放读码框架,编码一个 2 100～2 400 氨基酸的多聚蛋白。5′端共价结合一个约有 23 个氨基酸的基本蛋白,与病毒 RNA 的合成和装配有关;3′端带有约 50 nt 的 polyA 尾,与病毒的感染性有关。VP1 在病毒表面形成峡谷样结构,与受体分子特异性结合。其感染病毒首先与细胞表面的特异性受体结合,完成吸附过程,其后病毒空间构型改变,脱去衣壳,基因组 RNA 进入细胞质。以病毒 RNA 为模板,转录成互补的负链 RNA,再以负链 RNA 为模板,转录出多个子代病毒 RNA。部分子代病毒 RNA 作为模板翻译出大量子代病毒蛋白。各种衣壳蛋白经裂解、成熟后组装成壳粒,进一步形成五聚体,12 个五聚体形成空衣壳,RNA 进入空衣壳后完成病毒体装配。

三、发病机制

肠道病毒可在肠道中增生,但通常不引起肠道病症。肠道病毒经上呼吸道和上消化道入侵,于局部黏膜上皮细胞增殖,再转移至局部淋巴组织(如咽部腺样体、扁桃体和肠道集合淋巴结)而增殖,释放入血,形成第一次病毒血症;病毒随血流扩散至带有病毒受体的靶组织,再次增殖,再次释放入血,形成第二次病毒血症并引起临床病症。

EV71 病毒主要通过两条途径侵入中枢神经系统:一是血液途径,二是神经途径——从周围神经轴突转运入脑,此途径可能为最主要的传播途径,导致中枢神经系统感染,尤其是脑干和脊髓上段有不同程度的炎性反应及大量神经元的核固缩和坏死,引起脑干脑炎、脑膜炎、脑脊髓炎等。在极少数病例中,因 EV71 首先破坏脑干组织特定的具有调节功能的结构,引起自主神经功能紊乱,最终导致肺水肿。

四、病理

口腔溃疡性损伤和皮肤斑丘疹为手足口病的特征性病变。光镜下观察斑丘疹,可见表皮内水疱,水疱内有中性粒细胞、嗜酸性粒细胞碎片,水疱周围上皮有细胞间和细胞内水肿,水疱下真皮有多种白细胞的混合型浸润。电镜下可见上皮细胞内有嗜酸性包涵体。EV71 感染所致的中枢神经系统病变以脑炎、脑干脑炎、脑膜脑炎、脑脊髓炎为主要病理学特征。表现为神经元变性和坏死、噬神经现象、血管套、脑实质内单核巨噬细胞/小胶质细胞弥漫或结节状增生。呼吸系统表现为肺淤血和不同程度的神经源性肺水肿及肺出血。消化系统黏膜上皮未见病变,回肠末端黏膜固有层和黏膜下层内淋巴组织显著增生,淋巴滤泡内细胞凋亡严重。

五、临床表现

潜伏期一般为 3～7 d,没有明显的前驱症状。轻症者表现皮肤黏膜皮疹,重症者临床表现分 5 期。

1. 第 1 期（手足口出疹期）

主要表现为发热，手、足、口、臀等部位出疹（斑丘疹、丘疹、小疱疹），可伴有咳嗽、流涕、食欲缺乏等症状。部分病例仅表现为皮疹或疱疹性咽峡炎，个别病例可无皮疹。此期病例属于手足口病普通病例，绝大多数病例在此期痊愈。

2. 第 2 期（神经系统受累期）

少数 EV71 感染病例可出现中枢神经系统损害，多发生在病程 1~5 d。表现为精神差、嗜睡、易惊、头痛、呕吐、烦躁、肢体抖动、急性肢体无力、颈项强直等。脑脊液检查为无菌性脑膜炎改变。脑脊髓 CT 扫描可无阳性发现，MRI 检查可见异常。此期病例属于手足口病重症病例重型，大多数病例可痊愈。中枢神经受侵犯的危险因素包括：小于 1 岁、体温超过 39 ℃、发热超过 3 d、嗜睡、抽搐、头痛、呕吐、高血糖（>150 mg/dL）。

3. 第 3 期（心肺功能衰竭前期）

多发生在病程 5 d 内。目前认为其可能与脑干炎症后自主神经功能失调或交感神经功能亢进有关，亦有学者认为 EV71 感染后免疫性损伤是发病机制之一。本期病例表现为心率、呼吸增快，出冷汗、皮肤有花纹、四肢发凉，血压升高，血糖升高，外周血白细胞数升高，心脏射血分数可异常。此期病例属于手足口病重症病例危重型。及时发现上述表现并正确治疗，是降低病死率的关键。

4. 第 4 期（心肺功能衰竭期）

病情继续发展，会出现心肺功能衰竭，可能与脑干脑炎所致神经源性肺水肿、循环功能衰竭有关。心肺功能衰竭多发生在病程 5 d 内，年龄以 0~3 岁为主。临床表现为心动过速（个别患儿心动过缓），呼吸急促，口唇发绀，咳粉红色泡沫痰或血性液体，持续血压降低或休克。

亦有病例以严重脑功能衰竭为主要表现，肺水肿不明显，出现频繁抽搐、严重意识障碍及中枢性呼吸循环衰竭等。

此期病例属于手足口病重症病例危重型，病死率较高。

5. 第 5 期（恢复期）

体温逐渐恢复正常，对血管活性药物的依赖逐渐减少，神经系统受累症状和心肺功能逐渐恢复，少数可遗留神经系统后遗症。

六、实验室检查

1. 血常规

普通病例的白细胞计数正常，重症病例的白细胞计数可明显升高。

2. 血生化检查

部分病例可有轻度丙氨酸转氨酶、天冬氨酸转氨酶、CK-MB 水平升高，重症病例可有肌钙蛋白（cTnI）、血糖水平升高。C 反应蛋白一般不升高。

3. 脑脊液检查

神经系统受累时可有以下异常：外观清亮，压力增大，白细胞增多，蛋白正常或轻度增多，糖和氯化物正常。

4. 病原学检查

肠道病毒（CoxA16、EV71 等）特异性核酸呈阳性或分离到肠道病毒。咽和气道分泌物、疱疹液、粪便的病原学检查的阳性率较高。应及时、规范地留取标本,并尽快送检。

5.血清学检查

急性期与恢复期血清 EV71、CoxA16 或其他肠道病毒中和抗体升高至原来的 5 倍以上。

七、影像学检查

1.胸片

胸片可表现为双肺纹理增多,有网格状、斑片状阴影,重症病例可出现肺水肿、肺出血征象,部分病例以单侧为著。

2.磁共振

神经系统受累者可有异常改变,以脑干、脊髓灰质损害为主。

3.脑电图

部分病例可表现为弥漫性慢波,少数可出现棘(尖)慢波。

4.超声心动图

左室射血分数下降,左室收缩运动减弱,二尖瓣或者三尖瓣反流。

5.心电图

心电图无特异性改变。可见窦性心动过速或过缓,Q-T 间期延长,ST-T 改变。

八、诊断

1.临床诊断病例

在流行季节发病,常见于学龄前儿童,多见于婴幼儿。

(1)普通病例:发热伴手、足、口、臀部皮疹,部分病例可无发热。

(2)重症病例:出现神经系统受累、呼吸及循环功能障碍等表现,实验室检查可有外周血白细胞数升高、脑脊液异常、血糖水平升高,脑电图、脑脊髓磁共振、胸部 X 线、超声心动图检查可有异常。极少数重症病例的皮疹不典型,临床诊断困难,需结合病原学或血清学检查做出诊断。若无皮疹,临床不宜诊断为手足口病。

2.确诊病例

临床诊断病例具有下列之一者即可确诊。

(1)肠道病毒(CoxA16、EV71 等)特异性核酸检测呈阳性。

(2)分离出肠道病毒,并鉴定为 EV71、CoxA16 或其他可引起手足口病的肠道病毒。

(3)急性期与恢复期血清的 EV71、CoxA16 的中和抗体或其他可引起手足口病的肠道病毒中和抗体为原来的 5 倍以上。

3.重症病例的早期识别

具有以下特征,尤其是 3 岁以下的患者,有可能在短期内发展为危重病例。应密切观察病情变化,进行必要的辅助检查,有针对性地做好救治工作。

(1)持续高热不退。

(2)精神差,呕吐,肢体肌阵挛,肢体无力、抽搐。

(3)呼吸、心率增快。

(4)出冷汗,末梢循环不良。

(5)高血压或低血压。

(6)外周血白细胞计数明显升高。

（7）高血糖。

4.神经源性肺水肿的诊断

在手足口病的病程1～4 d,突然出现以下表现者。

（1）心率加快。

（2）血压升高或低血压。

（3）呼吸急促。

（4）有粉红色泡沫痰。

（5）肺部呼吸音粗,有痰鸣音、湿啰音。

（6）胸部 X 线检查也常无异常发现或仅有双肺纹理增粗、模糊或大片状浸润影。

（7）血气分析显示呼吸功能不全或呼吸衰竭。

九、鉴别诊断

（一）普通病例

需要鉴别该病与其他儿童发疹性疾病,如疱疹性荨麻疹、水痘、不典型麻疹、幼儿急疹及风疹。流行病学特点、皮疹的形态和部位、出疹时间以及有无淋巴结肿大等可资鉴别,以皮疹的形态及部位最为重要。

（二）重症病例

1.与其他中枢神经系统感染鉴别

（1）其他病毒所致中枢神经系统感染的表现可与重症手足口病相似。对皮疹不典型者,应该尽快留取标本,进行肠道病毒,尤其是 EV71 的病毒学检查,结合病原学或血清学检查做出诊断。同时参照手足口病重症病例的处置流程进行诊治、处理。

（2）应鉴别以迟缓性麻痹为主要症状者与脊髓灰质炎。

2.与重症肺炎鉴别

重症手足口病可发生神经源性肺水肿,应鉴别重症手足口病与重症肺炎。前者的咳嗽症状相对较轻,病情变化迅速,早期呼吸浅促,晚期呼吸困难,可出现白色、粉红色或血性泡沫痰,胸片为肺水肿表现。

3.其他

应鉴别以循环障碍为主要表现者与暴发性心肌炎、感染性休克。

十、治疗

（一）普通病例

1.一般治疗

注意隔离,避免交叉感染。适当休息,清淡饮食,做好口腔和皮肤护理。

2.对症治疗

对发热等症状采用中西医结合治疗。

（二）重症病例

1.神经系统受累的治疗

（1）控制颅内高压:限制入量,给予生理需要量60～80 mL/(kg·d)(脱水剂不计算在内),建议匀速给予,即 2.5～3.0 mL/(kg·h)。注意维持血压稳定。

给予甘露醇,每次 0.5~1.0 g/kg,每 4~8 h 一次,20~30 min 静脉注射,根据病情调整给药间隔时间及剂量。必要时加呋塞米。

(2)静脉注射免疫球蛋白:适用于第 2 期和第 3 期患儿,特别是出现以下情况的患儿,包括精神萎靡,肢体抖动频繁,急性肢体麻痹,安静状态下呼吸频率为 30~40 次/分(按年龄),出冷汗,四肢发凉,皮肤有花纹,心率为 140~150 次/分(按年龄),重症病例高热、病情进展快。剂量为 1 g/(kg·d),用 1~2 d。

(3)酌情应用糖皮质激素:对第 3 期和第 4 期患儿可酌情给予糖皮质激素,在第 2 期一般不主张使用糖皮质激素。甲基泼尼松龙 1~2 mg/(kg·d),氢化可的松 3~5 mg/(kg·d),地塞米松 0.2~0.5 mg/(kg·d),病情稳定后,尽早减量或停用。个别病例进展快、病情凶险,可考虑加大剂量,例如,在 2~3 d 给予甲基泼尼松龙 10~20 mg/(kg·d)(单次最大剂量不超过 1 g)或地塞米松 0.5~1.0 mg/(kg·d),但是不推荐使用。

(4)其他对症治疗:降温、镇静、止惊。

(5)严密观察病情变化,密切监护。

2.呼吸、循环衰竭的治疗

(1)一般治疗:把患儿的头、肩抬高 15°~30°,保持中立位,保持呼吸道通畅,让患儿吸氧。留置胃管、导尿管。确保两条静脉通道畅通,监测呼吸、心率、血压和血氧饱和度。在维持血压稳定的情况下,限制液体入量(有条件者根据中心静脉压测定而调整液体入量)。

(2)患儿有呼吸功能障碍时,及时气管插管,使用正压机械通气。

插管的指征:对出现重症病例早期的临床表现者应该密切监测,尽早进行插管。对有以下表现者应该选择气管插管:呼吸急促、减慢或节律改变,气道分泌物呈淡红色或血性,短期内肺部出现湿啰音,胸部 X 线检查提示肺部渗出性病变,血氧饱和度或动脉血氧分压明显下降,频繁抽搐伴深度昏迷,面色苍白、发绀,血压下降。早期插管,呼吸支持是抢救成功的关键。

建议呼吸机初调参数:吸入氧浓度 80%~100%,PIP 196.13~294.2 kPa(20~30 cmH₂O),PEEP 49.03~78.45 kPa(5~8 cmH₂O),RR20~40 次/分(根据年龄调节),潮气量 6~8 mL/kg。每 30 min 监测血气,及时调整呼吸机参数。

(3)血管活性药物的应用:第 3 期血流动力学常是高动力、高阻力,表现为皮肤有花纹、四肢发凉,但并非真正休克,以使用扩血管药物为主。常用米力农注射液:负荷量 50~75 μg/kg,维持量 0.25~0.75 μg/(kg·min),一般使用不超过 72 h。对血压高者将血压控制在该年龄段严重高血压值以下、正常血压以上,可用酚妥拉明 1~20 μg/(kg·min),或硝普钠 0.5~5 μg/(kg·min),一般由小剂量开始,逐渐增加剂量,逐渐调整至合适剂量。第 4 期如血压下降,低于同年龄血压的正常下限,停用血管扩张剂,可使用正性肌力药物及升压药物。可给予多巴胺 5~15 μg/(kg·min)、多巴酚丁胺 2~20 μg/(kg·min)、肾上腺素 0.05~2 μg/(kg·min)、去甲肾上腺素 0.05~2 μg/(kg·min)等。使用儿茶酚胺类药物应从低剂量开始,以能维持接近正常血压的最小剂量为佳。

(4)容量复苏:对休克病例在应用血管活性药物的同时,以生理盐水 10 mL/kg 进行液体复苏,1 h 内输入,此后可酌情补液,避免短期内大量扩容。对于仍不能纠正者输注胶体液,但应慎重使用。

有条件的医疗机构可采用中心静脉压、有创动脉血压、脉搏指数、连续心排血量监测来指导补液。

（5）监测血糖变化：血糖＞15.0 mmol/L,胰岛素 0.1 IU/kg,皮下注射,2 h 后复查,如果血糖＞15.0 mmol/L,继以 0.05～0.1 IU/(kg·h)输入;血糖水平为 11～15 mmol/L;胰岛素 0.1 IU/kg,皮下注射,2 h 后复查血糖仍为 11～15 mmol/L,继续使用胰岛素,血糖＜7 mmol/L,停用胰岛素,停用后 0.5～2 h 监测微量血糖 1 次;把血糖控制在 4.0～6.1 mmol/L。持续性高糖预后不良。

（6）其他：保护重要脏器的功能,维持内环境的稳定;抑制胃酸分泌,可应用西咪替丁、奥美拉唑等;高热时及时使用物理及药物来退热;惊厥时给予镇静止痉药物;用有效抗生素防治继发肺部细菌感染等。

3.恢复期的治疗

避免继发呼吸道等感染,促进各脏器功能恢复,进行功能康复治疗或中西医结合治疗。

（李俊利）

参 考 文 献

[1]谢幸,荀文丽.妇产科学[M].8 版.北京:人民卫生出版社,2013.

[2]王泽华.妇产科学[M].6 版.北京:人民卫生出版社,2009.

[3]华克勤,丰有吉.实用妇产科学[M].3 版.北京:人民卫生出版社,2013.

[4]邓秀莲,张桂欣,宁淑敏.妇产科临床急症手册[M].石家庄:河北科学技术出版社,2014.

[5]沈鸿敏.女性生殖内分泌疾病临床指导与实践[M].北京:中国医药科技出版社,2015.

[6]李蓉,乔杰.生殖内分泌疾病诊断与治疗[M].北京:北京大学医学出版社,2013.

[7]张宇,杨越波,李小毛.异位妊娠与妇科急症[M].北京:人民军医出版社,2011.

[8]王晓青,高静云,郝立成.新生儿科诊疗手册[M].北京:化学工业出版社,2013.

[9]夏慧敏,龚四堂.儿科常见疾病临床诊疗路径[M].北京:人民卫生出版社,2014.

[10]周文浩,程国强.新生儿疾病速查[M].北京:人民卫生出版社,2014.

[11]王卫平.儿科学[M].8 版.北京:人民卫生出版社,2013.

[12]胡亚美.诸福棠实用儿科学[M].8 版.北京:人民卫生出版社,2012.

[13]单鸿丽,刘红.妇产科疾病防治[M].西安:第四军医大学出版社,2015.

[14]于云.实用剖宫产手术学[M].上海:第二军医大学出版社,2012.